经方祖药通释与应用丛书

仲景方药临证思辨录

吕志杰　蔡　敏　方朝义　主编

中国健康传媒集团
中国医药科技出版社

内 容 提 要

　　本书将参编者及一些知名专家多年来研究仲景书之理论心得、临床经验以专题论文的形式，编辑成册。本书分为四章：第一章为"方药基础思辨录"，该章分为五节，即为医之道、传承典籍、审病辨证、平脉辨舌、治病法则等思辨。第二章为"经方运用思辨录"，该章分为七节，第一节为经方理论研究，随后六节为热病、危急重症与奇顽症、癌症、内科与外科杂病、妇科病、儿科病等多种病症的临床经验。第三章为"祖药运用思辨录"。第四章为"针药并用思辨录"。本书适合从事仲景医学研究者参考，更适合在临床上注重经方祖药之应用者学习。

图书在版编目（CIP）数据

　　仲景方药临证思辨录 / 吕志杰，蔡敏，方朝义主编 . — 北京：中国医药科技出版社，2023.7

　　（经方祖药通释与应用丛书）

　　ISBN 978-7-5214-3872-7

　　Ⅰ .①仲… Ⅱ .①吕… ②蔡… ③方… Ⅲ .①仲景学说—研究 Ⅳ .① R222.19

　　中国国家版本馆 CIP 数据核字（2023）第 071113 号

美术编辑　　陈君杞

版式设计　　也　在

出版　**中国健康传媒集团** | 中国医药科技出版社

地址　北京市海淀区文慧园北路甲 22 号

邮编　100082

电话　发行：010-62227427　邮购：010-62236938

网址　www.cmstp.com

规格　710 × 1000mm $^1/_{16}$

印张　24 $^1/_2$

字数　482 千字

版次　2023 年 7 月第 1 版

印次　2023 年 7 月第 1 次印刷

印刷　三河市万龙印装有限公司

经销　全国各地新华书店

书号　ISBN 978-7-5214-3872-7

定价　**65.00 元**

获取新书信息、投稿、为图书纠错，请扫码联系我们。

吕志杰教授简介

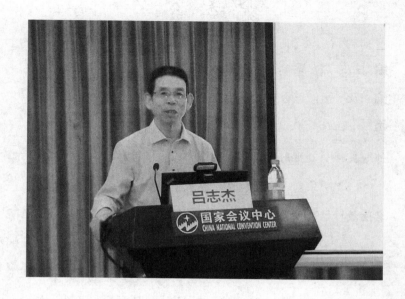

吕志杰，1952 年生，河北省廊坊市文安县人。河北中医药大学教授、主任医师、硕士研究生导师、第六批与第七批全国老中医药专家学术经验继承工作指导老师、国家级中医优秀临床人才指导老师、河北省名中医。1977~1988 年在河北省中医院内科从事临床工作；1988~2012 年在河北中医学院（现河北中医药大学）从事《金匮要略》教学并坚持临床；退休后 2012~2021 年为海南省中医院特聘专家（在此期间每年利用几个月时间回到河北中医学院做学术讲座、为本科生开设选修课、在国医堂专家门诊出诊）；2022 年起担任河北中医学院（现河北中医药大学）国医堂特聘专家。

吕志杰教授近半个世纪以来，热心临床、精心教学、潜心著述，专注于仲景医学的研究。临床擅长以经方、经方与时方合用治疗热性病、内科病、妇科病等。注重教书育人、为人师表，参编全国高等中医药院校教材 5 种。荣获省厅级科技成果奖 4 项。发表专业论文上百篇，编著、主编专著 20 余部，如《仲景方药古今应用》《伤寒杂病论研究大成》《中医经典名医心悟选粹》等。

吕志杰教授于"不惑"之年出版了第一部专著《金匮杂病论治全书》，如今主编本套丛书已年逾"古稀"，心心念念的还是中医事业。为了弘扬中医事业，老骥伏枥，壮心不已，著述不休，临证不止，授徒施教，服务民众，鞠躬尽瘁。

编委会

主　编　吕志杰　蔡　敏　方朝义

副主编　及　孟　王香婷　张仕杰　李建波　程亚伟

编　委　（良师以仙逝前后为序，下列三类人皆以年龄为序）

　　　　　仙逝良师　刘渡舟　李培生　许占民　夏锦堂　田淑霄　李士懋

　　　　　　　　　　朱良春　吴凤全　路志正

　　　　　名医教授　高玉瑃　张奇文　周　衡　陈雁黎　郭忠印　王云凯

　　　　　　　　　　郭维琴　赵玉庸　张家礼　刘方柏　刘保和　刘亚娴

　　　　　　　　　　畅　达　郝万山　阎艳丽　彭　坚　刘文汉　张建荣

　　　　　　　　　　吕志杰　高　飞　黄　煌　刘玉洁　严季澜　刘　真

　　　　　　　　　　张永杰　王三虎　曹东义　傅延龄　杨　华　杜惠兰

　　　　　　　　　　李赛美　王艳君

　　　　　中青才俊　黄宏敏　贾海忠　蔡　敏　王云亭　王　勉　柯向梅

　　　　　　　　　　秦　扬　马洪仕　宋晓宇　程肖芳　李际强　李振洁

　　　　　　　　　　曹丽静　王　霞　侯仙明　班光国　林晓华　谭展望

　　　　　　　　　　朱小静　惠　慧　吴　灿　王　欢　权　鑫　张洁瑜

　　　　　乡村中医　孙有广　张顺启

主　审　王彦田　姜建明　高维娟　孙士江　卓进盛　王艳君

　　　　　邱晓堂

经方祖药通释与应用丛书

路志正 题

序

　　中医界同道在反复研究了中医临床大家的成才之路后，一致认为"读经典，勤临证，拜明师，有悟性"是中医临床家成才的基本条件。中医经典是中医理论和实践的源泉，学中医不学经典，就等于无本之木，无源之水。"纸上得来终觉浅，绝知此事要躬行"（陆游语），经典中的知识，如果不用于临床，躬行于实践，无异于坐而论道，纸上谈兵。但中医经典文辞古奥，义理幽深，怎样才能读懂，又如何用于临床？如果单纯自学，往往困难重重，步履维艰。如有明师指点，常会使人有醍醐灌顶、豁然开朗之感，进而就可能达到登堂入室、事半功倍的效果。至于"悟性"，我的理解应当指的是一个人的思考能力和思辨能力，经典上讲一，你能举一反三，闻一知十；老师讲此，你能由此及彼，触类旁通。

　　医家之有仲景，犹儒家之有孔孟；医学之有《伤寒》《金匮》，犹儒学之有四书、五经。不读孔孟著作，你肯定成不了国学大师；不读仲景之书，你绝对成不了国医圣手。学习张仲景的《伤寒论》和《金匮要略》，运用书中的辨证思路和经方祖药（指《神农本草经》所载之药），对于中医临床家的成才尤为重要。

　　半个多世纪以来，吕志杰教授潜心于读书、临证、讲学、笔耕，他酷爱经典，善用经方，学验俱丰，名闻遐迩。他主编的《经方祖药通释与应用丛书》分为五册：第 1 册是《经方祖药通释》，第 2 册是《经方类解与医案心悟》，第 3

册是《祖药良方治验录》，第 4 册是《经方用药附余 19 味治验录》，第 5 册是《仲景方药临证思辨录》。第 1 册着重求索《神农本草经》原旨，研究经方用药的本源，并探索 252 首经方运用 164 味中药的方法与规律。第 2、3、4 册汇集古今医家及本书编著者对经方祖药的临证应用经验和感悟。第 5 册是本丛书参编者，上至国医大师、名家教授，下及乡村医师、青年才俊之运用经方祖药的论文。

总之，本套丛书是古今名家良师研读《伤寒》《金匮》的心得和运用经方祖药经验之集成，是临证如何思考、思辨的举例示范，更是当代老、中、青临床学者共同耕耘的成果与结晶。

凡欲学好中医者，都须学经典以夯基，拜良师以解惑。"然师岂易得？书即师也"（张之洞语），一本好书就是一名良师。本丛书可谓一套好书。在此书即将付印之际，欣然为之序。

郝万山

辛丑冬月　北京

前　言

　　张仲景撰集的《伤寒杂病论》（后世分为《伤寒论》《金匮要略方论》两书）之方，我们称为"经方"；经方所用的大多数药物源自《神农本草经》（以下简称《本经》），《本经》是中药学的本源，故我们将《本经》之药，称为"祖药"。本套《经方祖药通释与应用丛书》着重从经方与其用药两大方面进行理论和临床研究，根据侧重点的不同，分为5册，5个分册之名称与内容简介如下

　　《经方祖药通释》（第1册）　本册分概论、分论及附录。概论对《本经》、经方之由来与发展，以及二者的关系深入探索。分论旨在从三个方面进行深入研究：一是对文字古奥的《本经》原文探微索隐（先是转录名家注释，后为编者之编者按）；二是探索仲景书之252首经方运用164味中药的规律；三是对经方与祖药的"血缘关系"进行系统研究。这些研究成果，是编者几十年潜心经典，勤于临证，学用结合，深思领悟，缜密构思，精心通释之结晶。其成文，再由弟子们认真校阅后提出修改建议，并征求同道的意见，集思广益，数易其稿，精益求精，终成本集。附录为"论用好经方的十九大关系及案例"。

　　《经方类解与医案心悟》（第2册）　国学大师章太炎评价说："中医之成就，医案最著。"学经方，读医案，此乃成

为良医的捷径之一。本册分概论、分论及附录。第一章概论对经方与医案之相关要点进行了系统讨论。第二章至第二十七章，即分证部分以经方为纲，每首经方一般有5项内容：原文温习、经方歌诀、医案精选、临证指要、实验研究。"原文温习"：每首经方在仲景书中涉及的原文多少不一，多者几十条，少者一二条，对原文多者只选录主要的若干条，其余的以"编者按"综述研究。"经方歌诀"：将重点的经方以切合仲景书本义为原则，以学以致用为旨归，独立思考而编成。"医案精选"：是从古今名医及本套丛书编著者的医案中优中选优而来。每首经方选录的古今医案少者几则，多者十几则、几十则，每则"经方医案"之原作者的"按语"称为"原按"，本丛书编著者加上的称为"编者按"，以利读者提高读案效果。"临证指要"：此乃于许多经方医案之个案中求索共性，寻找规律，概括总结出古今医家运用经方之要点，以为读者临证之指要。"实验研究"：是半个世纪以来，专家、学者们借助现代化的研究方法，从探索单味中药的研究，到逐步重视对经方复方之研究，取得的累累硕果。本册该项内容参考了经方实验相关研究文献，尤其是近三年的研究进展，归纳总结后摘其要点，以展示经方祖药治病的科学内涵和无穷魅力。最后附录"经方度量衡现代应用考究"。

《祖药良方治验录》（第3册） 本册分概论、分论。概论对祖药良方的定义、起源、治病要义等做了简要论述。祖药之义如前述，而本册"良方"之义有三：一是指单方，即一味药（单行）或两味药之方。二是指小方，《素问·至真要大论》曰："君一臣二，制之小也……"由此界定，三味之方为小方，而四五味之方也可归于小方范畴。三是专药之方，如此治验之方由较多药味组成，但必是祖药之某一味药为君，而这味药在方中起到了关键、主导作用。上述"良方"三义之核心要义，即都必须是祖药之方，或祖药为主之方，但又不是"经方"，以此与第2册的"经方医案"做区分。分论是将仲景全书之经方所用药物164味，按照功效分为16类，即16章。每章对每味药的功效与主治都是先列内容提要，此乃参阅诸家本草，含英咀华，述其专长。而本册重点内容是博采古今文献中名家及现代医者以祖药良方治病的独到经验，摘录下来，精心编辑，对内容多者，分科按病症归类，以便于学习。对选录的内容加了"编者按"，以此与读者心心相通，提高学习效果。学习本册内容，利于掌握古今名家、医者运用祖药良方的宝贵经验。

《经方用药附余19味治验录》（第4册） 本册对19味之每味药都有概述、临床验方、临床应用及结语四项。本册所述19味药，是目前临床上常用的中药品种，却都是经方未用之药。其中8味首载于《本经》、1味首载于《名医别录》（简称《别录》）、10味首载于汉代之后的诸家本草著作。本册的编写，广收博采古今中医药文献，查阅《中医杂志》"专题笔谈"专栏内容，将这19味药的相关文献，力图去粗取精，精心编撰，合理编辑，切合实用。这是名家、医者以19味之单味药治病，或以其某味药为主药治疗各科疾病的宝贵经验，读者学以致用，必能提高临床水平。

《仲景方药临证思辨录》（第5册）　本册旨在请参编本书之每个分册的主编、副主编、编委以及多年来与编者交往密切的专家教授，将自己多年来研究仲景书之方药为主的理论心得、临床经验、运用经方的验案（加按语），撰写成专题论文，编入本册。编者主编的这套丛书，虽然以通释仲景方药与其应用为主，但论方药离不开理法，离不开审病辨证。因此，这一册分为四章。第一章为"方药基础思辨录"。处方用药的基础涉及方方面面，首先是为医之道思辨，随后为传承典籍、审病辨证、平脉辨舌、治病法则等思辨，以上分为五节，每节选录论文若干篇。第二章为"经方运用思辨录"。该章内容为运用经方的理论心得与临床经验，分为七节，第一节为经方理论研究，随后六节为热病、危急重症与奇症、癌症、内科病、妇科病、儿科病等多种病症的临床经验。第三章为"祖药运用思辨录"。该章内容是对经方所用之药（祖药）的药论与临床经验。第四章为"针药并用思辨录"。该章求索仲景书针药并用内容，并选录数家名医教授的临床经验。

总之，编者主编的这套丛书，是多年来在研究中医药学之经典理论的基础上，着重研究经方与祖药的成果。这些成果是与医界同仁老、中、青三代同心协力，各尽所能，精诚合作的结果。古圣先贤发明了经方祖药，这些发明奠定了中华民族取乎自然的独特疗法，这些无与伦比的济世疗法，将在本套丛书中得到展现，以利于更好地传承和弘扬。特别说明的是，为保留医案原貌，对旧单位、旧名称以及现已禁用的药品，如虎骨等未予删改，读者在临证时注意换算并使用代用品。

本套丛书的主编单位是：我工作几十年的河北中医药大学与退休后特聘我工作10年的海南省中医院。参编者除来自河北、海南之外，还分别来自：北京、天津、山东、广东、内蒙古、湖南、湖北、江苏、浙江、陕西、新疆等地。人员构成：上至国医大师、名医教授，下至县、乡同仁，共同完成本套丛书的编著。

坦露点心境：我自青少年、中年到步入老年，一向身体很好，没有不良嗜好与习惯，唯酷爱读书，追求编著佳作。数十年的青灯黄卷，笔耕不辍，致使我的身体严重透支。在这套丛书的编著过程中，曾因劳累过度，不得不中断写作，休息数日后又振作精神继续工作。之所以如此，缘于我已将自己的生命与心爱的中医事业联系在一起。我曾赋《甲午抒怀》一首，尾联是"自许百年扬国粹，相携同道力同任"。愿同道们为了中医事业的传承与弘扬而共勉！

最后特别说明，本丛书呈请路志正国医大师题写书名、郝万山教授作序，谨此致以衷心的感谢！并向本丛书引录的文献所涉及之古今良医与诸位原作者致敬！

吕志杰

2023 年春

编写说明

中医治病，主要是方药与针灸两大方面。仲景书审病辨证论治，详于方药而略于针灸。笔者主编的《经方祖药通释与应用丛书》，虽然以通释仲景方药与应用为主，但论方药离不开理法（仲景书之理法源于秦汉经典古训），离不开审病辨证，离不开"四诊"等。如果说第一、二、三册是对于仲景方药的系统研究，这一册则是研究仲景方药为主的专题论文。

本册内容将仲景书之方药为主的理论心得与临床经验两大方面的诸多内容；根据论文内容之侧重点的不同，归纳为4章。分列如下：

第一章　方药基础思辨录

第二章　经方运用思辨录

第三章　祖药运用思辨录

第四章　针药并用思辨录

以上4章均先为概述，后为论文。每一章的论文多少不一，多者近60篇，少则仅几篇，合计上百篇。本集论文有四个特点：第一，学术层次高。如已故名家刘渡舟、李培生、夏锦堂、许占民、田淑霄、李士懋、朱良春、吴凤全等八位先生的遗文，还有诸多名医教授的论文。第二，年龄跨度大。其中最高寿者年逾百岁，而七八十岁、五六十岁者占多数，少数为年轻人。第三，参编单位广。应邀提供论文者为全国省市级中医院、中医院校及基层单位，共达20多家。第四，撰文作者多。应邀提供论文的作者69名，而论文69篇；笔者论文33篇，共计102篇。

在此说明，对上百篇论文的收录，笔者做到了六认真：首先是认真学习、吸收各家之长。二是认真取舍，精选优秀之文。三是认真修饰，字斟句酌（大部分文章在谨守原意的前提下，对其论文体例适当修改，以保持本集格式基本一致，对其内容适当删减或补充，对其文句精心修饰）。四是认真核对文中之引文，确保引用文献无差误。五是对部分论文加入"编者按"，以说明作者之人格魅力、学术专长及师生情缘等。六是对文稿认真修饰后，呈请作者复核、认同，方为定稿。如此认真负责选取的文章，力图文理并茂，读之有味。其内容或为理论求索，或为临床经验，重在实用。其篇幅或长或短，短者求简要，长者求详细，总之要文中"有物"。

本集每篇论文之题目包括三个要素：一是作者姓名；二是作者职称（在医院工作为主者称呼某某医师，学校工作为主者称呼某某教授。对仙逝的名医教授皆称为先生）；三是论文题目。凡是收录的笔者论文，只列题目，省略了前两个要素。

此时此刻，我想起本册收录其论文的九位仙逝良师，他们的音容笑貌又浮现在脑海里，他们对笔者的提携、勉励及支持永志不忘，他们的业绩将永垂青史！

本册收录论文虽然精心筛选，适当修饰，但难免还有不足之处，恳请读者批评。借此向应邀撰文的名医教授与审阅本书的专家、领导致以诚挚的感谢！

吕志杰
2023 年 3 月

目　录

第一章　方药基础思辨录 ……………………………………………………… 1

第一节　为医之道思辨 ……………………………………………………… 1

名医之路，初学启蒙 ……………………………………………………… 1

国医大师朱良春先生谈经典是基础，师传是关键，实践是根本 ……… 5

刘亚娴主任医师对仲景学术研习感悟 …………………………………… 14

蔡敏主任医师对"三种关系"的思考 …………………………………… 19

第二节　传承经典思辨 ……………………………………………………… 22

刘渡舟先生谈学医经历与学习《伤寒论》的方法 ……………………… 22

李培生先生谈崇尚仲景，师事百家，勤奋实践（节录） ……………… 27

夏锦堂先生谈《金匮要略》的写作特点 ………………………………… 30

周衡教授论三阳为屏障，三阴主封藏 …………………………………… 33

郭忠印教授从《伤寒论》探讨张仲景辨证思维方法 …………………… 36

《伤寒论》中有"温病"论 ……………………………………………… 40

"温病学说"是否经典论 ………………………………………………… 46

第三节　审病辨证思辨 ……………………………………………………… 48

《伤寒杂病论》中类伤寒证治论 ………………………………………… 48

阳明腑实重病证候论 ……………………………………………………… 51

厥阴病厥证论 ……………………………………………………………… 52

《金匮要略·黄疸病脉证并治》篇"欲作谷疸"病脉证治论 ………… 54

《金匮要略·妇人产后病脉证并治》篇产后瘀浊发热（产褥感染）

似阳明里实论 ………………………………………………………… 54

《伤寒论》第 26、27 条方证属温病论 ………………………………… 55

　　第四节　平脉辨舌思辨 ····································· 57

　　　　李士懋（国医大师）、田淑霄先生脉诊研究 ··········· 58

　　　　仲景书舌诊与舌诊源流述要 ······················· 64

　　　　仲景书脉诊与脉诊源流述要 ······················· 72

　　　　新编脉学歌诀 ··································· 82

　　　　以脉定证与以脉测证论 ··························· 86

　　第五节　治病法则思辨 ····································· 88

　　　　刘渡舟先生论发汗解表法中的片面性 ··············· 89

　　　　李赛美教授试论《伤寒论》制法组方规律 ··········· 93

　　　　《伤寒杂病论》中的同病异治、异病同治论 ··········· 97

　　　　《金匮要略》治病大法概论 ······················· 107

第二章　经方运用思辨录 ······································· 110

　　第一节　经方理论研究 ····································· 110

　　　　刘渡舟先生谈"方证相对论" ····················· 110

　　　　　　附：读"方证相对论"有感 ··················· 114

　　　　刘渡舟先生谈"古今接轨论" ····················· 116

　　　　郝万山教授论舒达少阳法的应用 ················· 120

　　　　黄煌教授论方证相应与"方—病—人"思维模式 ····· 127

　　　　曹东义主任医师论经方的源流体系、妙用 ········· 133

　　　　方与药关系论 ································· 137

　　　　徐大椿"一病之主方、主药"论 ················· 139

　　第二节　经方治疗热性病 ··································· 141

　　　　郝万山教授用经方治高热案例 ··················· 141

　　　　良医张锡纯治少儿外感发热经验之验证 ··········· 142

　　　　桂枝汤治妊娠感冒案 ··························· 145

　　　　大柴胡汤治外感振寒立见功效案 ··············· 145

　　　　麻杏甘石汤治外感发热案之反思 ··············· 147

　　　　白虎加人参汤为主方治高热案 ················· 147

四逆汤加人参汤治高热无汗案战汗之分析 ·················· 148

两例高热患者中医诊治经历与思考 ····················· 152

第三节　经方治疗危急重病与奇顽之症 ·················· 160

王云凯教授用经方治真心痛与婴儿肠梗阻 ··············· 160

刘方柏主任医师治"重急奇顽症"经方医案选录 ·········· 161

郭维琴主任医师用经方治疗胸痹与真心痛 ··············· 166

张家礼教授用大柴胡汤治疗水肿型胰腺炎、腹膜炎 ········ 168

刘亚娴主任医师以经方之合方治疗心肌炎重症 ·········· 169

贾海忠主任医师用大陷胸汤治疗重症消化道穿孔 ········ 169

第四节　经方治疗癌症 ····························· 173

刘亚娴教授治癌之经验 ····························· 173

乡医孙有广医师以经方为主治鼻咽癌、胰头癌与奇症的经验 · 174

经方治癌症疼痛 3 则思考 ·························· 180

第五节　经方治疗内科病与皮肤病 ···················· 185

高飞主任医师学习刘渡舟先生以经方治疗心病经验 ······· 185

国医大师路志正论肝心病证治 ······················ 190

王云凯教授对《金匮要略》肝病治法探索 ··············· 196

赵玉庸教授运用仲景医学络病理论治疗慢性肾脏病经验 ···· 201

杨华主任医师用经方治肾病两则 ····················· 207

刘玉洁主任医师治胸痹心痛经验 ····················· 208

阎艳丽教授用经方辨治脾胃病的经验 ·················· 214

刘真主任医师学承先圣与后贤以脾胃为中心辨治心律失常的经验 · 220

论心痛从脾胃论治 ································· 225

运用茯苓四逆汤治疗重症心衰心得 ··················· 227

王三虎主任医师以经方治疗肺结节的经验 ··············· 232

李际强主任医师用小柴胡汤治疗咳嗽的经验 ············· 236

李士懋先生用经方医案 3 则 ························· 240

陈雁黎教授传承胡希恕先生对小柴胡汤应用的经验 ······· 242

彭坚教授对桂枝茯苓丸与大黄䗪虫丸的临床新用 ········· 247

严季澜教授活用经方经验 ··························· 251

张建荣教授临床应用经方举隅 ·································· 256

张永杰主任医师用真武汤治疗特发性水肿案 ·················· 260

刘保和教授"抓主症"、重腹诊用经方 ························· 262

用大承气汤治疗高龄宿食病之思考 ·························· 267

王霞教授运用经方治疗痰饮病验案举隅 ······················ 270

马洪仕医师对仲景和法探微与临床应用 ······················ 273

乡医张顺启师经方合方之法治验 4 则 ······················· 277

李振洁主任医师用经方治疗皮肤病的经验 ···················· 282

侯仙明教授升阳通玄思想指导经方治疗荨麻疹 ················ 284

秦扬主任医师用半夏厚朴汤治疗瘿瘤验案 ···················· 287

第六节　经方治疗妇科病经验 ······························· 289

杜惠兰教授用经方大法治疗妇人杂病的经验 ·················· 289

林晓华、谭展望博士论滑胎成因与用当归散治滑胎的体会 ······ 294

班光国副教授诊治子宫肌瘤述要及用半夏泻心汤特效案例的思考 ·· 298

当归四逆汤治疗痛经案例与其脉证方药辨 ···················· 301

第七节　经方治疗儿科病经验 ······························· 304

张奇文主任医师用经方治小儿三阳病验案 3 则 ················ 304

傅延龄教授谈桂枝汤证在儿科病中的应用 ···················· 307

乡医孙有广医师对儿童宿食病误诊以经方救治的反思 ·········· 309

师医圣之经方，究神农之本草——治婴儿梗阻性黄疸奇效分析 ··· 310

师法胡希恕先生经验治疗小儿发热心得 ······················ 314

王云亭副主任医师用术附汤加味治疗儿童视神经减弱举隅 ······ 321

第三章　祖药运用思辨录 ··································· 324

国医大师朱良春先生谈《内经》《伤寒杂病论》用动物药经验

　　及其对后世的影响 ·································· 325

李培生先生漫谈一药之师 ·································· 329

许占民先生论《神农本草经》对我国药物学的贡献 ············ 331

吴凤全先生对章次公运用附子经验的探讨 ···················· 336

畅达主任医师临证重用芍药验案 10 则 ······················ 340

刘文汉副主任医师用单方专药临床经验 ……………………………… 344

程肖芳副主任医师论䗪虫治疗骨伤病之奇效 …………………… 346

张仲景运用"毒药攻邪"论 ………………………………………… 348

乌头（附子）减毒论 ……………………………………………… 351

中药"十八反"古今论 …………………………………………… 352

第四章　针药并用思辨录 …………………………………………… 360

仲景书针灸方法、针灸与方药并用法求索 …………………… 360

路志正主任医师谈针药并行以提高疗效 ………………………… 362

高玉瑃主任医师以灵龟八法针药结合治病经验 ………………… 363

王艳君教授针刺结合酸枣仁汤加减治疗失眠的经验撷要 ……… 367

第一章　方药基础思辨录

第一节　为医之道思辨

一名良医的标准是德才兼备。关于德与才的关系，清代名医吴鞠通有这样的论述："天下万事，莫不成于才，莫不统于德。无才固不足以成德，无德以统才，则才为跋扈之才，实足以败，断无可成。"以德统才，全心全意为病人服务，这是自古圣贤及现今良医共同践行的传统美德。只有具备了如此美德，才能成为苍生之良医。良医者，德高术精者也。

自古以来，德高术精的楷模是医圣张仲景，医圣的为医之道可以归纳为两点，即道德境界与学术境界。笔者对名医之路的求索，朱良春先生、刘亚娴与蔡敏主任医师等论文，都是从不同角度对为医之道的阐释。

名医之路，初学启蒙
——现代 97 位名老中医治学纲要

为医之道，人命关天，欲为良医，效法先贤。探讨前人治学之方法，以为后人求学之规范，实属必要。我反复拜读《山东中医学院学报》编辑室编的《名老中医之路》，感受颇深。此书"分三辑陆续出版。第一、二辑为当代名老中医的回忆性文章，第三辑为门人回忆 1949 年前后故去的名老中医的文章。"三辑共收集全国新中国成立前后近 100 年中 97 位名老中医传记性文章。这是一部启迪后学的好教材。认真归纳 97 位名老中医的治学方法，可概括为以下九个方面：

1. 学医途径

学习任何科学，都要有个途径。"在旧中国，学中医总不外乎自学、师授、家传三个途径。"（王伯岳）据统计，在《名老中医之路》介绍的 97 位名老中医中，明确谈到有家传的有 39 位；师授者 59 位；靠自学者 13 位。

（1）家传　传宗接代式的家传教学方式，是中医事业继承、发展的途径之一。家传者得天独厚，多数是世业岐黄，家庭的熏陶是成才的优良条件。

（2）师授　韩愈《师说》曰："古之学者必有师。师者，所以传道、授业、解惑也。"因此，对于有志于医而又无家传者来说，拜师学医则是最好的途径。简要地说，拜师要讲"诚"，师教要从"严"，必须发挥师生"两个积极性"，才能学业有成。

（3）自学 有志于医者，若既无家传，也无师授，那么，还有条人人都可以走的路——自学成才。金寿山说："中医是可以自学成功的，我自己走的就是自学之路。"古往今来，自学成才者不乏其人。是的，学医有良师益友固然是好。"然师岂易得，书即师也。"自学者要以书为师，深思善悟，勤奋实践，并应想方设法结识师友。

辛亥革命后，不少仁人志士，奋发图强，为了振兴中医事业，成立了官立或私立中医学校，为中医造就人才开辟了新途径。在97位名老中医中，有28位受过中医学校的教育。

须要说明，上述四种学医途径，是相互关联的，学好中医，常常是靠其中的两种途径，或三种途径，而自学则是贯穿始终的途径，是成才的原动力。

2. 为医素质

名老中医的经历告诉我们，作为一名医生，应具备的素质大略有四：首先要有雄心大志。应有"不为良相，便为良医"的气魄。二是要有古文基础。"文为基础医为楼"，学医与学文是不可分的，特别是学习古典医籍，必须要有古文基础。三是要医德高尚。医术固然重要，而医德更为重要，应以德统才。四是医贵有恒。没有持之以恒的顽强毅力，是学不好、干不好中医的。

3. 精通经典

这97位名老中医，他们的先辈和先师都强调、督促他们学习经典，他们也指导后生要学习经典。由此可知，学好经典是学好、干好中医的必由之路，有志于医者要切切记取这条经验。关于经典著作包括哪几本书，古今医家认识不大一致。一般认为，四部经典应是《内经》《难经》《神农本草经》《伤寒杂病论》。名老中医们尤其推崇《内经》与《伤寒论》。称《伤寒论》为"方书之祖"，誉《内经》乃"医家之宗"。作为中医，要学有根基，必须精读《内经》《伤寒论》以及《金匮要略》。

4. 博览群书

我们的古典医籍浩如烟海。纵览中医发展史，汉唐以后，金元四家，明清诸派，各家学说，或是在理论上抓住一点，或是在临证中侧重一科，深入钻研，有所发挥，为我们留下了万卷群书，足供博览。名老中医们"读书破万卷"，他们博览群书一般有两个转折点：一是由精到博，就是在精读经典的基础上博览群书；二是由博返约至专，就是在精与博的基础上，精通一科，或者专重一病，或者在理论上有所发挥。总之，博览群书要以"精"为起点；以"博"为旅程；以"专"为归宿。

5. 熟读背诵

名老中医几乎都以亲身体会谈到熟读背诵的重要性。强调学习要熟读背诵，由来已久，可追溯到《素问·著至教论》："诵而未能解，解而未能别，别而未能明，明而未能彰，足以治群僚，不足治侯王。"杨上善注云："习道有五：一诵，二解，三别，四明，五彰。"可知习医之道首先应从诵背开始，只是不要停留在"诵"的阶段，而应向"解""别""明""彰"等后四个阶段发展，方为良医。不仅学医如此，做任何学问都应如此。刘渡舟说："关于背书的问题，历来也有争论，我的意见，倾向于应该背点书。"大多数名老中医都是提倡并下过熟读背诵的苦功。"从背诵入手，先装进肚子里，再慢慢消化、吸收。"（张珍玉）"背书还是要早下手"（岳美中）练好"童子功"。背诵的医籍主要是"四小经典"（《药性赋》《汤头歌诀》《濒湖脉学》《医学三字经》）和"四大经典"，并根据专科的需要背诵有关专著。

6. 勤奋刻苦

群书经典，精通博览，熟读背诵，来不得半点虚伪和偷懒，必须勤奋刻苦。名老中医之路就是刻苦勤奋之路，他们勤苦一生，乐在其中。正如古罗马作家大加图所说："学问是苦根上长出来的甜果。"我们中国也有句古语："书山有路勤为径，学海无涯勤作舟。"这些有益的格言，寓意何等深刻！不下苦功勤奋攻读，是学不好中医的。

7. 临证实践

名老中医的标志，就在于学得理论，注重实践，不尚空谈。他们在实践中大略注重如下四个方面：一是初步临证就打好基础，走入正轨，以辨证论治为准绳，在理、法、方、药各个环节上下功夫。二是边干边学，学用结合，发扬古人"白天看病，晚上读书"的好学风。三是既拜师访友，又不耻下问，向民间学习，向一切有知识的人学习。四是随时总结工作中的经验教训，不断提高医疗水平。名老中医肩负着承前启后的历史重任，他们有的乐育良才，教书办学；有的著书立说，启迪后学。教书也好，著书也好，都是以实践为基础，绝不空谈理论。

8. 衷中参西

我们古老的中医学，从秦汉至明清，随着历史的沿革，历代有发展和变化。可是，纵然有千变万化，而中医固有的基本理论和诊治方法没有变。西医学的崛起，西医东渐，冲破了中医"一统天下"的传统局面。面对着中医与西医学术争鸣的新情况，名老中医们是明智的，他们适应变化了的环境，审时度势，衷中参西，是中西医结合的先导。他们中西医结合的原则是：中学为主，西学为用。所谓"中学为主"，即守住自己的"阵地"，充分发挥中医药的特色和优势。所谓"西学为用"，即借助西医学及现代化科学技术，为我所用，用之研究、"发掘""提高"、丰富中医药学。"衷中"是为了求生存，因为，你失去了中医的特色和优势，治不好病人了，也就失去了生存的价值；"参西"是为了图发展，因为，你不接受新事物，不研究新问题，也就失去了发展的现实基础。总之，衷中参西即中学为主，西学为用。

9. 学习方法

总结名老中医的学习方法，可概括为四个字：学、思、问、记。

（1）学：荀子《劝学》篇讲了很多治学的道理，开头便说："君子曰：学不可以已。"就是说，学习是无止境的。要干到老，学到老，生命不息，学习不止，诸位名老中医无不如此。他们提出了很多宝贵的学习方法，如程门雪先生的治学"三变"，即由杂（基础知识）→专（专心经典）→博（博览群书）→精（精通经典）的三变学习方法可资借鉴。蒲辅周先生的治学"四字"，即注重一个"勤"字；坚持一个"恒"字；要求一个"严"字；落实一个"用"字，可谓医家之要点。金寿山谈到苦学致"巧"。以及不少名老中医提到的要学点辨证法等，都是学习上的明理格言。

（2）思：名老中医都强调在学习与临证中要善于独立思考。"深思苦想，是做学问、研究科学最不可缺少的一个重要环节"（任应秋）。学习与思考，好比吃饭与消化，吃了饭要消化，读了书要思考。只有消化的好才能吸收营养，只有具备了独立思考的能力，才能在学习与临证中举一反三，左右逢源，触类旁通，提高学习效果与临证水平。故韩愈说："行成于思，毁于随。"

（3）问：学了要思考，思而不解，那就要问。学问，学问，学习是要问的。"好问则裕，自用则小。"要问师、问友、问患者，向一切有知识的人问难解惑。

（4）记：学、思、问的目的都是为了获得知识，因此要记。记有脑记与笔记之分，既要勤动脑，又要勤动笔。要记在脑海里，记在本子上。脑记利于应用，笔记以便于查阅，只有记得牢才能用得上。

总之，名老中医的学习方法是把勤学、深思、好问、善记结合起来，充分发挥眼、耳、口、手、心的综合作用，力求事半功倍的学习效果。

结　语

上述九个方面，是现代97位名老中医的治学纲要，足资有志于医者去借鉴。应该借鉴、学习的可以概括为如下五点。

第一，在为医之道上，既要讲德，又要重才，应德才兼备，以德统才。

第二，在学医途径上，既要注重现代化的学校教育，又不可忽视传统的师带徒的教学方式；既要求师，又要自学。

第三，在学习内容上，既要精通经典，又要博览群书。以经典著作为"本"为

"源"，历代书籍为"末"为"流"，不熟知本末源流，为医岂不误人！

第四，在学习方法上，既要从书本中学，又要从实践中学，应勤奋刻苦，熟读背诵，学用结合，学以致用。

第五，在中医与西医的关系上，由于中医学与西医学产生的历史背景不同，因此，中西医工作者应当是友好相处，取人之长，补己之短。我们学习古典医籍是为了"古为今用"，学习西医是为了"洋为中用"。要警惕崇洋媚外、妄自菲薄。应以"衷中参西"为宗旨，以继承和发展中医学为己任。

国医大师朱良春先生谈经典是基础，师传是关键，实践是根本

【简介】 朱良春（1917~2015），江苏镇江市人。早年拜孟河御医世家马惠卿先生为师。继学于苏州国医专科学校，并于1938年毕业于上海中国医学院，师从章次公先生，深得其传。历任南通市中医院首任院长（1956~1984），为主任中医师、教授、全国名老中医学术经验继承指导老师，首届国医大师，从医已逾76载。由于他擅长用虫类药治疗疑难杂症，有"虫类药学家"之称。他尝取苏东坡"博观而约取，厚积而薄发"为座右铭，博采众长，冶为一炉。章次公先生"发皇古义，融会新知"之主张及张锡纯氏之求实精神，对他启迪殊深。他治学严谨，勤于实践，师古不泥，锐意创新，颇多建树，是一位理论联系实际的中医临床家。

编者按： 朱良春教授是全国著名中医内科学家，治学严谨，医术精湛，对内科杂病的诊治具有丰富的经验，如对时行热病提出"先发制病"；认为痹病具有"久病多虚、久痛多瘀、久痛入络、久必及肾"之特点；提出慢性久病"从肾论治"等论点。本文转录于2013年4月《国医大师朱良春学术思想暨临证经验学习班资料汇编》。这是根据2008年11月24日同济大学"中医大师人才培养项目"讲课录音整理。全文较长（笔者删去两大段），个别文句有修饰，对内容要点说明如下。

拜读朱良春先生此文，真令人肃然起敬！先生不愧为国医大师也。先生曾为笔者几本拙著题词，出于敬重，笔者专程赴南通拜谢朱老，朱老及家人热情接待了我。之后不久又赴南通参加了"学习班"。今天重读此文，先生已仙逝数年，但他的慈容善貌又浮现在脑海里……

先生本文所谈三点，是学好中医、干好中医的必由之路。第一点，"经典是基础"。笔者总结过"古今名医成才之路"，其路径有多条，而从经典入门，是必由之路，是初发之路，是终成大器之路。故曰"自古医家出经典"。先生谈的学经典之经历、学经典要善悟以及强调学以致用，都是好的经验之谈。第二点，"师传是关键"。都说"师傅领进门，修行在个人"，这是强调主观努力的重要性。但学医及学艺，有幸拜个良师"领进门"，这比自己摸索着学习，肯定是个捷径，可以少走弯

路。先生谈的如何"尊师爱徒"、恩师章次公先生赠的印章良言，人人可行；先生谈到的自己的敬业经历，更是感人至深！第三点，"实践是根本"。先生谈的中医理论与临证实践的关系，值得品味、践行之。先生名扬海内，他与遥从弟子何绍奇的师生深情令人向往！

今天，我来参加颜德馨老主持的同济大学"中医大师人才培养项目"，感到非常高兴，也非常荣幸。因为在座的各位同道虽然年纪轻一点，但是你们与时俱进；你们的知识很广博，我们的知识老的东西多一点，有些东西已经落后了。所以能够有机会跟大家一起，教学相长、相互切磋，我想，你们得益，我们也得益。因为学习是永无止境的。学无止境，学海无涯，"唯敩（xiào 笑：'敩，教也'）学半"（教学相长），确确实实是这样的。越学越感觉到知识的无穷无尽。我们所知道的东西仅仅是沧海一粟，很少很少。知识的海洋是博大精深，源远流长。特别是中华传统文化，中医这门科学，值得我们去很好的学习、探索。张景岳先贤说："学到知羞"，就是这个意思。

今天讲的题目是"经典是基础、师传是关键、实践是根本"。

望文生义，一个是学好经典，一个是做好师传，最后一个更重要，就是临床实践。只有三者结合起来，才能成为一个很完整的、很全面的好医生。因为任何一门科学都是需要继承、创新两个方面，历代卓有成就的医家，没有一个不是在学术上精研经典、勤求古训，才有所创新的。我们的仓公、扁鹊、华佗、张仲景、孙思邈，以后金元四大家、李时珍以及清代的温病学家，都有师承，都是精研经典的，所以才能成为一代名医，在学术上推演发扬、革新创造。因为学术是不断更新的，没有一个静止的东西。学术是要不断地向前发展、推演，我们的学术才会提高。另外一方面呢，师传授业，不光是读死书，还要有个人领领路，那么老师就是领路人，就是帮助我们走得更快一点，不走弯路，这就是老师的作用。不然，老师就不能为人师。为人师者，必然要在学术上、经验上对后一辈的同道有所帮助、有所提高，这样才叫老师。一方面有学术理论，一方面有老师指导，汇合起来，要靠通过实践，就要多临床、多实践、多体会、多心悟，才能把理论实践融会贯通。融会贯通之后，就无形当中得到一个飞跃、得到一个提高。所以，这三者是不可或缺的。

首先，经典是基础。

学习中医药，如不熟读经典、跟随名师、深入实践、融会贯通，是不可能得其精髓而有所造诣的。所以，自古医家出经典。我们医学史上，我们的前人没有一个不熟读经典的，不深入探索的，而且是通过深入思考，通过心悟，再结合实践，把理论深入脑海里去。不光是今天理解了一段经文，治好了几个病，而且在这个基础上触类旁通、举一反三，可以得出新的东西。所以自古医家出经典，古人提，我们现在还要提。

古代医家读经典，现代医家要不要读经典？不深入经典，那是很肤浅的。只有深入到经典，才能得其精髓，你才能在理解上融会贯通。但是经典的学习是比较艰辛的。特别是《内经》，可以说是文简义博，理奥趣深，文字很简洁，意义很广博，道理很深奥，一旦你融会贯通了之后，其乐无穷，趣味很浓。那么我们要熟读经典，怎么读？首先要通读原文，主要的原文。通读完，理解全书的主要精神，特别是分清精华和糟粕。《内经》十万多字，不是字字都是真言，也有一部分是可以不读的。我们要选择精华，熟读警句，把最好的精华部分来熟读，掌握它的精髓。所谓"书读百遍，其义自见"。

我学医是因为生病才萌发的。一开始，读中学的时候，因为生病而辍学，后来吃中药治好了，我因此就决心学习中医。我开始跟孟河医派马培之先生的孙子马惠卿先生学医。马老先生，我跟他的时候，他已经 65 岁了，上午门诊，下午出诊，晚上处理社会事务。因为他是当地享有很高声誉的长者，有很多纠纷，很多家族里的问题，都晚上来请教他，因他是族长，都请他来处理。他没有时间来教我们读经典，教我们的都是大师兄。三年毕业，他已经读了两年了。那时候我们读书比较辛苦，都是读木版的书，没有句点，大师兄帮我们圈点、断句，第一天 1 页，第二天 2 页，最多 3 页，你必须会背。会背了，再圈点下面的。所以，这样你必须熟读。开始熟读的过程中，内容不理解。就问大师兄，"这句什么意思？""书读百遍，其义自见，你读了多少遍？""20 遍。""那早啦，再读。"那时候没有《新华字典》，许多字不认识，都是查《康熙字典》，逐渐逐渐理解了，尝到了甜头。所以"书读百遍，其义自见"，一定要多读。对主要的、精辟的、好的段落一定要熟读。慢慢地，它的内涵、精义就逐步理解了。

我认为，《内经》并不是纯粹的医书，里面有许多道家的思想，而是道与术的结合体。《内经》的很多东西都是从《易经》当中来的。道是中华文化的终极之理，是最高的，所以必须以道论医，也就是，从哲学、传统文化的角度来学习、去理解《内经》。这样子，才会把《内经》读懂、读通、读透，从而才能领会其精髓。这里举几个例子。《灵枢·五色》篇："阙上者，咽喉也。"阙，两眉之间谓之阙，也叫印堂。20 世纪 50 年代后期，我们南通地区，白喉大流行，一下子 4000 多人发病。因为新中国成立之初，白喉血清供应不上，这样西医就没有办法了，只有求助中医和针灸。那时候，我当院长，市里成立了临时防治站，因为还没有传染病院，把患者隔离。中西医结合，我们一方面用中药如《重楼玉钥》的养阴清肺汤等，同时我们根据上述"6 个字"，就用短针在印堂（阙）上一寸向下平刺阙上穴留针，然后用胶布黏起来，既不疼，也不出血，止痛快，针刺了之后，奇迹出现了，半个小时咽部疼痛、不适的感觉就好得多了。半天后发热开始下降，肿痛的情况也进一步好转。第二天，白喉伪膜开始脱落了。这个奇迹出现后，许多的白喉病人都来找我们中医治疗，我们共观察 137 例，痊愈 133 例，治愈率达 97.1%。白腐脱落平均不超过 3 天，退热时间平均 2 天。

这个例子说明，《内经》里很多精辟的东西，我们发现的还很少，需要我们不断地去探索。又如《灵枢·五色》篇："面王以下者，膀胱、子处也。"面王指鼻尖，中央为王，面王以下指人中，主膀胱、主子处。所以人中又叫水沟，"膀胱者，州都之官也"。指出"面王以下"与"膀胱、子处"的关系，也就是说"膀胱、子处"有病，可以从"面王以下"的部位表现出来。膀胱指泌尿系统，子处原指子宫，实质是指男女生殖系统。在临床上通过望诊，确确实实，发现人中和泌尿、生殖系统的关系。20 世纪 60 年代提倡针灸麻醉。三年自然灾害，在农村，子宫脱垂的病人比较多，另外一个，提倡计划生育，节育手术，男女结扎手术。我们就用针刺人中麻醉，用短针，一针从（人中）这边刺下去，一针从（人中）这边刺上去，10~20 分钟后做结扎手术，可以不用药物麻醉。这个止痛麻醉的效果就这样好。再一方面，人中对于男女生殖系统疾病、子宫位置、大小的情况，都非常明确。一般每个人"人中"的长度是和自己同身寸相等的。经常在临床上看到，妇女来看病，一看，这个妇女的人中明显的短于她的同身寸。她也不说是什么病，我就说："你是不是有痛经呀？"她回答"对"。因为那种幼稚型的子宫容易出现痛经，特别是人中沟深的都是子宫后屈的，如果人中沟浅的，子宫都是前倾的，也容易痛经。妇女在生育年龄阶段，你问她有没有痛经？她会回答您有，再问她生育情况。子宫有前倾、后屈的，也不容易怀孕。已经结婚的，可去妇科检查，以便印证。没有结婚不能进行妇科检查，可以用药给她调整。我的一个学生是福建的，名叫林纬芬，在临床上观察了 150 例男性，150 例女性，都是正常人，经过观察后，人中形态、色泽的变化，再到男科或妇科检查，符合率在 85% 以上，《内经》就这么几句话，值得我们仔细去琢磨，细心去观察。会得到很多启发，很多理解。古人说"望而知之谓之神"，神在哪里？神在你多体会、多掌握。你掌握得越多，你的敏感度越高，你的预知性就越强。

再如《素问·疟论》"日下一节"，就这 4 个字，以前的理解，就是疟疾不断地在发作，不断地在下移吧。怎么下移，都不知道，后来就通过实践，特别是 20 世纪 60 年代，毛主席发出号召："把医疗卫生工作重点放到农村去。"那个时候我就带队，到农村去。农村的疟疾发病率很高，西药有奎宁，中药有柴胡、常山这一类的，效果很好。我从这句话中，找到了一些疟疾病人，不要告诉我发了几次，我就从大椎开始往下按，疼不疼，不疼；再往下，疼不疼，不疼；第 3 个，疼不疼，疼。那我们就知道，他发作了 2 次，第 3 次将要发作。那就从第二胸椎棘突旁开 1 寸，按揉 10 分钟，感到周身发热，要出汗了，这是好现象。大概按揉半小时，当然我们没有时间，可以让陪着他看诊的家人记住这个地方，给他按揉。揉个半小时，全身出汗，告诉他，你疟疾第3次不会发了。你回去以后，让家人继续反复按揉，每天2次，很多疟疾就不继续发了。检查血液，疟原虫也找不到了。因此，"日下一节"不是每1天向下移1节，而是发1次向下移1骨节。所以很多东西，你要去琢磨，才能有所发现。要不然，一掠而过，就不会有所得。自己琢磨后才能知道，才能找到解决疟疾的办法。

又例如药物方面，这是《神农本草经》里面的庵闾（ēn lú）子，主"五脏瘀血，腹中水气"，说得很明显，五脏都有瘀血，肝脾大，心肺肾亦有瘀滞存在；"腹中水气"，有腹水啊，《别录》谓其"疗心下坚，膈中寒热"，心下指哪里？横膈膜下面坚硬的东西是什么？肝脾肿大呀，这不是具体指出它擅治肝硬化腹水吗？"膈中寒热"，慢性肝病，都会有慢性发热，我们把这几段连起来分析，他就很完整的说明了慢性肝病、肝硬化腹水。所以在临床上遇到慢性肝病出现肝硬化腹水的，都可用庵闾子，当然庵闾子的剂量要用的大一点，一般常规都用10g、15g，我一般要用30g，再加上楮实子30g，这两味药再加上辨证的药，疗效可显著提高。

以上仅仅是举几个例子，以后有机会再细谈。所以中医的经典尤其是《内经》《伤寒杂病论》特别重要，要经过刻苦钻研，下一番苦功夫，去心悟。程钟龄不是有《医学心悟》？读书不只是放在嘴巴上读，更重要的是用脑子去思考。因为我们中医所说的心悟，不是血肉之心，而是神明之心，"心主神明"。血肉之心是主循环的心，神明之心是指大脑。当心一点、用心一点，不是血肉之心，而是神明之心。所以要心悟，要用脑子思考，这样才有所得。中医经典是取之不尽，用之不竭的宝库。中医经典的内涵可以用"伟大的真理，科学的预见"来概括。中医确确实实里面有很多超时代的真理，有一种非常超时代的预见，在2000多年前，古人就发现了很多好东西。而我们今天，却弄不清它的真谛。确确实实是正确的东西，我们知其然，不知其所以然。还需要我们去探索、去发现，才能得其真谛。超时代的智慧结晶，还有很多宝藏没有被发现，没有被阐明，应当继续学习，不断地去发掘弘扬，这是我们的责任。

今天，以颜老为首的同济大学办这个班就是这个目的，就是团结一批有很好基础，愿意为这个事业奋斗终生的人，去学习阐述，发掘弘扬。最近在《光明日报》，2008年10月16日，钱学森院士的亲属钱学敏教授，人民大学的教授写了一个长篇报道，阐述钱学森的"大成智慧"教育理念。所谓大成智慧，集其大成的智慧，就是把中华民族的传统文化的精髓的东西很好的发掘，很好的弘扬，我看了以后，觉得这对我们中医有很大的帮助。如"大成智慧就是把宏观和微观很好地结合"，整体思维与细部组装相结合。既不只谈哲学，也不只谈科学，要把哲学和科学技术统一的结合起来，哲学要指导科学，哲学也来自科学的提炼，集其大成才能得智慧。对于我们学习中医、研究中医、弘扬中医来说，很有指导意义的。

刘力红教授是广西中医学院的教授，写了一本《思考中医》。主要是学习、研究《伤寒论》，学习经典，深入领悟。当然有一些观点有些偏执，这是允许的。我发现，许多有成就的中医都有点偏执。金元四大家就是四个大"偏执"。各有各的主打观点，下面我介绍一下李可老先生，我们相交了好几年了。

李可是山西灵石县的名老中医，他一生坎坷，曾随一中医学习，当时条件坚苦，山里有很多野生的草药，他就采草药，比如：马齿苋治疗痢疾；一枝黄花治疗感冒退热，效果相当好。谁感冒，抓一把，煮煮水，第2天病人热退了，不咳嗽了。胆囊炎用蒲公英，等等。他一共抓了几十味药，治好了不少病。后来，大队里领导对他说：你就做我们的医生吧。那时候，还没有赤脚医生的名字，就做土医生。这样子，他就有机会读书，读了不少书，当然也订杂志。我1963年、1964年在《中医杂志》上发表《虫类药的应用》文章，他看了，很容易懂，受到启发。乡下的虫子很多，屎壳郎、蚯蚓、蜈蚣、土鳖虫到处都是，他就收集这些东西，一用，效果很好。那时候，他脑子里就说：这个朱良春是我的师傅，哪一天我遇到他要拜他为师。7~8年前，我们遇到，他满头白发，也70多岁了，拉住我的手叫"老师、老师"。我说："你是哪一位？""我叫李可。""呀！你可是大名鼎鼎，看了《李可老中医医疗经验集》，我就知道你了。"这本书也应该好好读一读。这是他多年实践经验的总结，是他一个学生整理的。

李老是火神派，善于用附子。不光用附子，干姜、肉桂、细辛，都是大剂量，附子不是10g，20g，30g。最少是50g，多的时候用到500g，用于回阳救逆。我也吃过他的药，广东省中医院有好多人都吃过他的药，都是大剂量的。我说他们也不阳虚啊，广东那个温热地带，他能吃吗？他说没什么。我感觉李老这方面有着丰富经验的，他配伍得好，特别是危急重症，屡起沉疴，是值得我们学习的。

通过学习经典，就接近了这些大师，把我们造就成了雷公、少俞、少师。这是学习经典最根本的意义。

第二，师传是关键。

中医古代的教育模式就是师带徒，是老师带徒弟。徒弟和老师朝夕相处，耳濡目染，这样子，对一个学生的影响是比较大的。学生像老师，比如学生写的字像老师，生活习惯也会有所感染。例如：老师是不抽烟的，学生绝对不抽烟。老师喜欢喝酒的，学生多少也会喝一点。当然这是生活上的问题，在学术上，老师对学生是不断地感染、渗透，不断地心悟、体会才能得到。师传是"师傅领进门，修行在个人"，修行还是在个人的，但师傅的引导是很重要的。所以，北京中医药大学的雨露教授说过："中医要想真正学好，就应当师传，需要一个老师指导。"现在，你们是非常幸福的。现在中医药大学的老师，有很多是很尽责的，不光只上课，传授知识，阐释经典中的奥义，下了课之后呢，还会帮助同学指导他怎么去进一步学习，鼓励学生进一步学习。这样才是一个好老师，言传身教。

尊师爱徒。你尊重师傅，师傅才会爱护你这个徒弟，才会把心掏出来，把自己真正的经验告诉你。要尊崇、要弘扬这方面的美德。找到名师以后，要以虔诚、勤奋的态度去学习请教。这样往往能举一反三，有的老师善于表达，会把经验很完整地表达出来；有的呢，不善于表达，言简意赅，就说这么一两句话，全靠你去理解、体会。今天上午，颜老也提出来，学问吧，不懂就去问，只要你不懂去问老师，老师不会拒绝你。你看现在许多中医药大学的学生实习漫不经心，就知道抄方。其实，你跟着老师看这个病人，就要看老师怎么望诊、怎么问诊，怎么把这么多症状归纳形成一个证候，然后从辨证当中立法用药。仅去抄这么几个方药，是不得要领的。要用心去学习，才能够举一反三。

举我自己师承的例子。章次公先生是我终生难忘的恩师，他是镇江人，与我同乡，在上海读书、工作。1959 年，便到北京卫生部当中医顾问。章次公先生大我13 岁，他成名很早，不到 30 岁就是上海的名医了。他是一个革新家，在 1929 年，就提出"发皇古义、融会新知"的观点。发皇古义是继承，融会新知就是创新。在我毕业的时候，章次公先生送我一方印章，上面刻着"儿女性情，英雄肝胆，神仙手眼，菩萨心肠"。当时我一下子不能完全理解，就问老师是什么意思？不懂，我就问老师。老师说这 4 句话是教你作医生的 4 个准则：第一，"儿女性情"，即性情要温柔，对待病人要像对待自己的亲人一样温和、温柔，要体贴病人；第二，"英雄肝胆"，指治病要有胆识，该出手就出手，该用大剂的要用大剂，不要优柔寡断，错失时机，当用则用，这叫英雄肝胆；第三，"神仙手眼"，你要明察秋毫，见微知著；看到很细微的症状，就要预计到在什么情况下会出现什么病。要看得清，辨得明；第四，"菩萨心肠"，要关心、体贴病人，像菩萨那样的慈悲。我听了后，懂了。不但做医生这样，做人也应该这样。我 1938 年毕业，到现在 70 多年，虽然我谨遵师训，但离章老师的要求还很远，还要不断学习，我现在也没有放松学习。

我每天用眼睛的时间也还有十几个小时，因为我这个人很笨，很愚钝。人家过去说我是书呆子，不抽烟、不喝酒、不打牌，很少参加娱乐活动。娱乐在哪里，在书里头。我感到，书中有无穷无尽的东西，值得我们去领会。我一天不看书就觉得浪费年华，觉得对不起自己。早上起来，送过来的报纸浏览一下，有关的东西摘录一下，然后处理各地读者的来信。电话问病的，还有通过各种关系，在我不上门诊的时候，来我家里看病的人。现在我一个礼拜上三个半天的门诊。除此之外，我也没得时间去享乐。有些人退休了，到老干部的活动室去下下棋、打打牌，去娱乐娱乐，我无福消受，也不愿意去占用我的宝贵时间，虽然这样子做了，还是很不够，要知道的东西太多了，要学习的东西太多了，不懂的东西太多了。所以还要兢兢业业，抓紧时间，不断地去学习。

那时章老师对学生非常客气，不叫我朱良春，而叫我"朱世兄"，很亲切，把老师的架子淡化了，让人感到非常温暖。他非常关心每个学生的思想，关心每个学生的生活。那时候，我在上海，1937年，抗日战争爆发，我从家乡来到上海，带了100多块银圆，我父亲在南通，长江封锁了，上海是孤岛。住宿问题老师帮助解决了，住在一个学生的家里。吃饭呢，交通呢，都是要钱的，老师看我很节约，5分钱也吃一顿饭，3分钱也吃一顿饭。"朱世兄，你怎么能这样，以后来我家吃饭。"一天两天可以，怎么能老在老师家吃饭呢？后来，（章次公先生）就介绍我到红十字会医院去坐诊。这是一个慈善机构，专门给难民看病，我就半天给难民看病，半天到章先生那里抄方学习。工薪12块钱1个月，我包括交通费共用去8块钱，多4块钱就买书。章老师对学生这样关心体贴，我就感觉到更应该好好学习。后来毕业了，送这个印章给我，是鞭策、鼓励我继续学习和工作。

我们要尊重老师，他的一个方药，一个治疗法则，都要去领会，才能得其要领。否则，随便抄几个方子，抄几味药，是不行的。因为每一位老中医，通过几十年的临床实践，都有独到的经验，这些活的经验是很宝贵。我们不但要好好地继承，还要发扬光大，相互交流，共同提高。今天我们就是肩负了这个责任。当然，你们10位可能会轮转，不是固定。这样子好，你跟了张先生，他跟了李先生，都各有收获。相互交流，相互切磋，这样兼收并蓄，必将取得广博的知识财富。我身上常带一个小本子和一支短铅笔，过去没有原子笔，看看哪一位发言，确实好，马上记下来。或者在哪里，听到看到哪一句好，马上记下来，回去以后整理。往往在这里头得到很多启发。"勤笔免思"，勤记录，免掉你以后的思考。某一个人读书多了，他治这个病，喜欢用什么药，一下子记不起来，如果有记录，一查就知道。"有闻必录"，有好的东西就把他记录下来。这样子，汇集起来，就是一个丰富的经验记载。老中医随便说的一句话，在临床诊病时有机会用的时候用上去，是很有用的。

第三，实践是根本。

这个问题，今天上午，颜老谈了很多。中医的生命在于理论，理论的根源来自临床实践。是先有实践后有理论，实践多了，形成一个规律，就出现了理论。归根结底，中医的生命在于实践。检验实践的水平是看疗效，疗效是一切医学终极的目的。不管你是西医、中医，是哪一科的，没有疗效的医学都是空的。只有通过实践才能不断地总结提高。实践出真知。只有实践才是根本的、得到发自内心的体会。如，某一先生治疗某一个疾病，他的基本原则是用什么药，在辨证的指导原则下，什么情况下加什么药，什么情况下减什么药，都有一定的规律。他是这样做，我们拿过来，依样画葫芦，有了这个病我也用这个药，用了有效。我们就把他拿过来，这个老师用这个法则，用这些药确实有指导意义，通过我们的实践证明了疗效，确实有现实指导意义，就把间接经验变成了自己的直接经验。

所谓经验，就是经过你自己验证过的东西，验证过有效的法则和方药，得到重复和肯定。这种经验只有经过实践才能得到，否则，纸上得来终觉浅。中医的书籍汗牛充栋，你到中国中医科学院的图书馆里去看，那里的书真的多，堆积如山，让人穷毕生之力不可能把它全部看完，也不可能把它完全看懂。其中有一部分很好的东西，确实是很好。你怎么觉得它好？必须通过实践，通过验证，验证了证实它有效，那么我就把它肯定下来。下次遇到这种病，遇到这种类型的，我就用这种方法。当然中医强调辨证论治，我总觉得所有的病和证都有一定的演变规律。所以西医书里头，都是很有条理的，什么病用什么药，用多大剂量，但我们中医的东西是不是能这样？我说中医对疾病和证候演变基本的东西还是可以的。桂枝汤嘛，就是桂枝汤证；麻黄汤嘛，就是麻黄汤证。体质壮实的我用麻黄汤，这个叫因证制宜，中医难学的地方就在这里。要因证制宜，因人制宜，因时制宜，因地制宜，随证变化，这个也是中医的精髓。所以我们在研读经典之余，一定要勤实践，多领悟，从而把客观的、间接的经验变成自己的直接经验。

好多人得到一个好的方子，他就秘而不传，我感觉这个不好。很多人经验丰富，确实他通过实践有很多自己的东西，也有别人的东西，经过他自己验证过的东西，就变成了他自己的东西。比如，张仲景有很多方药，是他的经验，我经过验证之后，这个方子很有用，就变成我的东西了，我就经常在用。经验，有些是直接的经验，就是在实践当中发现的，有很多就是间接经验，都是别人的，通过我在重复的使用，得到验证和肯定，就把间接的经验变成直接的经验，这样累积起来，才会（积累）更多经验。一个人的精力和智慧是有限的，只有更多的吸取人家的好的东西才行。所以我感觉到，今天办这个班是非常重要，意义非常深远。

中医药是中医传统文化的一枝奇葩，是独特的一门技术，当然，不仅仅我们大家，政府十分重视，世界的有识之士也十分重视，所以我们也责无旁贷。做出成绩，为振兴中医事业而不懈努力。这个班的同学都是博士、主任中医师，都是（临床）很有造诣的，再加上有这么一段时期，有老中医的传授，通过你们自己的努力，阅读很多书籍，我想你们一定会青出于蓝而胜于蓝，一定会超过我们。

我想下面谈一点我自己的体会。我经常说，很多老中医真的了不起，像颜老，他不光培养了自己的子女，还培养了很多的学生，不光培养附近的学生，还培养全国的精英，这种崇高的理念是值得我们学习和尊敬的。我们这一批老中医，尽我们的所知所能，竭尽全力地传授。希望大家，不要认为我们是前辈而不好意思，我们是同道，可以相互交流，可以提出你的看法、你的见解。我们懂的，当场答复你；我们不懂的，回去查查书，再思考，然后再答复你。过去我的一个学生何绍奇，这个人已经不在了。他非常坦诚，是我 20 世纪 60 年代的遥从弟子。后来我推荐他到中国中医科学院方药中教授那里读研究生，当时任应秋主考，发榜时为（何绍奇）第 1 名。何绍奇曾与任应秋教授和诗一首，为四川梓潼才子。何绍奇曾与我多年通信请教，我多次寄书给他。有时候他问得很深，我不能立即答复他，我查书、思考后再答复他。所以我们师生感情很深。

最后我希望你们，如果你带学生，你就要爱他，在这里拜师，就要尊师，尊师和爱徒是相互的。你们能有这个机会参加这个计划，真的难得，一定要珍惜，好好学习。最后祝你们一步一个脚印，天天有进步，不断有收获，最后终成大器，成为当代的扁鹊、华佗，为振兴中医药学术，做出卓越的贡献。谢谢！

刘亚娴主任医师对仲景学术研习感悟

【简介】刘亚娴，河北霸州胜芳人，1944 年 6 月出生于中医世家。现为河北医科大学第四医院、河北省肿瘤医院教授、主任医师、博士生导师。为河北省有突出贡献中青年专家，"河北省管优秀专家"，享受国务院政府特殊津贴专家，全国老中医药专家学术经验继承指导老师，并获首届中医药传承特别贡献奖。为河北省十二大名中医之一，首届全国名中医。刘亚娴名医工作室获全国首届"先进名医工作室"称号。从事中医与中西医结合临床、教学、科研数十年，精研经典，博采众长，识练结合，积累了丰富的经验。集几十年医疗、教学、科研成果，著《刘亚娴医论医话》《刘亚娴中医辨治晚期癌略例》等，多年来还主编及参编著作 22 部，并任新世纪全国高等医学院校规划教材《中西医结合肿瘤病学》及《中西医结合肿瘤病学习题集》主编，发表论文 106 篇、获省厅级成果奖 15 项。

编者按：我与刘亚娴教授相识相知 20 余年，刘教授深厚的中医功底、良好的临床疗效与高尚的医德令人敬重。刘教授赠予我《刘亚娴医论医话》（2008 年）、《刘亚娴中医辨治晚期癌略例》（2013 年），我认真拜读，受益良多。我与刘老师多年相处的印象，用一句话总结就是：刘教授善师经方理法治疗疑难重病及绝症。疑者，病情稀奇，令人疑惑难解；重者，病情危重，令人生畏；绝者，癌肿之类绝症，令人绝望。三者之难，皆难于处方奏效。刘教授治之，能使疑者明朗可治；重者转危为安；绝者绝处逢生。我拜读了刘教授《中医辨治晚期癌略例》，对他以中医药平常之剂治绝症之奇特、良好疗效敬佩不已！他被称为"肿瘤克星"并非过誉。本集收录刘教授一文，于第二章另有一文。

张仲景历来被中医界尊为"医圣"，陈修园赞曰："医门之仲景，即儒门之孔子也。"可以说，不习仲景就不是一个合格的中医！

余从大学毕业算起（不含入学前随家父做中医学徒 2 年）已五十余年，研习仲景学说是从医路上一个十分重要的内容。兹不揣鄙陋，谈点感悟及学习方法。

首先，学习仲景学说，必须带着感情去学，这个感情就是酷爱中医，此为"根"！

其次，要注意学习医家的"精神"（这点不亚于学术内容的学习），注意学习的方法。综观历代医家，成大器者可以说都有一种"精神"，看一看张仲景的《伤寒杂病论》原序，至少体现了以下几点精神。

仲景曰：

（1）"感往昔之沦丧，伤横夭之莫救"，一"感"一"伤"体现了济世救人的情怀；

（2）"乃勤求古训，博采众方"，一"勤"一"博"体现了精益求精、兼收并蓄的治学方法；

（3）"观今之医，不念思求经旨，以演其所知；各承家技，终始顺旧"，体现了溯源图新的治学理念；

（4）"怪当今居世之士……但竞逐荣势……唯名利是务"，抨击时弊，体现了高尚的情操；

（5）"患及祸至……钦望巫祝……委付凡医"，体现了崇尚科学的为医宗旨；

（6）"上以疗君亲之疾，下以救贫贱之厄，中以保身长全，以养其生"，体现了"大医""精诚"博识的医疗行为；

（7）"省疾问病，务在口给；相对斯须，便处汤药……所谓窥管而已"，体现了细致入微的诊疗作风；

（8）"若能寻余所集，思过半矣"，体现了谦虚的治学态度。

"精神"是研究学术内在的动力，是著书立说的方向盘。学习仲景学术及著作，要掌握"精神"的动力和方向盘。

余出身中医世家，家庭熏陶中有些地方也含有些"精神"，成为余操中医业的动力和方向，如：

（1）重修身：善与人同；轻"利"重"义"；"谦"而好争；推崇"桃李不言下自成蹊"；治病重简、便、验、廉；

（2）重修文；

（3）无"不能"：在疾病治疗中没有常胜将军，但没有治不好的病，只有治不好病的医师。

关于方法：国外学者拉普拉斯说过："科研方法经常是极富兴趣的部分"，方法得当，就会事半功倍，也会带来成功的乐趣。

学习应用仲景著作，其实也具有科学研究的意义。

从方法学上讲，余有以下几点感悟：一是"三个注重"，二是"四个坚持"，三是"三个强调"，简述如下。

一、三个注重

（一）注重苦读书

苦读书者，要肯下苦功，读全、读细、读深，不能走马观花、水过地皮湿。苦中寓乐，苦尽甘来。苦读书，亦非苦无边际，有些浮在表面的中医理论，细思之，亦大有文章。

陈修园曾言：汉代文章"语短味长"，往往在一二虚字内含有至理，无字中"运其全神"，因此，要从"无字处求字，无方处索方"；"虚字处传神，无字处索解"。如此苦读书，才能抓住"意存文外"的规律。学习仲景著作，要善于"从无字处读出有字来"。

（二）注重勤临床

读书之心得要在临床上体验，这就要"勤"。勤以补拙，勤而生巧。临床实践的机会非常多，要抓住机会细细体会。"勤"还有一点就是不能只治别人，不治自己，这就是"医必自治"。

有言"医不自治"者，未知始于何时、何人，余却认为"医必自治"，临床中一些体会、经验，不少是从"治己"中获得的，且真实深刻，把"治己"的体会展开，就成为"治别人"的经验。

（三）注重善思维

读书也好，临床也好，贵在"善思"。"善思"的一个内容就是要警惕思维惰性。余曾撰文例举《伤寒论》之学习研究中思维惰性的几种表现。

（1）以文限义：以文限义为思维惰性，析文探义则需活跃的思维。

（2）按图索骥：按图索骥是思维惰性，灵活变通则需要活跃的思维。

（3）断章取义：断章取义是思维惰性，连贯剖析则需活跃的思维。

（4）孤立识义：孤立识义是思维惰性，综合探微则需活跃的思维。综合探微不仅可以掌握条文之间相互联系，而且可以启发新知。

二、四个坚持

对仲景著作的学习，为临床疑难病症（包括恶性肿瘤）的治疗开拓了思维，使余在行医路上做到了四个坚持。

（1）坚持突出中医特色。

（2）坚持以中医理论为指导，辨证论治。

（3）坚持中西医结合。其中最重要的是思维上的结合，仲景学说所体现的思维模式对西医同样会有重要的借鉴意义。

（4）坚持认知的不断更新。时代在前进，医学在发展，不断赋予仲景学说新的思考点，将会使其更加辉煌灿烂！

三、三个强调

在中医传承带教中对仲景著作的研习，余特别重视三个强调。

（一）强调"善思"

前文已有论及。国家级优秀中医人才，更应注意既要"尊经""遵经"，即"尊崇经典""遵循经典"，又要"离经"，即"脱框"寻新，离经不是叛道，没有"离经"不会创新。

（二）强调"活法"

在恶性肿瘤、疑难病症治疗中"经方妙用"即体现了"活法"。仲景方（经方）被誉为"群方之祖"。李东垣曰："易水张先生云：仲景药为万事法，号群方之祖，治杂病若神。"在仲景著作中看不到有关癌的论述，方药也难见癌之论治。那么，经方能治癌吗？余临证以来，深感经方治癌大有可为，关键在于"妙用"。朱丹溪曰："天地气化无穷，人身之病亦变化无穷，仲景之书，载道者也，医之良者引例推类，可谓无穷之应用。"日人尾台榕堂曰："长沙为千古用方之鼻祖……故苟能讲习谙练以精究其意，推广其义，则万病之治可运之掌也。""以例推类"也好，"精究其意，推广其义"也好，体现的即是"妙用"。

何以言"妙用"呢？深入推敲原文，"于无字处读出有字来"，扩展其用而做到不失其体，赋予新知取得理想疗效，展示条文字面之外的效果，即为"妙用"。欲达到"妙用"之境界，就必须努力做到前面说的"三个注重"：一要注重苦读书，多浏览历代医家医案，多参考本草著作，密切结合现今临床；二要注重勤临床，避免纸上谈兵；三要注重善思维，注意"医者艺也""医者意也"，处理好"守方"与"不可执方"，"尊经""遵经"与"离经"的辨证关系。兹举四逆散应用医案为例。

武某，男，63岁，农民。初诊：1985年9月16日。

主诉：两胁剧痛20余日。

现病史：患者2年来4次发作剧烈胁痛，本次疼痛持续20余天，肝胆B型超声检查提示：慢性肝病；慢性胆囊炎、胆石症；胆道高位不全梗阻、胆总管内结石，肿瘤（？）。外科建议行剖腹探查手术。患者拒绝而求治于中医。

刻下：持续性胁痛，阵发性加剧，不欲食，脉弦，舌淡红、苔白滑。查体肝在右肋缘下 4cm 可触及，中等硬度，有触痛。

辨证分析：肝脾失和，气机逆乱。

治法：疏肝理脾，条达气机。

处方：四逆散化裁。柴胡 15g，白芍 25g，甘草 10g，枳实 10g，炮附子 10g，白术 10g，郁金 10g。5 剂，水煎服。

1985 年 9 月 22 日复诊：服药 3 剂，未发生剧烈胁痛，服药 5 剂胁痛好转，唯感胁胀。遂以上方加陈皮 10g。5 剂，水煎服。

1985 年 10 月 26 日复诊：诸症若失。再以原方 5 剂，每 2 日服药 1 剂，至 1985 年 11 月 7 日复诊，胁痛未再作，食欲恢复，大便正常，查肝在肋缘下稍可触及边缘，无触痛。原方再进 15 剂（隔日 1 剂）后停药。1987 年初见患者家属时，言病无复发，并可参加田间劳动，一如常人。

该例属急症，高度怀疑肿瘤，治疗中附子与白芍配伍，证实其止痛开痹之功颇佳。肝肿大明显回缩，此乃"破坚积、逐恶血"之功也。

（三）强调"重文"

重视文化修养、提高"文"的水平，对学习、应用仲景学说大有裨益。举例言之：

《金匮要略》"妇女妊娠病脉证并治"篇中有"妇人怀妊，腹中㽲痛，当归芍药散主之"一条。何为"㽲痛"呢？徐忠可曰"㽲痛"为腹中"绵绵而痛"，南京中医学院金匮教研组编著之《金匮要略译释》即持此论。而《三因方》则言"㽲痛"为腹中绞痛。二者言"痛势"截然不同，依从何家之言呢？不妨从"文"的角度分析一下。

《说文解字》无"㽲"字，有"疛"字，解"疛"为腹中急痛、绞痛，又曰古音"纠"，《释诂》云"咎，病也"。（"咎"为"疛"之古文假借字）

《康熙字典》"疛"字下：①引《说文》曰"音绞"：腹中急也。《广韵》曰"腹中急痛"，又《类篇》曰"疛瘤，肉起貌"。《集韵》又释为"小痛"。其音《广韵》《集韵》言"摎"，《广韵》又音"鸠"，《集韵》又音"惆"。②"㽲"字列"疛"字下，言《篇海》同上，又曰乃"病也"。③但《康熙字典》疛字下有：《方书》云"秽气感触邪热而发之病，俗作疛"。④二字的读音：疛，有"绞""纠""摎""鸠""惆"之别，"㽲"则读音"朽"。

由上分析可见：①㽲和疛二字是有关联的；②至于读音，从临床看，影响不大；③二字从病证来讲，一为"病也"，及病"形"，"疠瘤，肉起貌"。其病之"痛"，一为"小痛"，一为腹中急痛、绞痛。据此，余以为"疠痛"者，"小痛"（即绵绵而痛），"绞痛""急痛"均可。这与"妇人杂病脉证并治"篇所曰"妇人腹中诸疾痛，当归芍药散主之"也是吻合的。"诸疾痛"当然不排除"怀妊"腹中痛的情况。从条文"妇人怀娠，宜常服当归散主之"，也可看出当归芍药散对妇人怀妊服用也是安全的（当归散方为当归、川芎、芍药、白术、黄芩，这与当归芍药散有多药相同），特别是从临床应用当归芍药散来说，患者绵绵而痛可，绞痛、急痛也可。如果非要限定其中之一，势必人为限制了该方的应用。顺便谈一点，对"妇人怀妊"有的版本言为"妇人怀娠"。从"文"的角度分析：《说文解字》言："妊，孕也"；"娠，女妊身动也"（凡从"辰"字皆有动意，如"震""振"等）。余以为此条言"妇人怀娠"更好些。这也提示一个情况，注释条文要紧密联系临床，比如《金匮要略》中"肺痿肺痈咳嗽上气病脉证治"篇中麦门冬汤条文，是"大逆上气咽喉不利"还是"火逆上气咽喉不利"呢？医家注释多从版本上考察，取其一。余则认为，从"文"的角度看，"大"言其"势"，"火"言其"机"，结合临床"大逆"可，"火逆"也可。若只取其一，无疑也是自己限制了该方的应用范围。

以上举例意在说明，文的知识不但会帮助理解中医著作，更重要的在于启发思维，提高思辨能力，增强学习中医著作的兴趣。

总之，学习运用仲景学说，可以说只有起点、新起点，没有终点。此可作为研习感悟之小结吧。

（弟子李建波协助整理）

蔡敏主任医师对"三种关系"的思考

【简介】蔡敏，1966 年 1 月出生，海南省乐东县人，1988 年广州中医药大学毕业，2009 年广州中医药大学在职研究生毕业。海南省中医院党委书记，主任中医师，教授，中医治未病学术带头人，硕士生导师，国务院政府特殊津贴专家，领军人才，海南省有突出贡献的优秀专家，海南省首批"双百人才"团队带头人。任中华中医药学会脾胃病分会常委，《世界中西医结合》杂志常务编委，海南省中医药学会副会长兼秘书长，海南省中医药学会脾胃病专业委员会主任委员等职。主编专著 4 部、参编 4 部，发表论文 30 余篇，主持及参与省级及以上研究课题近 10 项。擅长治疗消化系统疾病、风湿病等。

在我 30 多年的临床工作与行政管理工作中，常常面临着如何处理的三种关系，即中医与西医的关系；理论与实践的关系；经方与时方的关系。近九年来，吕志杰教授退休后被聘来我们海南省中医院工作，在与他的交谈中以及吕教授赠予我的几本著作中，对这三种关系都有论及。下面，根据吕教授的启发与自己多年来的思考，谈谈对这三种关系的认识。不妥之处，请同行批评。

一、中医与西医的关系

近代以来，西医传入我国，逐渐冲破了中医"一统天下"的传统局面。在中医与西医并存的现代，我们中医既不能唯我独尊，又不能妄自菲薄，应当审时度势，衷中参西，认清中医学与西医学各自的优势与不足，充分发挥中医药治病的优势与特色，立足于治好病，治好西医西药治不了、治不好的病。吕教授在他著作中的许多案例，就体现了中医在治疗疑难奇症与外感热病方面的优势，这引发了我如何加强中西医沟通，如何发挥中西医各自优势的思考。

二、理论与实践的关系

中医学在几千年的历史发展过程中，积累了丰富的实践经验，进而升华为独具特色的中医理论。这些理论需要下一番功夫去学习，并通过临床实践加深理解，才能学会看病，再经过长期的"干中学"，持之以恒的努力，才有望成为良医。目前中医界有三种不良倾向：第一，中医院校的部分教师下临床不多，讲课只是纸上谈兵，如此这般，难以教育好学生。第二，从事临床的中医工作者，其部分人员不注重理论学习，临床水平难以提高。第三，中医院的不少中医人员有意无意地西医化，这难以发挥中医特色与优势。这三种不良倾向得不到切实解决，势必影响中医事业的传承、弘扬，乃至创新，也肯定影响着中医在人民中的传统信赖与良好声誉。作为中医传人，我们都有责任使中医薪火相传，乃至发扬光大，以造福苍生。

三、经方与时方的关系

在吕志杰教授师主编的《仲景方药古今应用·附翼》中收录了刘渡舟先生"古（经方）今（时方）接轨论"一文，读之令我心中豁然开朗！使我更加领会了经方与时方的关系，明确了如何将经方与时方巧妙地结合。吕志杰教授师在《仲景方药古今应用·再版绪论》讲了五点：其中一点是"经方运用法则"，即"方证相对，即用原方；随症加减，活用经方；善师古法，创立新方"。并引述徐大椿所言："能识病情与古方合者，则全用之；有别症，则据古法加减之；如不尽合，则依古方之法，将古方所用之药，而去取损益之，必使无一药不对症，自然不悖于古人之法，而所投必有神效矣。"(《医方源流论·古方加减论》) 以上论述，使我深刻认识到如何将经方用好用活。学习有了收获以指导临床，我的临床水平随之得到提高。

对于我们中医工作者来说：治好病才是硬道理。处理好中医与西医、理论与实践、经方与时方的三种关系，是继承和发展中医的基础。在此基础上传承中医精华，发挥中医优势，再创中医辉煌，这是历史赋予我们的使命。

第二节 传承经典思辨

秦汉时期问世的《黄帝内经》《难经》《神农本草经》《伤寒杂病论》四部经典，是中医学之基石。现今将"温病学说"的代表著作也列入中医学的经典，那就是"五部经典"。

读过《黄帝内经》《难经》《神农本草经》《伤寒杂病论》四大经典及温病学说之后可知，中医药学四大经典及温病学说是一脉相承，不断发展、不断提高、不断创新的一门学问。简要地说，《内经》《难经》及散佚的古医经典籍是中医学理、法（即基本理论、治则治法）及针灸之源，《本经》是中药学之源；《汤液经法》等"经方十一家"是中医方剂学之源。医圣张仲景"勤求古训，博采众方"，结合实践而撰集的《伤寒杂病论》，融会理、法、方、药于一体，构建了中医学辨证（病）论治（即"辨某某病脉证并治"）之思想体系。温病学说则是汉代之后，晋、隋、唐、宋、金、元、明、清等历代医家在精通秦汉四大经典的基础上，经过长期实践探索，不断总结，逐步升华，至清代趋于成熟的一门相对独立的学科。上述可知，中医四大经典是血脉相连，温病学说与四大经典也是血脉相连。四大经典及温病学的著作者们，都是传承中医精华的智者，都是精思善悟的哲人。古圣先贤撰著的中医经典，奠定了中医根基，创建了古老而神奇、科学而严谨的中医药学。正是不辞劳苦的古今中医学家们勤奋实践与精心著述，使中医学长盛不衰、丰富多彩！

本节选录刘渡舟、李培生、夏锦堂三位先生及周衡教授、郭忠印教授论文各1篇，笔者3篇。

刘渡舟先生谈学医经历与学习《伤寒论》的方法

【简介】 刘渡舟（1917~2001），辽宁营口人。北京中医药大学终身教授。16岁正式拜师学医，凡七年之久，博学强记，孜孜不倦，对中医四大经典及后世名家医著内容娴熟于心。出师后悬壶大连，每以奇方愈顽疾沉疴，又宽厚仁爱，待人诚恳，故备受患者称颂，医名噪起。1950年，考入原卫生部中医进修学校学习，学习西医基础知识及临床课程，毕业后在北京行医。1956年，调入北京中医学院（后更名为"北京中医药大学"），从事《伤寒论》的教学与研究工作。是我国首批中医硕士生导师和博士生导师之一。曾连续当选为第五、第六、第七届全国人大代表，兼任国务院学位委员会特邀成员、中国中医药学会常务理事、仲景学说专业委员会主任委员、北京中医药研究促进会名誉会长、《北京中医药大学学报》名誉主编等职。

刘老致力于中医教学、医疗、科研工作半个多世纪，上溯岐黄之道，下逮诸家之说，力倡仲景之学，博采众长，学验俱丰，逐步形成了独特的学术思想和医疗风格。刘老治病，胆大心细，高屋建瓴，圆机活法，知守善变，不落窠白。推崇经方，不薄时方，并提出"古今接轨"的新论点，主张方证相对，有证有方，在诊治许多疑难重症时，每能出奇制胜，化险为夷。刘老处方用药以精简灵验著称。在其长期的临床实践中，创制出许多行之有效的方剂，为中医临床医学做出了杰出的贡献。刘老临证之余，笔耕不辍，著述颇丰，曾在全国各中医刊物上发表学术论文逾百篇，出版著作二十余部，其中《伤寒论校注》一书，是宋代治平年以后一千年来又一次由中央政府组织校注的《伤寒论》，是目前学习和研究《伤寒论》的最佳版本，此项成果荣获 1992 年度国家科技进步二等奖。《伤寒论十四讲》和《伤寒论通俗讲话》在日本翻译出版，名为《中国伤寒论解说》。刘老教书育人，执教数十年，为国家培养了大批各种层次的中医人才，从 1978 年始，先后培养硕士、博士研究生30 多人，其中大多数已成为中医事业的骨干力量。刘老还积极致力于中医学术交流，曾数次东渡日本讲学，并赴新加坡、澳大利亚等地访问，弘扬了中医药学，令国外中医学者赞叹不已。

刘渡舟先生不但医术精湛，而且医德高尚，诊病不分贫富贵贱，皆以仁心相待，从不挟术而矜名索利，以治病救人为己任，深为病家所称道。

编者按：刘渡舟教授是编者最为敬重的现代治伤寒大家。先生对晚生的提携令我终生难忘，先生的高风亮节感人至深。我感触最深的有两件往事：第一，我编著的第 1 部书，即《金匮杂病论治全书》完稿后，怀着十分崇敬的心情登门拜访刘老，师母接待了我，我把书稿与审稿费 100 元留下。意想不到的是，七八天后刘老回信了，为书题词盖上手章，"审稿费发还"，附赠《刘渡舟教授行医五十年纪念册》1 本。这一切，让我激动不已！使我更深刻懂得"仁义"二字的含义，更明白了如何做一名为人师表的良师。第二，我主编的《仲景方药古今应用》于 2000 年完稿，请刘老写序，先生晚年谢绝为人题词写序了，但对我格外关照，欣然写了序文。该年大约 10 月，我带着样书去中日友好医院探望住院的刘老，记得当时先生半卧在病床上，我说：刘老，学生看您来了。先生第一句话问：书出版了吗？我把刚出版的书敬献给刘老，先生双手捧书，将"功德无量"一句话重复了三遍。这是心系中医事业的前辈对新生代的厚望！为了中医事业建立"功德"，这是中医事业弘扬、发展的根本，我辈当努力为之。

本集收录刘老晚年撰写的 4 篇论文。这四文之首文，乃刘老回顾学医经历，谈如何学习《伤寒论》，如何学以致用。第二，"方证相对论"一文，乃求索经方的来源，对如何认识《伤寒论》的证，如何辨证，如何"方证相对"而用好经方等一系列问题加以阐述。第三，"古今接轨论"一文，以丰富的知识、缜密的思维、创新的胆识、形象的笔法，论述了经方（古）与时方（今）的关系以及二者接轨的重要性、必要性，还联系临床谈了接轨的思路。第四文，以发汗解表法为例，明辨了"伤寒"之义与寒温两派之源流是非。论文剖析入木三分，不偏不倚，公道中正，指导临床，读后令人心胸开朗，不禁拍案叫好！真大医也。先生文章读之发人深省，令人觉悟，指导实践，是难得的传世之作。上述四文之首文节录如下；第二、三文收入第二章第一节；第四文见本章第五节。

应《山东中医学院学报》编辑室之邀，回忆自己求学的道路，多年来治学的经验，以启迪中医后学，诱掖一代新人成长。

一、学医经历

关于背书的问题，历来也有争论。我的意见，倾向于应该背点书的。《医宗金鉴·凡例》中说："医者书不熟则理不明，理不明则识不清，临证游移，漫无定见，药证不合，难以奏效。"它指出"背"是为了书熟，书熟是为了理明，理明是为了识清，识清是为了临床辨证。由此可见，《金鉴》所写的大量歌诀体裁，是为了人们的背诵和记忆，这也就勿怪其然了。然而，中医的书浩如烟海，谁也不能一一皆读。因此，就有地区之所尚，或因师传之所异，而不得不有所选择。例如，南方的医家则多宗孟河派的费、马之学，而东北三省，则多把《医宗金鉴》奉为圭臬。

二、自学问题

下面谈谈自学的问题。自学是每一位科学工作者的必由之路。因为我们不能跟老师一辈子，应该走自己的奋斗之路。但是，自学必须讲求方法，必须有一个切实可行的计划，必要时还得有人指点一二。

自学也需要条件，主要是要有时间保证，要争分夺秒，爱惜光阴，要有必要的工具书和参考书，如果有上图书馆的条件，那就再理想不过了。

自学有三忌。一忌浮：指自学之人，心不专一，不能深入书中，只是浮光掠影地浏览一下，当然这种学习是没有什么结果可言；二忌乱：指自学之人，没有一个完整的学习计划和步骤，一会儿看这本书，一会儿又看另一本书，好像蜻蜓点水，这种杂乱无章，没有系统地学习，也必然学无所成；三忌畏难：指自学之人，在自学过程中，有的内容看不进去，发生了困难。殊不知，凡是自己看不懂的地方，也正是知识贫乏的具体反映。如果不以钉子的精神向难处深钻以求解决，反而畏难自弃，必然枉费一番心机，半途而废。记得古人鞭策人们学习，说出许多的格言和警句，如"石杵磨绣针，功到自然成"，"精神一到，铁石为开"，"不经一番寒彻骨，焉得梅花扑鼻香"，都说明了一个真理，那就是只有坚持学习而不畏难的人，才能取得最后的胜利。

本着这种精神，我刻苦自励，寒暑不辍地学习中医知识。我阅读了很多的医学名著，如金元四家和清代的伤寒注家和温病学家以及明、清其他有代表性的作品，使我眼界大开，学识随之不断提高。

三、学以致用

在这里，我谈谈学与用的关系。学中医理论，目的是指导临床去解决防病和治病的问题。因此，在学习中就贯穿一个理论与实践统一的问题。清人陈修园为什么主张白天看病、夜晚读书呢？不过是强调学以致用，学用结合罢了。我很喜欢《三国演义》舌战群儒时孔明对东吴谋士程德枢所讲的一段话，他说："若夫小人之儒，惟务雕虫，专工翰墨；青春作赋，皓发穷经；笔下虽有千言，胸中实无一策。……虽日赋万言，亦何取哉？"孔明在这里嘲笑了那些读书虽多，而不成其学问，尽管终日吟咏，而于事实无所补的人。学习中医也最忌纸上谈兵。应该看到，不论任何一家名著，也都有一分为二的问题，也都有待于在实践中检验和在实践中发展的问题。如果离开实践，就很有可能造成盲目地崇拜，或者粗暴地加以否定。对这种学风，我们是坚决反对的。

四、谈学习《伤寒论》的三个步骤

趁此机会，我想顺便谈谈如何学习《伤寒论》。

学习《伤寒论》应先打好一定基础，其中包括学好《内经》中的阴阳辨证思想和方法，以及学好脏腑经络的生理病理知识。同时把《医宗金鉴·伤寒心法要诀》和陈修园的《长沙方歌括》学懂吃透，并要背诵如流，牢记不忘。这是第一步。

在这个基础上，再看白文（指不带注解的原文）。《伤寒论》原文，是以条文形式写成。据赵开美复刻的宋本《伤寒论》有398条之多。《伤寒论》既然用条文表达辨证论治的思想方法，因此，学习《伤寒论》就有一个理解条文和条文之间相互关系的意义而为基本要求。应该看到，《伤寒论》398条是一个完整的有机体，在条文之间，无论或显或隐，或前或后，彼此之间都是有机的联系着。作者在写法上，充分运用了虚实反正、含蓄吐纳、参证互明、宾主假借的文法和布局，从而把辨证论治的方法表达无余。由此可见，学习《伤寒论》先要领会条文和条文排列组合的意义，要在每一内容中，看出作者组文布局的精神，要从条文之中悟出条文以外的东西，要与作者的思想相共鸣。这样，才能体会出书中的真实意义。白文最少看它四五遍，并对其中的六经提纲和一百一十三方的适应证都熟背牢记方有妙用。在这一阶段，可能感到枯燥无味，那也无关紧要，只要坚持下来就是胜利，这是第二步。

在熟读白文的基础上，然后就可以看注了。《伤寒论》的注家不下数百之多，看哪一家为好呢？在认识上也不一样。我以为先看成无己的《注解伤寒论》为好。因为成注的优点是在学术上不偏不倚，以经解论，最为详明，说理比较中肯。成氏写的还有《伤寒明理论》和《方解》两种书，同《注解伤寒论》鼎足而立，缺一不可。所以，在看成注之前，这两种著作也应认真地看一看，才能对它选写的五十个证候，在定体、分形、析证、辨非等环节上有所认识，以加强辨证论治的方法和运用。成氏三书读完后，可以看看徐大椿的《伤寒论类方》、柯韵伯的《伤寒来苏集》、尤在泾的《伤寒贯珠集》。以上的三位注家，在伤寒学中影响很深。他们的注解，或以方归类，或以证归类，或以法归类，角度不同，而殊途同归，可以开拓思路，实有破迷解惑的作用。柯注的优点，从原则上讲，他指出了《伤寒论》不专为伤寒一病而设，而六经辨证实能统摄百病。柯氏的真知灼见能与仲景的思想相共鸣。他的不足之处，误把经络解为经略；又别开生面地将《伤寒论》的太阳膀胱经当作心阳来论，未免牵强附会，有失仲景之旨。尤注的魄力似逊于柯，在文字方面也不及柯氏的笔墨纵横淋漓尽致。然而，尤氏得马元一先生的真传，构思精辟，言简而赅，对脏腑经络、气血荣卫之理与正邪变化之机，上逮《内》《难》，下历百家，而极见功夫。他比柯氏更为扎实，惜乎人之不识也。此外，如方有执的《伤寒论条辨》、钱璜的《伤寒溯源集》，皆是知名之著，亦可加以涉览。以上几个专著读后，可以再看一点综合性的作品，其中应以日人丹波元简著的《伤寒论辑义》为理想。这是第三步。

通过上述的三个步骤，而又能坚持到底，对《伤寒论》这部经典著作也就可以说学的差不多了。

我讲《伤寒论》已有二十多年的历史了，但现在备起课来，还有可学的东西，还可发现自己在认识上的错误，可见这本书的深度和广度是难以蠡测的。为此，对于读这本书的人来说，切不可浅尝辄止，亦不可略有所获，便沾沾自喜而停顿不前。

结　语

归纳一下我以上所讲的内容：那就是学中医先从学习经典著作入手，不要怕难，要有一点精神；二是对于中医学的原文和汤头、药性及歌诀，既要明其义而又要背其文。不背一点书，是没有功夫可言的；三是变被动学习为主动学习，从被动学习中解放出来，自学不是权宜之计，而是要一生奉行；四是要树立学用结合，学以致用的优良学风，这对中医来说更为重要。

（原载《名老中医之路·第一辑》第 1 版，山东科学技术出版社，1981：102）

李培生先生谈崇尚仲景，师事百家，勤奋实践（节录）

【简介】 李培生（1914~2009），字佐辅，湖北省汉阳县（今蔡甸区）人。教授，著名中医学家，全国著名伤寒论专家，享受国务院政府特殊津贴。自幼随父李席之读书兼学医，父亲辞世后，18岁独自于汉阳县（今蔡甸区）城乡应诊。1931年遥从上海名医恽铁樵授业两年。先后供职于索河与柏林联合诊所。1957年到湖北省中医进修学校进修学习后留校执教，1958年转湖北省中医学院，担任过内经、伤寒论、温病学、内科学、医学史、方剂学等课的教学及临床工作。曾于两届全国伤寒师资班主讲伤寒论。为人师表，备课认真，讲授生动透彻，深受学生爱戴。临床擅长治疗内、妇、儿科疑难杂病。其治学严谨，学识渊博，通晓中医经典著作，尤精于《伤寒论》研究，对历代四百多家注释《伤寒论》中的二百多家著作做了探本析流的考究，可融贯理论，应用于临床。是全国著名的伤寒论专家。编著出版了《柯氏伤寒论翼笺正》《柯氏伤寒附翼笺正》《柯氏伤寒论注疏正》等著作。主编了全国西学中教材《伤寒论》、全国高等医药院校教材《伤寒论选读》和《伤寒论讲义》、全国高等中医药院校函授教材《伤寒论讲义》、全国高等医药院校《教学参考丛书·伤寒论》等。在全国各地的学术刊物发表论文80余篇。1974年1月参加中国共产党，1980年晋升教授。1986年被原中共湖北省委科教部、省教委、省教育工会授予"湖北省教育战线劳动模范"称号，随后被中国教育部授予"全国优秀教师"称号。

毕生遵奉"勤学之、审问之、慎思之、明辨之、笃行之"的治学精神，行医治病，救死扶伤，不计名利得失，深受群众信赖。

编者按： 第一次拜见李老是2009年（笔者参编研究生教材，编写会在湖北中医药大学召开，期间陈国权教授带我拜访了李老），当时先生精神尚好，不意数月后仙逝！先生在研究《伤寒论》方面的成就举世公认。本集收录先生两文。第一文为简述求学经历、研究《伤寒论》心得、以经方为主治重病经验等，足供我辈学习，节录如下。第二文"漫谈一药之师"，是一篇简短的医话，读之开启心扉，令人觉悟，提高诊治水平，收录于本集第三章。

我从医六十余年，平生热爱中医事业，对伤寒学说的理论与临床研究尤为注重。现就自己的治学方法和临床经验择要介绍于此，以飨同道。

一、精勤博览，师事百家

作为一名好医生，必须多闻博识，精通医理。要多闻博识，"精勤"乃是关键。我青少年时代，家境艰苦，但艰苦环境却磨炼了意志。白天外出应诊，无论贵贱长幼，满怀仁慈博爱之心；晚间挑灯夜读，手不释卷，寒冬酷暑，从无间断。真可谓"焚膏油以继晷，恒兀兀以穷年"。

我读书的方法是：基本书籍反复读；实用书籍重点读；博大浩繁书籍选择读。

读中医书，要做到四到：即眼到、口到、脑到、手到。眼到、口到乃仔细阅读辅以背诵；脑到是将读过的内容反复思考，充分理解，加深记忆；手到为勤做笔记，略有心得，则眉批于字里行间，获一良方，辄记录于薄页，既备他日问难之资料，又为自习之章本。这"四到"学习方法，于临证、写作殊有妙用。

学习中医药学，不应囿于一家之言，而应师事百家，博采众长。在三十年代初期，上海名医恽铁樵招收函授弟子，遥从授业两年，收益很大。四十年代初，中医名家冉雪峰、胡书诚等在武汉行医，我四处收集他们的病案和处方，录存研习，以求进益。即使后来服务于乡梓，亦不忘求教于走方医中有专长者。我认为，谦虚谨慎，不耻下问，是一个医生成功的重要因素之一。

二、崇尚仲景，诠解伤寒

在数十年的中医教学与临床生涯中，我于《伤寒论》的研究，殚精竭虑，不遗余力。针对《伤寒论》注家多的特点，我从历代《伤寒论》注本的数百家中，选取有代表性的二百余家悉心研究，然后择善而从，融会贯通，诠释伤寒，以广实用。其特点如下。

（1）重视辨证与辨病相结合；

（2）六经传变不以日数拘；

（3）气化学说有切实价值；

（4）伤寒方可以治疗杂病。

三、潜心临床，精通辨证

学好中医，重在实践。一个中医学者，既是书生又是医生。作为书生，应该多读书，多写书，能由博返约，食能消化；作为医生，就要学以致用，服务于临床，解决群众疾苦。医生要想对疾病采取正确的治疗，就必须首先掌握正确的辨证方法。辨出疾病的表现为何"证"，然后根据辨出的"证"确定恰当的治法，再根据所定治法，选用方药。方证相合，必有良效。

辨证论治的具体体现是理法方药，在这四个方面，方药占比最大，方药的灵活运用在辨证论治中尤为重要。因为一证有一证之专方，一病又有一病之专药。如《伤寒论》太阳病有中风表虚证之桂枝汤；有伤寒表实证之麻黄汤。而茵陈、常山、白头翁分别是治疗黄疸、疟病、痢疾的专药。此即所谓"有是病者用是药，有是证者用是方"。但专方专药的应用，要注意专病的本质、特征及其阶段性，根据疾病进退缓急予以灵活变化，切不能只知套用专方专药，却忽视辨证论治，而应在辨证前提下选择专方专药，或创制新方。

如曾治严某，男，47岁，干部。1993年6月因患胸腺瘤做摘除术。术后出现眼皮下垂，四肢无力。经反复检查，几家大医院均诊断为"重症肌无力"。服中药益气之品后脘腹胀气；服升提之剂则烦冤不解；用西药地塞米松等又心胸不适。转延我诊治，刻诊：上睑下垂，四肢无力，吞咽不利，口流涎水，胸脘闷胀，不知饥饿，嗳气频频，睡不安寐，大便带血（有痔疮史），小便短黄，舌尖红、苔黄腻，脉细而略数。详审本案，证属胸阳受损，痰热内阻，阴津伤耗。治当通阳宣痹、清热化痰为主，佐以清热生津、健脾益气之法。

处方：炒瓜蒌皮、薤白、法半夏、炒竹茹、香橼皮、陈皮、炒枳壳、炒黄连各10g，夏枯草、枇杷叶、茯神、炒二芽各15g，芦根20g。此方前后加减共服15剂，精神大振，心胸舒畅，纳食增进，二便通利，上睑下垂症消失。守方守法巩固调理而愈。

细析此案，病在胸阳损伤，气机郁滞，痰热内阻，热邪耗津，胸阳不能振奋，气机不得宣通，痰热不能清除，故病不去矣。治当从痰热立论，法从证出，方随法成，以经方瓜蒌薤白半夏汤合时方温胆汤为主，结合证情变化，灵活化裁用药，终取良效。

四、喜用经方　药取平稳

我行医60余年，临床治病喜用经方，但师古不泥，灵活化裁。如曾治程某，男，45岁，嗜烟，并有咳嗽宿疾。某年秋因外感咳嗽加剧，痰中见脓，有腥臭味，迭服中西药，咳唾脓痰时而小愈，时而增剧。困卧床第，已近一年，恳求处治。细询其症，胸闷异常，右胸疼痛，时唾腥臭浊痰，咽干不渴，苔黄脉数，与《金匮》所云之肺痈相符。阅前方，诸如苇茎汤、泻白散、排脓散等均已服过，但未彻底收效。病虽旷日持久，元气已损，然脉来有神，尚未至竭绝程度。惟肺部浊痰败脓，病久已成窠囊，必得攻坚拔积峻药，以冀转危为安。遂用三物白散方：桔梗、川贝母各10g，巴豆（去壳，炒黑存性）3g，共研细末，以白开水调下，作数次服。初服未见动静，约1小时后服用第2次，服后须臾，胸痛不舒，唾出顽痰败脓半升许，急令止药勿服，以米粥调养，和其胃气。此后胸膈畅快，唾出浊脓亦稀。改用扶土生金法，仿参苓白术散加化痰解毒药调理而愈。

我平生受张仲景、叶天士、吴鞠通及恽铁樵、曹颖甫等医家的影响最深，处方用药以轻灵平稳为主，为医者岂能滥投虎狼之剂而称道耶？

我临证喜用经方，亦用时方，或根据病情需要，将经方与时方熔为一炉。临床还根据自己的经验，创造新方，如治疗头痛的清上定痛汤；治疗食道病变的清化解郁汤；治疗肝胆疾病的疏肝利胆汤；治疗崩漏下血的寒凝止崩汤等，均具有较好的临床疗效，为临床所常用。

[李家庚整理，原载《湖北中医杂志》1995（4）：12]

夏锦堂先生谈《金匮要略》的写作特点

【简介】 夏锦堂（1924~2010），江苏丹阳人。曾任河北中医学院院长、教授、主任医师，河北省中医学会副理事长、中华全国中医学会二届理事、《河北中医》杂志编委会主任委员、河北省高级教师职务评委会中医学科组组长、河北省高级中医职务评委会委员。1990年退休。1941—1945年从邑名医钱少青、包绥之、颜亦鲁等学习中医。1946年起，在本乡开业行医。1951年组建乡联合诊所，任所长。1956年考入江苏省中医学校医科师资班，毕业后应聘到河北从事中医教学工作。1965年以后，在天津中医学院、河北新医大学、河北医学院中医系任教，主讲《中国医学史》《中医内科学》《中医儿科学》和《金匮要略》等课程。同时带领学生临床实习，通过四诊、八纲，识别病性、病位与病因，培养独立工作能力。医、教之余，从事写作，担任《中医学问答》《中医自学丛书》的副主编，以及两部书中《〈金匮要略〉问答》和儿科分册的作者。发表学术论文十余篇，其中《从中医学术发展战略角度谈人才培养》一文，获河北省1983—1987年医学教育研究论文一等奖。

编者按： 夏锦堂教授治学严谨，办事认真，为人谨慎。编者于1995年独自编著《金匮杂病论治全书》，敬请夏老审定。我在夏老患病住院期间去探望，先生在"但欲寐"病态下见到我很高兴，说了不少话。不意半个月后病逝！本文稍作删减如下。

《金匮要略》论述四十多种疾病，记载二百零五方，为古代治疗杂病的典范。本书在写作上，无论是分篇、论脉、讲病理、论治法都有其特点。了解这些特点，对学习和研究都是有益的。

一、酌情分篇

1. 几病合篇　是书所论四十多种疾病，大多是两种或三种疾病合成一篇。几种病合篇，是鉴于这些病的病理、症状或病位有相似之处。如《痉湿暍病脉证并治》篇："太阳病，发热无汗，反恶寒者，名曰刚痉"；"病者一身尽疼，发热，日晡所剧者，名风湿"；"太阳中暍，发热恶寒，身重而疼痛，其脉弦细芤迟"。三者都有太阳表证，因此合篇。

2.**一病成篇** 一种病成篇的，有疟病、奔豚、痰饮、水气、黄疸等。它们病情比较复杂，独立性亦较强。如疟病发作，或多寒少热，或无寒但热；奔豚气发作，气从少腹上冲胸咽等有明显的独立性。痰饮分四种证型，其中又有饮迫于上、饮阻于下、饮溢于表、饮伏于里以及寒热错杂、虚实并见等不同病情；水气病除风水、皮水、正水、石水和黄汗外，又有"五脏之水"，还联系气分和血分；黄疸有谷疸、酒疸、女劳疸之分，重在湿热发黄，但又涉及火劫黄、燥结黄和虚黄等，这些都较复杂。所以无论是两三种病合篇或一病成篇，都是斟酌实际情形而定，这有利于临床鉴别诊断。

二、借脉论理

《金匮》对所论疾病的发病机理，许多地方是借脉象来阐述的。

1.**分表里** 如《脏腑经络先后病》篇："师曰：病人脉浮者在前，其病在表，浮者在后，其病在里。"指出浮而有力之脉出现于寸部，主外感表证，浮而无力之脉出现于尺部，主内伤里证。

2.**别寒热** 如《疟病脉证并治》篇："师曰，疟脉自弦，弦数者多热，弦迟者多寒。"盖疟为少阳之邪，故弦脉为疟病之本脉。因证有偏寒偏热之分，则脉有弦迟、弦数之别。

3.**辨虚实** 《脏腑经络先后病脉证并治》篇："寸口脉沉大而滑，沉则为实，滑则为气，实气相搏……此为卒厥。"《中风历节病脉证并治》篇："寸口脉沉而弱，沉即主骨，弱即主筋，沉即为肾，弱即为肝。"前者脉沉大是血实，脉滑是气实，气血相并，因而发生卒然昏倒之证；后者脉沉为肾气虚，脉弱为肝血亏，肝肾俱虚，筋骨失养，为历节病之本。

4.**论内外合邪** 如《中风历节病脉证并治》篇："寸口脉浮而紧，紧则为寒，浮则为虚，寒虚相搏，邪在皮肤，浮者血虚，络脉空虚……"这是说，中风病以贼邪为外因，血虚为内因，由于络脉空虚，贼邪入中，经脉痹阻而发病。

5.**论本虚标实** 如《胸痹心痛短气病脉证并治》篇："夫脉当取太过不及，阳微阴弦，即胸痹而痛，所以然者，责其极虚也。今阳虚知在上焦，所以胸痹、心痛者，以其阴弦故也。"脉阳微是胸阳不足，脉阴弦是寒饮痰浊搏结。由于胸阳不足，寒饮痰浊乘虚侵居胸中，痹阻胸阳而发病。说明胸痹是本虚标实之候。

6.**论阳盛阴亏** 如《五脏风寒积聚病脉证并治》篇："趺阳脉浮而涩，浮则胃气强，涩则小便数，浮涩相搏，大便则坚，其脾为约"。趺阳脉浮为阳，主胃热气盛，按之涩为阴，主脾阴亏虚。所以脾约证为肠胃有热而津液不足，以致肠道失润。

脏腑之气通于血脉而作用于全身。脏腑有病变，必然会影响血脉。《金匮》借脉象来论证疾病的发病原理，正说明脉象的变化是内脏病变反应的一个重要部分。

三、证以方略

有关证治的条文，叙证多较简略，有的只提到一个症状，便出方药，这种"省文法"，即"证以方略"。如《痓湿暍病脉证并治》篇："湿家身烦疼，可与麻黄加术汤发其汗为宜。"原文叙证虽略，但依据所出方药，可以推断临床应具之脉证。如湿家身烦疼用麻黄加术汤：麻黄汤发汗解表，加白术以祛湿，可知这是风湿表实证，除身烦疼外，必见恶寒发热、无汗、脉紧等症。

四、详于特殊

在几种病合篇中，对于熟悉的一般证治往往从略，而比较容易忽略的证候和治法则详加论述。如《痓湿暍病脉证并治》篇的湿病，里湿证治从略，表湿证治甚详，既分虚实，又别轻重。风湿表实重证用麻黄加术汤，轻证用麻杏苡甘汤；在表而卫阳虚的用桂枝附子汤，里阳虚的用白术附子汤，表里阳气俱虚的用甘草附子汤。所以详于特殊是本书写作上又一特点。

五、彼详此略

对于不同的疾病出现相同的证候和采用相同的方药时，往往是详于彼而略于此。

1. **脉证从略**　如《腹满寒疝宿食病脉证并治》篇："按之心下满痛者，此为实也，当下之，宜大柴胡汤。"此处脉证从略。因大柴胡汤为伤寒少阳阳明同病方剂，应有郁郁微烦、往来寒热、胸胁苦满、脉弦等症，而不仅仅"按之心下满痛"，《金匮》和《伤寒论》原系一部书，彼详则此略。《黄疸病脉证并治脉证并治》篇："男子黄，小便自利，当与虚劳小建中汤。"此处叙证亦从略。因小建中汤证已详见《虚劳病脉证并治脉证并治》篇。虚劳在前，黄疸在后。

2. **方药从略**　如《水气病脉证并治》篇："夫水病人，目下有卧蚕，面目鲜泽，脉伏，其人消渴。病水腹大，小便不利，其脉沉绝者，有水，可下之。"此处方药从略。因本条是水湿壅阻化热，湿热壅盛，三焦决渎不利之证，所谓"可下之"是当用攻逐之法，而攻逐水邪方药在《痰饮咳嗽病脉证并治》篇中已做详细论述，如十枣汤、甘遂半夏汤、己椒苈黄丸等。水气与痰饮同源异流，痰饮病前，水气病后，彼处已详，则此处从略。

六、运用插笔

常常运用插笔方法对脉证进行比较、鉴别，以说明有关问题。

1. 说明异病同脉 如《血痹虚劳病脉证并治》篇："夫失精家少腹弦急，阴头寒，目眩发落，脉极虚芤迟，为清谷、亡血、失精；脉得诸芤动微紧，男子失精，女子梦交……"其中"脉极虚芤迟，为清谷、亡血、失精"一句，就是插笔。这三种脉象均为虚象，说明它除见于失精患者外，也可见于下利清谷和失血的病人。

2. 指出病同而脉异 如《黄疸病脉证并治》篇："趺阳脉紧而数，数则为热，热则消谷，紧则为寒，食即为满。尺脉浮为伤肾，趺阳脉紧为伤脾……"这条是借趺阳脉来论述谷疸病理的，但后面的"尺脉浮为伤肾，趺阳脉紧为伤脾"两句，则是指出女劳疸与谷疸脉象的区别，也是插笔。

3. 举虚以证实 《腹满寒疝宿食病脉证并治》篇："病者腹满，按之不痛为虚，痛者为实，可下之……"文中"按之不痛者虚"一句是插笔。实热性腹满的辨证与治则，用按之痛和不痛来对比，使虚实更加分明。

4. 论实莫忘虚 《腹满寒疝宿食病脉证并治》篇："腹满不减，减不足言，当须下之，宜大承气汤。"这"减不足言"四个字也是插笔。是强调说明腹满不减是实证，若见腹满时减，便是虚寒之象，治当别论。

5. 由此而及彼 如《水气病脉证并治》篇："水之为病，其脉沉小，属少阴，浮者为风，无水虚胀者为气。水，发其汗即已……"在论述正水与风水的不同脉象和治法时，插入"无水虚胀者为气"一句，在于说明胀和肿的不同。

总之，通过脉象的比较，症状的鉴别，病情的互勘，举一反三，触类旁通。张仲景运用各种写作方法，总结出第一部诊治杂病的医书，今天我们应该深入研究，并吸收新的实践成果，加以整理提高。

［原载《浙江中医杂志》1981（5）：194］

周衡教授论三阳为屏障，三阴主封藏

——从仲景辨治反窥阴阳离合论

【简介】周衡，1937年3月出生，湖南株洲人，湖南中医药大学资深教授，湖南省首批名中医、省优秀教师，全国仲景学术专业委员会委员、顾问，国务院政府特殊津贴专家。周教授自1963年本科毕业后，即从事《金匮要略》教学与临床，已五十余年。曾协助谭日强院长整理其《金匮要略浅述》专著，该书是新中国成立后最早的《金匮》全注本，并在日本出版。参与刘渡舟、陈亦人等大师发起成立的中华全国中医学会仲景学术专业委员会，为首任委员，后为顾问。主校《金匮玉函经二注》，并从中挖掘整理出版《金匮》首注本《金匮方衍义》。为研究、传播仲景学说殚精竭虑，不遗余力。现周教授已近八十高龄，仍在临床一线应用经方为患者服务，并应邀为历届全国优秀中医临床人才研修班讲授《金匮》学术专题，广受患者与学员欢迎。

编者按： 周衡教授是编者十分敬重的全国研究仲景医学的老专家之一。周老治学严谨，待人和善，有长者之风范。周老提携后学不遗余力，编者深受其恩惠，他审订我编著的《伤寒杂病论研究大成》书稿，提出了许多中肯意见。周教授本文求索《内经》理论，深入解析了阴阳离合理论对研究三阳、三阴之生理功能、病理变化及其在辨证论治中的指导作用，是一篇难得的研究仲景书的论理性论文。

《素问·阴阳离合论》篇幅不大，却是《黄帝内经》的重要理论，是开启仲景书《伤寒论》三阳、三阴证治的一把钥匙，并可解析杂病证治之方法。

一、我赞成关阖枢

"阴阳离合"是《内经》的一个重要理论，有很大的临床价值。它的核心是阴和阳的可再分性及其统一性。以人身阴阳而言，外之阳再分为三，即太阳、阳明、少阳；内之阴再分为三，即太阴、少阴、厥阴，这就是相离。而三阳为一阳所化，三阴为一阴所化，都各具有统一性，这就是相合。对于相合，历代并无歧义，而于相离的理解，究竟是"开阖枢"？抑为"关阖枢"？却争论不休。我赞成关阖枢的说法，理略如下。

1. 从词的指向来看 三字都与门有关，以名词析之，关即门栓，阖为门户，枢是门轴，三者指向一致，于门不可或缺。倘易关字为开，则词性应指动态，开与阖虽意为启闭，枢字不可表动作，总的指向不一，难以相合。考《灵枢·根结》篇有"折关""败枢""开阖"之说，似可为三字指门之各部的依据。

2. 从注家及传本来看 关阖枢出自隋·杨上善《太素》，它较王冰的注本更早。且杨氏校注谨严，纵或有疑，亦不辄易正文，因而可信度较大。

3. 从临床运用来看 读经析义，唯实可从，这应当是不可违背的原则。仲景既撰用《素问》《九卷》立论，则可据其辨治而反窥之，似亦以门——关阖枢为是。详具下文。

二、三阳离合为屏障

人身以躯体为外，阳气出入其间，以为护卫之屏障，则五脏安焉。这个"门"又由三部构成：太阳为关，阳明为阖，少阳为枢，所谓三阳离合，即此三部功能既分工又合作，同司御邪抗暴之用。故《灵枢·根结》篇说："暴病者取之太阳""痿疾者取之阳明""骨繇者取之少阳"。可见病由暴发而起，递次所伤者为皮毛、肌肉、筋骨，皆三阳所主之地。其临床意义如下。

1. 三阳相离　在卒发的外感热病中，外邪欲肆其性自皮毛深入，而正气则递次发挥屏障作用，于是整个过程便显出阶段来。据此，仲景辨治有：发热恶寒者属太阳，治宜汗解，以麻黄汤、桂枝汤类主之，吐下则禁之；但热不恶寒者属阳明，治宜清下，以白虎汤、承气汤类主之，汗则禁之；寒热往来者属少阳，治宜和解，汗吐下皆禁之。这种界畔分明的层次辨治，直接指导着攻病之所在，越过它，就会诛伐无过。显然，这就是基于三阳相离的运用。不仅对伤寒，于温病亦然。叶天士说过："卫之后，方言气；营之后，方言血。""论卫气营血"与伤寒同。可见，热病辨治主要应遵从三阳相离的规律。

2. 三阳相合　在《伤寒论》中，除了多数依三阳相离分经辨治外，也有少数二阳或个别三阳合病、并病的例子，这是因邪气过盛或正气虚弱所致。则又宜从阳之相合而治。如太阳阳明合病用葛根汤，太阳少阳合病用柴胡桂枝汤等是。最具典型的三阳合治，则见于《金匮要略》虚劳病兼有外感。殆此类病是杂病中正气最弱者，虚懈之地甚多，故极易招来"风气百疾"。仲景特设薯蓣丸一方，是方以培实气血为基础，复以桂枝宣太阳，防风发阳明，柴胡走少阳，共奏三阳屏障之功，开后学三阳解表之路。方后又注明百日为一剂，显示其能防能治。后人以此用于多种免疫低下之病，皆效，此无他，三阳合璧，殆无疏懈也。

三、三阴离合主封藏

五脏居人身之内，藏精而起亟，故封藏不密，实为生命之大患。脾藏营，太阴者脾也；肾藏精，少阴者肾也；肝藏血，厥阴者肝也，三阴关阖枢各有所主，是为相离。而营、精与血互生互化，同为生命之基质，是为相合。概言之，所谓三阴离合，即寓有脾肾肝分工合作同主精液封藏之意。故《灵枢·根结》云："五脏六腑、折关、败枢、开阖而走，阴阳大失，不可复取。"皆言封藏不密之病。其临床意义如下。

1. 三阴相离　急性热病后期，正气日弱，病即离阳入阴，其发展一般也可分为三个阶段，即太阴、少阴、厥阴。由于封藏失职，几乎三阴皆可见吐利之证，仲景辨治，病属太阴者，理中汤类主之；病在少阴者，四逆汤类主之；病在厥阴者，乌梅丸、吴茱萸汤类主之。这些，皆宗三阴相离立法。不过，因内脏间关系极密切，故无论热病后期或一般杂病，这种界畔较三阳模糊罢了。

2. 三阴相合　内脏病久，往往一损俱损，有人统计，杂病确以累积二三脏者居多。故内伤日久，经血虚衰，常需考虑三阴并治。如虚劳肾病，仲景以肾气丸主之。该方除桂附温复少阴外，有一个公认的"三补"结构，即以地黄补少阴肾，山药补太阴脾，萸萸补厥阴肝。肾虚补肾，理固必然，何以又并补肝脾？这就须从三阴相合来理解。诸如先天与后天的互补关系、精血同源以及肾藏、脾统、肝秘等，都是其理论基础。它如脾气虚损，除直补脾气外，亦往往与温肾、柔肝之法同用，也是三阴相合的例子。

四、阳予之正，阴为之主

上文分别就三阳离合与三阴离合而论，此外，在辨治中尚须考虑阳与阴两个方面的离合关系。我认为，这就是《素问·阴阳离合论》中"阳予之正，阴为之主"的引申之义。换言之，即体表阳气的施化与布散，全赖内脏精气作基础，为主持。例如，太阳之用，以少阴为之主；阳明之用，以太阴为之主；少阳之用，以厥阴为之主。总之，三阳之用，以三阴为之主。这种"阴阳各其经，表里同其气"的情况，张景岳即明确称之为水土木脏阴阳之离合，其临床意义也是很显著的。仅就《伤寒论》而言，麻黄附子细辛汤证是针对太阳少阴两感而治的；脾约麻仁丸证是兼顾阳明与太阴而治的；而小柴胡汤外解少阳、内达肝郁，则是热入血室之方。前述《金匮》薯蓣丸一方，除三阳经药外，更有阿胶、地黄、人参、白术、薯蓣、当归、芍药等滋补三阴之品，充分体现了"三阳之用，以三阴为之主"的立法原则。由此可见，对《内经》阴阳离合的全面运用，应当是三维的：即从三阴之间、三阳之间以及阳与阴之间三个方面统筹考虑，才能周到燮理，极尽阴阳离合之妙用。

郭忠印教授从《伤寒论》探讨张仲景辨证思维方法

【简介】郭忠印，1938年12月生。河北省文安县人。河北医科大学中医学院伤寒教研室主任、教授。中华中医药学会仲景学术专业委员会委员，河北省仲景学说研究会主任委员。1962年毕业于天津中医学院，长期致力于中医经典著作《伤寒论》的教学工作、理论研究和临床研究，参编、主编学术著作7部，发表论文40篇，获省厅级科技奖2项。由于郭教授在教学中成绩卓著，1986年9月获河北省教育工会"教书育人先进教师"称号；1989年获"全国优秀教师"称号；1993年获国务院政府特殊津贴。

编者按：郭忠印教授是编者上大学时的《伤寒论》老师。她讲课娴熟，十分认真，深受学生爱戴。郭老师待人热情，忘我工作，为名副其实的"优秀教师"。我几十年来与郭老师保持联系，1995年我编著出版《金匮杂病论治全书》，请郭老师审定，她对全部书稿做了认真修饰，令我感激不已！郭老师是《仲景方药古今应用》第 1 版主审之一。郭老师在《伤寒论》上的研究水平，由本文可见一斑。编者对本文有所删减与修饰。

从《伤寒论》可以看出张仲景在临床诊疗过程中，自觉不自觉地遵循了一套逻辑思维规律，运用了多种分析方法，正确表述了认识疾病客体过程中的思维形式和思维内容。客观病证的复杂性需要科学的思维分析。没有分析便不能正确地确定病性，明瞭病位，把握病机，以致使治疗无从下手。只有科学地分析，才能把握构成现象的本质，使治疗有的放矢。笔者仅就《伤寒论》中认识客观病证的思维方法，试加论述，不妥之处敬请同道斧正。

一、定性分析，知病属性

定性分析是决定研究对象属于什么性质的一种分析方法。《伤寒论》对疾病的定性主要有定阴阳与定虚实。如《伤寒论》第 7 条（条文编号按《伤寒论》上海科学技术出版社，上海中医学院伤寒温病学教研组校注本）："病有发热恶寒者，发于阳也；无热恶寒者，发于阴也……"则是分析外感病在同时都具备恶寒的情况下，以有无发热定阴阳属性。发于阳，则是指发于三阳（以太阳病为代表）；发于阴，则是指发于三阴（以少阴病寒化证为代表）。六经病尽管涉及许多脏腑经络的病变，证候表现也错综复杂，千差万别，但都可用"阴证""阳证"加以概括。仲景在辨证中首先运用了阴阳定性的分析方法，将外感病分为三阳病、三阴病两大类，这是提纲挈领，执简驭繁的一种科学分类方法，是辨证论治的纲领。诚如《素问·阴阳应象大论》所说："善诊者，察色按脉，先别阴阳。"从外感病病机特点上看，三阳病均属阳气偏盛，虽有邪气挫伤正气的恶寒之象，然仍能奋起抗邪，故以发热为主。三阴病均属阳气虚衰，阳气无力奋起抗邪，少有发热，以恶寒为主。这吻合《内经》"阳胜则热"，"阴胜则寒"的病机。由此可见仲景在认识外感病上，首先是在众多的症状中抓发热、恶寒这两个关键性的主症。正如周禹载所说："此条以有热、无热证阴病、阳病之大端。"程郊倩氏亦云："经虽有六，阴阳定之矣；阴阳之理虽深，寒热见之矣。"

以上是仲景思维的第一步——辨阴阳之性的一般规律。但因疾病错杂纷繁，千姿百态，所以在掌握辨阴阳之性一般规律的同时，还示人通常达变，分析其特殊表现以定其性。如太阳病为阳证，当有发热，但病值初起，也可有短暂不发热的时期（参看原文第 3 条），患者之所以"未发热"，是因寒邪凝敛，卫阳被遏，热不遽发，但当卫阳郁遏到一定程度，自然也会发热，因此就不能将尚"未发热"当成"病发于阴"。又如少阴虚寒证本不应有发热，但当阴寒极盛，阳气大衰，发生虚阳外越，阴盛格阳时，亦可出现发热；阳明病热邪深伏，阳失布达，亦可导致手足厥冷的里真热外假寒现象。以上情况均不能以有热、无热定阴阳之性，而应透过现象看本质，依据本质定性。由此看来，定性分析不单是抓寒、热主症，亦要通常达变而辨寒热真假。

仲景除以阴阳定性以外，有些地方还进一步抓主症以定虚实，用以辨别正邪盛衰。如第70条："发汗后，恶寒者，虚故也；不恶寒，但热者，实也……"此条指出了发汗后有转虚转实之异。"恶寒者"为转虚之象；"不恶寒，但热者"为转实之征。虚，是指正气不足；实，是指邪气有余，从而阐明了病有虚实两种不同的转归。

第7条与第70条结合起来，前者是以有无发热定阴阳属性；后者以有无发热定正虚邪实，虽角度不同，但均属定性范畴。

二、定位分析，知病所在

定性分析是由抽象向具体上升的起点，一旦弄清了阴阳属性，正邪盛衰，接着就要确定所在病位，这是由抽象向具体思维迈进的第二步。在《伤寒论》中病位涉及的面很广、很具体。如病在六经（非经络之经），病在表在里，病在上、中、下三焦，病在脏在腑、在经络、在胸中、在心下、在关元、在项背、在胁肋……无一不是指病位而言。下面摘其主要述之。

1. **厘定六经病位**　仲景在系统总结前人认识疾病经验和个人体会的基础上，借用《素问·热论》六经病之名，将外感病分为六个不同的证候类型，这是正确认识外感病的需要。六经辨证是《伤寒论》的辨证纲领，将六经所系脏腑、经络、气化等方面的病理变化，依其感邪后所出现的证候归纳为六个方面加以概括，这样就将错综复杂的外感病理出了头绪，找出了规律，为辨病认证找到了一条捷径。概括地说，就是以脏腑为本，经络为标，气化为用，临床证候为脏腑经络气化功能异常的表现。因此只要把握六经病主要脉证，就能厘定所在六经病位。从《伤寒论》六经辨证的六篇来看，每一篇之首均有提纲一条。提纲揭示了各经病的主要脉证或病机，对六经病有一定的概括性或代表性，因此成为厘定六经病位的主要纲领。正如柯韵伯氏所说："仲景六经病各有提纲一条，犹如大将立旗鼓，使人知有所向。"

2. **据发病形式定位**　六经病发病有两种情况，一是独经发病，可根据提纲厘定六经病位，如前所述。这种独经发病均是由病邪直接侵入而成，因此病情比较单纯，容易定位。二是两经或三经共同发病，此种发病形式，或由于邪气较盛，一经发病为主同时波及他经，或一经之证未罢，部分病邪已传入他经，前者无先后次第之分，称为合病，如太阳阳明合病、太阳少阳合病、少阳阳明合病、三阳合病等。

后者有先后次第之分，称并病，如太阳阳明并病（亦称二阳并病），太阳少阳并病、少阳阳明并病。至于合病与并病的确定，有时可单独运用六经辨证厘定病位，有时则需六经辨证与脏腑辨证相结合。例如32条："太阳与阳明合病者，必自下利，葛根汤主之。"其中太阳病病位的确定是依据太阳病提纲（属省文法），而阳明病病位的确立则是依据大肠所主病证。这个"下利"虽与"胃家实"无关，但"下利"是大肠传导功能失常的表现，所以病位也可以定在阳明，称太阳与阳明合病。

3. 厘定病在脏在腑　对于外感病仲景主要以六经病提纲作为厘定六经病位的指标，但对书中的各种变证则广泛运用了脏腑辨证的思维方法，以确定病在何脏何腑，从而为脏腑辨证的建立开了先河。

4. 厘定病在上、中、下三焦之位　仲景根据《内经》关于上、中、下三焦部位划分的概念，进一步用来分析疾病的部位。如第159条："伤寒，服汤药，下利不止，心下痞硬。服泻心汤已，复以他药下之，利不止。医以理中与之，利益甚。理中者，理中焦，此利在下焦，赤石脂禹余粮汤主之。"也是根据服理中汤利益甚而分析出此下利病在下焦，属下焦不固，大肠滑脱不禁，故改用赤石脂禹余粮汤涩肠固脱止利。诸如第243条"……得汤反剧者，属上焦也"。第124条"以热在下焦"、第282条"以下焦虚有寒"等，均是从上、中、下三焦定其病位。

三、因果分析，结合体质，有助辨证

因果分析是理清某一现象的发生或变化之原因与结果。有什么样的原因，往往出现什么样的结果。但其体质因素也很关键。即不同体质的人，即使是同一种发病原因，亦可导致不同的结果，所以仲景在16条指出："观其脉证，知犯何逆，随证治之。"

四、动态分析，预测传变

《伤寒论》许多条文都反应出外感病的动态变化规律。即由表入里，由热转寒，由寒化热，由虚转实，由实致虚，由阳入阴，由阴出阳……运动变化形式。

以六经病动态变化而言，当人体受到内外致病因素干扰时，就会使阴阳失去平衡，出现阴阳偏盛、偏衰的热证或寒证。而寒证，热证也并非一成不变，若失治、误治也会使病情发生变化。如太阳病化热可转化为阳明病，阳明病用寒凉药太过，可转化为太阴病。疾病的这种演变是由量变到质变的过程。

尽管疾病有传与不传两种情况，但不变是相对的，而动态变化是绝对的。病情总是处在动态变化之中。如23条桂枝麻黄各半汤证就是动态变化的方证。总之，疾病总是处在运动变化状态之中，可进、可退、可顺、可逆，错综纷繁，掌握外感病的动态变化规律，可以及早判断疾病的转归，做到"截断病势"，不治已病治未病，达到缩短病程，早期治愈的目的。

五、要点分析，鉴别诊断

《伤寒论》中要点分析，主要体现在对研究对象结构中关键性主症的分析。如第56条曰："伤寒，不大便六七日，头痛有热……"上述大便异常，既可见于里证，也可见于表证，要分辨是表证还是里证，其关键就是要问小便情况。如小便短赤则可判断为里热实证；若小便清利，虽几日不大便，结合"头痛发热""知不在里，仍在表也，当须发汗"。可见，问"小便"在这条中就起到了关键性的辨证眼目的作用。总之，要点分析，在《伤寒论》中运用也较多，属于辨证中鉴别诊断的一个重要方法。

六、定量分析，权衡用药

定量分析在《伤寒论》中表现在许多方面，但其中最引人注意的要算药量上的变化。仲景根据病情遣方用药，酌定药量，同样的方药，由于药量的增减、制剂的不同、服法的改变而功能主治不同。以桂枝汤、桂枝加桂汤、桂枝加芍药汤三方为例：桂芍剂量相等配姜草枣，结合温覆啜粥，则具有疏风解表，调和营卫的功能，主治太阳中风，这就是桂枝汤。如将桂枝的剂量加大，服法上不温覆不啜粥，这就是桂枝加桂汤，具有温通心阳，平冲降逆的功效，主治心阳虚下焦寒气上冲引发的奔豚证。如将芍药的剂量加大，则为桂枝加芍药汤，具有温中扶虚，缓急止痛的效果，主治太阴病"腹满时痛"。

以上从六个方面总结了张仲景辨证施治的思维方法，虽不能概括其全部思维规律，若能真正掌握，触类旁通，无疑对初学者学习和掌握六经辨证有一定意义，也可使临床医师在运用六经辨证施治时，从"必然王国"迈向"自由王国"，从而缩短临床诊治时间，提高诊治质量。

《伤寒论》中有"温病"论

导读： 关于《伤寒论》书名及论中"伤寒"之义为何？伤寒学与温病学说关系如何？《伤寒论》中有哪些温病证治内容？本文旨在对上述问题深入探索，力求为读者做出一个满意答复。

在中医学中，《伤寒论》对于伤寒杂病，特别是外感热病的诊治，垂训千古，影响深远。关于《伤寒论》之"伤寒"的含义，2005 年姜元安氏在《北京中医药大学学报》上发表了题为"论'伤寒'无广义与狭义之分"一文。笔者对此有截然不同的见解。笔者认为，《伤寒论》"寒"字有广义与狭义之分；《伤寒论》中有古圣先贤、明清医家、现代中医所谓的"温病"证治。根据何在？探讨如下。

一、《伤寒论》中有关温病的论述

一谈到《伤寒论》对温病的论述，大家自然就会想起第 6 条所云："太阳病，发热而渴，不恶寒者，为温病。"李心机教授认为："宋本《伤寒论》六卷诸篇关于温病的论述，仅此 1 条。"这种见解在目前具有代表性。笔者认为，在《伤寒论》中关于温病的论述，不只第 6 条，还有不少条文虽无温病之名，却有温病之实。对这种推断，读过王士雄《温热经纬》后，自然明了。《温热经纬·自序》谓《难经》云：伤寒有五，有中风、有伤寒、有湿温、有热病、有温病。此五气感人，古人皆谓之伤寒。故仲景著论，亦以伤寒统之……兹雄不揣愚昧，以轩岐仲景之文为经，叶薛诸家之辨为纬，纂为《温热经纬》五卷。"卷一题名为《内经伏气温热篇》，选录了《黄帝内经》中有关温病的内容，分为 38 条。卷二选的是仲景书中有关温病类证治的条文 62 条，分为五篇，分别题名为"仲景伏气温病篇、仲景外感热病篇、仲景伏气热病篇、仲景湿温病篇、仲景疫病篇"。卷一、卷二合起来就是"以轩岐仲景之文为经"。王氏综述的内容明确表明，《伤寒论》所论述的绝非只是"伤寒有五"之狭义"伤寒"，而是"今夫热病者，皆伤寒之类也"（《素问·热论》）之广义伤寒。

《伤寒论》中有关温病的论述，除第 6 条外，还有哪些隐性论述呢？举例如下。《伤寒论》第 113 条曰："形作伤寒，其脉不弦紧而弱，弱者必渴，被火必谵语，弱者发热脉浮，解之当汗出愈。"所谓"形作伤寒"，形者，像也，似也。病人形体的证候像是伤寒，而实际上是不是伤寒呢？更确切一点说，是不是太阳伤寒呢？四诊合参，虽然症状上类似外感风寒的恶寒发热等，但"其脉不弦紧而弱（弱非虚弱之脉，弱是相对"弦紧"有力之脉而言）……必渴……发热，脉浮"。这就说得比较清楚了，患者是恶寒轻，发热重，脉浮（数），口渴等。这是什么病？这不就是前面第 6 条说的"温病"吗？再联系此条前面的几条原文，什么"反熨其背"（100），什么"火劫发汗"（111），什么"火迫劫之"（112），以及后文第 114~117 条的"以火熏之""用火灸之"等"火逆"坏证，综合分析，便可以做出判断，这些条文讲的都是温病，乃温病证候而治不得法。不然的话，一个太阳中风或太阳伤寒的风寒外感患者，就是用了熨背、火熏、火灸等火攻疗法，目的也是迫使病人发汗，发汗则风寒之邪外散，这与使用麻黄汤、桂枝汤等辛温发汗法相类，怎么会造成如此严重的"火逆"证候呢？

如上所述，可以做出如下推论，在仲景生活的东汉时期，一般医生对温病缺乏认识，故采取了不适当的辛温方法或火攻疗法治温病，这难免造成助热、伤阴等"火逆"坏证！第113条所说的"解之当汗出愈"，实为诸邪在表的治疗大法，法当微微发汗，透邪于外。这可能为后世温病学家叶天士所说的温邪"在卫，汗之可也"，以及《外感温热篇》贯穿的"透"邪之法的理论渊源。

二、《伤寒论》中有关温病的证治

在《伤寒论》中，有关温病的论述，除了以上举例之外，肯定还有不少。过去解释为伤寒证治的内容，通过认真阅读，细心品味，结合临床，联系先圣后贤有关论述，便能从其字里行间发现线索：这些方证是否就是温病证治呢？下面，例举几个方证，加以探讨。

1. 桂枝二越婢一汤证 《伤寒论》第27条曰："太阳病，发热恶寒，热多寒少，脉微弱者，此无阳也，不可发汗，宜桂枝二越婢一汤。"此条冠以太阳病，既未误治，又非邪郁日久，病初便表现"热多寒少"，即发热重而恶寒轻的证候。如此特点，与风寒表证不同。如何理解呢？反复思索，若有所悟，这不就是外感温邪之卫分证的特点吗？桂枝二越婢一汤制剂之妙，辛以透表，凉以清热，此乃轻清微散之小剂。此方此法与后世温病学辛凉解表剂之方药不同而法则一致。不可一见麻黄、桂枝即认定为辛温方，须知其中尚有石膏，如此配伍，可以说是辛凉解表法之肇源。后世温病学家传承仲景之学，使温病证治渐趋完善，这是中医学的进步。

2. 白虎加人参汤证与白虎汤证 《伤寒论》第26条曰："服桂枝汤，大汗出后，大烦渴不解，脉洪大者，白虎加人参汤主之。"曹颖甫《经方实验录》释此条脉证为"其人素有蕴热，因药引起"。张路玉更明确指出："此本温热病，误认风伤卫，服桂枝汤也。若风伤卫，服汤后必微汗而解矣。不知此本温热，误服桂枝汤，遂至脉洪大，大汗，烦渴不解。"以上两位医家的大意是说：此条方证本来是其人素有蕴热，或者是伏气温病，"因外邪先受，引动在里伏热"（《叶香岩三时伏气外感篇》）。治法应以辛凉轻剂先解新邪，再以辛凉重剂清透里热为宜，不可"服桂枝汤"。所谓"桂枝下咽，阳盛即毙"（《伤寒论·伤寒例》），即如此之类也。此条如此，而第168、169、170、222条等白虎加人参汤证，何不亦是温热病证？触类旁通，第176、350条之白虎汤证及第219条三阳合病之白虎汤证，亦可能是温热病证。

3. 大承气汤证 《伤寒论》第320、321、322条等三条皆论少阴病急下证。其第320条曰："少阴病，得之二三日，口燥咽干者，急下之，宜大承气汤。"章楠《伤寒论本旨》解释说："若寒邪伤少阴，得之二三日者，以麻黄附子甘草汤微发汗也。今得之二三日，即口燥咽干，其为少阴伏热内发之温病可知。因其蕴热已久而素体强壮，水涸则土燥，大便必坚，故当急下，平土以保肾水。"张路玉亦说："伏气之发于少阴，其势最急，与伤寒之传经热证不同，得病才二三日，即口燥咽干，延至五六日始下，必枯槁难为矣，故宜急下以救肾水之燔灼也。"综合以上章、张二氏所论可知，第320条大承气汤证之病因病机是："伏气之发于少阴""为少阴伏热内发之温病"，因蕴热日久，伤及肾水，是"水干则土燥"的因果关系，故宜大承气汤急下存阴，以急救欲绝之肾水。大承气汤证有如此因温病导致者，其小承气汤证与调胃承气汤证何不亦如此？

4. 黄芩汤证　《伤寒论》第172条曰："太阳与少阳合病，自下利者，与黄芩汤……"周禹载指出：此条"明言太少二阳，何不用二经药？非伤寒也。……"张路玉说："黄芩汤乃温病之主方……温病始发，即当用黄芩汤去热为主。"本条即曰"太阳与少阳合病"，为何不用太阳病与少阳病兼治之药，却只用黄芩汤直清里热呢？笔者认为：本条方证之病因，既可由饮食不节或不洁损伤所致，又可因伏邪内蕴，正不胜邪而发病。即曰二阳合病，其证候既有邪热内迫于里之下利等症，又有邪热内盛而影响于表之恶寒发热、周身酸楚等形如太阳病证候。透过现象抓本质，治病求因，治病求本，故以黄芩汤清里热，里热清则利止胃和，其体表之标象遂除。《叶香岩三时伏气外感篇》说："春温一证……昔贤以黄芩汤为主方，苦寒直清里热，热伏于阴，苦味坚阴，乃正治也。知温邪忌散，不与暴感门同治。"以上周氏、张氏、叶氏三位医家的分析，足以说明《伤寒论》黄芩汤证属于温病。

5. 其他诸方证　在《温热经纬》所述"仲景伏气温病篇"中，还有甘草汤证与桔梗汤证（311）、猪肤汤证（310）、黄连阿胶汤证（303）、猪苓汤证（223）及《金匮要略·疟病脉证并治》篇之白虎加人参汤证。在尔后所述四篇，还论及《伤寒杂病论》中伏气热病、外感热病、湿温及疫病证治原文。笔者认为，王孟英综述的五篇内容不一定都是温热病，但王氏所述充分表明，仲景书关于温病证治，绝非只是第6条，而"虽无温病之名，却有温病之实"的内容并不少。

三、对《伤寒论》中有"温病"的几点思考

李心机《伤寒论疑难解读·自序》说：应该"对《伤寒论》的大文化背景和医学文献背景进行再认识"。这就是说，要正确解读仲景医学，就要学通弄懂《伤寒论》产生的两大背景，即先秦文化背景与《内经》《难经》等医学文献背景。因为，仲景医学传承了这些传统文化的基因，"伤寒"之义即如此。

1. 从先秦文化背景探索"伤寒"之义　系统学习《伤寒论》，从整体上理解了张仲景的医学思想，便可以领悟，仲景书中"伤寒"之"寒"字有广义与狭义之分。广义的"寒"字，应当理解为"邪"，即泛指多种病邪；狭义的"寒"字，即

六淫之一的寒邪。仲景书中的"寒"字解为"邪"，这可以从先秦诸子之书找到佐证。例如，《孟子·告子章句》有这样一句话："吾退而寒之者至矣。"其大意是说，我和大王相见的时间太少，我一退隐回家，"寒之者"就涌到他身边。联系上下句可以判断，所谓"寒之"之意乃指正义的反面——邪（恶）。《孟子》书中还有一句话，即"寒者致瘵"，这个"寒"字亦应理解为"邪"字更确切。总之，在仲景时代，"寒"字与"邪"字可以通用，可以互释。

2. 从《内经》《难经》探讨"伤寒"之义　在秦汉时期先后问世的中医经典著作《黄帝内经》与《难经》中，伤寒与温病这两个病名密不可分。《素问·热论》曰："今夫热病者，皆伤寒之类也。"这"伤寒之类"如何理解呢？柯琴《伤寒来苏集·伤寒论翼·六经正义》指出："要知《内经·热论》，即温病之互名，故无恶寒症。"柳宝诒《温热逢源·辨正张石顽伤寒绪论温病各条》在分析《热论》中"两感于寒"的证候说："伤寒两感者亦少，惟温病热病居多。以温病从少阴发太阳，即是两感之证。所以守真特立凉膈、双解、白虎、承气等汤，以两解其表里之热毒也。"通读《热论》全文，联系以上两位医家的见解，就会认识到"伤寒之类"是泛指外感病邪，肯定包括温病。需要说明，《内经》中确实有论述寒邪致病的内容，如《素问·水热穴论》有这样的对话，"帝曰：人伤于寒而传为热，何也？岐伯曰：夫寒盛则生热也。"大家知道，《难经·五十八难》对《热论》所谓"伤寒之类"做出了诠释，即"伤寒有五：有中风，有伤寒，有湿温，有热病，有温病。"这里说的中风、伤寒，即《伤寒论》中的太阳中风、太阳伤寒，都属于狭义伤寒之例。而湿温、热病、温病都属于广义温病的范畴。对如此所谓的五种伤寒之"寒"，能理解为寒邪吗？不能，只能理解为"邪"。仲景书的理论渊源是《内经》《难经》，其医学思想一脉相承，故《伤寒论》之"伤寒"二字的含义必定传承于《内》《难》二经。

总之，与《伤寒论》问世相同及相近时代的医学文献，凡是外感病邪，都统称为"伤寒"。领悟了这一点，对我们正确理解秦汉至晋唐这越千年的相关医学文献至关重要。

3. 从仲景著论的风格探讨"伤寒"之义　仲景书自序曰其著论是"勤求古训，博采众方"之作，而全部条文中只字没有提及引用何人何书之文，而是将古圣先贤之理、法、方、药融会贯通于自己的著论之中。仲景书以条文的体例写成，其行文的规律是："辨某某病脉证并治"之部分条文的开端是太阳病、阳明病、少阳病、太阴病、少阴病、厥阴病等，而更多条文是以"伤寒"开端。这"伤寒"二字的含义是泛指外感病邪，究竟是何种外邪？应具体分析。举例而言，《伤寒论》第260条曰："伤寒七八日，身黄如橘子色，小便不利，腹微满者，茵陈蒿汤主之。"此条所谓的"伤寒"怎么会导致"身黄"呢？是何种病邪呢？是外感风寒吗？肯定不是。联系《金匮要略·黄疸病脉证并治》篇可知，此为"黄家所得，从湿得之"，是湿热疫毒蕴结于内，营卫失和于外之"状如伤寒"的表现。

总之，可以肯定地说，《伤寒论》众多条文表述的"伤寒"，绝对不全是"伤寒有五"之狭义"伤寒"，肯定是泛指外邪的广义伤寒，包含了明清医家、现代意义的"温病"。明确了这一点，也就避免了学习、研究《伤寒论》的一大弊端——顺文解义而不明真相；明确了这一点，也就明白了为何仲景宗族死于"伤寒十居其七"；明确了这一点，也就明确了《伤寒论》与温病学说的关系以及为何伤寒方可以治疗温病，从而更好地发挥《伤寒论》这部书的学术价值。

结　语

综上所述，联系古圣先贤相关论述，伤寒之义可归纳为五：①严冬感受风寒而发病。此《伤寒论·伤寒例》所谓："冬时严寒……触冒之者……中而即病者，名曰伤寒。"②寒邪伤人又触冒其他外邪。严冬之寒冷损及人体，耗伤正气，正气内虚，在不同的季节触冒外邪而发病。此即《内经》所谓"夫精者，身之本也。故藏于精者，春不病温"（《素问·金匮真言论》）；"冬伤于寒，春必病温"（《素问·阴阳应象大论》）之义。③春、夏、秋三季非时之寒感人而即病者。④寒者，邪也。四时之气与六淫之邪皆能为病，而寒邪"最成杀厉之气"（《伤寒例》），故以类相从，凡是"外感病统称为伤寒"。⑤本为内伤病候而类似外感。即某些内伤杂病，却反映于外之恶寒（振寒）发热等表现，如前面例举的茵陈蒿汤证，在未发生黄疸之前表现为"寒热"（《金匮要略·黄疸病脉证并治》篇第13条）。从以上五点综合分析可以得出结论：《伤寒论》许多条文所冠的"伤寒"之义，既可能是广义伤寒（泛指外邪），也可能是狭义伤寒（外感风寒），但多数是广义伤寒之义。同时也可以判断：《伤寒论》中有许多温病内容，这些内容仲景没有明文，对此，只能读者去心领意会也。明确了《伤寒论》与后世温病学说的关系，这对外感病的研究与发展肯定具有重要意义。

总之，笔者赞同清代医家雷丰《时病论·附论》中《伤寒书统治六气论》之推断。他说："汉长沙著《伤寒论》，以治风、寒、暑、湿、燥、火六气之邪，非仅为寒邪而设……其伤寒之书，能统治六气者，可无疑矣。凡学治时病者，必须读仲景《伤寒论》，参读时贤之书，考古酌今……若不读仲景之本，而专读时贤之书，其所谓舍本逐末矣。"

（本文曾发表在《北京中医药大学学报》2011年第2期，内容作了个别修饰）

"温病学说"是否经典论

导读：中医药学"四大经典"是哪些经典著作，古代与现在有不同的界定。目前，我国中医药权威部门认定"温病学说"是中医经典之一，全国各大中医药院校都将"温病学说"作为经典课讲授。而温病学说是不是中医学的经典？笔者认为有必要提出来加以讨论。讨论什么呢？一是经典的定义；二是温病学说与秦汉经典的关系；三是温病学说的沿革；四是温病学说取得了哪些创新性成果。基于上述四点，便可以得出"温病学说"是否经典著作之科学论断，以便更好地学习中医经典。

本文乃拙著《仲景医学心悟八十论》（中国医药科技出版社，2013年第1版）之一论，长达上万字。于此仅摘取全文之标题与结语如下。

一、温病学说的沿革

温病学说的沿革，可以划分为奠基、发展、成熟三个阶段，分述如下。

（1）秦汉时期的四部经典是温病学说的奠基阶段。

（2）自晋至明代是温病学说不断发展的阶段。

（3）清代是温病学说的成熟时期。

二、温病学说的创新成果述要

在漫长的历史进程中，历代温病学家经过各自的长期实践与潜心研究，不断丰富和发展了温病的辨证论治内容，逐步在理、法、方、药各个方面自成体系。下面，将诸多温病学家对温病诊治的创新成果做一简要归纳。

（1）温病的概念。

（2）温病的病因。

（3）温病的辨证。

（4）温病的诊断。首曰诊脉与望舌；二曰验齿与腹诊；三曰审五官、察神色、别气味；四曰辨温病主症。

（5）温病的治疗。

总而言之，温病学在秦汉"四部经典"的基础上，在温病诊治的方方面面取得了许多创新成果。

三、温病四大家著作与秦汉经典的关系

历代许多医家以秦汉经典为根基，在临床实践中不断探索温病的病因病机与辨证论治规律，创新了理论，提高了疗效。温病学说的学术价值与创新成果以清代温病四大家的著作为标志。明确了温病四大家著作与秦汉经典的关系以及取得的成果，便能界定（判断）温病学说是不是中医学的经典。探讨如下。

（1）叶天士《外感温热篇》。

（2）吴鞠通《温病条辨》。

（3）王孟英《温热经纬》。

（4）薛生白《湿热病篇》。

结　语

秦汉时期的四部经典在中医药学的构建体系中各有侧重：《内经》《难经》是中医学的基本理论、治则治法及针灸之源；《本经》是中药学之源；《汤液经法》等"经方十一家"是中医方剂学之源；医圣张仲景《伤寒杂病论》融会理、法、方、药于一体，是中医学辨证（病）论治（即"辨某某病脉证并治"）之体系的开创之作。温病学说则是汉代之后，晋、隋、唐、宋、金、元、明、清等历代医家在精通秦汉四大经典的基础上，经过长期探索，不断总结，逐步升华，至清代趋于成熟的一门相对独立的学科。

综上所述，可以得出以下结论：秦汉时期问世的《黄帝内经》《八十一难经》《神农本草经》《伤寒杂病论》四部书为中医学四大原创性经典，而以温病"四大家"为代表的著作则属于创新性经典。温病学家的成功经验是：对中医学既要继承，又要发展，更要创新。没有继承，中医学就不能传承精华；没有发展，中医学就不能随着时代的发展而发展；没有创新，中医学就不能加以提高。

时至今日，人们的生活方式、饮食习惯、意识形态以及自然环境等诸多方面都在改变，因此疾病谱也在改变。我们应当接受新事物，研究新问题，像古代圣贤那样，传承中医精华，并不断发展，力图创新，让中医学魅力永存，造福于人类。经典是巅峰，却从来不是终结，我们应以今日的坚持与信念，造就明日新的经典。

第三节　审病辨证思辨

病与证之义有所不同。《说文解字》：“病，疾加也。从疒，丙声。”《论语·子罕》：“子疾病，子路使门人为臣。”有释曰：“疾甚曰病。”故“子疾病”谓孔子病重。因此可知，“疾”与“病”有所不同，疾乃病之轻者，病为病情之重者。“病”字在上古有多义，其共同义素是“困”。病困有二义：一是躯体方面的种种苦、痛；一是精神方面的种种苦、痛。证，即证候，乃是疾病发生和演变过程中某个阶段之固定的、有内在联系的、能揭示疾病本质的症状与体征而抽象出来的病机之概括，即“治病必求于本”的那个本（本者，根也。为疾病发生之病位与病性）。还有，尚应分辨“证”与“症”的不同。“症”是构成“证”的具体要素，是分析与判断病证的依据，是病者感知的自身异常变化与医者通过四诊及各种现代理化检查所获得的病态信息。

总之，某一种病，必有其发病原因、发病过程、发展规律及其相应的治法、方药等。而审病必须辨证，辨证又必须析症。如此审病、辨证、析症，以期明辨病机（病性、病位、病势之二者或三者的总和），达到治病必求于本的目的。

本节选文 6 篇，皆为笔者撰写。

《伤寒杂病论》中类伤寒证治论

导读： 外感病邪最突出的证候特点是恶寒发热。但恶寒发热却非外感所独见，而在杂病之内科、外科、妇科、儿科等各科疾病的部分病证发病过程中，亦可表现为恶寒发热。这诸多病虽非外感病邪，却亦表现为类似伤寒的证候特点，故称之为“类伤寒”。类伤寒与真伤寒如何鉴别？类伤寒见于《伤寒论》哪些方证？见于杂病之内、外、妇、儿各科哪些病证？通读本文，便可明了。

张仲景“勤求古训，博采众方……并平脉辨证，为《伤寒杂病论》”。大论既是一部有字经，又是一部无字经。有字经就如一桌盛宴，只要细心观察，都能看得真切；无字经是这桌山珍海味的味道，只有细心品味才能心领神会。

本文首先明确类伤寒的概念，随后，分别求索《伤寒论》中的类伤寒证治与杂病中的类伤寒证治。本文一万多字，节录如下。

一、类伤寒的概念

类伤寒之"类"字如何理解？《说文解字》云"种类相似"。《辞海·下》云"……③相似。……"《实用古汉语大辞典》云"类似，象"。总之，类者，相似也。伤寒之义，当今伤寒大家任应秋于《伤寒论语释》中引日本学者惟忠子文氏之论说："伤寒也者，为邪所伤也，谓邪而为寒，盖古义也。故寒也者，邪之名也，而邪之害人，最多端也。"有学者考究说："邪"在上古属鱼部邪母，"寒"在上古属元部匣母。按音韵学原理，鱼、元通转，故寒、邪二字古代可通假。[（牛淑平．外感病刍议［J］．中医文献杂志，2007.（1）：48］

如上所述，再联系上文《伤寒杂病论》"寒"字有广义与狭义之分的分别，可以得出以下判断：广义之"寒"当"邪"字解，泛指外感各种病邪；狭义之"寒"乃专指六淫之一的寒邪。本文所述"类伤寒"，乃指类似感受外邪，即主要是指与"狭义伤寒"的主症特点相类。

二、《伤寒论》中类伤寒证治论

（1）茵陈蒿汤证（260）是类伤寒。

（2）十枣汤证（150）是类伤寒。

（3）瓜蒂散证（166）是类伤寒。

（4）五苓散证（71~74、141、156、244、386）亦可能是类伤寒。

三、杂病中类伤寒证治论

《伤寒杂病论》之杂病部分《金匮要略方论》，以论内科病为主（第二至第十七篇），其次是妇科病（第二十至二十二篇），外科病内容更少，只第十八篇。儿科病没有专篇，其证治内容散见于各篇之中。需要明确，在杂病各篇中部分内容即类伤寒证治，以下从内、外、妇、儿各科病加以探讨。

1. 内科病类伤寒证治

（1）痉病（二·5、11、12）类伤寒。

（2）百合病（三·1）类伤寒。

（3）狐惑病（三·10）类伤寒。

（4）疟病（四）类伤寒。

（5）肺痈（七·2、13）类伤寒。

（6）奔豚气病（八·2）类伤寒。

（7）宿食病（十·25、26）类伤寒。

（8）谷疸病（十五·3、12、13）类伤寒。

（9）瘀血病（十六·10、11）类伤寒。

（10）下利病（十七·11）类伤寒。

以上按篇名前后顺序，梳理了以内科病为主类伤寒的证治。下面探讨外科病类伤寒者。

2. 外科病类伤寒证治

《金匮要略·疮痈肠痈浸淫疮脉证治第十八》为外科病诊治之专篇。篇名所谓"疮"指金疮，即刀斧所伤；"痈"指痈肿，为体表痈疡之一；"肠痈"为内痈的一种；"浸淫疮"是一种皮肤病。全篇虽然只有8条，但简要论述了广义外科病的四大类疾病：体表痈肿；内脏之痈；金刃所伤；皮肤病变。这各类外科病，其中类伤寒者，所当明辨。

上述外痈（十八）与内痈（十八·4）病证均可类伤寒，金疮、皮肤病之发病过程中，亦可表现为类伤寒，都应当问病因，辨病机，治病求本，方不致误。

3. 妇人病类伤寒证治

妇人因有经、带、胎、产等生理特点，因此，妇人病类伤寒有其特殊的病理特点。仲景将妇人病分为妇人妊娠病、妇人产后病及妇人杂病等三篇进行辨证论治。仲景论妇人病类伤寒者，探讨如下：

妇人妊娠（二十·1、3、8）类伤寒。

妇人产后病（二十一·1、7）类伤寒。

4. 儿科病类伤寒证治

仲景书没有小儿病专篇，是本来就有而散佚失传，还是有其他隐情，尚待考证。关于小儿病诊治，书中个别原文有论及，如第3篇之升麻鳖甲汤方后注有"顿服之，老小再服"之语。第7篇之小青龙加石膏汤方后注有"强人服一升，羸人减之，日三服，小儿服四合"之医嘱。举一反三，触类旁通，书中所记述的各种内科及外科之病，小儿患之，皆当区别为真伤寒还是类伤寒，谨防误治。

后世儿科名家也认识到，有的小儿杂病之某个阶段可表现"类伤寒"的特点。如痘疹之"大凡初起，未见红点，证与伤寒相类。"

综上所述可知，内、外、妇、儿各科之病皆有类伤寒者，而头面五官七窍之病变，亦肯定有类伤寒者。诸如上述，若病因不明，辨证不准，盲目施治，后患无穷！为了提醒读者，更为了患者，故撰写本文。

结　语

在张仲景所处的时代，所谓"伤寒"者，伤邪也（以发热，或恶寒发热为主症）。凡是感受外来之邪，皆谓之伤寒。所以然者，"六淫"之一的寒邪"最成杀厉之气"（《伤寒论·伤寒例》），举之以为外邪之代表也。秦越人发挥其意曰"伤寒有五：有中风，有伤寒，有湿温，有热病，有温病"（《难经·五十八难》）。总而论之，张仲景撰集的《伤寒杂病论》，伤寒论中有杂病，杂病论中有伤寒。细而论之，《伤寒论》所谓伤寒者，有广义伤寒、狭义伤寒，有真伤寒、类伤寒；"杂病论"（《金匮要略方论》）中亦有真伤寒与类伤寒。明确广义伤寒与狭义伤寒之分，真伤寒与类伤寒之辨，是正确理解《伤寒杂病论》的要义。

附案例：

（1）淋病（泌尿系感染）类伤寒；

（2）宿食病状如伤寒；

（3）黄疸病（急性黄疸型病毒性肝炎）"欲作谷疸"期类伤寒。

阳明腑实重病证候论

《伤寒论》第 212 条曰："伤寒，若吐、若下后，不解，不大便五六日，上至十余日，日晡所发潮热，不恶寒，独语如见鬼状。若剧者，发则不识人，循衣摸床，惕而不安，微喘直视，脉弦者生，涩者死；微者，但发热谵语者，大承气汤主之。若一服利，则止后服。"此前第 209 条曰："阳明病，潮热，大便微硬者，可与大承气汤；不硬者，不可与之。……攻之必胀满不能食也。……"两条对比合参可知，阳明腑实证采用下法，下之太早不行，下之太晚也不行。下之早，其泻下药伤正气；下之晚，邪热亦伤正气。第 212 条是讲阳明腑实重证，当下不下，拖延较久，下之太晚而表现的危急证候。阳明腑实证表现"谵语"已经是较重了，而"独语如见鬼状"，则较谵语更重。"若剧者，发则不识人，循衣摸床，惕而不安，微喘直视"，则是最危最重之候，是燥热伤阴，五脏之阴皆涸竭之候：脾胃之阴涸竭，损及心阴，心神失守，故不识人，循衣摸床；肝肾阴竭，故惕而不安，直视；肺阴涸竭，肺气亦将衰竭，故微喘，此曰"微喘"，非病之轻微，而是肺气衰微危重之候。病情危重至此，必有两种预后，急下存阴，还有起死回生之机；稍事拖延，神医金丹，难以回天！故曰"脉弦者生，涩者死"。脉弦者，虽缺乏胃气，但胃气尚存，有胃气则生也；脉涩者，参伍不调，迟滞不前，为严重心律失常，心神将亡之象，预后不良者也，故曰"死"。

厥阴病厥证论

导读： 厥证是《伤寒论》厥阴病篇论述的主要证候之一。厥证之辨，本文首先明确厥证的主症特点和基本病机，并归纳了厥证八种不同病因病机及其治疗方法。接着论述热厥与寒厥的不同特点与辨证要点，以及如何理解热"厥应下之"这个治疗大法。

一、八种厥证辨治论

《伤寒论》第337条曰："凡厥者，阴阳气不相顺接，便为厥。厥者，手足逆冷是也。"这一条指出了厥证的主症特点和基本病机。厥证的具体病因病机及治疗方法，大论所述，可归纳为以下八个方面。

一是寒厥：由于阳气大虚，阴寒内盛，阳气不能温煦四肢所致。治宜回阳救逆，如第353、354条四逆汤证。

二是热厥：由于热盛于内，阻遏阳气，阳气不能达于四末所致。第335条曰"厥深者热亦深，厥微者热亦微"，并指出"厥应下之"。具体来说，无形邪热致厥，治宜清之，如第350条白虎汤证；有形燥屎致厥，治宜下之，承气汤为主方。

三是阳厥：阳厥既非阳虚，又非热盛，而是阳气郁结，气郁不伸，阳气不能达于四末之故。治宜行气解郁，如第318条四逆散证。

四是血厥：此乃血虚寒凝，血气不能温养四末之故。治宜养血温经，如第351条当归四逆汤证。

五是痰厥：此乃痰实于心胸，阻隔了阳气，阳气不能达于四末之故。治宜涌吐痰涎，如第355条瓜蒂散证。

六是水厥：此乃水饮停聚，阻碍了气血的周流，阳气不能达于四末之故。治宜利水通阳，如第356条茯苓甘草汤证。

七是蛔厥：此乃蛔虫扰动，疼痛剧烈，血气逆乱而不能达于四末之故。治宜安蛔止痛，如第338条乌梅丸证。

八是脏厥：脏厥是在第338条附带论及的证候，这是一种最危之病，不仅四肢厥冷，并且周身肤冷，危在旦夕，阳光欲熄矣！治以独参汤大补元气，或可抢救。

以上所述八种厥证，只有阳厥在少阴病篇，其余七种皆在厥阴病篇。总而言之，厥之证候，轻者手足厥寒，重者四肢厥冷，甚则周身肤冷。厥之病因，凡阳虚、阳郁、热盛、燥屎、血气不足、痰浊、水饮及蛔虫等众多因素，皆可致厥。厥证以"阴阳气不相顺接"，血气不能温养为基本病机。由于厥证具体病因病机不同，其兼症及舌象、脉诊必然不同。总之，辨厥证要四诊合参，治厥证既要求因，又要求本。

二、热厥与寒厥证治论

《伤寒论》第335条曰："伤寒一二日至四五日，厥者必发热，前热者后必厥，厥深者热亦深，厥微者热亦微。厥应下之，而反发汗者，必口伤烂赤。"此条论述了热厥的辨证要点及治疗大法。

参阅历代医家的注释，热厥与寒厥的不同特点与辨证要点，可归纳为三点。①辨发厥之时日。先发热而后发厥者，为热厥，亦称"阳厥"，此"乃传经邪热，阳极似阴之证"（汪琥）；初得病即发厥者，为寒厥，亦称"冷厥""阴厥"。②辨发厥之特点。热厥"手掌温，指梢亦温"，或"爪指有时而温"；寒厥"爪指时时常冷"，绝无暂温之时也。③辨四诊不同表现。热厥与寒厥不仅发厥的时日与特点不同，更有舌、脉、症等四诊表现的诸多不同。例如：热厥与寒厥虽然皆可表现沉脉，而有力与无力及兼脉必然不同。其舌象，热厥舌红赤而苔黄燥；寒厥舌淡嫩而苔白润。若四诊不全符合，则应去伪存真，透过标象抓住本质，取舍之间求本而存真也。

第335条指出热厥的治疗大法是"厥应下之"。关于热厥的具体治疗方法，李中梓称热厥为阳厥，他分析阳厥的病机、证候特点及治法说："阳厥者，初得病，身热头疼，以后传入三阴，大便闭，小便赤，谵渴躁乱，见诸热症而发厥者，热极反兼胜已之化也。热微厥亦微，宜四逆散；热深厥亦深，宜承气汤。"（《伤寒括要》卷上）柯琴说热厥："厥微者，当四逆散……厥深者，当白虎汤。"（《伤寒来苏集》卷四《伤寒论注》）程知说："厥应下之是对发汗而言，谓厥应内解其热，不应外发其汗。如白虎汤、四逆散、小承气汤，皆下法也，而未尝有峻下之方，读者详之。"（《伤寒经注》卷十二）黄元御则认为，热厥"当下之，以救营血而息肝风"（《伤寒悬解》卷十二）。以上四位注家对热厥"厥应下之"之法，列举了四逆散、白虎汤、承气汤类，这三类方代表了行气解郁法、清热透邪法、泄下通腑法，再加上"救营血而息肝风"之凉血息风法，则是四法。这四法是针对热厥的具体成因及轻重程度而采取的不同祛邪（热）方法，是对"厥应下之"之法的发挥应用。此外，刘渡舟先生对"厥应下之"的理解是：下之"包括泻下之法和苦寒清热之法。《内经》说'酸苦涌泄为阴'，所以从广义上来讲，凡是苦寒药都能泻下"（《刘渡舟伤寒论讲稿》第348页）。总之，热厥者，"厥应下之"，凡是泄热之法之方之药，皆可谓"下之"。

《金匮要略·黄疸病脉证并治》篇"欲作谷疸"病脉证治论

《金匮要略·黄疸病脉证并治》篇第3条曰："阳明病，脉迟者，食难用饱，饱则发烦头眩，小便必难（按：此二句《伤寒论》第195条作'饱则微烦头眩，必小便难'），此欲作谷疸。虽下之，腹满如故，所以然者，脉迟故也。"本条并见于《伤寒论》第195条，只个别文字有出入。古今注家、注本多不明本条要领。必须明了，本条的关键句是"此欲作谷疸"，关键字是一个"欲"字。就是说，本条所述证候是谷疸将要发生的脉证特点，换句话说，即谷疸发生之前的表现。联系前后条文分析会更加明了。若认定"脉迟"主寒，把本条解释为"谷疸从寒化的病机"，或认为此条所述即后世所谓"阴黄"之类，则有失本条原义。阳黄与阴黄之辨别：急性期黄色鲜明，湿热疫毒虽盛而正气不衰，后世称之为"阳黄"；黄疸病失治或误治，病程日久，疫毒不去而正气渐衰，黄色晦暗，脉迟无力等，邪从寒化，则称之为"阴黄"。

顾名思义，谷疸病的主要原因是饮食不洁，病从口入。在其患病的潜伏期，仲景原文称为"欲作谷疸"阶段，西医学称为"黄疸前期"（西医学将病毒性肝炎之急性黄疸型肝炎的病变过程分为黄疸前期、黄疸期和恢复期三个阶段）。欲作谷疸（黄疸前期）的临床表现有两大特点：一是类似外感证候。如第1条曰"浮则为风"；第2条曰"风寒相搏"；第12条曰"……发于阳部，其人振寒而发热也"。而《伤寒论》第260条所谓"伤寒七八日"之后，一旦"身黄如橘子色"，则暴露出黄疸病之真面目。二是湿浊困脾证候。第2条曰"食即为满……食谷即眩，谷气不消，胃中苦浊"；第12条曰"发于阴部，其人必呕"；第13条曰"（寒热）不食，食即头眩"以及本条所述脉症。抓住了黄疸病前期这两大特点，再问明病因，"此欲作谷疸"无疑矣。

"欲作谷疸"治疗，应根据其临床两大特点辨证论治。首先要辨证求因，透过现象认清本质，切忌把"类似外感证候"误认为外感，妄施汗法。正确的治疗是依据"湿浊困脾证候"，或湿浊化热的表现，施以适当的方法。第16条曰"诸病黄家，但利其小便"。如此立方大法是给体内湿毒"瘀热"寻一出路。

《金匮要略·妇人产后病脉证并治》篇产后瘀浊发热
（产褥感染）似阳明里实论

《金匮要略·妇人产后病脉证并治》第7条曰："产后七八日，无太阳证，少腹坚痛，此恶露不尽（在正常情况下，血性恶露持续3~4天；浆液性恶露持续10日左右；白色恶露持续3周干净。若血性恶露超过10天仍淋漓不断，称为恶露不尽，又叫恶露不绝、恶露不止）；不大便（按：《脉经》卷九第三'大便'下有'四五日'三字），烦躁发热，切脉微实，再倍发热，日晡时烦躁者，不食，食则谵语，至夜（按：《脉经》作'利之'）即愈，宜大承气汤主之。热在里，结在膀胱也。"

本条论产后瘀热在里的证治。产后七八日，其少腹坚硬疼痛，无太阳证，可知非太阳病随经瘀热在里的蓄血证，而是因为恶露不尽，血瘀于内，故少腹坚痛；瘀浊败血停积于内，正邪交争，故烦躁发热；肠腑不通，胃气不和，故不大便，不欲食；食入更助胃中邪热，胃络通心，神明被扰，故谵语。仲景在文末用"热在里，结在膀胱也"一句，总结说明本证的病机为热聚在里，血结于下，即瘀血内阻胞宫而邪热充斥内外证候。可用大承气汤泄热通便，方中大黄具有"下瘀血"之功，可获一方两得之效。

首先要明确，产后体温多在正常范围。若产程延长而疲劳过度，产后24小时内可见体温略升高，一般不超过38℃。还要说明，产后3~4天可有"泌乳热"，体温可达37.8~39℃，持续4~16小时即下降，不属病态。若新产后或产褥期表现发热持续不退，甚至高热寒战者，称为"产后发热"，包括西医学所谓的"产褥感染"。

本条证候，古今注家多解释为产后瘀阻合并阳明里实之病。例如，李彣说："此一节具两证在内，一是太阳蓄血证，一是阳明里实证，因古人文法错综，故难辨也。"（《金匮要略广注》）尤在泾说："盖谓不独血结于下，而亦热聚于中也。"（《金匮要略心典》）笔者认为，据"产后七八日，无太阳证，少腹坚痛，此恶露不尽"之证候，诊为产后瘀阻无可争议。而认为阳明里实则缺乏根据，条文所述"不大便……至夜即愈"证候，虽似阳明里实，实则非也。以条文已自注明："产后七八日……热在里，结在膀胱也。"即产后瘀浊结在血室之里，败血为病乃生寒热诸症。大承气汤不但通腑泄实，并且通腑泄热。仲圣心法，所当深究。

《伤寒论》第26、27条方证属温病论

导读：中医学发展到清代有一大创新，即温病学说的创立。若论温病学理论的源头，即《内经》与《难经》，而温病证治之主方大法的奠基之作，为《伤寒论》。关于《伤寒论》中的温病证治，本文与后文只是举例，具体探索详见拙著《仲景医学心悟八十论》相关撰文。

《伤寒论》第27条曰："太阳病，发热恶寒，热多寒少，脉微弱者，此无阳也，不可发汗，宜桂枝二越婢一汤。桂枝二越婢一汤方：桂枝（去皮）、芍药、麻黄、

甘草（炙）各十八铢，大枣四枚（擘），生姜一两二铢（切），石膏二十四铢（碎，绵裹）。上七味，以水五升，煮麻黄一二沸，去上沫，内诸药，煮取二升，去滓。温服一升。本云：当裁为越婢汤、桂枝汤合之，饮一升。今合为一方，桂枝汤二分，越婢汤一分。"

上述桂枝二越婢一汤证，既未误治，又非邪郁日久，病初便表现"热多寒少"，即发热重而恶寒轻的证候。如此特点，与风寒表证不同。如何理解呢？反复思索，若有所悟，这不就是外感温邪之卫分证的特点吗？桂枝二越婢一汤制剂之妙，实为辛凉解表治法之肇源，为后世温病学派创制辛凉解表法奠定了基础。为了印证自己的见解，查阅相关文献，刘渡舟先生指出："桂枝二越婢一汤，即桂枝汤与越婢汤的合方，也可以说是桂枝汤加麻黄、石膏，并制小其剂而成。用桂枝汤加麻黄解表开郁，用石膏清阳郁之热。因用量较轻，发汗解表之力较弱，故仍属小汗方之范畴。当表寒部分化热，证见热多寒少，麻黄汤、桂枝汤、大青龙汤都不宜用时，只能选此方辛以透表、凉以清热，因此，带有一定的辛凉解表之意。"（《伤寒论诠解·辨太阳病脉证并治法上》）哦，原来先生早已领悟到了！但先生对原文证候的解释还拘于外感风寒，他说："太阳表证，发热多而恶寒少，表明寒邪束表日久，邪气已有化热之势。"（《刘渡舟伤寒论讲稿》）总之，这第27条所述，虽无温病之名，确系温病证治之实。

不仅这第27条为温病证治，若对上文第26条细加分析，所述"服桂枝汤，大汗出后，大烦渴不解，脉洪大者，白虎加人参汤主之"。亦本来是属于温热病，误认为桂枝汤证，"桂枝下咽，阳盛则毙"（《伤寒论·伤寒例》），故表现"大汗出后，大烦渴不解，脉洪大"等误治证候，"白虎加人参汤主之"为救误之方法。不然的话，若本为桂枝汤证，"服桂枝汤"之后，为何转变为阳明热盛的白虎加人参汤证呢？

清代温病学家继承并发展了仲景思想，对经方大法有充分的发挥应用。例如，吴鞠通《温病条辨》治温病第一方是"桂枝汤"，第二方是"辛凉平剂银翘散"。这是继承与发展并行的最好说明。我们应该学习温病学家的精神，以继承并发展的学风发掘医圣大论之精华。

第四节　平脉辨舌思辨

脉诊是中医学最具特色的诊法，是中医临床之看家本领。纵览历代名医大家之经历，几乎都是平脉辨证而成为妙手回春的高手。因此，欲成为良医者，必须在脉学脉诊上下功夫。

在古代，人们认识自然、认识社会、认识自己，即认识天地的千变万化与人的一切活动，主要依靠人的本能，即本能激发出来的智慧。中医古圣先贤们认识疾病也是如此，就是依靠人的本能，即通过各种感官的观察与心神的分析、综合能力去认识疾病。这种认识疾病的方法，古人将其概括为望、闻、问、切四诊。切诊是四诊之一，是了解疾病的一个方面。四诊的望、闻、问三诊，是在一定时空的瞬间，以间接的方式了解疾病；切脉则是以直接的方式接触人体，从而感受人之生命活动的各种信息。但是，如何通过接触人体来了解人的发病信息呢？先人们发现了体表跳动的脉。又如何通过体表的脉动来了解体内发病的信息呢？先人们经过长期的观察，细心的摸索，精心的分析以及由繁（遍诊法）到简（独取寸口法）的求索历程，逐步形成独具特色的脉诊学。

中医脉诊之所以称为"学"，就在于古圣先贤们对寸口脉之精微脉理的认识，发挥他们各自的才能、集体的智慧，创建了一整套脉法脉理的理论体系。这些智慧的结晶在人类认识疾病的历史上独一无二，神妙难言矣！

总而言之，脉诊是中医诊断学最具特点、最为神奇的识病辨证方法。仲景书对热病与杂病之每种病的诊治，其篇名皆曰"辨某某病脉证并治"，将平脉作为审病辨证、处方遣药不可或缺的诊法。如此诊法举世无双，为中医走遍天下无对手之"名片"。学中医者，不会诊脉，不能明辨脉理，就不能成为一名合格的中医，更难成为一名良医。我们每一位中医人，评价脉诊应防止两个极端：一是将脉诊说的神乎其神，对真理的评判越过一步，就成了谬论；一是将脉诊说得一无是处，自己没有掌握脉诊之精髓，就不负责任地说脉诊没有价值。中华民族的先哲们讲究中庸之道，我们认识与评价脉诊这门学问，亦应把握"中庸"两字。

舌诊在《黄帝内经》与仲景书之中，只有一个粗略认识，可以说尚处于萌芽阶段。经过历代医家对舌诊的重视与深入研究，才使中医学对舌诊的认识由粗略到精细，由萌芽到成熟，到了清代趋于完善。当今中医看病，一定要诊脉、望舌，不诊脉、不望舌，就不是中医，不善于诊脉、不善于望舌，就不是好中医。诊脉与望舌是中医区别于西医的两大诊法，是中医审病辨证、处方用药至关紧要的诊法。

本节选录李士懋、田淑霄先生脉诊研究一文与笔者（吕志杰）平脉辨舌四文。

李士懋（国医大师）、田淑霄先生脉诊研究

【简介】 李士懋（1936~2015），山东省黄县人。1956 年毕业于北京 101 中学，1962 年毕业于北京中医学院（现北京中医药大学）。曾任教授、主任医师、博士生导师、国家药品审评专家，第二、三、四批全国老中医药专家学术经验继承工作指导老师。2008 年获河北"大名医"称号。2014 年获"国医大师"称号，终身成就奖。李士懋教授擅长内科心脑血管病的诊治，学术上坚持传统的辨证论治，尤重脉诊。

田淑霄（1936~2013），河北省蠡县人。1956 年毕业于北京师大附中（北京实验中学），1962 年毕业于北京中医学院（现北京中医药大学）。曾任教授、主任医师、硕士生导师、中医临床博士生导师，享受国务院政府特殊津贴。第三、四批全国老中医药专家学术经验继承工作指导老师。2008 年获河北"大名医"称号。田淑霄教授擅长妇人病的诊治。

夫妻相濡以沫，从医 50 余年来，一直从事临床、教学、科研工作。1962—1979 年在大庆油田总院任中医师、主治医师，1979 年之后任教于河北中医学院。已合作出版《脉学心悟》《濒湖脉学解索》《温病求索》《相濡医集》《冠心病中医辨治求真》《中医临证一得集》《李士懋、田淑霄医学全集》等 7 部专著。

编者按：我与李士懋、田淑霄两位教授已相识 30 余年。我与二老经常往来，从相识到相知，亦师亦友。我近十几年来出版的书，每本出版后都是登门呈请二老指教，他们也将新作回赠于我。每次登门，田老总是表扬我事业心强，这使我倍受激励。李老性格爽直，几次对我说：不要总写编著性的书，写就写自己的专著。我解释说：我是一边学习，一边写作，这样的编著，提高了自己，也取得了成果，等我达到二老的学术水平再写专著。二老的师德、医术、敬业精神令人敬佩，催我奋进。二老由大学同学到夫妻相濡以沫，在中医学术上取得了骄人业绩、丰硕成果。二老的成功经验，从其从事中医五十多年的路程轨迹，可以归纳为如下六点。

一是拜名师。二老的大学老师是刘渡舟、秦伯未、任应秋等；

二是读经典。大学名师讲授经典与多年工作中研究经典；

三是做临床。大学名师临床带教与毕业后专事临床 17 年，以及转为任教期间坚持临床和退休后继续临床；

四是勤学深思善悟。终生钻研经典、博览名家，深入思考，善于领悟；

五是潜心著述。专著 7 部、合著 12 部、论文近 100 篇等；

六是献身事业。李老在讲座中说道："我热爱中医，愿把毕生精力奉献给祖国的中医事业"。我每年大年初一去给二老拜年，门上总贴着一幅自题春联。有一年的春联，上联：古稀未觉老皓首读岐黄。下联：秋实胜春华晨星著文章。横批：桑榆未晚。这幅春联正是二老"烈士暮年，壮心不已"的敬业心声！就是这样一代代

中医精英的不懈努力，才使得中医事业千古传承，弘扬光大。

二老近年先后病逝！但他们的敬业精神与业绩留给了后人。以下选录二老对脉诊的研究成果一文。在此节录大部分内容。

一、以脉诊为中心的辨证论治方法形成过程

古云："中医难，难在识证。"而识证的关键在于脉诊，脉诊可以定性、定位、定量、定势。笔者在学习中医半个多世纪以来，在漫长的学习、实践过程中逐渐形成了以脉诊为中心的辨证论治方法。

临床中，常碰到一些疗效差，甚至久治不愈的病人，心中茫然不知所措，甚感愧疚，辨证论治水平不高，所以努力学习经典及名著，又难于一蹴而就，心中仍难了了，苦闷之情常萦绕心头。

如何提高辨证论治水平？临床前十几年，主要倚重舌诊。因舌诊比较直观，易于观察，且望舌能洞察五脏六腑，所以辨证中以舌诊为重。然临证既久，发现一些舌证不符的现象，如再生障碍性贫血患者舌淡胖大，怎么补也不好，改予凉血散血方愈；有的冠心病患者舌暗红或光绛，滋阴清热活血无效，改予温阳通脉而瘥；有的舌绛而裂，养阴反剧，温阳后舌反渐红活苔布；有的苔黄厚，清热化湿不愈，温阳化湿而瘳。舌证不符的医案，动摇了笔者以舌诊为中心的辨证论治方法，转而渐渐倚重脉诊。

笔者倚重脉诊，首先是受大学恩师的影响，很多老师都强调脉诊。陈慎吾老师讲，一摸脉，就可知道病的性质。当时虽无体会，但印象颇深。在学习经典时，从《内经》到《伤寒》《金匮》，都非常重视脉诊。如《内经》云："微妙在脉，不可不察"；"气口成寸，以决死生"。很多疾病的性质、吉凶顺逆，皆以脉断，内容非常丰富。《难经》中论脉的篇幅约占全书的四分之一，确定了寸口诊脉，并予全面论述，为后世所宗。由于几十年专注于脉诊，窃有所悟，逐渐形成了在望、闻、问的基础上，以脉诊为中心的辨证论治方法。

我们临床看病，归结起来，大致有五个特点：一是严格遵从以中医理论为指导；二是胸有全局；三是首辨虚实；四是以脉诊为中心辨证论治，方无定方，法无定法，动态诊治；五是崇尚经方。

这本是一个中医大夫应有的素养，算不得什么特点，但在学术异化的现今，这本非特点的特点，却也成了我们的临证特点。

所谓以脉诊为中心，即依脉为主来判断疾病的性质、病位、程度、病势，且以脉解症，以脉解舌及神色。具体运用，详见拙著《相濡医集》《冠心病中医辨治求

真》《中医临证一得集》等书所载之医案。

二、对脉诊的认识

（一）脉诊的意义

脉诊，首先用于疾病的诊断。脉诊乃四诊之一，是诊断疾病、判断疾病转归及预后的重要依据，历来为医家所重视。

中医的一个完整诊断，要有四个要素：一是病性，二是病位，三是程度，四是病势。这四个要素可概括为"四定"，即定性、定位、定量、定势。如患者喘，性质为热，病位在肺，热势较重，诊断就是"肺热壅盛"。而病势如何体现呢？热盛可伤津耗气，热盛可内传心包，可下传阳明，可烁液成痰等，要据脉明其病势，截断扭转，先安未受邪之地，防其传变。具备这四个要素，才算是个完整的诊断，但还未必是个正确诊断。因诊断正确与否，还要以临床实践来检验，只有主观与客观相符，取得了预期疗效，才能说这个诊断是正确或基本正确的。若越治越坏，主客观不符，虽然诊断是完整的，但未必是正确的。在明确诊断的这四个要素中，脉诊一般都起着重要的，甚至是决定性的作用。

1. **定性**　关于疾病性质，主要依据脉来判断。

2. **定位**　关于病位，也主要依据脉象，并结合经络脏腑的症状来判断。

3. **定量**　关于疾病轻重程度，这是个既模糊又确切的概念。说它模糊，是因为难以量化；说它确切，是指医者必须明确病情的轻重，以利处方用药。

4. **定势**　关于病势，主要依据脉诊判断。所谓病势，即疾病发展变化的趋势，这种趋势，无非是三种情况：一是逐渐好转；二是邪正相持；三是恶化，病情加重、传变，直至死亡。

（二）脉的从舍

历来都认为脉有假脉，所以出现"舍脉从证"与"舍证从脉"的问题。

（三）脉诊纲要

脉象确有很多不同的变化，医家将其分为24种脉、27种脉、34种脉等，另外还有怪脉、真脏脉。……《医宗金鉴》明确指出："三因百病之脉，不论阴阳浮沉迟数滑涩大小，凡有力皆为实，无力皆为虚。"沉取有力无力，此即诊脉之关键。不论脉分27种还是34种，皆当以虚实为纲。但必须指出，若脉过于强劲搏指，不得作实脉看，恰为胃气衰败，真气外泄之脉。

（四）脉诊原理

脉虽纷纭多变，但只要理解脉象形成的原理及影响脉象变化的因素，对诸脉也就能了然胸中，不为所惑了。

脉的形成原理，一言以蔽之，乃气与血耳。

1. 气的变化对脉象的影响

（1）气盛：气有余，则鼓荡血脉之力亢盛，气血必动数而外涌。气血外涌，则脉见浮、洪、实、大、长、缓纵而大等象。气血动数，则脉见数、疾、躁、促等象。

（2）气郁：气为邪阻，气机不畅，或情志怫逆，气机郁滞，则气不能畅达以鼓荡血脉，脉见沉、伏、牢、涩、迟、细、短、结乃至厥。气机不畅，阳气不得敷布，经脉失去阳气之温养，致收引拘急，脉见弦、紧、细、涩等象。此等脉象，貌似不足，实乃邪气亢盛所致。其与虚脉的鉴别，在于沉取有一种奔冲激荡，不肯宁静之象，与虚脉之按之无力者异，这就是以沉取有力无力分虚实。至于病机相同，为何脉象有沉、伏、涩、短、迟等不同？这是由于气机滞塞的程度、部位不同，引起气机滞塞的原因不同，因而同一病机，产生不同的脉象。脉虽各异，而理却相通。

（3）气虚：气虚无力鼓荡血脉，则出现脉来无力的缓、迟、微、弱、濡、代、小、短、涩等脉象。气虚不能固于其位，气浮于外而脉浮，可见浮、虚、散、芤、微、濡、革等脉。气虚而自救，奋力鼓搏，脉乃数，然按之无力。愈虚愈数，愈数愈虚。若气虚极，脉失柔和之象，亦可见强劲坚搏之脉。此乃真气外泄，大虚之脉，不可误认作实脉。

2. 血的变化对脉象的影响

（1）血盛：血为邪迫，奔涌激荡，血流薄疾，则脉见滑、数、疾、促等象。血流奔涌于外，则见脉浮、洪、实、长等象。

（2）血瘀：由于邪阻、气滞，血行瘀滞，脉道不利，则见沉、伏、牢、涩、细、小、短、促、结等。

（3）血虚：血虚不能充盈血脉，则脉细、小、濡、短、涩等。血行不继，则脉歇止而见促、结、代等。血虚不能内守，气失依恋而外越，则脉见浮、虚、微、芤、革、散、动等。血虚经脉失于濡养，则脉拘急而弦。

为了论述清晰，故将气与血分别论述。气与血的病理变化，虽有所侧重，但往往相互影响，密不可分。气血是脉象产生和变化的基础。明白了这个道理，就可以"知其要者，一言而终"。

（五）脉象的动态变化

古人对各种脉象，作了很多规定、描述，而且列举了很多形象的比喻，使后人能对各种脉象有个清晰的概念，可谓用心良苦。我们学习脉诊，不但要了解各脉脉象的界定标准，准确地认脉，而且要掌握脉理及其所主的病证。既要正确地识脉，又要以辩证的观点动态地辨脉。各脉不是孤立的、静止的，而是互相联系，有着不断的动态变化。掌握了这种动态变化的规律，就可活泼地看待各种脉象，守绳墨而废绳墨，驾驭整个疾病进程及脉象的各种变化，随心所欲不逾矩，达到出神入化的境地。

（六）脏腑分布

比较一致的意见，是以左右脉按寸关尺分布。左脉寸关尺分别为心、肝、肾；右脉寸关尺分别为肺、脾、命。心包在左寸。两尺有的认为都属肾。

关于腑的分配，胆在左关，胃在右关，膀胱在尺，诸家意见比较一致。大小肠的分布，分歧就比较大。约有三种意见：……各执己见，令学者莫衷一是。脏腑的分部，不宜过于机械刻板，不仅玄虚，也不适用。笔者判断脏腑病位，根据寸候上焦病变，包括心、肺、心包及胸、颈、头部；关候中焦病变，包括脾、胃、肝、胆、上腹；尺以候下焦病变，包括肾、膀胱、大小肠、女子胞及下腹、腰、膝、足等。至于判断属何脏何腑的病变，要结合该脏腑及其经络所表现的症状，综合分析判断。

（七）脉象的删繁就简

《脉经》以前，虽提出了很多种脉，但缺乏对脉象准确、严格的描述，而且名称也不统一，随意性很大。《脉经》始对脉学作了专门的、系统的整理阐述，提出24种脉，并对脉象作了较严格的界定，对后世影响深远。……《濒湖脉学》较《脉经》增加了长、短、牢三部脉。……

（八）脉诊中的注意事项

关于脉诊中的注意事项，各脉书中都有很多论述，此处只谈一下未曾提及或有不同见解的几个问题。

1. **西药对中医诊脉辨证的影响**　很多西药，尤其是中枢神经系统药物、循环系统药物、内分泌系统药物、液体疗法等，都可显著地影响脉象，干扰中医辨证。因而，在诊脉时，要充分考虑这些影响因素，尽量避免错误的判断。……中西结合共同治疗很多，当如何排除干扰，正确辨证论治，有待进一步研究探讨。

2. **下指法**　历来强调诊脉当用指目，但对脉体稍阔者，指目难以诊得脉之全貌，莫如用指肚为好。所以我主张以指肚诊脉。

3. **双脉问题**　有些病人一侧脉并列两根动脉，一根于寸口处浮弦细而劲，另一根略沉较粗且和缓，周学海称"二线脉"。两脉之取舍，当以稍粗大者为凭。

4. **指力** 三指切脉，指力必须一样，亦即压强一样，否则辨不出三部脉之独弱独强、独大独小的变化。

5. **素体脉** 人有男女老幼、强弱肥瘦之分，素体脉亦不同，诊病脉，必须考虑其素体的差异。

（九）脉象要素分解

脉象，是由脉位、脉体、脉力、脉率、脉律、脉幅、脉形七个基本要素所组成。由于这七个要素的变动，因而演变出纷纭繁杂的诸多脉象。若每种脉象都能从七要素入手，加以分解，并弄清影响这些要素变化的原因、机理，则有助于对各种脉象的掌握、理解和融会贯通，不致有如坠云雾之感。

1. **脉位** 脉位可分浮中沉三候。何以脉浮？无非是气血搏击于外致脉浮。气血何以搏击于外？常脉之浮，可因季节影响，阳气升发而脉浮。病脉之浮，可因邪气的推荡，使气血鼓搏于外而脉浮。若正气虚弱，气血外越，亦可因虚而浮。同为浮脉，一虚一实，以按之有力无力分之。何以脉沉？常脉之沉，因于季节变化，阳气敛藏而脉沉。病脉之沉，一可因气血虚衰，无力鼓荡而脉沉；一可因气血为邪所缚，不能畅达鼓荡而脉沉。同为沉脉，一虚一实，以按之有力无力区别之。

2. **脉体** 脉体有长短、阔窄之分。脉长而阔者，健壮之人，气血旺盛，或因夏季阳气隆盛，脉可阔长。病脉之阔而长，可因邪气鼓荡气血，使气血激扬，搏击于脉乃阔而长。正虚者，气血浮动，脉亦可阔长。两者一虚一实，当以沉取有力无力别之。脉体短而窄者，一因邪遏，气血不能畅达鼓击于脉，致脉体短窄。或因正气虚衰，无力鼓搏，亦可脉体短窄。二者一虚一实，当以沉取有力无力别之。

3. **脉力** 脉之有力无力，当以沉候为准。无论浮取脉力如何，只要沉取无力即为虚，沉取有力即为实。沉而无力者，阳气、阴血虚衰也，无力鼓击于脉，致脉按之无力。沉而有力者，因邪扰气血不宁，搏击血脉而脉力强。若亢极不柔者，乃胃气败也。

4. **脉率** 脉率有徐疾之别。脉疾者，儿童为吉。病脉之疾，可因邪迫，气血奔涌所致；亦可因正气虚衰，气血张皇，奋力鼓搏以自救所致。二者一虚一实，当以沉取有力无力分之。脉徐者，可因气血为邪气所缚，不得畅达而致；亦可因气血虚衰，无力畅达而致。二者一虚一实，当以沉取有力无力分之。

5. **脉律** 脉律有整齐与歇止之分。气血循行，周而复始，如环无端，脉律当整。若有歇止，则或为邪阻，气血不畅而止；或为气血虚，无力相继乃见止。二者一虚一实，当以沉取有力无力分之。

6. **脉幅** 脉来去（即脉之起落）之振幅有大小之别。常脉振幅大者，气血盛。

病脉之振幅大，或因邪迫，气血激扬而大；或因里虚不固，气血浮越而脉幅大。二者一虚一实，当以沉取有力无力别之。脉幅小者，可因邪遏或正虚，致脉来去之幅度小。二者一虚一实，当以沉取有力无力分之。

7. **脉形**　气血调匀，脉当和缓。因时令之异，阴阳升降敛藏不同，脉有弦、钩、毛、石之别，此皆常也。若因邪扰或正虚，气血循行失常，脉形可有滑、涩、洪、微之殊。……

脉之变化多端，无非是构成脉象的七要素之变动。七要素的变动，无非是气血的变动。气血之所以变动，无非邪扰和正虚两类。故气血为脉理之源，虚实为诊脉之大纲。倘能知此，则诸脉了然胸中，不为变幻莫测之表象所惑。

编者按：综上所述可知，李士懋、田淑霄两位先生对脉诊有深刻、系统的研究。若读者要问，先生如何认识脉诊与其他"三诊"等诊法之间的关系呢？《平脉辨证传承实录百例》中（她）明确说："吾辨证论治的特点之一，是在望闻问切的基础上，以脉定证，即平脉辨证。吾虽以脉定证，并非舍弃望闻问三诊独取于脉，而是在三诊基础上，尽可能掌握有关疾病的信息后，再诊脉以定证。"

仲景书舌诊与舌诊源流述要

望、闻、问、切四诊是中医学诊察疾病的基本方法。通过切脉与望舌以诊病，更是中医学区别于西医学的两大特色。熟读秦汉经典《黄帝内经》与《伤寒杂病论》者，便会留下这样的印象，即那个时代是详于脉诊而略于舌诊。其舌诊虽然简略，却对舌诊的应用、研究及发展起到了开创与奠基作用。本文重点参阅、转录陈泽霖、陈梅芳编著的《舌诊研究》（上海科学技术出版社 1982 年 12 月第 2 版）的相关内容，并参考了赵恩俭主编的《中医脉诊学》（天津科学技术出版社 1990 年 12 月第 1 版），而仲景书之舌诊综述则为笔者成果。下面从开创、奠基、完善三大方面简要探索舌诊的内容。

一、《黄帝内经》是舌诊的开创之作

中医舌诊的起源甚早，在殷墟出土的甲骨文中记载舌病说："贞疾舌，枭于妣庚。"它的意思是"贞舌头害病了，祈求于妣庚，能够好吗？"（中医研究院编《中国医学史》）远在公元前 3~5 世纪的《内经》一书中已有较多关于舌诊的记载，但散见于各篇之中，未有专论。综观《内经》全书，对舌的形态描述较多，有舌体（舌纵、舌强、舌卷、舌萎、舌烂、舌干、舌转等）、苔色（舌上黄、舌焦）及舌觉的变化等观察，分述如下。

（一）舌体的观察

1. 舌纵　此指舌体纵缓不收，或伸出不能缩。《灵枢·寒热病》篇："舌纵涎下，烦悗，取足少阴。"此言病有舌纵而不收，其涎自下，内则烦闷者，是由于足少阴肾经的疾病，可以取肾经的穴位以治疗之。

2. 舌强　此指舌体强硬，失去其柔和灵活。《素问·至真要大论》："厥阴司天，风淫所胜，民病胃脘当心而痛，上支两胁，膈咽不通，饮食不下，舌本强。"《灵枢·经脉》篇："脾足太阴之脉……是动则病舌本强，食则呕，胃脘痛，腹胀善噫，得后与气，则快然如衰，身体皆重。"前者说厥阴风木司天，木旺克土，则引起脾胃之病，可见胃痛、食不下、舌本强等症状；后者说明脾经之病，可见舌本强、胃痛、腹胀、嗳气等症状。由于脾主肌肉，舌又为肌性器官，故脾病可见舌本强硬。

3. 舌卷　此为舌卷缩口内，不能外伸，又可称为舌缩。《素问·脉要精微论》："心脉搏坚而长，当病舌卷不能言。"心脉搏击于手，按之有力而长，此为太过之脉，主心经邪盛热极之症，必耗津伤神，致使舌卷短而不能言。再如，《灵枢·经脉》篇："足厥阴气绝……故唇青舌卷卵缩。"《素问·诊要经终论》："厥阴终者，中热嗌干，善溺，心烦，甚则舌卷，卵上缩而终矣。"凡疾病发展到最后阶段，都可进入厥阴证，而见"舌卷卵缩"，前者属于寒厥，表现为唇青厥逆；后者属于热厥，表现为嗌干心烦。

4. 舌萎　此指舌质枯萎。《灵枢·经脉》篇："足太阴气绝者，则脉不荣肌肉，唇舌者，肌肉之本也。脉不荣则肌肉软，肌肉软则舌萎。"足太阴之气生于脾，脾主肌肉，若脾气竭绝，则不能转输水谷之精气以荣养肌肉，而致肌肉软、舌萎。

5. 舌本烂　此指舌质溃病。《灵枢·热病》篇："舌本烂，热不已者死。"这是由于热邪抟聚于内，盛热不已，营血被腐，以致舌本糜烂，此乃临床许多病变在舌诊的反应。

6. 舌干　此指口燥舌干，望之少津，甚至干枯。《素问·热论》："五日少阴受之，少阴脉贯肾，络于肺，系舌本，故口燥舌干而渴……十一日少阴病衰，渴止不满，舌干已而嚏……病日已矣。"这是说热病炽盛，必将耗伤津液，所以观察舌的润燥，可知热的盛衰，如口燥舌干而渴，是邪热内炽，津液被灼，病势方张之候；等到口不渴，舌苔也不干燥了，打个喷嚏（《灵枢·杂病》篇："……嚏，嚏而已；……"），则表示邪热已衰，津液回，是疾病将愈之兆。

7. 舌转　此指舌体转动不灵活。《素问·大奇论》："胃脉沉鼓涩，胃外鼓大；心脉小坚急，皆膈偏枯。男子发左，女子发右，不喑，舌转，可治，三十日愈；其从者喑，三岁起。"这是说，胃脉沉取涩，浮取虚大，为气血内亏；心脉轻按坚急，为虚风暗动，故病"偏枯"之疾。若其语言清晰，舌能灵活转动者，为轻症，所以说可治，三十日愈；如言语不清，甚或不能发音者，则舌必掉动不灵，病情比较严重，其恢复较慢，三年可能恢复。

（二）舌苔的观察

关于舌苔之色，《内经》也有记载，如《素问·刺热篇》："肺热病者，先淅然厥，起毫毛，恶风寒，舌上黄，身热。"这是说外感热病而肺热者，舌上可见黄苔。《灵枢·刺节真邪》篇："阳气有余而阴气不足，阴气不足则内热；阳气有余则外热；内热相搏……舌焦唇槁，腊干嗌燥。"这是说热邪盛极，内外俱热，以至于舌苔焦干、咽喉干燥，口唇干裂，肌肉枯槁，形如腊肉。这说明在公元前3~5世纪时，已注意到热性病可以出现黄苔、舌焦等变化。

（三）舌觉的观察

有关舌的感觉方面，《内经》有舌本痛的记载。《灵枢·经脉》篇："脾足太阴之脉……是主脾所生病者，舌本痛。"说明舌本痛与脾病有关，临床上确有脾胃消化功能不良，导致营养障碍，而见舌光剥萎缩，并有舌痛的主诉。

此外，在《难经·二十四难》中也有舌诊的记载："足厥阴气绝，即筋缩，引卵与舌卷……故舌卷卵缩，此筋先死。"这是说由于肝经气绝，可出现舌卷难伸及阴囊上缩。可见舌诊在秦汉时代虽然不是一种常规的诊法，记载也略而不详，但已为临床家所重视，这为后世舌诊发展有了一个良好的开端。

在此尚需说明，早在公元前400年左右，西方医学之父希波克拉底已发现，舌苔干厚、舌裂纹与发热、失水等有关。且当时他联想到，患痢疾很久的病人，若见舌红而有溃疡者，示预后不良。尔后还有的西医临床家注意到察舌在诊断上的意义。可见古代中医与西医在某些方面是相通的。所不同的是，西医远不如中医对舌诊的重视、传承及深入研究，以用于临床诊察病情。

二、《伤寒杂病论》是舌诊用于临床的奠基之作

张仲景总结了汉代及之前的舌诊经验，在《内经》的基础上有所发展。其内容虽然简略，但功在开创了将舌诊与辨证（病）论治结合起来，影响深远。仲景书中对舌诊的临床应用有一定的规律可循，即诊察三阳病及六腑病变，重点观察舌苔的变化；诊察三阴病及五脏病变，特别注意舌质的变化。

《伤寒杂病论》自序的开首说："余每览越人入虢之诊，望齐侯之色，未尝不慨然叹其才秀也。"这说明，张仲景对望诊十分重视。舌诊是望诊的重要组成部分，仲景书中有关舌诊的内容可以归纳为以下五个方面。

（一）察舌求因

《金匮》第十六篇第 10 条说："病人胸满唇痿舌青……为有瘀血。"以舌青紫作为瘀血证的诊断指标，至今具有临床指导意义。第二篇第 16 条说："湿家……舌上如胎者，以丹田有热，胸上有寒……"苔腻确为诊断湿浊内蕴的可靠依据。又《伤寒论》第 133 条说："脏结无阳证，不往来寒热，其人反静，舌上胎滑者，不可攻也。"本条从舌苔滑之象，分析到脏结的成因为阳气虚衰，寒湿凝聚，故不可施攻下之法。

（二）分辨病机

同一疾病，可以见数种不同的舌象，而同一舌象，又可在多种不同的疾病中出现。仲景很重视这一点，如《伤寒论》第 226 条说："阳明病，脉浮而紧，咽燥口苦……心中懊憹，舌上胎者，栀子豉汤主之；若渴欲饮水，口干舌燥者，白虎加人参汤主之……"同为阳明经证，因舌、苔有异，所以立法用药也就不同。咽燥口苦而兼白苔，为热邪留扰胸膈之证，当以栀子豉汤清热；口干舌燥则是热盛津伤的表现，所以需用白虎加人参汤以清热生津。又如《伤寒论》第 141 条说："太阳病，重发汗而复下之，不大便五六日，舌上燥而渴，日晡所小有潮热，从心下至少腹硬满而痛不可近者，大陷胸汤主之。"第 173 条说："伤寒，若吐若下后，七八日不解，热结在里，表里俱热，时时恶风，大渴，舌上干燥而烦，欲饮水数升者，白虎加人参汤主之。"《金匮》第十二篇第 29 条说："腹满，口舌干燥，此肠间有水气，己椒苈黄丸主之。"此三条其舌干燥虽同，治法则不同，但其基本精神则均属"治病必求于本"。白虎加人参汤证系热盛伤津所致"舌上干燥"，故大渴引饮，自当以清热生津为急务。己椒苈黄丸证则系水气阻于肠间而致的"舌干燥"，是一种反常现象，其病机乃因水阻肠间，脾阳被抑，失其输布精微之职，使津气不能上呈，无渴饮见证，故采用从二便分消水饮之法。两者之舌，一真一假，鉴别之点，就在于渴与不渴。至于大陷胸汤证"舌上燥"之成因，则介乎二者之间，既有热邪内舍而胃津已伤的一面，故有口渴见证，又有停饮内结的一面，故渴饮不甚，这与渴欲得水数升或舌干不渴均有不同，故用涤热逐饮之法，可谓恰对病机。

（三）确定治则

根据舌诊以确定治疗原则方面，仲景也找到了一些规律。如《伤寒论》第 233 条说："阳明病，胁下硬满，不大便而呕，舌上白胎者，可与小柴胡汤。上焦得通，津液得下，胃气因和，身濈然汗出而解。"本条因有不大便，故列于阳明篇，实际当是少阳、阳明合病。不大便为阳明见证，胁下硬满则属少阳。呕虽为少阳症状之一，但阳明病也有兼呕者，根据这些见证，照理应予阳明、少阳同治，似可选用大柴胡汤，但仲景却用小柴胡汤主治。这是因为，邪偏于半表半里，其辨证关键是"舌上白胎"，如果舌苔黄燥而干，是燥屎内结，里证为多，那么小柴胡汤就不对证了。由此可见，在症状夹杂，病情疑似之时，仲景重视察舌辨证，决定治则。又如《金匮》第十篇第2条说："病者腹满，按之不痛为虚，痛者为实，可下之。舌黄未下者，下之黄自去。"临床见腹满按之痛（拒按）者，不论是杂病或热病，若见舌苔黄，苔黄主内热，故可运用下法通腑泄热。

（四）判断预后

仲景还根据舌象以判断疾病的预后吉凶之转归。例如，《伤寒论·辨脉法》："脉阴阳俱紧者……舌上胎滑，勿妄治也。……或到八九日以上，反大发热者，此为难治。"本条说明，脉阴阳俱紧为表里寒盛，正邪交争，望舌见胎滑，滑胎为阳虚湿停，不可妄行攻伐。病情发展到八日以上，反大热者，为阴盛格阳，"热在皮肤，寒在骨髓也"（《伤寒论》第11条），此为难治。再如《伤寒论》第132条说："……脏结，舌上白胎滑者，难治。"病邪结于内脏，若舌苔白滑，是中阳衰败之象，攻补两难，故云"难治"，此实为判断预后之词。又如《金匮要略·中风历节病脉证并治》篇第2条曰："邪在于络，肌肤不仁；邪在于经，即重不胜；邪入于腑，即不识人；邪入于脏，舌即难言，口吐涎。"所谓"舌即难言"，即舌体转动不利，语言謇涩，为中风之重症，预后多不良。

总之，《伤寒杂病论》重视舌诊，用于临床，是中医舌诊承前启后之杰作。

三、隋唐至今，历代医家对舌诊的研究逐步完善及其成果

（一）隋唐时期

隋唐时期的代表著作《诸病源候论》《中藏经》《备急千金要方》《外台秘要》，诸书中都有舌诊论述。

《诸病源候论》对于舌体的观察，已提出有舌肿、舌强、舌烂、舌胀、弄舌、舌出血等，如卷五十《舌肿候》："心候舌，脾之络脉出舌上，心脾俱热，气发于口，故舌肿也。"对于舌色的描述，已有舌上白（指白苔）、舌上黄（指黄苔）、舌焦黑（指黑苔）、舌青、舌青黑及舌干、舌滑、舌燥等记载。如卷四《虚劳骨蒸候》："……三日皮蒸，其根在肺，必大喘、鼻干、口中无水、舌上白……"卷九《热病候》："肺热病者，先渐然起毛，恶风，舌上黄，身热……六日，舌本烂，热不已者死。……诊人热病，七八日，其脉微小、口干、脉代，舌焦黑者死。"卷三十六《卒破损瘀血候》："夫有瘀血者，其人喜忘，不欲闻物声，令人胸满，唇

萎、舌青、口燥，但欲漱水不欲咽……"卷四十一《妊娠胎动候》："胎动不安者，多因劳役气力……候其母面赤舌青者，儿死母活。"卷四十三《产难子死腹中候》："妇舌青黑及胎上冷者，子已死也。"对于舌苔的干、滑、燥记载，如卷七《伤寒候》："五日少阴受之，少阴脉贯肾络肺系舌本，故口热、舌干而渴。……十一日少阴病衰，渴止，不满，舌干已而咳。"卷七《伤寒结胸候》："脏结病，舌上白胎滑，为难治；不往来寒热，其人反静，舌上不胎者，不可攻之。"卷八《坏伤寒候》："烦心发热，两目如火，鼻干，面正赤，舌燥，齿黄焦，故大渴，过经成坏病。"这些记载，部分来源于《内经》和《伤寒论》《金匮要略》，部分则为巢氏临床实践中的经验总结，较之前人又有不少发挥。

托名华佗所著的《中藏经》对舌诊也有不少论述，如《中藏经·论脾脏及三焦虚实寒热生死逆顺脉证法》："脾病则面色萎黄，实则舌强直，不嗜食。""上焦实热，则额汗出而身无汗，能食而气不利，舌干口焦。"《风中有五生死论》："心脾俱中风，则舌强不能言。"《论胆》："胆胀则舌下痛。"《论心》："心脉搏坚而长，主舌强不能语。"《内照法》："肝风入心，舌缩。"等，也有所创见。

孙思邈《备急千金要方》对舌诊也有不少新的见解。如卷五《癖结胀满第七》："小儿胎寒堰啼，腹中痛，舌上黑，青涎下。"卷十五《热痢第七》："下利舌黄燥而不渴，胸中实。"卷十八《九虫第七》："伤寒……齿龂无色，舌上尽白。"卷十七《肺痈第七》："舌上胎滑，此为浮寒。"卷二十六《序论第一》："渴则咽路焦，焦故舌干。"在观察舌体的变化方面，《备急千金要方》也有一定见解，如卷八《论杂风状》："舌强不能言，病在脏腑。"卷十一《筋极第四》："筋虚极……舌卷。"卷十三《心脏脉论第一》："心脏实，舌破。"卷十四《舌论第三》："脏热则舌生疮……腑寒则舌本缩。"卷十五《脾脏脉论第一》："舌本卷缩……邪热伤脾。"卷十六《胃府脉论第一》："胃绝……舌肿。"这些是以脏腑理论来分析舌体的变化，为后世察舌以辨脏腑的理论打下了一个良好的基础。

《外台秘要》中记载舌诊之处不多，与《备急千金要方》有相似之处，如"舌者主心，小肠之候也。……若脏热则舌生疮，唇揭赤色；若腑寒则舌本缩，而口噤唇青寒。"其他不赘。总之，舌诊在汉唐时代已有较大发展，但尚未有任何专著出现。

（二）宋金元时期

在宋金时期，医家们同样重视舌诊，并有专著问世，例举如下。

朱肱在《活人书》中说："背恶寒有两证，三阳合病背恶寒者，口中不仁，口燥舌干也。少阴病背恶寒者，口中和也，以此别之。"前一种情况为三阳合病，为阳证、实证；后一种情况为少阴病，属于正虚阳气不足而恶寒，为阴证、虚证。朱肱根据口燥舌干之有无，以分辨别证候之阴阳与虚实。

钱乙的《小儿药证直诀》提出"舒舌""弄舌"之名。他说："脾脏微热，令舌络微紧，时时舒舌，治之勿用冷药及下之。……大病未已，弄舌者凶。"一般弄舌有二种情况，属于心经热盛的，可用寒凉以泻心火；脾经微热，只宜渐服泻黄散之类，以轻清疏解。大病未已，又出现弄舌，说明脾胃衰败，所以主凶。这都是钱乙经验之谈。

郭雍著《仲景伤寒补亡论》中说："胸中烦躁，心内懊侬，舌上燥渴，脉沉滑者，皆热证也。""病人口燥，舌干而渴，其脉尺寸俱沉者，少阴受病也。"以上是舌脉相参论热扰心胸证与少阴热化证。又说："厥脉紧，不可发汗……厥阴经紧，则引舌与卵，故舌卷而囊缩；若缓，则舌萎，声不得前。"这是从整体辨证论及舌诊。

金元四大家之一的李东垣《脾胃论》曾提到舌干有各种不同情况：舌干而咽干的，多为饮食不节，劳役所伤；舌干而胸胁痛的，多为肝木妄行；舌干而口苦食无味的，则为阳气不伸等。同样是舌干，由于伴发的症状不同，从而测知其病机不同。此为舌与症相参，综合辨证，以求准确。

到了公元13世纪的元代时，有一位姓敖的医生，已不详其为何许人，对舌诊已有相当研究，他总结了当时察舌辨证的临床经验，并参阅了以前的文献，著成《金镜录》，内容主要讨论伤寒的舌诊，分列各种舌象为十二图，成为讨论舌诊的第一部专著。

（三）明清时期

明清以后，舌诊得到医学家的广泛重视和应用，临床经验更加丰富，舌诊有了更进一步的发展。简述如下。

在16世纪下叶，申斗垣著成《伤寒观舌心法》，可谓集当时及以前舌诊的大成。此书内容丰富，包罗全面，但似失之烦琐。到了清康熙七年戊申（1668），张登（诞先）把《伤寒观舌心法》一书重新加以整理，正其错误，削其繁芜，删去了与伤寒无关的内容，并参入其父及他自己所亲历，共得一百二十图，命名为《伤寒舌鉴》。此书备列伤寒观舌之法，分白、黑、黄、灰、红、紫、霉酱、蓝等八种舌苔，并附妊娠伤寒舌，每种除有总论外，各图均有说明，观舌辨证，颇为扼要。

同治十三年甲戌（1874），傅松元（耐寒）著《舌胎统志》一书，全书把舌色分为枯白舌、淡白舌、淡红舌、正红舌、绛色舌、紫色舌、青色舌、黑色舌八种，可谓别树一帜，内容也很丰富，颇多经验之谈。

光绪二十八年壬寅（1902），刘以仁编成《活人心法》一书，此书对温热病的辨舌经验，较以往有不少补充，内容尚有特色。

近现代以来，陆续出版的有刘恒瑞的《察舌辨证新法》（1911），曹炳章的彩图

《辨舌指南》（1917），杨云峰的《临症验舌法》（1923），邱骏声的《国医舌诊学》（1933）等，较之过去，又有发展。

此外，通俗性的舌诊专书尚有方仁渊的《舌苔歌》（1906），陈景歧的《辨舌入门》（1934），缪宏仁的《舌诊学》（1937），何舒的《舌诊问答》（1947）等。

需要说明，明清医家之著作，虽非论舌的专书，但其中也有不少关于舌诊的精辟见解和宝贵经验。诸如：李梴的《医学入门》（1575），王肯堂的《证治准绳》（1597），张介宾的《景岳全书》（1624），陈士铎的《石室秘录》（1687），林之翰的《四诊抉微》（1723），叶天士的《温热论》（1769），吴坤安的《伤寒指掌》（1796），章楠的《医门棒喝》（1825），王孟英的《温热经纬》（1852），汪宏的《望诊遵经》（1875），周学海的《周氏医学丛书》（1936）等名著，都对舌诊的研究有心得和创见。上述名著，有的将舌诊列了专篇，如《景岳全书》中有《舌色辨》一篇，以舌色为主题，结合辨证论治来说明不同舌色变化的性质，极其简明扼要。又如《石室秘录》中有《伤寒辨舌秘法》一卷，主要分辨邪热病变在舌苔上的反映，无论其为轻重虚实，或挟湿，或伤津，都可从舌苔的种种变化进行观察。特别是叶天士的《外感温热篇》一书，对卫、气、营、血四个阶段的辨证论治，都十分重视舌诊，对望舌辨证具有丰富的经验，成为温病诊断的重要依据，应予以足够的重视，并指导临床。

（四）1949 年以后舌诊的整理与研究

1949 年以后，由于党的中医政策得到贯彻，中医学在广大中医及中西结合工作者的共同努力下，取得了很大的发展。有价值的前人舌诊专著，如《敖氏伤寒金镜录》《伤寒舌鉴》《察舌辨证新法》《彩图辨舌指南》《临证验舌法》等辨舌的专著，均重印出版。并有现代研究舌诊的专书问世，如北京中医学院（今北京中医药大学）诊断教研组综合古代文献，结合他们的临床经验，编著了《中医舌诊》和《舌苔图谱》二书，该书语言通俗流畅，理论密切结合实际，内容丰富，较以往的舌诊专著更加完善。有的专家学者与时俱进，借助现代科技方法研究中医舌诊，并广收现代中西医结合研究成果，撰写成《舌诊研究》问世（前已述及）。

结　语

舌诊是中医诊察疾病、辨证识病的独特诊法，是临证处方用药不可忽视的依据之一。珍惜古人的舌诊研究成果，学习他们的宝贵经验，掌握好舌诊，并与脉诊合参，四诊兼顾，综合分析病因病机，准确辨证（病）论治，不断提高临床水平，更好地为求治者服务。

仲景书脉诊与脉诊源流述要

医圣张仲景撰集的《伤寒杂病论》，其论述热病诊治为主的《伤寒论》与论述杂病诊治为主的《金匮要略方论》，每篇之篇名都是辨"某某病脉证并治"。这个篇名有四个关键字，即病、脉、证、治。由此可知，面对患者就诊，首先要明确他/她是患的什么病，而审病论治则必须要"平脉辨证"。

在此要明确平脉之"平"字之义，晚清医学家周学海说："平，读如骈（pián 蹁），即辨脉也。"这就明白了，晋·王叔和撰次的《伤寒论》之"辨脉法第一""平脉法第二"之"辨"与"平"两个字，可以理解为互词，即同义词。

通读仲景之书可知，仲景明辨病人"癥结"的秘诀，就是平脉辨证。平脉辨证是治病求本，分析病机，明辨证候的根本。明确一下，以上所说的治病求本的那个"本"，分析的那个"病机"，明确的那个证候之"证"，都是一个意思，即明确病性（寒热虚实）、病位（在表在里，在脏在腑）、病势（轻重、病向之趋势）。传统中医学分析病性、病位、病势的依据主要是依靠望、闻、问、切四诊。仲景书审病辨证，重视四诊合参，而特别重视"平脉"在审病辨证论治中的神奇作用。举例如下。

一、伤寒六经病主脉与杂病脉举例

（一）伤寒六经病主脉

（1）太阳病主脉：浮。第1条："太阳之为病，脉浮，头项强痛而恶寒。"

（2）阳明病主脉：大。第186条："伤寒三日，阳明脉大。"第180条："阳明之为病，胃家实是也。"

（3）少阳病主脉：弦细。第265条："伤寒，脉弦细，头痛发热者，属少阳……"第97条："血弱气尽，腠理开，邪气因入，与正气相搏……小柴胡汤主之……"

（4）太阴病主脉：缓弱。第278条："伤寒脉浮而缓，手足自温者，系在太阴……"第280条："太阴为病，脉弱……"

（5）少阴病主脉：微细。第281条："少阴之为病，脉微细，但欲寐也。"

（6）厥阴病主脉：弦。《素问·平人气象论》："春胃微弦曰平，弦多胃少曰肝病，但弦无胃曰死。……"足厥阴肝与足少阳胆的主脉是弦。但任何病之病因病机，有常亦有变，厥阴亦如此，如第327条："厥阴中风，脉微浮……"第351条："手足厥寒，脉细欲绝者，当归四逆汤主之。"第365条："下利，脉沉弦者，下重也……"

（二）杂病脉证举例——血痹虚劳病脉证并治第六

第2条："血痹阴阳俱微，寸口、关上微，尺中小紧，外证身体不仁，如风痹状，黄芪桂枝五物汤主之。"

第3条："夫男子平人，脉大为劳，极虚亦为劳。"

诸家对大脉与极虚脉之病因病机的理解有所不同，师其大意可也。大脉与极虚脉有哪些具体表现呢？此下诸条之脉都可用"大"与"极虚"归类。例如：第4条之脉"浮"；第6条之"浮大"；第8条之"芤迟"；第12条之"弦而大"；皆大脉之类也。第7条之"浮弱而涩"；第9条之"虚弱细微"；第11条之"沉小迟"；皆极虚脉之类也。由于虚劳病之病机复杂，故临床常见复合之脉。

（三）危急重病之脉举例

《伤寒论》第315条："少阴病，下利，脉微者，与白通汤。利不止，厥逆无脉，干呕烦者，白通加猪胆汁汤主之。服汤，脉暴出者死，微续者生。"

《金匮要略·水气病脉证并治》篇第10条："脉得诸沉，当责有水，身体肿重，水病脉出者死。"

《金匮要略·肺痿肺痈咳嗽上气病》篇第3条："上气面浮肿，其脉浮大，不治。"

二、《伤寒杂病论》仲景脉法特点

笔者于2020年10月出版的《古代脉学名著与名医脉案导读》一书的"附文"之一是：汉晋典籍中脉诊学创建历程之求索。摘录相关内容如下。

1. 仲景书脉法特点提要 秦汉时期的中医药学经典著作，为中医之根基。仲景之书每一篇的篇名都是曰"辨某某病脉证并治"，这足以说明，仲景临证重视脉诊、重视脉与证合参，以识病辨证论治。这种思想应予以高度重视。

那么要问：仲景脉法有何特点？仲景书中如何论述寸口脉诊法与遍诊法呢？陈修园有一段总结性的论述，他说："论中言脉，每以寸口与趺阳、少阴并举……是遍求法，所谓撰用《素问》《九卷》是也。然论中言脉，不与趺阳、少阴并举者尤多，是独取寸口法，所谓撰用《八十一难》是也。然仲景一部书，全是活泼泼天机，凡寸口与趺阳、少阴对举者，其寸口是统寸、关、尺而言也。与关、尺并举者，是单指关前之寸口而言也……"陈氏此论，指出了仲景脉法之渊源及具体诊脉法。通览《伤寒论》《金匮要略》全书可知，仲景脉法正如陈氏所说，"是独取寸口法"尤多。由此可以断言，仲景对《难经》提出的"寸口者，脉之大会"特别重视，并且把《难经》"独取寸口，以决五脏六腑死生吉凶之法"的脉法付诸实践。自《难经》创立了"独取寸口"之后，加之仲景的重视和运用，对后世医家产生了巨大而深远的影响，故王叔和的《脉经》及历代脉书、医案多沿袭着独取寸口的脉法，而《素问》三部九候的遍求诊脉法便很少运用了。目前，临床上仍是以寸、关、尺定三部，以浮、中、沉为九候之"独取寸口"的诊脉法为主。

2. 仲景书中的寸口脉诊法统计　北京中医药大学聂惠民教授总结说："《伤寒论》为三百九十八条，一百一十三方，其中脉证并举的，有一百三十五条，共叙述六十种脉象，其中单脉十种，相兼脉四十二种（编者按：所述 60 种与 10 种 +42 种之和不符合）。《金匮要略方论》共三卷二十五篇，全书包括四十多种疾病，共载方二百零五首（其中四首只载方名而未见药味），其中脉证并举的达一百二十多处，脉象达六十九种，单脉十八种，相兼脉五十一种。因此，《伤寒杂病论》虽非脉学专著，但对脉象及主病已形成理论体系，而且是以脉证紧密结合为特点进行辨证论治。"（《中医脉诊学》第 87 页）以上统计可知，仲景书中脉证并举的方证大约占三分之一，论及脉象的原文，或为单脉，或是相兼脉，但以兼脉者居多，如此之脉，反映了复杂的病情。

3. 仲景书中寸口脉诊法之特点　仲景诊脉的特点，主要体现在依据脉象诊断疾病、解释病机、鉴别病情、确定治疗、判断预后等五个方面，举例如下。

（1）依据脉象诊断疾病　《伤寒论》第 265 条曰："伤寒，脉弦细，头痛发热者，属少阳。"《金匮要略》第六篇第 3 条曰："夫男子平人，脉大为劳，极虚亦为劳。"

（2）依据脉象解释病机　《伤寒论》第 134 条曰："太阳病，脉浮而动数，浮则为风，数则为热，动则为痛，数则为虚……"《金匮要略》第五篇第 4 条曰："寸口脉沉而弱，沉即主骨，弱即主筋，沉即为肾，弱即为肝……"仲景常用二种、三种及四种错综复杂的脉象以解释病机。

（3）依据脉象鉴别病情　《金匮要略》第四篇第 1 条曰"疟脉自弦"，而"弦迟者多寒，弦数者多热"。又如，第七篇第 1 条曰"脉数虚者为肺痿，数实者为肺痈"。

（4）依据脉象确定治疗　《伤寒论》第 256 条曰："……脉滑而数者，有宿食也，当下之，宜大承气汤。"《金匮要略》第十五篇第 16 条曰："诸病黄家，但利其小便；假令脉浮，当以汗解之，宜桂枝加黄芪汤主之。"

（5）依据脉象判断预后　《伤寒论》第 315 条曰："少阴病，下利，脉微者，与白通汤。利不止，厥逆无脉，干呕烦者，白通加猪胆汁汤主之。服汤，脉暴出者死，微续者生。"《金匮要略》第十四篇第 10 条曰："……水病脉出者死。"

4. 几点说明

（1）仲景书为临证"活人书"，其撰集原则是切合读者临床实用，故其诊察疾病的四诊之一——脉诊，是在《内经》《难经》的基础上去繁取精，并有所创新，以切实用。

（2）仲景书最大的特点是脉与证结合，四诊合参，将理法方药融为一体。此为"勤求古训，博采众方"，师承"医经"与"经方"两大体系之结果，堪称理论与实践相结合之典范。

（3）仲景书之切诊法，不仅重视切脉，并且重视腹诊。学者在深入研究切脉法的同时，切不可忽视腹诊的应用。笔者编著的《伤寒杂病论研究大成》第286页，就有仲景"腹诊论"之专题研究。明代李中梓的一个案例可以说明腹诊的价值（引录于后文第四部分）。历史在发展，科学在进步，现代科学与西医学之"遍诊法"值得我们反思。例如，目前B超检查的部位之一是颈动脉，若颈动脉有斑块，则视为脑血管病的危险因素。再就是腹主动脉检查，若有腹主动脉瘤，则为危及生命的潜在病变。因此，作为一名现代中医，应该接受新事物，研究新问题，将古人之遍诊法的经验与现代之"遍诊法"融会贯通，以扩大中医学"四诊"之范围，从而提高诊治水平。

三、仲景脉法源流述要

上面说到的笔者编著的《古代脉学名著与名医脉案导读·附文》之一："汉晋典籍中脉诊学创建历程之求索"，既探索了仲景脉法之源，又探索了仲景脉法之流的第一部脉学专著《脉经》，而《古代脉学名著与名医脉案导读》之《上编·古代脉学名著导读》所收录元、明、清五名医家的五部著作，是仲景脉法之流的五部脉诊法之代表作。摘其要讨论如下。

（一）仲景书脉法之源

1.《黄帝内经》中的遍诊法与独取寸口诊法　前已论及，脉诊的起源是对人体血脉、经络的遍诊法。这正如《汉书·艺文志·方技略》所曰："医经者，原人血脉、经络、骨髓、阴阳、表里，以起百病之本，死生之分。"《内经》的成书年代大约在西汉时期，但其收载的内容跨度较长，主要反映了战国与秦汉时期许多古代医家的大量医学文献，其内容之丰富多彩，真是百花齐放、包罗万象，其中就有脉诊法的起源，即遍诊法的初创阶段与趋向于精细规范阶段的文献记述，又有独取寸口法之萌生与深化的求索。几点说明如下。

（1）《内经》中的独取寸口脉是一指诊法，还设有精细至后世的寸、关、尺之三部九候诊法。

（2）《内经》中既重脉诊，有许多论脉为主的专篇，如《素问》之"脉要精微论""平人气象论""玉机真脏论""三部九候论"等，又重望、闻、问等诊法。明确说"能合色脉，可以万全"。又说："善调脉者，不待于色。能参合而行之者，可以为上工。"（《太素·卷十五》）还需要说明，《内经》中有的篇只论病而很少论脉，如咳、痿、痹等篇。

（3）《内经》中的脉诊法还不尽统一，脉诊之名称、脉象之特点还详略不一，既有典型较为规范之脉名，如浮与沉、大与小、滑与涩、数与迟等脉象，又有非典型而特殊的脉象，如季节脉、真脏脉等，还有不易索解之脉。

（4）《内经》中还有腹诊法、舌诊法之端倪，虽属于初创而简略，却为后世仲景腹诊法与清代舌诊之先导。

总之，《内经》是中国医学史上现存最早的最为重要的典籍，其中记载的脉诊法，对于研究脉法的来龙去脉、继承发展具有十分重要的意义。

2.《难经》中的独取寸口脉法与遍诊法　《难经》的成书大约在东汉时期，为学承《内经》与羽翼《内经》之作，故后人将《内经》与《难经》并称为"内难"。

《难经》一书的内容有一个最大的特点，就是对脉学非常重视。有两点为证：首先，《难经》全书八十一难的开首第一难就是论脉，从第一难至二十一难都是论脉诊，这占了全书篇幅的1/4强。再者，《难经》论脉之特点，主要是"独取寸口"法，而遍诊法的内容很少。几点说明如下。

（1）《难经》确立的"独取寸口"之三部九候诊法，对《脉经》及后世影响深远。

（2）第八难论述的"寸口脉平而死者"与第二十一难之脉与形不合的问题值得重视。

（3）第十六难论述的"腹诊"值得研究。

（4）《难经》的作者是一个"谜"，有的说出自秦越人扁鹊之手，这根据不足，不可信。还有的认为是先秦名医的集体之作，或认为是六朝人（一般是指历史上三国至隋朝的南方六个朝代）的伪托。可以说是众说纷纭，莫衷一是，有待考证。

（二）仲景书脉法之流

1.《脉经》的独取寸口脉法及其承前启后之成就　《脉经》为王叔和所著。在考究《脉经》的内容之前，有必要先考证王叔和的生平年代。笔者曾撰写《魏·王叔和撰次〈伤寒论〉考究》一文（《伤寒杂病论研究大成·上部》附录，458页），明确王叔和为魏太医令。其意义在于："他在任魏太医令时整理撰次仲景遗论，与仲景几乎耳目相接，且叔和与仲景弟子卫汛亦有交谊，则叔和乃深知仲景者。这对于考信仲景遗著，颇有意义。"（《伤寒论文献通考》第51页）于近日（2019年11月2日）在海南琼海市举办的仲景学术会上，有缘结识陈雁黎老（新疆昌吉州中医院），陈老关于王叔和生平的考证，笔者认同。引录如下：王叔和"生于东汉末年，壮于魏，卒于西晋。叔和与仲景之时代相距极近，若不为师弟之谊，亦必相知无疑。……王叔和至西晋尚存，或仍为太医令，故医家通称'晋太医令王叔和'，而《甲乙经序》称'王叔和为魏太医令'。称其为'晋王叔和'，乃就其卒年而言；称其为'魏太医令'，乃就其整理仲景遗著而言"。

《脉经》是中医学史上第一部以脉诊学为主的专书。其成就是总结过去，规范脉法，为后世医家所宗。《脉经》首先明确了24脉之脉名与脉象特点，明确了寸、关、尺分部及分主脏腑，将脉诊与病证紧密结合等等，使脉诊成为中医学中的独立学科，从而易于临床推广。此外，《脉经》还收载了许多古代文献资料，使这些重要文献免于散佚。自《脉经》问世以后，脉学进入了一个新时期，其后至今将近两千年，脉学著作虽多，但基本上都是师承叔和脉法。总之，《脉经》为秦汉脉法之传承与革新，后世脉法之开端与典则。

《脉经》著成后即传于世。高湛《养生论》说："王叔和，性沉静，好著述，考核遗文，采摭群论撰成《脉经》十卷。"（见《太平御览》及《册府元龟》）。其后《名医传》谓王叔和"性度沉静，通经史，穷研方脉，精意形切，洞识修养之道"。这说明，王叔和在当时就是水平高影响大的人物。王叔和的著作传于后世的，一是撰次仲景《伤寒论》，再就是自著《脉经》。几点说明如下。

（1）《脉经》在平脉辨证方面的贡献：王叔和可谓张仲景的"得意弟子"和仲景医学的优秀传人。王氏准确把握了张仲景医学思想之精髓，其表现之一，就是他撰集的《脉经》十分重视仲景书中脉与证相参的思想，具体论述了脉诊在审病辨证论治中的作用。

（2）《脉经》在收集古代文献史料方面的意义：《脉经》在编撰过程中收载了大量以论脉为主的古代文献资料，其中包括了《黄帝内经》及其前后的典籍和名家的遗论。这些宝贵的遗论为我们研究先人们诊脉的经验提供了难得的古代文献。

（3）《脉经》对后世的影响：《脉经》对后世的影响无疑是深远的。自《脉经》问世以后，中医脉法就基本上以王叔和为宗师了。《脉经》脉法对后世的影响，可以归纳为如下四点。

第一，《脉经》在中医脉诊学上起到了承前启后的作用，使后人的脉诊有法可循。

第二，《脉经》以后的脉学之著，可以说绝大多数是《脉经》的传承之作。因此，尽管有的医者终生未读《脉经》原著，但他所学的名著脉法大体上还是《脉经》之法。

第三，《脉经》之后，不少脉学专著在《脉经》的基础上有所补充、发展以及提炼升华，但重大的进步与突破还没有。

第四，回顾将近两千年的历史，无数名医志士在临床实践中以《脉经》为基础，认真研究，潜心著述，为后人留下了大量的诊脉法的文献。对上述源于实践而凝结的理论升华加以整理，系统研究，必将在脉诊学上做出贡献，并可带动中医四诊及整个中医诊断学的发展，期望有所创新。笔者不才，努力编著的《古代脉学名著与名医脉案导读》，就是一种尝试。

2. 元、明、清五部脉诊专著述评

我通过阅读、编注任应秋先生推荐的五部古代脉学名著之后，确实很有收获，开阔了眼界、丰富了知识，为临证水平的提高夯实了基础。这五部脉学专著，篇幅都不长，文字最多的李中梓《诊家正眼》不足5万字；最少的滑寿《诊家枢要》只近1万字；张景岳《脉神章》约2.5万字；张璐《诊宗三昧》近4万字；周学海《重订诊家直诀》近2万字。总计约14万字（其中少数文字为校注内容）。这五家之著皆学本《内》《难》与仲景书等秦汉经典，兼采名家之长，融合独自研究成果而成书。五家著作之不同学术价值，笔者评论如下。

（1）《诊家枢要》：此书是历史上继第一部以脉学命名的著作《脉经》之后，又一部早期的脉学专著。二者的区别：《脉经》内容多而杂，虽以《脉经》命名，却非论脉专著；《诊家枢要》则为少而精的论脉专著。滑氏论脉，引据《内经》，独立思考，善于提炼要点，有所创见，被后世医家所尊重。

（2）《脉神章》：分上、中、下三卷。上卷为摘录《内经》脉学原文。下卷为摘录《难经》、仲景书及数家名医脉义。中卷是张景岳研究脉学之成果，其理论与临床融通，文理并茂，为博学者之著，上乘之作也。笔者建议：上卷与下卷浏览可也，中卷应当认真阅读。

（3）《诊家正眼》：分上下两卷。其上卷节录经典著作之论脉要点，注释精当。下卷论28种脉，每种脉之体象、主病或兼脉，皆以四言成句，言简意赅；最后为"按"语，将经典与数位名家脉论融会贯通，以详述各脉之特点、主病及类脉鉴别等，并批驳高阳生《脉诀》之伪。总之，李氏之著，为难得的脉学专著，应首选精读。

（4）《重订诊家直诀》：分上、下两卷，为周学海在潜心研究而撰写的《周氏脉学四种》（《脉义简摩》《脉简补义》《诊家直诀》《辨脉平脉章句》）专著的基础上，"特撮其要者，简之又简，别为此编"。读过《直诀》之后，首先应肯定的是，周氏致力于脉学之研究，确有独到的创新见解，值得重视。但是，有些篇节，理论抽象，难以理解，不必死抠，浏览可也。

（5）《诊宗三昧》：此书涉及佛学，贯穿着《内》《难》、仲景之学，为临床经验

的结晶。张璐年寿八旬，终其一生献身于中医，令人敬重！但张氏著作，不及滑氏之作少而精，不及李氏之作详而实，不及景岳之作文理并茂，不及周氏之作有所创见。笔者原以为，张璐此著乃晚年高寿之作，理应更有价值，也确有一定的理论与临床价值。但由于张氏晚年精力不及，此作为门人弟子、后嗣（长子张登、次子张倬都有著作）协助整理而成，故影响了其价值。总为名家之作，浏览可也。

总之，若读者时间有限，不能通览五种名著，应选读以下重点内容，即《诊家正眼》《脉神章·中卷》《诊家枢要》以及《重订诊家直诀》上卷，其《诊宗三昧》的部分篇节可以读。总之，应下苦功夫读点名医脉学名著，为成就良医打下脉学基础。

我反复思考后推测：寸口脉是人体生命活动之精微变化的反映中心。生命活动一旦失调、失常，便可以从脉象之"位、数、形、势"与"微、甚、兼、独"等诊脉八法（详见《重订诊家要诀》）诊察出来，以判断病性（疾病性质）、病位（疾病部位）、病量（病之轻重程度）、病势（病之发展趋势）。这种指下功夫，只有精通中医脉学与临证经验丰富的名医高手才能做到。

一个雄辩而不能否认的事实：自古至今，几乎所有名医大家都是诊脉的高手并名垂青史。我们这些后来人只有脚踏实地向古圣先贤学习，用先人们智慧的结晶来丰富自己，才能践行传承精华、弘扬国粹、惠及苍生的使命！

四、诊脉之七要与三宝

为了帮助读者明了诊脉的要点，笔者总结了诊脉之七要与三宝。先说七要，后谈三宝。分述如下。

1. 诊脉七要　即诊脉必须要明确与做到的七项要点。

一要积神于心。此指脉诊的学习过程，必须"在平日讲求精切，阅历既多，指下之妙得之于心"（费伯雄语）。李东垣说："按其脉知其病，谓之神。"

二要诊必大方。即举止从容，仪态庄重，此医者之修养，由此而心正，心正于内，神必积之。孙思邈说："夫大医之体，欲得澄神内视，望之俨然，宽裕汪汪，不皎不昧。"

三要虚静为保。虚者，即心无杂念，虚怀若谷。静有两义：一是诊脉的环境要静；二是医者之心要静。费伯雄说："临诊时，虚心静气，虚则能静，静则能细，以心之灵通于指端，指到心到会悟参观。"

四要调息定气。即调平医者的呼吸之气，方可诊察患者脉象之迟数等。朱肱说："凡诊脉，以气息平定方下指。"

五要体位适中。即医者之体位要端庄，以适合诊脉。病人之轻者，宜正坐、直腕、仰掌，病人之重者，宜正卧、直腕、仰掌，乃可诊脉。

六要时间合理。患者急切来诊，或饮食之后，或精神波动之时等，皆可影响于心，皆应待其心静、胃和、神安之后，才宜诊脉，切脉之时不可草率从事，起码应认真切脉1分钟以上，特殊病人与病种必须诊数分钟，才能诊察太过不及、复杂病变之脉。

七要指法讲究。指法是脉诊的手指基本功，包括调指与用指两个方面。分述如下：先说调指，调指应注意三点：一是平齐指端；二是运用指目；三是心与脉平行（即诊脉时医者与患者宜对面相坐、二者手腕至肘部皆与心脏基本平行）。再说运指，运指是指医者诊寸口脉之寸关尺三部时三指指法的具体运用。择要而论，则为举按与推移之两法。举按是脉诊之基本指法，而推移是将手指移动于脉道之上下、内外，以探察举按法所不能察觉之脉象。举按法是浮沉之诊，推移法则是纵横之诊。此外，切脉还有一个一般医者不去讲究，但又有必要明白的寸口脉之诊法，即总按法与单按法，简述如下。

一般而言，如果诊察人体生命活动之卫气、营血、脏腑、经络的整体病变，应该采取寸关尺三部总按法。如果诊察某脏某腑的局部病变，则需要采取单按法。单按法既可以依次诊察寸关尺各部，又可以有选择地重点诊察某一部。例如，杨仁斋说："先按寸口，次及于关，又次及于尺。"以及《脉诀刊误》所说的："以食指于高骨之前，取寸口脉；再下中指诊关上脉，诊关上毕，复微微抬起中指；又下无名指于高骨之后，取尺中脉。"都是依次诊寸关尺的单按法。而寸口脉的三部九候法，在指法上即属单按法。

实际诊脉时，两者常常结合使用。一般先总按，以察脉象的整体变化，然后再单按以察各部的变化。林之翰《四诊抉微》具体地指出："凡诊先以三指齐按，所以察其大纲，如阴阳表里、上下来去、长短、溢脉覆脉之类是也。后以逐指单按，所以察其部分，每部下指……浮候、中候、沉候，以消息之断病，何部异于众部，便属此部之病。"

由于诊者三指的感觉不同，以及一指与三指按脉对脉搏的影响不同，所以有时单按与总按所察觉的脉象，会有所不同。其不同的具体病变机理，详见正文之周学海《重订诊家直诀》相关内容。

总之，积神、正身、虚静、调息是诊脉求神密不可分的四点，而体位、时间、指法是正确诊脉的三项要求。

2. 诊脉三宝　人身之三宝为精、气、神。这三宝落实到脉诊上，即胃、神、根。彼三宝与此三宝的关系：精者，本于根也；气者，源于胃也；神者，脉必有神也。人生过程中有病、无病，病之轻重缓急，都会在脉象上反映出来，诊脉之要领，则如程钟龄《医学心悟》所说："脉有要诀，胃神根三字而已。"将诊脉之三宝简析如下。

首曰胃：胃者，平人脾胃之常气也。《经》曰："有胃气则生，无胃气则死。"平人之有胃气的表现：脉来从容和缓，悠扬圆柔，来去如一，应指有力。四者并存，谓之有胃气。

二曰神：张景岳说："善为脉者，贵在察神，不在察形。"何谓神？有胃气即有神。《灵枢·平人绝谷》篇曰："故神者，水谷之精气也。"许多医家都以缓字论胃气，所以《三指禅》说："缓即为有神。"而孙光裕则论之更详，他说："所谓神，滋生胃气之神也。于浮沉迟数之中有一段冲和神气，不疾不徐，虽病无虞，以百病四时皆以胃气为本是也。"所以，有胃气就是脉中有神。还有，李东垣说："脉中有力，即有神也。"程钟龄进一步说："当于中候求其神气，中候有力则有神矣。"以脾胃居中也。

三曰根：脉贵有根的思想，于《难经》曰："上部无脉，下部有脉，虽困无能为害。所以然者，譬如人之有尺，树之有根，枝叶虽枯槁，根本将自生。脉有根本，人有元气，故知不死。"脉之有根应有两义：一为尺部，二为沉候。这正如李中梓《医宗必读》所说："两尺为肾部，沉候之六脉皆肾也。然两尺之无根与沉取之无根，总之，肾水绝也。"

总之，脉贵有胃、有神、有根，三者密不可分。临证之中若能知常达变，可谓良医矣。

五、结语——对仲景脉法与中医脉诊学的诊评

中医脉诊之所以称为"学"，就在于古圣先贤们对寸口脉之精微脉理的认识，发挥他们各自的才能、集体的智慧，创建了一整套脉法脉理的理论体系。这些智慧的结晶在人类认识疾病的历史上独一无二，神妙难言矣！

笔者参阅文献，独立思考，深思熟虑之后，对仲景脉法与其他诊法的关系做出三点评价。

（1）独取寸口诊法与遍诊法各有所用，不可偏废。

（2）脉诊固然独具特色，但望、闻、问三诊各有特色，故脉诊不能代替其他三诊。

（3）诊脉与望舌是中医诊断学两大特点，理应兼学互参。

总而言之，脉诊是中医诊断学最具特色、最为神奇的识病辨证方法。如此方法举世无双，为中医走遍天下无对手之"名片"。因此，学中医者，一定要下点功夫学习脉学，研究脉理，明确脉法，用于临床，才能成为一名合格的中医。此乃成为良医的基础。

新编脉学歌诀

为了使读者对诸脉有个提纲挈领地把握与便于记忆，笔者参阅李时珍《濒湖脉学》27 种脉之体状诗、相类诗、主病诗等七言歌诀；李中梓《诊家正眼·下卷》28 种脉之体象、主病、兼脉而编的四言歌诀以及后边的"按"语，并结合自己对诸脉医案的分析归纳，经过反复思考、精心提炼，对本书下编分列的 36 种脉案之每种脉象，都编写了四句七言歌诀。

通过上述参阅研究后发现，李中梓（1588~1655）编著的书对李时珍（1518~1593）的《濒湖脉学》具有传承及发挥的关系。

两家的著作相互比较：

李中梓对于脉之"体象"的四句四言诀与李时珍的四句七言"体状诗"，均以简述脉象特点为主，但李时珍还兼论主病。

前者所论"主病"与后者所论"主病诗"，皆简述某种脉之三部九候所主病症。前者所论"兼脉"一项，后者未专列；后者所论"相类脉"一项，前者未专列，而是在论述每种脉的最后"按"语中加以论及。

将上述几点比较后融会贯通之，可以总结如下：在中医学的历史发展长河中，先圣后贤之著作，薪火相传，立足传承，又有所发挥、发展、发明而加以提高。

笔者编著出版《古代脉学名著与名医脉案导读》，主要是传承古圣先贤之脉学精华，夯实中医根基，为了弘扬中医而不懈努力。以下将笔者编写 36 种脉案之首"新编脉学歌诀"转录于此。

1. 浮脉
浮如木在水中浮，举之有余按不足，
有力表实无力虚，三部九候兼类殊。

2. 沉脉
沉脉按之始能见，平脉软滑筋骨间，
有力里实无力虚，数热迟寒滑为痰。

3. 迟脉
迟脉一息至惟三，阳不胜阴气血寒，
有力积冷无力虚，虚寒证治要分辨。

4. 数脉
数脉一息六至间，唯有儿童作吉看，
寒热虚实皆可数，有力无力是关键。

5. 滑脉

如盘走珠为滑脉，妇人见之定有胎，
滑脉百阳元气衰，痰生有病食生灾。

6. 涩脉

往来蹇滞涩脉形，精亏血少或瘀停，
濡润必滑枯槁涩，女人非孕即无经。

7. 虚脉

浮大软缓合四形，按之豁豁脉虚空，
虚脉而迟为虚寒，病异兼脉各不同。

8. 实脉

浮沉有力大且长，邪热积聚血实状，
人体内外诸般病，脉实总为邪猖狂。

9. 长脉

过于本位脉名长，长而和缓春生象，
长而盈实火气盛，邪去病除自安康。

10. 短脉

"长则气治"脉为平，"短则气病"涩小形，
阳煦阴濡自和缓，气衰血少脉难充。

11. 洪脉

脉如洪水拍拍然，来盛去衰似波澜，
洪大有力邪实病，按之少力正虚勘。

12. 微脉

微脉极细似有无，欲绝非绝脉模糊，
气血大衰诸虚证，久病逢之难救乎！

13. 细脉

脉细如线应指明，血少气弱虚损情，
阳虚阴虚夹杂证，脉力不同应分清。

14. 濡脉

"三脉"相类皆细软，弱沉细中濡浮焉，
阴血亏虚精髓枯，脾虚湿侵见右关。

15. 弱脉

弱脉沉细少力矣，老弱犹可新病急，
阳衰阴弱气内陷，三焦病变总为虚。

16. 紧脉

紧脉弹指如转索，正邪交争主病何？
客邪诸痛内外病，实证可医虚难活。

17. 缓脉

从容和缓如春风，和平之脉不主病，
诸脉尚缓有胃气，惟考兼脉断病情。

18. 弦脉

端直以长如琴弦，主肝主痛主饮痰，
虚实诸病皆可见，《诊宗三昧》有细言。

19. 动脉

寸口脉动因痛惊；寸口脉弱悸内生，
妇人脉动妊子象，滑动急数而得名。

20. 促脉

促主阳盛快时停，实证多见或虚情，
气血痰食内外因，阻遏正气之运行。

21. 结脉

结属阴盛缓中停，寒则停滞气血凝，
结而有力为积聚，无力虚衰温补中。

22. 代脉

止有定数名曰代，止不能还良久来，
代脉原因脏气衰，个别病情可例外。

23. 革脉

革脉浮取如鼓皮，外表绷紧内空虚，
五劳七伤病日久，精血亏损根枯矣。

24. 牢脉

实大弦长脉体焉，脉位常居沉伏间，
弦大而芤为革脉，革虚牢实要分辨。

25. 散脉

散似杨花散漫飞，有表无里性命危！
妇人之情可例外，产为生兆胎为坠。

26. 芤脉

芤脉浮大软如葱，两边俱有中央空，
卒暴失血气大虚，以血为形行脉中。

27. 伏脉医案

伏脉推筋至骨寻，隐伏更比沉脉沉，
气血火郁脉有力，沉伏无力虚寒甚。

28. 疾脉

疾为阳极阴气竭，脉率急速至快也，
邪气亢极或虚甚，四诊合参细分别。

29. 大脉

大与小脉正相反，大则病进邪实见；
脉大为劳精气虚，貌似有余按之软。

30. 小脉

"大则病进小则平"，正气未复邪气穷，
脉小坚实病在内，小弱而涩久之病。

31. 丝脉

极细之脉如蛛丝，古无专论需辨识，
危急重病为极虚，争分夺秒快救之。

32. 复合、复杂、特殊脉

复杂特殊之病情，三部九候脉不同，
脉理精微确难辨，专心研究可分明。

33. 危急重症脉

危急重症脉离奇，诊治得当生可期，
三因为患千般病，自古以来靠中医。

34. 脉与症不合，应理性释脉

"脉不应病"古人说，元气病气两相脱，
理性释脉应客观，舍脉从症或从舌。

35. 无脉诊

护家绝技三指功，明辨病情与死生，
却有名著罕脉诊，其中缘由谁说清？

36. 脉与舌及四诊合参

脉学经典尊秦汉，自古至今皆承传，
舌诊萌芽始岐黄，历代发展清完善，
望闻问切不可偏，四诊合参才周全，
学好脉理勤临证，衷中参西法圣贤。

以脉定证与以脉测证论

导读：中医学脉理精微，人体之病复杂多变。古圣先贤在凭脉确定病证方面积累了丰富的经验，上升为系统的理论。但是，并非凡病皆能以脉定证。对于复杂的病情，只能依据脉象推测病情。传统中医审病辨证论治力求准确的万全之策是四诊合参。医圣张仲景如何以脉定证与以脉测证呢？请看本文。

《伤寒论》第 140 条曰："太阳病下之，其脉促，不结胸者，此为欲解也；脉浮者，必结胸；脉紧者，必咽痛；脉弦者，必两胁拘急；脉细数者，头痛未止；脉沉紧者，必欲呕；脉沉滑者，协热利；脉浮滑者，必下血。"此条比较费解。仲景脉诊有其独特的学术思想体系，很值得深入研究。刘渡舟先生《伤寒论讲稿》针对这第 140 条提出了一个论断，他说："这一条是论述太阳病误下后，'以脉测证'之法……但是，'以脉测证'和'以脉定证'是不一样的。"二者有什么不一样呢？笔者收集王叔和撰次之《伤寒论》辨脉证法第一、平脉法第二、伤寒例第三及辨"六病"脉证并治、杂病证治相关条文，探讨如下。

首先分析以脉定证，再分析以脉测证。

一、以脉定证

所谓以脉定证，即张仲景凭借脉诊就可以分辨阴阳，判断病证，确定治疗。

（1）以脉分辨阴阳、分辨表里脏腑。

（2）以脉分辨六经病与杂病。

（3）以脉确定治疗方法。

总之，脉症合参，以脉定证，辨证论治，是仲景书的主线，也是中医学的主要特色之一。

二、以脉测证

所谓以脉测证，即凭借脉诊，预测证候。

《伤寒论·辨脉法》第 27 条曰："诸浮数脉，当发热，而反洒淅恶寒，若有痛处，饮食如常者，蓄积有脓也。"此条凭脉推测到"当发热"，但何种病因导致的发热呢？下文明示，必须要联系症状才能判断。

《平脉法》第 37 条"问曰：上工望而知之，中工问而知之，下工脉而知之，愿闻其说。师曰：病家人请云，病人苦发热，身体疼，病人自卧。师到，诊其脉，沉而迟者，知其差也。何以知之？若表有病者，脉当浮大，今脉反沉迟，故知愈也。假令病人云腹内卒痛，病人自坐。师到脉之，浮而大者，知其差也。何以知之？若里有病者，脉当沉而细，今脉浮大，故知愈也。"章楠注解本条说："邪在表，脉必浮大，反沉迟者，故知其邪退而愈也。然此明其大端，非定理也。如太阳下篇，有头痛发热身痛之表邪而脉反沉，为阳证见阴脉，用四逆汤救里者，故必兼审外证，方可断之……腹痛者，阴邪内结，脉当沉细，若反浮大，其气已通，故知其病愈。上条表邪，此条里邪，皆凭其脉而明其大端也。"（《伤寒论本旨·卷八·脉证合参》）

《平脉法》第 55 条"问曰：曾为人所难，紧脉从何而来？师曰：假令亡汗，若吐，以肺里寒，故令脉紧也。假令咳者，坐（按：因为）饮冷水，故令脉紧也。假令下利，以胃虚冷，故令脉紧也"。此条三个"假令"，推测"紧脉"主病非止一端，客寒外袭与虚寒内生皆可致紧脉。

辨六经病脉证并治之以脉测证的原文不再列举。只从以上《伤寒论·辨脉法》第 27 条与《平脉法》第 37、55 条以及《伤寒论》第 140 条便可以表明，凭脉可以测证，但是否推测的准确，必须脉症合参。因为，一脉可见数病，数脉又可见一病。只有脉症合参，才能更准确地诊断病证，才能将脉诊落到实处。

结　语

综上所述，"以脉定证"与"以脉测证"是仲景诊察伤寒与杂病的重要内容，但不是全部，还有的条文是以脉解释病机，或鉴别病证，或确定治法，或判断预后。总之，脉诊是中医学最具特色的诊病方法。要成为一位名副其实的好中医，就必须掌握好脉诊。仲景书为我们学好脉诊，四诊合参，辨证（病）论治奠定了坚实的基础，应当深入学习和研究。

第五节　治病法则思辨

中医学的诊治思路，在精准审病辨证的下一步，就是要确定相应的治疗法则。治则与治法有所不同，治则是治病大法，是治疗疾病必须遵循的基本原则；治法是在一定治则指导下，针对具体证候所制定的具体治疗方法。治则与治法都是针对不同性质的病证而采取的治疗方法。下面引录《黄帝内经》中论述治病法则的一段经文。

《素问·阴阳应象大论》曰："因其轻而扬之（病浅表的，宜宣散），因其重而减之（病深重的，使之初步减轻），因其衰而彰之（衰弱的病，用补益法使其强壮）。形不足者，温之以气；精不足者，补之以味（阳气衰弱的，要用益气的药物加以温补；阴精不足的，要用厚味之品加以滋补）。其高者，因而越之（邪在上的，要因势引导，使其从上发越）；其下者，引而竭之（邪在下的，要用通泄的方法引其邪气排除于下窍）；中满者，泻之于内（邪在中而有腹满症状的，可用消导的方法，使其化解于内）。其有邪者，渍形以为汗（邪在表的，可用汤液浸渍熏蒸皮肤，使其发汗）。其在皮者，汗而发之（病在皮肤的，还可以用发汗法发散其邪气）。其慓悍者，按而收之（病势急猛的，要察清病情，迅速加以控制）。其实者，散而泻之（对于实证，要区别表里，表实的宜散，里实的宜泻）。审其阴阳，以别柔刚（要审察清楚疾病属阴还是属阳，辨别其性质的柔刚），阳病治阴，阴病治阳（阳病可以治阴，阴病可以治阳），定其血气，各守其乡（在确定疾病的在气在血，明察疾病的部位而施治）。血实宜决之（对瘀血为患的，宜活血通瘀），气虚宜掣引之（气虚下陷的，则宜用升提之法加以掣引）。"

以上提出治疗学的某些原则和方法，应辨明部位的在上、在中、在下、在表、在里、在气、在血，以及病情的轻重、虚实、缓急等不同情况，正确施治。文中并提出一些具体的方法，如解表、涌吐、消导、疏泄、补益等。对治疗原则的运用，既有"从阳引阴，从阴引阳"的灵活诱导方法，又有"定其血气，各守其乡"的直取病所的方法，既有"因其重而减之"的逐步解决以缓取效的安排，又有"其慓悍者，按而收之"的紧急措施。这些治病法则对后世治疗学的发展，给予很大的启发。

《黄帝内经》针对人体内外上下之病制定了丰富而富有哲理的治则、治法。后世医家师先圣经典，潜心研究，将中医治病法则提炼、归纳为"八法"。程钟龄《医学心悟·医门八法》说："一法之中，八法备焉；八法之中，百法备焉。"笔者《经方八法临证发挥》一书，就是对八法具体运用的研究。

本节收录刘渡舟先生、李赛美教授论文各 1 篇与笔者论文 2 篇。

刘渡舟先生论发汗解表法中的片面性

发汗为邪气在表而设的一种治法。《内经》说："善治者，治皮毛。"又说"其在皮者，汗而发之。"然而，"发汗解表"要先辨出风、寒、暑、湿等邪气的具体情况，然后选用辛温发汗与辛凉解热的相应方剂。这样做叫"辨证论治"，乃是克服主观片面的一个关键措施。

如果医者不从客观的辨证出发，而是从自己的主观愿望，以及思想感情的喜、恶出发，不能把发汗大法一分为二，局限于或温或凉的一个侧面，这就深深陷入"片面性"的泥潭。以上这种情况古时有，现在也有。因为它们是搞主观主义，偏离了辨证论治的要求，在临床上给病人带来了无穷无尽的危害，同时也限制了《伤寒论》的健康发展，所以才有讨论研究之必要。

那么，为什么产生了"片面性"的问题？为什么犯了"片面性"的人，又很固执地难于改正？提起此话，一言难尽。今不揣肤浅，做以下的讨论与分析，希望同道们不吝赐教。

一、在学术上的先入为主

人的知识来于学问，学问能使人眼界开阔，但也能使人心胸狭窄而产生自我与主观。

一般来讲，凡学伤寒者，惯用辛温发汗，而习温病之学，则动手便用辛凉发汗。他们师徒授受，先入为主，门户之见，积习日深，成其自然，而自以为是。天长日久，于不知不觉中，产生了"片面性"的思想，并且还用"片面性"攻击对方，让他们俯首称臣，纳入自己的一派。

二、"矫枉"与"过正"

崇寒与崇温两派，意见相左，而各是其说，互相争鸣。

论战之下，不是东风压倒西风，就是西风压倒东风。况且学术之争，必有"矫枉"之论。由于意气用事，在真理面前，又多迈了一步，从一个极端又走到另一个极端，就会出现"矫枉过正"的毛病。

我认为"矫枉"是对的，因为它把主观片面的思想，纠正到恰如其分的程度，所以属于"实事求是"的一种客观态度。

至于"过正"，则就离了谱，也就发生了错误。因为它从客观上"开倒车"，用偏激过分的思想，又把问题拉到主观片面的上头。

儒家讲："致中和，天地位焉，万物育然。"凡属搞过了头的思想，就必然没有生机，也就不能欣欣向荣地向前发展。

三、要从历史上找原因

自从《伤寒论》问世以来，而为"方书之祖"的称号影响为广深。随之而来的就产生了辛温发汗的片面性。

辛温发汗的习惯与思潮，一直到了金、元时期，出现刘完素遵《内经》之旨，阐发火热病机，才开始扭转了这种情况。

刘完素说："余自制'双解''通圣'辛凉之剂，不遵仲景法桂枝、麻黄发表之药，非余自衒，理在其中矣。故此一时，彼一时。奈五运六气有所更，世态居民有所变。天亦常火，人亦常动，动则属阳，静则属阴，内外皆扰，故不可峻用辛温大热之剂。"

刘完素本着"五运六气有所更，世态居民有所变"的天人相应之理，以及阳动过极，表里内外皆扰的理由，成为公开反对张仲景用辛温发汗的翘楚。

刘完素"火热论"的学说，又经其门人穆大黄、马宗素、荆山浮屠等人的大肆宣扬，其声势所及，也就在所难免地产生了"矫枉过正"的片面性思想。

把辛温发汗压下去，把辛凉解表提上来。到了明末清初之际，又有叶香岩、王孟英、吴鞠通等温病大师相继出现。他们著书立说，多所创新，至此，才有系统地产生了温病学派。

叶香岩擅用古方，又创立卫气营血辨治温病，没有烟火之气，一经指点，便别有洞天，而光彩射人；王孟英才气横溢，对湿、温、疟、痢织出古"经"今"纬"而灿烂夺目；吴鞠通虽服膺叶氏之学，但创用三焦分证，别开生面，又有所前进。以上的几位医家，他们跳出刘完素的热药与凉药搭配的模式，改进创新，另辟蹊径，形成了一种自己的风格，同时也批判地纠正了动手不离麻桂的思潮。

对比之下，犯了辛温与辛凉的片面性而各有其徒，但其中的辛凉派占了上风，大有包打天下之势。这是因为，温病学在历史长河中，经历了金、元、明、清四个朝代，时间跨越为长，故其影响颇深。况且，温病学说多出自南方，具有清新蕴藉的才气，很能吸引广大医务人员的钟爱，在思想上逐渐形成了统治的地位。

古人说"冰冻三尺，非一日之寒"，普天之下造成罢黜辛温麻桂，独崇辛凉银翘，习而不察，蔚然成风，长此以往，伊于胡底？故不能坐视而不加评论。

四、伤寒的"寒"是什么

温病学滥用辛凉以治风寒邪气，它们认为"寒"就是"温"，寒与温的界线，往往混为一谈。其实，寒是寒，温是温，两气各异，岂得混为一谈。

为了说明问题，请看张仲景所引的《阴阳大论》所云："春气温和，夏气暑热，秋气清凉，冬气冰冽，此则四时正气之序也。冬时严寒，万类深藏，君子固密，则不伤于寒，触冒之者，乃名伤寒耳。"又说："中而即病者，名曰伤寒，不即病者，寒毒藏于肌肤，至春变为温病，至夏变为暑病。"

由此可见，《伤寒论》所说的正局，乃是寒邪所伤，而属于六淫之先，至于温病、暑热等病，乃是《伤寒论》的变局，为继发之病，是伏邪所生，居于伤寒之末。

我认为学习《伤寒论》，首先要抓住正局，要确切地承认伤寒的"寒"，就是寒冷之"寒"，不要把它当作温病来对待。

《伤寒论》的文章，有其独特的内涵，它能用"误治"造成的"变证"，在论伤寒的同时而又论"杂病"，它又将"不即病"的伤寒，而统论各种温病的发生，这种借舟抵岸的过渡文法，从文字上看，真真假假，虚虚实实，皆有可能，我们不要死抠字眼，斤斤计较，而难于自拔，只有从中吸收它的辨证论治的内核，才能得到海阔天空的大自在。

《阴阳大论》又说："其伤于四时之气，皆能为病，以伤寒为毒者，以其最成杀厉之气也。"这就明确为我们指出：六淫之中，唯有"寒"邪伤人最重，所以称之为"寒毒"。故其为病也超出其他邪气。所以从历史唯物主义的眼光来看，伤寒在我国也曾有过大的流行。如《伤寒杂病论·序》说："余宗族素多，向余二百，建安纪年以来，犹未十稔，其死亡者，三分有二，伤寒十居其七。"便能心领神会的对这个寒毒肃杀之邪，在我国发生发展的具体情况，"一锤定音"地确知为"寒"而非温。

古往今来，许多医家，对寒邪伤人的重要性心无定见，忽而指为温，忽而指为疫，缺少"画龙点睛"之举。虽笔下千言，总不知"寒"为何物也。

也有人能够认识到"寒"，但又不知寒邪为病的严重程度与它的历史存在，轻描淡写不及仲景之心法，亦良可憾也。

伤寒既然是"寒"而不是"温"，这应当用辛温之法，而不能用辛凉之法，可是在片面性的支配下，反用凉药而治伤寒。这岂不是咄咄怪事。

孙思邈曾说过："尝见大医疗伤寒，惟大青、知母诸冷物投之，极与仲景本意相反。汤药虽行，百无一效。"这反映了在唐代就发生过以凉治寒的这一活生生的事实。现在还有人对我说过："你还给学生讲麻黄汤吗？你用过麻黄汤吗？"其言外之意，真让人啼笑皆非。

五、夏天也有伤寒

友人赵君对余曰：古人说的冬令肃杀之寒邪，到了今天，气候变暖，地气北移，水冰地坼之严寒已不复存在，君何苦执古人书不放，而大讲伤寒与麻、桂辛温发汗之法也？

我说：看问题不能只看一面，要看两面，《伤寒例》叫作"临病之工，宜须两审也"。

因为北京的暑热难捱，君不见"制冷设备"应运而生吗？最时髦的则属其中的"空调机"了。

空调机一开，则飒飒冷气扑面而来，沁人肌肤，一身暑汗顿消。

在贪凉取冷之时，则就不免造成"非其时而有其气"。虽在夏天就得了"空调病"，也可以称之为"伤寒"吧？

老子云："福兮祸所伏"，你能说北京的夏天没有伤寒病吗？

"空调病"据我临床观察，它有恶寒、发热、身痛、气喘、无汗等症。其脉则见浮弦，或者浮紧，其舌苔则白润不干。这同伤寒表实的"麻黄八证"极为相似，我叫它为"空调伤寒"，以资与正令伤寒互相区别。

对于这个病，西医见有高热气喘，痰声辘辘，湿性啰音，多按"肺炎"治疗。然而打针输液等治法，对临床收效甚微。转请中医会诊，因有畏惧麻、桂之片面性，对患者在体表束缚一层寒邪，得不到及时的温散之法。其惯用的辛凉之银翘、桑菊等方，则必然郁阳气，冰伏寒邪，始终得不到外出的机会。

张仲景说："不汗出而烦躁"，这仅是其中的一例。推广其义而言，则有"不汗出而喘"；不汗出而"发热不退"；不汗出而"头痛不解"等。

江西的万有生教授说过："不少人以为流感是热性病，所以要用凉药治疗。初时还以辛凉为主，银翘、桑菊广为运用，后来渐至苦咸寒（如板蓝根）。理由是它们可以抑制病毒生长。至今国内感冒药市场为寒凉药占领。结果是，大量的可用辛温解表的麻黄汤（1~2剂）治愈的风寒感冒患者，却随意用寒凉药，令表寒闭郁，久久不解，酿成久咳不已，或低热不退，或咽喉不利等后果，临床屡见不鲜，而医者、患者竟不知反省。"

以上万老之言，是由衷而发，反映了他对只知用辛凉，而不知用辛温的片面性，有一种焦急不安的心绪。

如果老年人患了"空调病"，因其抵抗力下降，"老怕伤寒"，虽然出现发热，而脉来不浮反沉，浮为阳，沉为阴，阳证见阴脉者为逆，此证危机四伏，死人最速。此证往往伴见痰鸣气喘、指凉不温、精神不振、侧头欲睡，这些证候，叫作"少阴伤寒"。必须当机立断，而急用温经补阳之法：附子 12g，炙甘草 10g，麻黄 3g，急煎与服。方名叫"麻黄附子甘草汤"。使其外散太阳之寒，内温少阴之阳，附子力大气雄，助正匡邪，两治表里，既监麻黄之迅，又增甘草之补，服后多可转危为安。

如果出现心悸、头眩、气喘、背寒、小便不利、身肿腿沉、脉来沉弦、舌胖而苔水滑等证，这是寒伤少阴，心肾阳虚，不能化气行水之过。可用苓桂术甘汤与真武汤合方（附子、桂枝、白芍、茯苓、生姜、白术、炙甘草）温补心肾阳气，以化水寒之阴邪。

结　语

发汗解表，医之大事也。《伤寒论》辛温发汗，仲景之大法也。由于以寒训温，以温统寒，造成辛凉解表的片面性，而使仲景辨证论治之学受挫。读斯文也能鉴吾用心之苦则幸甚矣。

（原载《伤寒论金匮要略教学探索——首届全国伤寒论金匮要略教学研讨会论文集》，广州：广东科学技术出版社，1996.）

李赛美教授试论《伤寒论》制法组方规律

【简介】李赛美，1962年4月出生于长沙市。医学博士，享受国务院政府特殊津贴专家。广州中医药大学二级教授，主任医师，博士生导师，博士后合作教授，伤寒论教研室主任，第一临床医学院经典临床研究所所长。兼任世界中医联合会经方专业学会副会长、方药量效研究学会副会长，中华中医药学会仲景学说分会副主任委员、方药量效关系学会副主任委员，广东省中医药学会仲景学说专业委员会主任委员、广东省中西医结合学会内分泌专业委员会副主任委员。国家重点学科（中医临床基础）学科带头人，国家中医药管理局重点学科（伤寒论）学科带头人，国家精品课程、国家精品资源共享课程"伤寒论"负责人，国家教学团队"中医临床基础"核心成员。荣获全国模范教师，全国教育系统"巾帼建功"标兵，全国"三八"红旗手，全国首届杰出女中医师；广东省高校教学名师，"南粤巾帼十杰""羊城十大杰出女性""羊城好医生"，广州中医药大学首届教学名师。

编者按：李赛美教授为编者主编的《仲景方药古今应用》第1版的副主编之一。编者敬佩李教授的敬业精神与骄人业绩！李教授又乐于助人，在我编著《伤寒杂病论研究大成》之际，她给予热情支持！李教授此文思路新颖，令人省悟。

仲景之方以组方严谨、配伍精当、药少效宏而称雄于世，被誉为"方书之祖"。仲景所著《伤寒论》，载方113首，理法方药一线贯通，无处不体现辨证论治精蕴。其立法，"法内有法"，层次分明；其制方，"方外有方"，多样灵活。方从法立，法由方定，有常有变，交融错构，演绎并编织出一幅变幻无穷的中医治疗图谱。深入探寻《伤寒论》组方规律，对于提高中医辨证论治思维能力，冀其进一步提高临床疗效，无疑是一条有效途径。

一、法内有法

仲景立法，"汗、吐、下、和、温、清、消、补"八法俱备。各经病证皆有常法。如太阳病之汗法、阳明病之清下法、少阳病之和法、太阴病之温法、少阴病之补法、厥阴病之寒温并用法等，为六经病证主症主因而设。由于患者质有强弱，病有兼夹，症有轻重，势有缓急，位有偏颇，则论治有别。

1. 汗法 为表证而设。由于各自情形不同，而呈现峻汗之麻黄汤，取汗之桂枝汤，小汗之桂枝麻黄各半汤，微汗之桂枝二麻黄一汤之层次之变。若兼清里热有大青龙汤、桂枝二越婢一汤，兼和解有柴胡桂枝汤，兼温里有桂枝人参汤、麻黄附子细辛汤、麻黄附子甘草汤，兼利湿退黄有麻黄连轺赤小豆汤。

2. 下法 为阳明腑实证而设。根据病情偏重及轻重不同，有峻下之大承气汤，轻下之小承气汤，缓下之调胃承气汤，润下之麻子仁丸，导下之蜜煎导法、土瓜根导法、猪胆汁导法。由于兼夹有别，又有下瘀血的抵当汤、桃核承气汤，下水饮的大陷胸汤，下燥屎的大承气汤，下热结的大黄黄连泻心汤，通腑退黄的茵陈蒿汤。

3. 和法 和者，调和之意，有和少阳的柴胡汤系列；和气机的四逆散；和营卫的桂枝汤；和表里的桂枝人参汤、柴胡桂枝汤、麻黄附子细辛汤、麻黄附子甘草汤；和阴阳有阴中求阳、阳中求阴、阴阳互补的芍药甘草附子汤、炙甘草汤；协调阴阳、防其格拒的通脉四逆加猪胆汁汤、白通加猪胆汁汤；和寒热有半夏泻心汤、生姜泻心汤、甘草泻心汤、黄连汤、栀子干姜汤、干姜黄芩黄连人参汤；和虚实有厚朴生姜半夏甘草人参汤。

4. 温法 "寒者温之"。根据病位不同，温心阳有桂枝甘草汤、桂枝甘草龙骨牡蛎汤、桂枝去芍药加蜀漆牡蛎龙骨救逆汤；温脾阳有"四逆辈"，即理中汤、理中丸之类；温肝阳有吴茱萸汤；温肾阳有四逆汤、通脉四逆汤、白通汤。依据病机差异，有温阳利水的真武汤，温散寒湿的附子汤，温阳逐饮的三物白散，温阳除烦的干姜附子汤、茯苓四逆汤，温阳利咽的半夏散及汤，温阳降逆的旋覆代赭汤，温阳止利的桃花汤，温阳通痹的桂枝附子汤、去桂加白术汤、甘草附子汤。

5. 清法 "热者寒之"。根据病位不同，清上焦的有栀子豉汤、麻黄杏仁甘草石膏汤；清中焦有白虎汤、白虎加人参汤；清下焦有猪苓汤。依据主症不同，又有清热消痞的大黄黄连泻心汤；清热利咽的甘草汤、桔梗汤；清热止利的葛根芩连汤、白头翁汤；清热退黄的栀子柏皮汤；清热化痰的小陷胸汤。

6. 补法 "虚者补之"。炙甘草汤为补益气阴之祖方，该方"用生地为君，麦冬为臣，炙甘草为佐，大剂以峻补其阴，开素学滋阴之一路也"（柯韵伯）。清代温病学家传承之、发扬之。四逆汤类方，既为治伤寒温阳救逆之剂，又为疗杂病阳气虚衰之方。温中健脾的理中汤（丸），以干姜易茯苓，则为后世补气之主方四君子汤。仲景在《伤寒论》中用补法，还体现在时时刻刻顾护胃气，以阳气为本。如白虎汤中用粳米，十枣汤中用大枣，皆祛邪不忘护胃气。用大承气汤前先与小承气汤试探，"得下，余勿服"，"若更衣者，勿服之"；用大柴胡前先与小柴胡汤；与小柴胡汤前先与小建中汤等，皆寓治病祛邪，慎防伤正之深义。

7. 消法 "其实者，散而写（泻）之"。仲景之消法，主要为消瘀血、消积滞。如桃核承气汤、抵当汤、抵当丸治疗太阳或阳明蓄血证，如有食积者，常加大黄以消之。

8. 吐法 "其高者，因而越之"，是一种因势利导的祛邪方法。仲景用吐，包括吐痰气、吐脓血、吐蛔虫。代表方如瓜蒂散。"呕家有痈脓者，不可治呕，脓尽自愈"。

二、方外有方

仲景组方，药味精炼，严谨有序。一般方剂三至五味药，如四逆汤、四逆散、理中汤、白虎汤、承气汤、陷胸汤、泻心汤、真武汤、桂枝汤、麻黄汤之类；少则一二味，如桔梗汤、甘草汤、文蛤散、桂甘汤之辈。君、臣、佐、使分明，并常用药对，如桂枝配麻黄发汗；半夏伍生姜止呕；细辛、半夏、五味子温化寒饮；桂枝合甘草温补心阳；干姜合甘草温补脾阳；附子合甘草温补肾阳；茯苓、猪苓、泽泻利水等。然一药多效，加之配伍不同、炮制有别，煎煮、调护有异，则复方功效殊然。

1. 方不变，药味变，功效有别 以桂枝汤为例，桂枝汤倍芍药加饴糖，为小建中汤，变调和营卫之方为补益气血之剂；桂枝汤加大黄，为桂枝加大黄汤，功在和脾通络，兼泻实导滞；桂枝去芍药汤即为桂枝汤去芍药，功在温阳通痹，治疗心阳不振之"脉促胸满者"。

2. 药不变，剂量变，功效有别 仍以桂枝汤为例，桂枝加桂汤，即桂枝汤中加大桂枝量，由三两增至五两，功能平冲降逆，治疗奔豚病；桂枝加芍药汤，即桂枝汤中芍药增至六两，功在和脾通络，主治太阴腹痛证。

3. 量不变，调护变，功效有别 桂枝汤若用于表证，则需啜热粥，温覆其被以解肌取汗；若旨在调和营卫，用于营卫不和之自汗症，则不需如此调护。

4. 量不变，服法变，功效有别 如调胃承气汤，若重在通腑，则取"顿服"；若旨在泄热以止谵语，则宜"少少温服之"。

5. 两两合方，功效为之变 桂枝汤与越婢汤合方，则辛温解表之剂而变为辛凉透邪之方，此乃温病学辛凉解表法之祖方也。又如柴胡桂枝汤，主治少阳与太阳合病者，其方亦为主治太阳病之桂枝汤与主治少阳病之小柴胡汤组合而成。还有，《伤寒论》群方之冠桂枝汤，实乃补阴小方芍药甘草汤与补阳小剂桂枝甘草汤，再加生姜、大枣而成。

6. **两两相合，减其剂量，功效趋中** 如治疗太阳表郁轻证之桂枝麻黄各半汤与桂枝二麻黄一汤，实由峻汗之麻黄汤与取汗之桂枝汤之组合，由于减轻了药量，功效折中，为微汗或小汗之剂，主治太阳病病久表郁邪微之证。

7. **增大剂量，功效放大** 四逆汤主治"下利清谷，脉微欲绝，四肢厥逆"之少阴病寒化证，功在回阳救逆。若组方不变而加大干姜、附子之量，则名通脉四逆汤，主治"身反不恶寒，其人面色赤"之少阴病阴盛格阳证。又如半夏泻心汤、甘草泻心汤均治疗寒热错杂痞，甘草泻心汤即为半夏泻心汤加重甘草剂量而成，功效则由重在降逆和胃转变为重在和中益气。

8. **主方不变，药随症变，功效灵活** 在主症不变前提下，由于体质、宿疾等不同，病情常有兼夹。在《伤寒论》中，大量兼夹症处理，多采取主方不变，随症加减之形式。如桂枝证兼项背强几几者用桂枝加葛根汤，若兼喘者，用桂枝加厚朴杏子汤，若兼阳虚漏汗者，予桂枝加附子汤。

三、讨论

《伤寒论》理法方药交融贯通，一变十，十变百，百变千，以不变应万变，全文贯穿"变、辨、活"三字，蕴含丰富的医理、哲理及数学原理，以其组方严谨有序、药少效宏而著称于世，被誉为"方书之祖"。复方是中医治病特有的工具和载体，也是中医理论的集中体现，在中医理论指导下，以人为本，注重整体、协调、全面、个性化是中药复方的特色和优势，越来越受到医学界重视。深入探讨中药复方多途径、多靶点、多效应的奥妙，揭示其组方规律，对于丰富中医理论、进一步提高临床疗效、促进中医现代化均具有重要的意义，并将为生命科学做出特有的贡献。

随着现代科技发展和中医理论的深入，人们运用正交设计、血清药理学方法及受体、基因学说对中医复方进行了大量开拓性探索，取得了一定成绩，但尚存在脱离中医理论、重药轻医或重药弃医倾向，中药复方研究满足了中药西用，但与中医学术、临床疗效的提高关联甚少。

为此，笔者建议：①中药复方研究不能脱离中医理论，否则将"劳而无获"，或"用而出乱"，再现日本"小柴胡汤吃死人"之怪论。②中药复方功效不是简单两两叠加。根据中医理论，部分或呈放大效应，或由量变到质变而产生新的功效。应不断寻找新的物质，注意指标多层次、多途径综合表达。③注重产品的后续化研究，如服法、调护、溶剂、体质、时辰等因素对产品于不同病种临床疗效的影响。

（本文原载于《中国经方名师大讲堂系列丛书·经方临床运用》第 1 辑，57~61 页）

《伤寒杂病论》中的同病异治、异病同治论

导读： 何谓病？凡是某一种病，一般都有其发病原因、发病过程、发展规律及其相应的治法、方药。然审病必须辨证。何谓证？证为证候的简称，辨证即通过分析证候，明辨病机（病性、病位、病势之二者或三者总和），以达到治病必求于本的目的。同病异治与异病同治是审病辨证论治的两大法则，体现了中医学的特点与优势。仲景书中即贯穿着这两大法则。理解了这两大法则，中医学理论思过半矣；运用好这两大法则，距离上工不远矣。本文对两大法则进行深入探索。读者要想了解笔者在仲景书下的功夫及对仲景医学的整体把握情况，此文可见一斑。

一、同病异治论

一般情况下，同病同证而治用同法。但若同一种疾病，由于病人多方面的因素，所表现的"证"（候），即病机不同，其治法也就不同。这在张仲景对伤寒病、杂病的诊治过程中有充分体现。

（一）伤寒病同病异治举要

何谓伤寒病？"今夫热病者，皆伤寒之类也"（《素问·热论》）。具体来说，凡以外感病邪为主因，以发热为主症的疾病，都属于伤寒病。也就是说，伤寒病是外感"六淫"之邪、疫疠之邪以及温热之邪（明清医家创立的所谓"温病"）所导致的一系列病变的总称。张仲景"勤求古训，博采众方"，联系实践，创立了伤寒病同病异治的思想体系。

张仲景根据伤寒病发生、发展及传变规律，将其分为六大系统疾病进行辨证论治。伤寒病之所以同病异治，是因为同病表现为异证，异证则应异治。例举如下。

1. 太阳病同病异治 三阳病之太阳为人身之藩篱，总六经而统摄营卫，故外邪犯表，阳气被遏，在表营卫不和，则表现为太阳病。"太阳之为病，脉浮，头项强痛而恶寒"。在太阳病脉证的基础上，若"或已发热，或未发热，必恶寒，体痛，呕逆，脉阴阳俱紧"，兼见无汗而喘，是典型的外感风寒表实，为麻黄汤证；兼见不汗出而烦躁，是表寒里热，为大青龙证；兼见无汗而干呕咳喘，是表寒里饮，为小青龙汤证；兼见无汗而项背强，是表为寒束，经输不利，为葛根汤证。又如"太阳病，发热汗出，恶风，脉缓者，名为中风"。此为外感风寒表虚证候，即桂枝

汤证。

2. **阳明病同病异治**　阳明主三阳之里，故阳明病偏重于里，以"胃家实"为主要病机。又因阳明主燥热之化，故以"身热，汗自出，不恶寒，反恶热"为外证，以"脉大"为主脉。如见大烦渴不解，为气分大热，即白虎或白虎加人参汤证。若兼腹满痛，不大便，潮热，谵语等，为腑实燥结，即承气汤证。由于腑实有轻重，方制有大、小、调胃之分。

3. **少阳病同病异治**　少阳主三阳中之半表半里，少阳之腑属胆与三焦，又因少阳主火化，故以"口苦、咽干、目眩"为少阳病主症特点。其病机为枢机不利，正邪分争，少阳受病，进而影响脾胃，故其典型证候当并见"往来寒热，胸胁苦满，默默不欲饮食，心烦喜呕"，脉弦细等。如此脉证，即小柴胡证。若兼表证，有发热，微恶寒，肢节烦疼，心下支结者，为柴胡桂枝汤证；兼阳明里实，有潮热，不大便等，为柴胡加芒硝汤证；兼少阳腑证（详见第二章专文）而呕不止，心下急，郁郁微烦者，为大柴胡证；兼水饮内结，证见胸胁满微结，小便不利，渴而不呕，往来寒热，心烦者，为柴胡桂枝干姜汤证；兼胸满，烦惊，谵语，小便不利，一身尽重不可转侧者，是病邪弥漫于表里之间，寒热相混，虚实夹杂，为柴胡加龙骨牡蛎汤证。

4. **太阴病同病异治**　三阴病属里证。太阴病重点在脾，主寒湿之化。脾虚脏寒，故太阴病以"腹满而吐，食不下，自利益甚，时腹自痛"，不渴，脉弱等为主要脉证，即理中证。若治不得法，病情加重，累及少阴，肾阳虚衰，下利厥冷等，则为四逆汤证。

5. **少阴病同病异治**　少阴病重点在心肾，以"脉微细，但欲寐"为特点。少阴病分阳虚寒化与阴虚热化两大证型。阳虚而寒的主要脉证有脉微细，但欲寐，恶寒蜷卧或厥冷，下利或呕逆等。若少阴兼表，无里证，反发热，脉沉者，是麻黄细辛附子汤证或麻黄附子甘草汤证；又少阴无热，背恶寒，身体痛，手足寒，骨节痛，脉沉，是阳虚而寒，为附子汤证；若少阴病，小便不利，腹痛，四肢沉重疼痛，自下利，是阳虚水泛，为真武汤证；又神疲，畏寒，口不渴，四肢厥冷，舌淡胖或淡青，苔白滑者，为四逆汤证；更有阴盛于内，阳扰于外，出现下利清谷，脉微欲绝，身反不恶寒，其人面色赤者，名格阳，为通脉四逆汤证。有少阴病脉微下利，面赤，为阴盛于下，阳浮于上，下真寒而上假热，名戴阳，为白通汤证。若利不止，厥逆，无脉，干呕心烦者，为白通加猪胆汁汤证。至于少阴阴虚而热的主要脉证，一般有脉细数，舌质绛，心中烦不得眠，咽干咽痛等。典型证候是真阴亏虚，心火内扰之黄连阿胶汤证。

6. **厥阴病同病异治**　厥阴病重点在肝。厥阴病以"消渴，气上撞心，心中疼热，饥而不欲食，食则吐蛔"或下利为主症特点。此是厥阴上热下寒、寒热错杂之证。但厥阴病又有寒证、热证、厥热胜复证及厥、利、呕、哕四大证型。如先见厥利，后见发热者，为厥热胜复之证。厥阴病血气虚寒证，证见手足厥寒，脉细欲绝者，为当归四逆汤证。又有热证，如热利下重，渴欲饮水者，是白头翁汤证。

三阳三阴病中，还可出现"合病""并病"以及病邪径入于里之"直中"证。此外，在六经病中，尚有属于杂病范畴之证候者，如结胸、痞证、悬饮等，皆当辨证论治。

（二）杂病同病异治举隅

杂病，即多种多样的、非单纯之疾病。由于杂病与伤寒病之病因不同、发病机理不同、发展过程不同及治疗方法不同等，故其审病辨证论治的思路也就有所不同。伤寒病采取"六经"辨证论治的思路与方法，杂病则采取了单一病种（诸如疟病、奔豚气病、水气病、黄疸病、妊娠病、产后病）专篇论述与在某些方面相类似的数种病（例如：病因相类之痉湿暍病；病性相同之血痹虚劳病；病位相同之肺痿肺痈咳嗽上气病；证候相似之腹满寒疝宿食病）合篇论述的编写体例，将几十种内科病、"四类"外科病与三类妇科病分为二十二篇进行审病辨证论治。张仲景对于内、妇、外科之每一种病都是同病异证异治。这么多的病种，只能举其一二，其他诸病，举一反三，触类旁通可也。

1. 黄疸病同病异治 关于黄疸病的病因、病机、主症，其病因，第8条指出以"湿"为主，即"黄家所得，从湿得之"。其病机为湿毒蕴结化热，成为湿热疫毒，深入血分，血分瘀热溢于周身。其主症为"三黄"，即湿热下流膀胱而尿黄（呈浓茶水色），上泛于目而目黄，外熏皮肤而身黄。这正如《素问·平人气象论》所说："溺黄赤安卧者，黄疸……目黄者，曰黄疸。"《临证指南医案·疸》病门附论更明确指出："黄疸，身黄、目黄、溺黄之谓也。"

如上所述，黄疸病具有一定的病因、病机及主症，这是一种病的共性。任何事物有共性，也有个性。张仲景根据黄疸病的具体病因、病机及主症，也就是个性（即个体），又将黄疸病分为谷疸、酒疸、女劳疸以及黄疸病日久演变成的黑疸等四种病证分别论治，这就是同病异证而异治的法则。

关于黄疸病的治疗大法与具体治法，由于"黄家所得，从湿得之"（十五·8），故其治疗大法是："诸病黄家，但利其小便"（十五·16）。即通过利小便，使病体血中之湿瘀毒邪排出体外。此大法主旨是开门逐寇，驱邪于外也。更由于黄疸病的病情复杂多变，故治法亦随证而变，治病八法于本篇都有应用。例如，第16条的汗法，用桂枝加黄芪汤；第5、6条的吐法，用附方瓜蒂汤；第5、8、19条的下法，用大黄硝石汤；第21条的和法，用柴胡汤；第20条的温法，可用《伤寒论》理中汤；第15条的清法，用栀子大黄汤；第13、18条的"利小便"法，用茵陈蒿汤、茵陈五苓散；第14条的消法，用硝石矾石散；第22条的补法，用小建中汤。此外，还有治变证之方法，如润燥通便的猪膏发煎；和胃降逆的小半夏汤等。上述诸方诸法，或顺势退黄，或扶正治本，或应变调理，总以辨证论治，随证变法为准则。

仲景对黄疸病的同病异证异治，除《金匮》设立专篇之外，还有不少内容散载于《伤寒论》中。《伤寒论》有关发黄证治的条文按其病因而分，大体可归纳为以下四类：一是湿热发黄，如第236、260、261、262条；二是火逆发黄，如第6、111、114、115、116条；三是瘀血发黄，如第125条；四是寒湿发黄，如第187、259、278条。这四类发黄病症，除寒湿发黄外，都具有瘀热在里和邪热伤血的特点。总之，《伤寒论》所述发黄与《金匮要略》黄疸病存在着密切的联系，都反映了仲景对黄疸病（症）辨证论治的理论和经验。所以叶天士说："伤寒发黄、金匮黄疸，立意虽异，治法多同。"（《临证指南医案》）

2. 虚劳病同病异治 虚劳病是多种原因引起的慢性衰弱性病变的总称。其病变过程是"积虚成损，积损成劳"。虚→损→劳，是虚劳病由轻到重的三个阶段。凡病之病情从最大处划分，不外功能性病变与器质性病变两大类。从西医学角度来说，病人有临床表现，但通过各种现代检查手段，却查不出异常病变，此为功能性疾患；病人既有临床表现，又查出异常病变，此为器质性疾患。西医西药对功能性疾患基本上无计可施。中医学对各种疾病，不论是功能性的，还是器质性的，都能辨证论治。辨证准确，论治得法，都能取得疗效。"言不可治者，未得其术也"（《灵枢·九针十二原》）。

张仲景对虚劳病的同病异治，根据其虚→损→劳之轻→中→重的不同证候，异证而异治。分述如下。

（1）桂枝加龙骨牡蛎汤证（六·8）：本方证为阴阳失调，心肾不交，精关不固，故表现"男子失精，女子梦交"等。治用以调为主、以补为辅之桂枝汤调补阴阳，加龙骨、牡蛎既能潜阳入阴以镇心神，又能收敛固涩以保肾精。此为虚劳病之端倪，是最轻浅阶段。

（2）酸枣仁汤证（六·17）：本方证为肝血不足，血不养心，神魂不安，故表现"虚烦不得眠"等。治用酸枣仁汤养血安神，健脾宁心。此为虚劳病由"轻至中"的过渡阶段。治之得法，可趋向康复，治之不当，变生他病，趋于虚损。

（3）小建中汤证（六·14）、黄芪建中汤证（六·15）：这两个方证是虚劳病"由虚至损"轻重不同而密切相关的两种病变。先说小建中汤证。小建中汤为调补中焦的平和之剂，所治"建中八症"实为脾虚营弱所致"五脏不安"的证候。《灵枢·本神》篇说："脾藏营，营舍意，脾气虚则四肢不用，五脏不安。"《灵枢·决气》篇说："中焦受气取汁，变化而赤，是谓血。"上述表明，脾气虚弱，难以运化水谷，精微不足，营血乏源，五脏失养则发生病变。小建中汤为治病求本之方。本方以桂枝汤为主，辛与甘合，调补脾胃；倍用芍药滋养脾营，缓急止痛；加入胶饴之甘润以建中。全方变解表之方为建中之剂，以补益后天之本为大法。小建中汤治不及时或/和治不得法，病情进一步发展加重，则演变为黄芪建中汤证。这是由脾虚营弱（虚证），营损及气，以致脾气虚衰（损证）。其临床表现为"虚劳里急，诸不足"，即中焦脾胃及病体内外多种虚损证候。由于此证是小建中汤证发展加重之候，故于小建中汤内加甘温之黄芪，建脾补虚，扶助阳气。尤在泾："里急者，里虚脉急，腹中当引痛也。诸不足者，阴阳诸脉并俱不足，而眩、悸、喘喝、失精、亡血等症，相因而至也。急者缓之必以甘，不足者补之必以温，而充虚塞空，则黄芪尤有专长也"（《金匮要略心典》）。从西医学与现代检查角度而论：小建中汤之主症"里急（腹中拘急空虚感，似胀非胀，似痛非痛）……腹中痛"，很有可能是"十二指肠球炎"与"十二指肠球部溃疡"之密切相关的两个阶段的不同表现。目前大量临床报道验证，小建中汤、黄芪建中汤用之得当，是治疗上述病证的良方。

（4）八味肾气丸证（六·15）：本方证为肾阴阳两虚而气化失常，故表现"腰痛，少腹拘急，小便不利"等，治用肾气丸补肾阴，助肾阳，利水湿。典型的肾气丸证是虚劳病"由虚至损"的证候。肾气丸是补肾之祖方及主方良剂，凡虚劳病以肾虚为主者，皆应以肾气丸及其制方大法为主，适当变通治之。

（5）薯蓣丸证（六·16）：本方证为"虚劳诸不足，风气百疾"之正虚邪恋证候，故治用薯蓣丸扶助正气，祛除邪气。从薯蓣丸用药21味组方之义，揭示了中医治病的两大原则：一是，"虚劳诸不足"而脾胃虚弱者，应调补脾胃为主，以培植后天之本，使气血生化有源；二是，凡正虚邪恋之病情，皆应以扶正祛邪为大法。薯蓣丸证是虚劳病"轻→中→重"三个阶段的哪个阶段呢？很难界定，但只要以脾胃虚弱、气血不足为内因，感受外邪或易感外邪为外因，正虚邪实，虚实夹杂的病变，皆可以薯蓣丸及其制方大法治之。

（6）大黄䗪虫丸证（六·18）：本方证肯定是虚劳病最为深重的阶段。从原文所述可知，大黄䗪虫丸证病因"五劳"、七伤（"食伤，忧伤，饮伤，房室伤，饥伤，劳伤，经络营卫气伤"），劳伤日久，人之三宝——精、气、神极度虚衰。正气不能推动血脉正常运行，从而产生瘀血，瘀血日久者谓"干血"。瘀血内停，血瘀碍气，脾失健运，故腹满不能饮食；瘀血不去，新血不生，体表失其营养，故肌肤甲错；目睛失其荣养，因虚致瘀，故两目暗黑。治宜大黄䗪虫丸，"此方润以濡其干，虫以动其瘀，通以去其闭，而仍以地黄、芍药、甘草和养其虚，攻血而不专主于血，一如薯蓣丸之去风而不着意于风也"（尤在泾《金匮要略心典》）。总之，本方为峻药缓攻，补益阴血之剂，即以攻瘀通络为主，以甘润补虚为辅，目的在于渐消瘀血，恢复正气。通过攻补兼施，中焦脾胃的功能恢复，自然腹满消除，饮食能进，气血生化有源，则内外久瘀证候会逐渐缓解。大黄䗪虫丸适用于阴血亏损，瘀血日久所致的多种顽证痼疾。

（7）附方《千金翼方》炙甘草汤证：孙思邈以《伤寒论》炙甘草汤"治虚劳不足，汗出而闷，脉结悸，行动如常，不出百日，危急者十一日死"。孙氏所谓"治虚劳不足"，是首先明确炙甘草汤主治之病的病机为虚证，而病位在心；"汗出而闷，脉结、悸"为心病发作之脉症；"行动如常"，是说上述脉症时发时止，时急时缓，缓解期如常人；"不出百日，危急者十一日死"，是对此类病人预后之判断。如上所述，孙思邈扩大了炙甘草汤的应用范围，用其治疗因虚所致的冠心病心绞痛、心律失常，并可预防心肌梗死。上述炙甘草汤证是虚劳病中期乃至危重期阶段的证候。

总之，虚劳病是以正气亏虚为主的病变，张仲景根据虚劳病轻（虚——人体功能性减弱阶段）→中（损——人体器质性病变阶段）→重（劳——人之精、气、神极度虚衰之象，或合并因虚致实的虚实夹杂证候）不同阶段的具体证候，采取同病异证异治的法则，为后世治疗虚劳病创制了卓有成效的良方祖剂，诸如调补阴阳之桂枝加龙骨牡蛎汤；补脾之建中汤；补肾之肾气丸；扶正祛邪之薯蓣丸；化瘀补虚之大黄䗪虫丸；养心止悸之炙甘草汤等，皆为治疗虚劳病的大经大法。

以上联系伤寒病六大系统（区域）疾病同病异治举要；杂病之黄疸病、虚劳病同病异治举隅，探讨了同病异治的法则。但要明确，读仲景书只明白了同病异治还不够，尚应明了异病同治的法则，这是下面探讨的内容。

二、异病同治论

在一般情况下，异病异证是需要用不同治法的。但是，如果几种不同的疾病，具有同一性质的"证"，则应采用同一种方法治疗，这就是所谓的"异病同治"法则。探索例举如下。

（一）伤寒病与杂病异病同治之小柴胡汤证

在《伤寒杂病论》中，小柴胡汤证分布甚广，《伤寒论》有关原文共 19 条，在太阳病篇最多，计 12 条（37、96、97、98、99、100、101、103、104、144、148、149 条），其他篇依次为：阳明病篇 3 条（229、230、231 条）；少阳病篇 2 条（265、266 条）；厥阴病篇 1 条（379 条）；阴阳易瘥后劳复病篇 1 条（394 条）。《金匮要略》有关小柴胡汤证的条文是：黄疸病篇第 21 条；呕吐哕下利病篇第 15 条（与《伤寒论》第 379 条文字相同）；产后病篇第 2 条；妇人杂病篇第 1 条（与《伤寒论》第 144 条文字相同）。从上述条文的分布综合分析可以认定：小柴胡汤为治疗少阳病的主方，但并非仅限于少阳病。在其他伤寒病与杂病发病过程中，只要具有小柴胡汤主治证候，就可以用此方为主或适当加减治之。举例如下。

1. **太阳病小柴胡汤证** 第 96 条曰："伤寒五六日，中风，往来寒热，胸胁苦满，嘿嘿不欲饮食，心烦喜呕……小柴胡汤主之。"这显然是太阳病外邪由表传里，波及少阳，并胃失和降等证候。所以然者，接着下一条（97）明确指出："血弱气尽，腠理开，邪气因入……正邪分争……"这就是说，平素血气虚弱的体质，或素有肝胆或 / 和脾胃病变者，一旦感受外邪，则易演变为少阳病之小柴胡汤证。小柴胡汤是一个祛邪（柴胡、黄芩）、扶正（人参、炙甘草、大枣）、和胃（半夏、生姜）三者兼顾之方，故主治上述证候。

2. **阳明病小柴胡汤证** 涉及原文有三条。第 229 条曰："阳明病……胸胁满不去者，与小柴胡汤。"此论阳明少阳兼病而治与小柴胡汤。第 230 条曰："阳明病，胁下硬满，不大便而呕，舌上白苔者，可与小柴胡汤。……"此承上条再论阳明少阳兼病而治与小柴胡汤。第 231 条曰："阳明中风，脉弦浮大……胁下及心痛（按：心痛实指胆气犯胃所致之胃痛）……脉续浮者，与小柴胡汤。"此论三阳合病治与小柴胡汤。

3. **少阳病小柴胡汤证** 《伤寒论·辨少阳病脉证并治》自第 263 至 272 条，只有 10 条。其中第 266 条曰："本太阳病，不解，转入少阳者，胁下硬满，干呕不能食，往来寒热。尚未吐下，脉沉紧者（按：徐大椿说：'……少阳已渐入里，故不浮而沉，紧则弦之甚者，亦少阳本脉。'）与小柴胡汤。"此论太阳病转入少阳的证治（这与前述"辨太阳病脉证并治"之第 96 条所述相似）。前面第 264 条曰："少阳中风，两耳无所闻……"第 265 条曰："伤寒，脉弦细，头痛发热者，属少阳。……"这两条所述都属于少阳自受外邪，是原发的少阳病；第 266 条所述之少阳病，是由太阳病传入而来。这就告诉我们，少阳病证有原发与继发之不同。

4. **厥阴病小柴胡汤证** 第 379 条曰："呕而发热者，小柴胡汤主之。"此论厥阴病转出少阳的证治。尤在泾："此邪在少阳之经，非厥阴本病……或厥阴病而外连少阳者亦有之。"以厥阴与少阳为表里，呕而发热，乃脏邪还腑，其发热特点是寒热往来，或低热不退，口苦，脉弦细，故用小柴胡汤从少阳治之。

5. **伤寒瘥后小柴胡汤证** 第 394 条曰："伤寒瘥后，更发热，小柴胡汤主之。脉浮者，以汗解之；脉沉实者，以下解之。"此论外感发热性疾患，病瘥以后，更发热者，应随证治之，或用小柴胡汤扶正祛邪之和法，或以汗法为主，或以下法为主。

6. **黄疸病小柴胡汤证** 《金匮要略·黄疸病脉证并治第十五》第 21 条曰："诸黄，腹痛而呕者，宜柴胡汤（原按：必小柴胡汤）。"此论黄疸病发病过程中，若腹痛而呕，辨证是肝邪犯胃所致者，宜柴胡汤疏肝和胃，止痛止呕。关于"柴胡汤"

之具体方剂，尤在泾主张用小柴胡汤；程林主张用大柴胡汤；吴谦主张辨证选用二方之一。若用小柴胡汤，则应如《伤寒论》该方之方后注所云："腹中痛者，去黄芩，加芍药三两。"

7. 产后病小柴胡汤证　《金匮要略·妇人产后病脉证并治第二十一》第2条曰："产妇郁冒，其脉微弱，呕不能食，大便反坚……小柴胡汤主之。"此论产妇郁冒与大便坚治用小柴胡汤。新产妇人，感受外邪，故见外邪束表及郁冒证候；其脉微弱者，此产后正虚之脉象；新产胃气未和，失血复汗而肠燥，故呕而不能食，大便坚难。尤在泾："……小柴胡主之者，以邪气不可不散，而正气不可不顾，惟此法为能解散客邪，而和利阴阳耳。"（《金匮要略心典》）

综合以上七种病证治用小柴胡汤可知，该方在伤寒病与杂病证治过程之中具有广泛用途。之所以如此，就在于小柴胡汤功能调理枢机，通畅三焦，扶正达邪。随症加减，可表可里，可气可血，变化无穷！而运用之原则，《伤寒论》第101条已明示："伤寒中风，有柴胡证，但见一证便是，不必悉具。……""一证"者，具有小柴胡汤证基本病机及部分证候也。

（二）伤寒病异病同治之四逆汤证

张仲景对伤寒病六大系统（区域）的病证，当病情发展到阳气虚衰，阴寒内盛之阶段时，回阳救逆为施治大法，四逆汤为主方。四逆汤证在《伤寒论》太阳病、阳明病、太阴病、少阴病、厥阴病以及霍乱病等各篇都有论述，体现了异病同治的法则。例举如下。

1. 太阳病四逆汤证　《伤寒论》第29条以举例示范的形式论述了虚人外感误汗的变证及随证救治的方法。原文最后曰："……若重发汗，复加烧针者，四逆汤主之。"患者若本为阳虚体弱之体，外感后重发汗伤阳，复加烧针，迫汗外泄更伤阳气，是伤而复伤，逆而再逆，对此阳虚厥逆证，治用四逆汤甘辛大热之剂，复阳气而克厥逆也。第91条论表里同病的先后缓急治则，曰："伤寒，医下之，续得下利清谷不止，身体疼痛者，急当救里；后身体疼痛，清便自调者，急当救表。救里，宜四逆汤；救表，宜桂枝汤。"接着第92条再论表里同病先治里虚的原则，曰："病发热头痛，脉反沉，若不差，身体疼痛，当救其里，宜四逆汤。"这条意在说明，对一个阳虚外感者，阳气大虚，里证较急，急者先治，治以四逆汤扶助阳气为当务之急。

2. 阳明病四逆汤证　第225条曰："脉浮而迟，表热里寒，下利清谷者，四逆汤主之。"此论真寒假热证，治用四逆汤祛除寒气，恢复真阳。虚阳外浮之发热，不可散之，治宜温之，故予四逆汤。本条之前面十几条是阳明病三承气汤证、三阳合病、二阳并病以及栀子豉汤证、白虎加人参汤证、猪苓汤证等，随后一条（226）

曰："若胃中虚冷，不能食者，饮水则哕。"综合分析可知，阳明病虽以热证、实证为主，但每一个脏腑都有寒、热、虚、实之病情，故阳明病虚寒证治宜四逆辈。

3. 太阴病四逆汤证　第277条曰："自利不渴者，属太阴，以其藏有寒故也，当温之，宜服四逆辈。"太阴病脾阳虚衰而寒湿内盛的中焦性下利证，按仲景所述"理中者，理中焦"（159）之旨，法当以理中汤温中健脾，散寒祛湿为是。而仲景却曰"宜服四逆辈"者，盖脾阳虚日久，损及少阴肾阳，则易导致少阴阳虚下利的四逆汤证，故概括地说"宜服四逆辈"，既有治本病，又有治未病之义。此圣人见微知著，知常达变，治中设防之道也。

4. 少阴病四逆汤证　第323条曰："少阴病，脉沉者，急温之，宜四逆汤。"此论急温之脉。条文不详何证，而但凭脉以论治，为何？读者当从全书会通，不可死于句下。试想，若无厥逆、恶寒、下利、不渴等虚寒证候，岂可急与温法？又岂能四诊不参而使用四逆之辈？紧接下一条（324）曰："少阴病……若膈上有寒饮，干呕者，不可吐之，当温之，宜四逆汤。"此论寒饮当用温法，即《金匮要略·痰饮咳嗽病脉证并治》篇所谓"病痰饮者，当以温药和之"（十二·15）是也。

5. 厥阴病四逆汤证　第353条曰："大汗出，热不去，内拘急，四肢疼，又下利厥逆而恶寒者，四逆汤主之。"接着第354条曰："大汗，若大下利而厥冷者，四逆汤主之。"这两条论阳虚厥利者，治用四逆汤。此外，第377条亦论及四逆汤证。《伤寒论·辨厥阴病脉证并治》自第326至381条，共56条。其中只有开篇4条冠以厥阴病，尔后大部分条文冠以"伤寒"二字，个别2条冠"病者"或"病人"，部分条文直言脉证。由此可以推测，厥阴病篇条文不一定都是厥阴之为病，本篇之方药，重在辨证论治也。

6. 霍乱病四逆汤证　第388条曰："吐利汗出，发热恶寒，四肢拘急，手足厥冷者，四逆汤主之。"此论霍乱吐利而液脱阳亡者，治用四逆汤急救回阳。下文第389条曰："既吐且利，小便复利（按：即小便失禁）而大汗出，下利清谷，内寒外热，脉微欲绝者，四逆汤主之。"此承上条论阳气虚衰更重者，亦治用四逆汤。若联系前后诸条证治，则以通脉四逆汤或再加人参更能救亡图存。

讲到此需要说明：《金匮要略》有一篇也用及四逆汤，即"呕吐哕下利病脉证并治第十七"第14条曰："呕而脉弱，小便复利，身有微热，见厥者，难治，四逆汤主之。"此条与《伤寒论》第377条相同，而彼为热病过程中之少阴病四逆汤证，此为杂病中之呕吐下利病四逆汤证。本条较费解，简释如下：中阳虚衰，胃气上逆，故呕而脉弱；小便复利，是肾阳虚衰，膀胱失约而致小便失禁；身有微热，乃阴盛于内，格阳于外；见厥者，为阳气大虚，不能温养四肢。由于病势危急，所以说"难治"，法当急用四逆汤回阳救逆。

（三）杂病异病同治之肾气丸证

谈到杂病异病同治之方法，熟读《金匮要略》者自然就想到一个代表方——肾气丸。

肾气丸证于《金匮要略》正文中凡四见：①"虚劳腰痛，少腹拘急，小便不利者，八味肾气丸主之"（六·15）。②"夫短气有微饮，当从小便去之，苓桂术甘汤主之；肾气丸亦主之"（十二·17）。③"男子消渴，小便反多，以饮一斗，小便一斗，肾气丸主之"（十三·3）。④"问曰：妇人病饮食如故，烦热不得卧，而反倚息者，何也？师曰：此名转胞不得溺也。以胞系了戾，故致此病，但利小便则愈，宜肾气丸主之"（二十二·19）。此外，《中风历节病》篇附方"崔氏八味丸：治脚气上入，少腹不仁"。正文所治虚劳，属于肾虚外府失荣，膀胱失煦所致；所治痰饮，乃肾虚不能化气行水，水泛于心下，气为饮抑而成；所治转胞，乃肾虚气化不利，胞系不顺之故。此三种证候，虽然表现不同，言其要者，肾虚而膀胱气化不利则一。因而三种证候，均见水邪停蓄而小便不利，故皆治用肾气丸补肾利水之法。而肾虚消渴而小便反多，如何解释？盖肾气虚衰，既不能蒸腾津液以上润，又不能气化膀胱以摄水，以致形成"小便反多"。治之之法，当补肾之虚，温养其阳，恢复肾的蒸津化气之功，则津液输布，小便自调，消渴亦解。肾气丸一方对虚劳、痰饮、转胞及消渴四病通治之理，充分体现了异病同证（肾虚气化失常证）同治之义。

（四）小　结

《伤寒杂病论》之伤寒病与杂病异病同治的方法，不仅仅有小柴胡汤、四逆汤证，还有几十个方证。杂病异病同治的方法，也不仅仅肾气丸证，还有十几个方证。于此举一反三，触类旁通可也。

结　语

以上用了较长的篇幅深入探索了张仲景《伤寒杂病论》中伤寒病六大系统（区域）各病之间，杂病之内、妇、外各种病之间以及伤寒病与杂病之间同病异治、异病同治的具体方证。若总结同病异治、异病同治两大方面之共同规律，或曰要点，可一言以蔽之："治病必求于本"也。治病求本的准则在《黄帝内经》几篇大论中反复论及。仲景之书以先圣理论指导临床，将经典理论在伤寒病与杂病的辨证论治中精确运用，垂范千古！

《金匮要略》治病大法概论

导读： 本文是吕志杰 1995 年参加中国中医药学会仲景学说专业委员会"全国第二届仲景学术思想研讨会"（论文集）之论文。在大会开幕式上，仲景学说专业委员会特派代表傅延龄博士朗读了该会主任委员刘渡舟教授热情洋溢、语重心长的祝辞。辞曰："大会之盛，郁郁葱葱，群贤毕至，如日之升。精求方证，总其大成，发扬光大，人杰地灵。推动发展，长沙学兴，吾侪之魂，万世之宗，互相学习，铮铮有声，祝愿大会，圆满成功！"转录于此，以为纪念。

《金匮要略》治病大法，乃医门之法律。为医者，起码应知其梗概，探讨如下。

一、善治未病

《内经》有"不治已病治未病"之训。仲景治未病的思想可以归纳为三个方面：一为未病先防，提出"若人能养慎，不令邪风干忤经络"的养正御邪思想；二为已病早治，指出"适中经络，即医治之"的早期治疗方法；三为防病传变，如"见肝之病，知肝传脾，当先实脾"，以先安未受邪之脏。若引申其义，治未病还有阻断发作与预防复发等法。阻断发作是针对某些发作有时的疾病，提前服药以阻断其发作，如治牝疟用蜀漆散，于"未发前以浆水服半钱"，即阻断发作的治法。预防复发是指某些疾病经适当治疗后已缓解，但如不继续调治则易复发，故需巩固治疗以预防复发，如《金匮要略·呕吐哕下利病脉证并治》说："呕吐而病在膈上，后思水者，解，急与之。思水者，猪苓散主之。"病已解而继续服猪苓散，即预防新饮复停以致呕吐复发。

二、活用八法

汗、吐、下、和、温、清、补、消等八法，《内经》业已确立，然详于法而略于方，虽有"十三方"，却远远不能满足救治千变万化疾病之需要。仲景继承了《内经》治法，并为各法补出方药。八法是对中医治病方法的高度概括，灵活变通，"一法之中，八法备焉；八法之中，百法备焉。"（《医学心悟·医门八法》）若对中医学千变万化的治法加以高度概括，其要不外三端：即扶正法、祛邪法、扶正与祛邪并用法。

1. **扶正法** 八法中体现扶正法的以补法为主，而温法也有扶正之意，和法亦往往兼用扶正法。仲景运用补法尤重补益脾肾，这是因为，脾胃是后天之本，营养之源；肾是先天之本，性命之根，特别是内伤杂病至后期，往往会出现脾肾虚损证候；脾肾虚损又会影响其他脏腑，使病情恶化。因此，仲景在本书中对于慢性虚弱性疾病，在扶正用补法时特别注重培补脾肾，如《虚劳病》篇中的建中汤、肾气丸就是本法的代表方剂。

2. **祛邪法**　八法中体现祛邪法的以汗、吐、下三法为主，而清、消两法也属于祛邪法。祛邪三法总为"因势利导"之法。如邪在表者，汗而发之，以祛邪外出；邪在上者，因而越之，使随吐而出；邪在下者，引而竭之，从攻下而出。三法随邪之所在部位之不同，顺其势而导邪外出，但"勿使过之，伤其正也"。需要明确，祛邪三法用于外感热病与内伤杂病的治疗具有不同的适应证。如汗法在《伤寒论》中用于治疗太阳病，而在《金匮要略》可广泛用于治疗湿病、水气病，或杂病兼外感表邪，以及各种病邪可从表而解者。

3. **扶正与祛邪并用法**　临床之病，特别是各种杂病，单纯正气虚与邪实者少，而多为虚实夹杂。仲景对杂病复杂的病情，常活用八法，数法联用以处方，如小柴胡汤的扶正祛邪；桂枝人参汤的温里解表；大黄䗪虫丸的攻补兼施，等等，使八法变化无穷，这无疑是对《内经》治法的发展。

三、双向调节

疾病有单纯与复杂之分。故治法也就有单一（如或攻，或补，或温，或清）与双向（如攻补兼施、温清并用）调节之别。《金匮》一书为主治杂病的专书，杂病多病情复杂，所以《金匮》方属于双向调节者居多。归纳起来，偏胜调节法大略有四个方面。

1. **表里同病的调节**　表证与里证并存，法当表里兼治。若病偏于表或偏于里，治法就应有所偏重。如治温疟的白虎加桂枝汤，即以白虎汤清里为主，加桂枝兼解表邪；大青龙汤则是解表为主，兼清里热。

2. **寒热错杂的调节**　寒热错杂之证，法当温清并用。如半夏泻心汤，本方在具体应用时，则应视寒热的多少，调节方中用药的主次。再如桂枝芍药知母汤，方中温药多而凉药少，乃为历节病日久正虚邪痹而设。

3. **虚实夹杂的调节**　虚实夹杂之证，治当攻补兼施。临证虚实参半者少，且又有因虚致实或因实致虚的不同，故用药攻补兼施宜分辨主次。如治疗虚劳病"内有干血"的大黄䗪虫丸，即祛瘀为主，养阴为辅。又如治疗"虚劳诸不足，风气百疾"的薯蓣丸，则补虚为主，祛邪为辅。

4. **阴阳两虚的调节**　《金匮》所治虚劳病多为阴阳两虚证，但阴阳两虚亦有主次，调补自当有所偏重。如黄芪建中汤证为脾胃虚损，阳气偏虚，故本方偏重甘温建中；肾气丸证虽以肾阳虚为主，但病机为肾精亏损，阴损及阳，阴虚为本，阳虚为末，故本方以补阴益精药为主，温阳药为辅，创立了"于阴中求阳"之大法。

上述四种双向调节法，实际上是对"八法"的灵活联用，以切合病情。

四、先后治法

杂病患者，往往病史较长、数病缠身、病情复杂。而数病之间，常常有先后之分及因果关联，治疗则应采取先后缓急之法。《金匮》第一篇以《脏腑经络先后病》命篇，即具有此意。病分先后之治法要点如下。

1. **卒病先治**　第一篇第 15 条曰："夫病痼疾加以卒病，当先治其卒病，后乃治其痼疾也。"这是本着先易后难的治法。尤在泾说的好："卒病易除，故当先治；痼疾难拔，故宜缓图。"当然，治新病的时候，未尝不可以照顾到痼疾，全在临证变通，随证变法。

2. **虚甚先治**　第一篇第 14 条说明，在表里同病的情况下，若里虚甚急，就不能墨守先表后里之成规，表里兼治也不适宜，治当先救里补虚，以扶助正气为当务之急，里证缓解，才可救表。

3. **邪盛先治**　《金匮》各篇，唯《血痹虚劳病脉证并治》篇的证治偏重补虚，而其他各篇诸方皆偏重祛邪。如治疗"咳嗽上气病"的六首方子，皆为着重祛邪之方，但绝非正气不虚，恰恰因正气内虚，感受外邪，肺气不利而咳嗽上气也。所载六方都是针对邪盛标急而立法，待标证衰其大半，继则应着重扶正固本，以防复发。其他诸篇之大意类同，读者识之。

总之，先后治法的原则是：易者先治，难者后治；急者先治，缓者后治。先治后治，总以提高疗效为准。

五、同病异治、异病同治

详见上文。

结　语

综上所述，《金匮》中的治病大法是：善治未病，活用八法，偏胜调节，先后治法，同病异治、异病同治等。这些法则的具体应用，构成了张仲景的治法体系，为其整个学术思想体系中的重要组成部分。

第二章 经方运用思辨录

第一节 经方理论研究

徐大椿说:"上古圣人相传之方,所谓经方也。"(《兰台轨范·凡例》)《汉书·艺文志·方技略》记载有"经方十一家,二百七十四卷",惜文献缺失,难可考评。唯张仲景"勤求古训,博采众方……为《伤寒杂病论》",最为医方之祖。仲景之书,因东汉战乱而散佚,是魏晋太医令王叔和整理撰次仲景遗论,则仲景书始得以流传下来。

唐代大医孙思邈《备急千金要方》首卷有"大医精诚"专论,其开头引述张湛(东晋学者)语曰:"夫经方之难精,由来尚矣。"为何经方难以精通呢?盖略知一二容易,而融会贯通之,难矣!我们作为经方研究者,就是要知难而进,潜下心来,下一番功夫,精勤不倦,在至精至微处着眼,发挥孙思邈"大医精诚"精神,尊重"贵于千金"之人命,救苍生于危难之时。

本节收录刘渡舟先生2篇,郝万山教授与黄煌教授各1篇,笔者2篇(其中1篇为附文)。

刘渡舟先生谈"方证相对论"

研究学习《伤寒论》,须要讲求方法,然后得其门而入,才能事半功倍,登堂入室。因此,对学习来讲,就有远近之分,难易之别了。

记得子贡说过:"夫子之墙数仞,不得其门而入,不见宗庙之美,百官之富。"

凡是一门科学,都具有一堵墙,必须设法寻到门径,穿墙而入,才有可能目睹科学的富美。

《伤寒论》这堵墙是很厚的,怎样才能穿入?这是一个至关重要的问题。

我不遗余力为此而上下求索,至晋皇甫谧的《针灸甲乙经》序,问题才得到了解决。

序文说:"伊尹以亚圣之才,撰用《神农本草》以为《汤液》。……近世太医令王叔和撰次仲景遗论甚精,皆可施用。"是仲景本伊尹之法,伊尹本神农之经,得不谓祖述大圣人之意乎?

从这几句话中，我知道了张仲景乃是"本伊尹之法"，而是神农学派的传人。所以，要想穿入《伤寒论》这堵墙，必须从方证大门而入。

为此，我要先讲一讲《伤寒论》的方证大义。

《伤寒论》的方，叫作"经方"，来源于伊尹的《汤液经》，而被西汉的太仓公淳于意和长沙太守张仲景所继承而流传至今。"经方"的特点，药少而精，出神入化，起死回生，效如桴鼓而为方书之祖。

《伤寒论》的证，又叫"证候"，乃是反映疾病各种痛痒的一个客观"验证"，证有客观的规律性，又有其特殊性，它可供人分析研究，综合归纳等诸多妙用。

证是客观存在，附于病生，必然是有物质基础的，而不是医生们凭空想象出来的东西。

"证"不是捏造出来的，它是生理病理客观的产物，它同病可以分开，而又不能绝对地分开。所以证之于病，如影随形，从"取证"的意义来讲，它优于近代医学之上。

由于病不能离开证而了然独存，所以我不承认辨证而与辨病的距离有天渊之别。

"证"的精微之处，古人则称之为"机"，凡事物初露的苗头都带有机义。昔者"仲景见侍中王仲宣时，年二十余，谓曰：'君有病，四十当眉落，眉落半年而死。'令服五石汤可免。仲宣嫌其言忤，受汤勿服。居三日，见仲宣，谓曰：'服汤否？'仲宣曰：'已服。'仲景曰：'色候固非服汤之诊，君何轻命也！'仲宣犹不信。后二十年，果眉落，后一百八十七日而死，终如其言。"（《针灸甲乙经》序）

以上的记载，反映了张仲景预知生死，可谓神乎其神，但是他说出了"色候固非服汤之诊"，还是通过色脉之诊，而知其必然的。

古人说的"月晕而风，础润而雨"等"见微知著"的学问，似乎发在机先，令人难以揣摩。以中医来讲，实不能离开"证"的存在与反映。机之发不能无证也。

古之医家能通天地，决死生而百发百中，而皆善于识证知机，辨证之学岂可轻视之哉！

中医以辨证为先，惟《伤寒论》的辨证论治之法，祖述岐黄之学，发明汤液之旨，高出人表，独领风骚，而为中医之魂也。

《伤寒论》总结了六经辨证的规律，又厘定了主症、兼症、变证和夹杂证四个层次。

在临床辨证时，应先抓主症。主症是指决定全局而占主导地位的证候。所以主症是纲，纲举而目张，对附属于主症的兼症、变证、夹杂证等也就自然迎刃而解。

例如：太阳病中风的桂枝汤主症，是以汗出、发热、恶风为主；伤寒的麻黄汤主症，是以无汗、恶寒、身痛为主；少阳病的柴胡汤主症，是以口苦、喜呕、胸胁苦满为主；阳明病的白虎汤主症，则以烦渴欲饮、身热汗出、脉洪大为主；大承气汤的主症，则以不大便、腹满疼痛、潮热谵语为主；太阴病理中汤主症，而以吐利、腹满、饮食不振为主；少阴病的四逆汤主症，则以四肢厥冷、下利清谷为主；厥阴病乌梅丸主症，而以消渴、气上撞心、心中疼热、呕吐、下利、吐蛔为主。

六经的主症，是辨证的核心，只有先抓定主症，才能突出辨证的重点，这种宝贵的遗产是任何人都可以继承的。

至于兼症：是指附于主症的兼见之证，比如说在桂枝汤主症的前提下，而出现的"喘"，或者是"项背强几几"等证。

变证：是指医生误治之后，对原来的主症一变而成另一种证候。如误发少阳之汗而变生的谵语，误下太阳而变生的下利。

夹杂证：其来源有二：一种是人的体质不同，感邪虽一，发病则异；一种是先有宿疾，后感伤寒，则使老病与新病，标病与本病，表病与里病交叉出现。

以上介绍的《伤寒论》证候之学，千姿百态，丰富多彩。说明证候的出现是无穷的，而古人遗留辨证的东西则是有限的。所以就有一个继承与发展，创新与开拓的问题摆在我们的面前。自仲景以后，后世医家在六经辨证的基础之上，涌现出脏腑辨证、三焦辨证、卫气营血辨证等许多的辨证方法，蔚成了辨证学的大观。扩大了辨证的范围，补充了六经辨证不逮之处。

应当为之指出的是，中医的辨证方法，并不等于"照本宣科"，墨守成规，死气沉沉而毫无生意。古人说的"医者意也"，这个"意"字，就跳出了教条的框框，赋予了医人的独立思考，运用思维、理论、经验以及调查研究获得的材料，建立自己的"辨证观"，用自己的才智进行辨证论治，则天马行空，独往独来。纵观历代的医学家必有这种人物，而显示当时的医学成就和它的伟大之处。

总的来说：认识疾病就在于证，治疗疾病则在于方。方与证乃是伤寒学的核心问题，被历代医家所重视，因此，乃有"方证相对论"的提出。这对伤寒之学的发展光大起到了非凡的作用。

然而最早提出此说的既不是清初的"错简派"，更不是日本江户时期的"古方派"，乃是公元682年唐朝的伟大医家孙思邈先生。孙思邈在《千金翼方·卷九》中说："伤寒热病，自古有之，名贤睿哲，多所防御，至于仲景，特有神功，寻思旨趣，莫测其致，所以医人未能钻仰。尝见太医疗伤寒，惟大青、知母诸冷药物投之，极与仲景本意相反。汤药虽行，百无一效，伤其如此，遂披伤寒大论；鸠集要妙，以为其方，行之以来，未有不验。旧法方证，意义幽隐，乃令近智所迷，览之者造次难悟，中庸之士，绝而不思，故使闾里之中，岁致夭枉之痛，远想令人慨然无已。今以方证同条，比类相附，须有检讨，仓卒易知。夫寻方之大意不过三种：一则桂枝，二则麻黄，三则青龙，此之三方，凡疗伤寒不出之也……"孙氏在此重点讲述了如下的几个问题。

1. **对"方证相对论"的提出**　经王叔和撰次的《伤寒论》条文，证与方而不上下相连，也就是"证"的下边没有"方"的衔接。这种格局不利于对《伤寒论》的学习和临床实践应用。有鉴方证相离，不能一气呵成，孙氏提出"旧法方证，意义幽隐……览之者造次难悟"，所以他主张"方证同条，比类相附"，改为在证之下而载其方，使方随证立，证随方呈，方证由不相顺接，而变为"方证互相对应"，扭在一起，互不分离。

以上这种改进，为伤寒学带来了三大好处：①突出了方证的重点和优势；②促进了方证的集合与归纳；③加强了辨证论治的速度，打开了通向《伤寒论》的大门。

自从孙思邈提出"方证相对论"的改革方法以后，又上升为学习方法与捷径，它被认为是唐代伤寒学的一大发明。

2. **严厉批判了伤寒误用凉药的错误**　《伤寒论》第一张方子是桂枝汤，第二张方子是麻黄汤，显示了伤寒者，乃风寒之邪伤人也。《阴阳大论》云："从霜降以后，至春分以前，凡有触冒霜露，体中寒即病者，谓之伤寒也。"但是，人们对伤寒的认识，在寒、温之间，见解游移不定，节外生枝，概念混淆不清，反而违背了仲景著书本意。因此，以寒训温，指鹿为马的问题不时发生，以凉药治疗风寒则比比皆是。

今人学习《伤寒论》，我认为有三个难题：用经络学说一难也；用气化学说二难也；用桂麻治疗伤寒三难也。

孙思邈痛心疾首地提出："太医疗伤寒，惟大青、知母诸冷药物投之，极与仲景本意相反，汤药虽行，百无一效。"这批驳了用寒凉之药治疗风寒之误，铿锵有力，说得淋漓尽致。

陶渊明有"今是昨非"的惊句，惟喜用寒凉，诋毁温热，"矫枉过正者"，引以为戒。

3. **建立治疗风寒三方**　孙思邈对《伤寒论》众多方证之中，提纲挈领，经过认真的筛选之后，他说："夫寻方之大意不过三种：一则桂枝，二则麻黄，三则青龙。"并且具体地写出"太阳病，用桂枝汤法第一"（五十七证，方五首）；太阳病，用麻黄汤法第二（一十六证，方四首）；太阳病，用青龙汤法第三（四证，方二首）。

由此可见，在太阳病治疗风寒之方，皆为"正对之法"，至于柴胡等诸方，皆属吐下发汗后不解之事，则非是正对之法。

太阳病确立桂枝、麻黄、青龙三方，按类立阵，如大将建旗鼓，望之各归麾下，而使方证对应井然不紊。"凡疗伤寒不出之也"。

日本江户时期的古方派医家吉益东洞先生所著的《类聚方》是在孙思邈的"方证相对论"启发之下而形成的。这本书的质量较高，尤以临床价值不容忽视。国内医家多以为"方证相对"始于东洞先生之手，乃有"吾道东矣？"的说法，在此为之更正，以免讹误。

（原载《北京中医药大学学报》1996，1：1）

附：读"方证相对论"有感

《北京中医药大学学报》于 1996 年第一期刊载了刘渡舟教授的大作"方证相对论"。反复拜读，颇受教益，感想如下。

一、"方证相对论"的由来

刘老认为，"经方"的由来，"是仲景本伊尹之法，伊尹本神农之经"。由此可见，托名于"神农"的远古劳动人民，在长期的生活实践中，在与疾病做斗争的过程中，尝遍了百草，发现了药效，战胜了疾病。古代医家把人们与疾病做斗争的宝贵经验编辑成书，名之曰《神农本草经》，这是人类文明的创举。古人在实践中进一步发现，数味药物合在一起治疗某一种病证，其疗效优于单味药的功效。这些宝贵的"经验方"被伊尹等古代医家加以总结，编辑成《汤液经》。刘老明确指出："《伤寒论》的方，叫作'经方'，来源于伊尹的《汤液经》，而被西汉的太仓公淳于意和东汉的长沙太守张仲景继承而流传至今。'经方'的特点，药少而精，出神入化，起死回生，效如桴鼓而为方书之祖。"

二、"方证相对论"的提出

刘老经过考证、研究后认为，最早提出"方证相对论"的，既不是清初的"错简派"医家，也不是日本江户时代的"古方派"医家，乃是公元 682 年唐朝的伟大医学家孙思邈提出来的。孙氏在《千金翼方·卷九·伤寒上》中说："……旧法方证，意义幽隐，乃令近智所迷，览之者造次难悟……今以方证同条，比类相对，须有检讨，仓卒易知。"这就表明，孙氏最初见到的《伤寒论》条文，在"证"的下边没有"方"的衔接。这种情况在宋·林亿等校订的《金匮要略方论·序》中也有类似表述。孙氏经过一番研究、编次，改为在证之下衔接相对应的方子，使方随证立，互不分离，仓卒之际，便于检用也。对孙氏的这种改进，刘老归纳了三大好处："①突出了方证的重点和优势；②促进了方证的集合与归纳；③加强了辨证论治的速度，打开了通向《伤寒论》的大门。"

三、"方证相对论"的含义

"方证"又称之为"汤证""丸证""散证"等。不难理解，"方证"的"方"，乃概指某一种剂型。而"方证"的"证"则需要深入探讨，加以明确。

1. **"证"指证候**　刘老说："《伤寒论》的证，又叫'证候'，乃是反映疾病各种痛痒的一个客观'验证'。证有客观的规律性，又有其特殊性，它可供人分析研究，综合归纳等诸多妙用。""在临床辨证时，应先抓主症。主症是指决定全局而占主导地位的证候。所以主症是纲，纲举而目张，对附属于主症的兼症、变证、夹杂证等也就自然迎刃而解。……六经的主症，是辨证的核心，只有先抓定主症，才能突出辨证的重点，这种宝贵的遗产是任何人都可以继承的。"上述可知，所谓"方证"的"证"，所谓"六经的主症"及各种杂病的主症，乃是反映某一经络或某一脏腑的主要证候；该主症一般不是一个症状，而是互相联系、具有自身规律性的一组证候群。

2. **"证"指病机**　刘老说："证的精微之处，古人则称之为'机'，凡事物初露的苗头都带有机义。"欲明辨病机，则必须精通经典，博览群书，上知天文，下知地理，中知人事，独立思考，方能百发百中，立于不败之地，而为苍生大医。

3. **证之与病，如影随形**　刘老说："证不是捏造出来的，它是生理病理客观的产物，它同病可以分开，而又不能绝对地分开。所以证之于病，如影随形，从'取证'的意义来讲，它优于近代医学之上。"由此可知，我们常说的"同病异治""异病同治"之"病"字，既指病又指证。就是说，相同的病，由于证（证候与病机）不同，故应采取不同的方法治疗；不同的病，由于证相同，故应采取相同的方法治疗。例如，《伤寒论》中三阳、三阴病的辨证论治，即属于"同病异治"；《金匮要略》中有四篇论及肾气丸，用以治疗虚劳腰痛、微饮短气、消渴、妇人转胞不得溺等病证，则属于"异病同治"（其原理就在于上述四病皆由肾虚所致，故可用肾气丸一方统治之）。

总之，"证"是伤寒热病与各种杂病发展过程中的不同证候群，根据六经辨证与脏腑辨证等辨证方法，分辨其病机，施以相对应的方药，便为"方证相对论"的真正含义。

四、"方证相对论"的验证

唯物辩证法认为，"理论的基础是实践，又转过来为实践服务。"（毛泽东《实践论》）长期的临床实践验证了"方证相对论"的科学性，笔者也有体验。

例如，一个26岁的男性患者，主因间断性发热，关节痛5年，伴周身浮肿半年，加重7天，以"狼疮性肾炎"收入院。住院半月后，发热复作，体温39℃，时至初夏，虽发热而喜衣被，周身浮肿，阵阵肌肉瞤动，腹胀时痛，手足欠温，神疲头晕，口干不欲饮，大便溏，小便少，舌淡红体胖质润，舌苔腻而罩黄，脉滑数沉取无力。测血压128/60mmHg（23/14kPa）。曾服清热解毒药如银翘散，肌内注射柴胡注射液、阿尼利定等，发热不退。因思患者证候与《伤寒论》第84条与316条所述真武汤证颇类似，而其发热特点则为第11条所述真寒假热证，即"病人身大热，反欲得近衣者，热在皮肤，寒在骨髓也……"此外，脉滑按之无力，此《濒湖脉学》所谓"滑脉为阳元气衰"之象；舌体胖、质润、苔腻均为阳虚寒湿之征，其舌苔罩黄可断为虚热之象。总之，病机为阳虚水泛而发热，真武汤为的对之方。服药一剂，即汗出热退，体温渐趋正常，诸症遂减。

以上治验体会到，要取得"方证相对"的良效，熟记《伤寒论》条文，领会其精神，辨证准确至关紧要。刘老在其著作《伤寒挈要》中语重心长地说："条文记得越熟，领会的就越深。把398条前后左右融会贯通，如数家珍达到炉火纯青的程度，就自然而然地掌握了辨证论治的具体运用关键。因此，记得住和'熟能生巧'是一个带有根本性的问题，切不得等闲视之。"

结　语

《伤寒杂病论》祖述岐黄之学，发明汤液之旨。其大部分条文，处处体现了"方证相对论"的思路与方法，理、法、方、药紧密相连，创立了辨证论治的思想体系，卓有成效地指导着临床，"为中医之魂"。（本文谨请刘渡舟老教授审阅；刘老提出了修改意见，深表谢意）

刘渡舟先生谈"古今接轨论"

张仲景方，我们叫经方（古方），经方以后之方，我们叫时方（今方）。经方药少而精，疗效惊人，有鬼斧神功之力，起死回生之妙。而且方义隽永，药味精当，耐人寻味，不可思议。据梁陶隐居云："依《神农本经》及《桐君采药录》，上中下三品之药，凡三六五味，以应周天之度，四时八节之气。尚有圣相伊尹，撰《汤液经法》三卷，为方亦三百六十首。上品上药为服食补益方者百二十首；中品中药为疗疾祛邪之方，亦百二十首；下品毒药，为杀虫避邪、痈疽等方，亦百二十首，凡共三百六十首也。实万代医家之规范，苍生护命之大宝也。"由此可见，经方乃古之圣贤为济世活人而留传于世。

经方的实践性、科学性、创造性有无穷无尽的潜力，伤寒学问贵在其方。日本古方派的吉益东洞先生曾说："张氏之为方，虽复稍后扁鹊，而其药剂之富，法术之存，盖莫古焉。而医之学也，方焉耳！吾亦何求？"东洞氏能于千军万马之中，独具卓识，不愧为大家风范。

中国之文化，上下五千年，历史悠久，英雄辈出，继仲景方之后，如雨后春笋，又产生了数以万计的"时方"而方剂学大兴。方有古今之异，格调不尽相同，它们都具有血缘内在关系，与不可分割的家族史。《伤寒论》为方书之祖，比做母亲，是方之源，时方比做子孙，乃是方之流也。有源才能有流，有流才能取之不尽。应当看到，时方之中不乏上乘之品，如《备急千金要方》《外台秘要》《普济本事方》《太平惠民和剂局方》等，驰名医坛，而与经方分庭抗礼。

方虽有古、今之分，亦有同气连枝之义，都是我们伟大宝库中的珍什。我们应当兼收并蓄不分轩轾，同等爱护，使其古今相互补充，互相借鉴，因证制宜，把古、今之方，变成一个既有淳朴的古意，也有灵活的新态，切中病情，一针见血的达成"古今接轨"创举。切不要执古而轻今，更不要倡新而非古，主动而积极地创造古今接轨的新产品。

我认为用方要灵活，有随机应变之才，不要壁垒森严，不敢越雷池一步。大家看，当时的张仲景，就有两方合用的先例。如桂麻合方，桂柴合方等。所以"经方"与"时方"接轨，应当视为"水到渠成"之事。但也有人，出于对古方的爱护，认为这样做，恐怕破坏了经方的完整性和独立性，降低了古方的精华之气，因此阻挠古今接轨的进行而不肯百尺竿头更进一步。我认为中西医能结合，实验室的动物也能与人相结合，为什么同气连枝，一脉相承的古方与今方而不能接轨呢？我们叫"接轨"而不叫结合，是从历史实际情况出发的，请看后世方的麻黄、桂枝、大黄、芒硝、柴胡、茯苓、白术等药所构成的各种方剂，无不从《伤寒论》的麻黄汤、桂枝汤、大小承气汤、小柴胡汤、五苓散等方发展演变而来，这就是古今接轨的内在联系，也可以说是骨肉相连不可分割的关系。何况"方"是"药"组成的，而"药"又是"证"所产生的，但是"证"受到客观影响，而又有灵活多变的特点。举例而言，古今人异，气候变迁，体质强弱，生活习惯，能左右"证"的变化。就拿张仲景的《伤寒论》来讲，当时是以风寒邪气伤人为主，治疗方面也是桂枝、麻黄、青龙三方鼎立而已。到了后世明清之际，由于寒少温多，治疗由辛温解表，一变为辛凉解表，而叶天士、王孟英、吴鞠通等温病大师在医坛相继崛起。从历史唯物主义来看，这个变化是客观存在的。客观的变化，促进了医学的不断发展，新旧事物才能不断地交替与更换。

然而"古今接轨"这一方剂学伟大变革，必须经医人之手，从临床出发，用实事求是的态度，把时方与经方进行巧妙地结合，有的用"时方"以补"古方"之不逮，有的用"古方"以补"时方"之纤弱。既对经方有深刻的认识，又对时方亦有扎实的工夫，把古方、今方、古今接轨方成为三足鼎立之势。所以看之似旧，而实是当今中医药学创新之壮举。"古今接轨"不是标奇立异，更不是哗众取宠，乃是一种伟大的科学构思，须投入大量的智力，呕心沥血，达到"炉火纯青"，能画龙点睛，一笔下去则破壁腾空。

此项工作千言万语，一时难于道尽。兹将个人的"古今接轨"方法和意境略说一二，仅供大家参考。

一、古方接轨时方

我在临床治疗湿温病，如果出现胸满心烦，夜不成寐，每在下午发热与心烦加重，而有"懊恼"之势，这是湿热上蕴，气郁火结，因而出现了"火郁"的心烦之证。此时如果只用三仁汤清利湿热邪气，因有火郁为援，而效果则差。为此，我选用了古方的栀子豉汤与三仁汤合方进行治疗。

《伤寒论》的栀子豉汤，以擅治"虚烦"证而著称。"虚烦"是一种特殊的心烦，仲景称之为"心中懊恼"，形容其心中烦乱，难以名状，口不能述，手不能指，使人无可奈何。由于是火郁气结，所以有时可兼见"胸中窒"，"心中结痛"或心烦腹满等气血郁滞不利的特点。

火当清之，郁当发之，所以用栀子豉汤清宣郁火。栀子苦寒清热，但因其体轻而上行，清而宣，与芩、连苦降直折不同。凡火热郁而烦者，非栀子不能清，所以丹栀逍遥散及越鞠丸的火郁都用栀子而不用其他。豆豉气轻味薄，既能宣热透表，又可和降胃气，宣中有降，善开火郁，同栀子合用治疗火郁虚烦甚为合拍。

湿温病出现心烦，乃是湿热之邪郁于胸的一种见证。除心烦证外，胸满为甚，三仁汤能清利三焦之湿热，而不能治疗胸中之火郁，而黄芩、黄连又因苦寒直折，带来了冰伏湿邪，郁遏气机之弊端。"古方"与"时方"接轨的三仁汤与栀子豉汤，既能清热除烦，开郁理气，而又不挠于湿热邪气，则有百利而无一害，发挥了"古今接轨"之作用。

余在临床治疗"湿热伤肺之咳嗽"，咳嗽频繁，痰多胸满，舌苔白腻，脉来濡缓，每用"甘露消毒丹"改成汤剂服之屡验。一日治一妇人，从舌、脉分析，属于湿热之邪，然除咳嗽外，又有气喘，"咳逆倚息不得卧"之症。三日来头不接枕，痰气噜噜有声，周身疲怠难支，西医按肺炎治疗而不效。切其脉浮濡，视其舌苔白厚不燥，因思此证属于"湿热咳"。然而肺失宣降，又出现气喘不卧，则又非甘露消毒丹所能治。根据仲景方义，治喘当用麻黄，有寒者配以干姜、桂枝；有热者则配以生石膏辛寒之品。今为湿邪所伤，欲用麻黄治喘，则配以何方何药为宜？思之良久，唯有《金匮》之麻黄杏仁薏苡甘草汤散寒除湿，宣肺平喘，而又切中湿咳病机，亦不发生助湿生热之弊。（按：后世之三仁汤方，实从麻杏薏甘汤变化而来）。

于是，我在甘露消毒丹方中，加入麻黄 3g，杏仁 10g，薏苡 12g，炙甘草 3g，甫服一剂，当夜则喘定能卧，熟睡一宵，翌日喘咳大愈。

我治食滞伤胃，中焦湿浊不化，食后胃胀痞满，嘈杂反酸，以及胃脘疼痛，舌苔白腻，脉来沉滑，每以古方之大黄黄连泻心汤，与时方之平胃散接轨则效果明显而无与伦比。某西医患胃病，反酸又吐苦水，胃中嘈杂，烧心作痛，百般治疗而无效可言。值余赴昌黎讲学之便，特邀余诊，切脉视舌，而为湿浊生热之证。乃用平胃散加黄连10g，大黄2g。服至七剂则酸水不泛，嘈杂与烧心皆愈。病人大喜过望，连说"中医药确是一个伟大的宝库"。

二、今方接轨古方

古方之芍药甘草汤是治疗"脚挛急"的一张名方。一日同诸生门诊用之弗效，诸生哗然不知所措。余在原方加羚羊角粉1.8g，钩藤16g（为时方羚角钩藤汤的主药），仅服三剂，而脚挛急全瘳。

芍药甘草汤，苦甘酸相合，平肝养血，缓急解痉，而用之不效者，病重而药轻也。今用时方之羚角钩藤汤与之接轨，羚羊角与钩藤入厥阴肝经，而有清肝祛风，舒筋散血之专功。所以能匡芍药甘草汤之不逮。从病理来看两方之治有其统一性，从药味分析来看羚羊角与钩藤则大助芍药甘草汤一臂之力，此所以古今之方必须接轨，事实胜如雄辩也。

古方之小柴胡汤，治疗"胸胁苦满"肝胆气郁之证，向为医林所称道。余治妇女气郁而用此方，尚不尽如人意。于是余用时方之越鞠丸（汤）与之接轨，服之则心胸快然通畅。也可以说单用柴胡，或单用越鞠，皆逊于两方接轨之法。用药如用兵，兵贵神速，方能胜人一筹也。

又如古方之苓桂术甘汤，治疗水气上冲之"水心病"可谓举世无双。然水湿与痰热常可同行，临证除胸满心悸气冲之外，常常出现心烦，少寐，泛呕欲吐等证。一度用过加龙骨、牡蛎济饮镇逆之法，效果殊不足道，后来余用时方之温胆汤与之接轨，豁痰行饮，安心定悸，使人酣然入睡，诸证霍然而愈。

近读河南周世印先生提出古方四逆散可与时方之二陈汤、黛蛤散、五磨饮子、金铃子散等合方之法，所涉为广，妙义无穷。而上海潘文奎先生用古方之麻黄附子细辛汤，治疗心动过缓，认识到古今接轨其力为大，提出时方之菖蒲郁金汤、桃红四物汤、失笑散与之相合，取得了临床疗效，发挥了古今合方之优势。

可见"古今接轨"之法，在广大医者心目中，早有一种自发的趋势，把古方、今方有机地而又恰如其分的形成"古今接轨"，乃是伤寒学的新生力量，也是方剂学一大进步，实为发展中国医药学的伟大工程。

以上所论，错误难免，敬请大家指教。

（原载于《刘渡舟教授行医五十年纪念册·刘渡舟医论五则》）

郝万山教授论舒达少阳法的应用

【简介】郝万山，男，1944年11月出生于山西和顺，祖籍河北沙河。1970年毕业于北京中医药大学中医专业。师从刘渡舟、胡希恕、董建华、宋孝志等。现为北京中医药大学教授、主任医师、博士生导师。首都国医名师，国家级名老中医。国家中医药管理局全国优秀中医临床人才研修项目专家委员会成员及优秀指导教师，中医经典著作全国示范教学《伤寒论》主讲人，华夏中医药发展基金会伤寒杂病论学术传承工作委员会主任委员，中国中医药信息学会张仲景研究分会名誉会长及学术顾问。被国内外五所中医院校聘为客座教授或终身教授。讲学足迹涉亚欧美澳和包括台港澳在内的中国大多省市自治区。

编者按：笔者久闻郝万山教授的大名，曾系统聆听郝教授示范教学《伤寒论》授课，受益良多，敬佩不已。我主编这套丛书，很想请郝教授写个序文，他欣然应允。又诚请他为《丛书》第1集主审，并为此第五册撰文，都如愿以偿。拜读此文，不禁感叹，真良师、良医也。全文谈天论地，结合于人，深入浅出，理论深邃，紧贴临床，学了就能用。如此师法圣贤之论，指导临床之作，为难得之好文，读后便知矣。

一、观天察地论大自然之少阳

"少阳"一词来自《黄帝内经》的阴阳五行学说。阴阳五行学说原本是华夏先人"仰观天象，俯察地理"得出的自然科学结论，阐述的是地球化育生命的自然条件，是沟通人与自然的桥梁。

地球上之所以有千姿百态的生命出现，基本条件是太阳光和热的辐射给地球以阳气（能量）。由岩石等固体物质组成的地球遮蔽了阳光，使地球的另一面有了阴气。阴阳二气不亢不烈、不冰不寒，交替转换，于是就化育了万紫千红的生命世界，所以阴阳是生命之根，是生命之本，是生命之源，这就是《素问·生气通天论》所说的"生之本，本于阴阳"。

春季和一天的寅卯辰（3~9点）阳光初照，阳气弱小，《黄帝内经》称之为少阳、一阳。气温由低渐高，由于热胀效应的缘故，大自然之气的运动趋向则由中心向四周展发，正如《素问·四气调神大论》所说："春三月，此为发陈。"发是展发的意思，陈是布陈的意思。在这种展发之气的推动主导下，植物的营养向根稍和枝端输送，根须下扎，枝叶上展，这就叫"春生"，也就是春季的"阴阳应象"。于是《黄帝内经》就将气的这种展发运动趋向命名为木行、木气、木运。"行"就是运行、运动的意思。

夏季和一天的巳午未（9~15点），太阳当头照，地面热气蒸，阳气盛大，《黄帝内经》称之为太阳、三阳。气温持续炎热，气的运动趋向为上升，《素问·四气调神大论》说："夏三月，此为蕃秀。"蕃是兴旺发达的意思，秀是高出突出的意思。在这种上升之气的推动主导下，植物的营养向顶端输送，枝叶繁茂，而根须生长减缓，这就叫"夏长"，也就是夏季的"阴阳应象"。于是就将气的这种上升运动趋向命名为火行、火气、火运。

秋季和一天的申酉戌（15~21点），太阳西斜，阳气逐渐减少，《黄帝内经》称之为阳明、二阳。气温由高渐低，由于冷缩效应的缘故，气的运动趋向为内收。《素问·四气调神大论》说："秋三月，此为容平。"容是收纳的意思，平是既不升也不降的意思。在这种内收之气的推动主导下，植物的营养向主干、种子、果实内贮藏，根须和枝叶干枯，这就叫"秋收"，也就是秋季的"阴阳应象"。于是就将气的这种内收运动趋向命名为金行、金气、金运。

冬季和夜间阳气潜降，阴气主事，《黄帝内经》称亥子丑（21~3点）为太阴、三阴；子丑寅（23~5点）为少阴、二阴；丑寅卯（1~7点）为厥阴、一阴。气温持续偏低，气的运动趋向为潜藏下降，《素问·四气调神大论》说："冬三月，此为闭藏。"闭是内闭，藏是潜藏下降。在这种潜降之气的推动主导下，植物生机潜闭，种子滞育，叶芽静藏，这就叫"冬藏"，也就是冬季的"阴阳应象"。于是就将气的这种潜藏下降运动趋向，命名为水行、水气、水运。

在季节交替的时间段，大自然之气由一种运动趋向转换为另一种运动趋向的过渡阶段，各有18天处于升降平衡、出入平衡的状态。这就像我们向上抛一个球，当这个球上升到最高点要转为下降的一刹那，它在空中是停顿的一样。《黄帝内经》称之为土行、土气、土运，即后世所说的"土旺四季"（即季春、季夏、季秋、季冬，乃指一年四季最后一个月的最后18天）。四个18天相合是72天，木火金水各主管72天，5个72天正是斗历（司马迁称"星历"）的一年——360天。

因此《素问·气交变大论》说："五运更治，上应天期。"《六元正纪大论》说："金木水火土运行之数（运行的天数），寒暑燥湿风火临御之化，则天道可见。"所以，五行的本义是一年四季和一天十二时辰自然界气的升降出入运动趋向。

《素问·阴阳应象大论》说："天有四时五行，以生长收藏，以生寒暑燥湿风。"《六微旨大论》说："非出入则无以生长壮老已；非升降则无以生长化收藏。"这两句话，一说"四时五行"是万物生长收藏的根源，一说"升降出入"是万物生长收藏的根源。因此我们就可以认为，"五行"就是指大自然之气的"升降出入"运动状态。而《素问·六元正纪大论》直接把五行和升降出入对仗起来讲："天地升降，不失其宜，五运宣行，勿乖其政。"这就是司马迁《史记·历书》所说的"黄帝考订星历，建立五行"的依据。

《黄帝内经》用阴阳区分气的性质，用三阴三阳区分阴阳气的量变，用五行区分气的运行趋向，完整地阐述了地球化育生命的自然条件，因此《素问·宝命全形论》说："人以天地之气生，四时之法成。"这个基本条件失衡，就意味着太阳系和地球的毁灭，意味着地球生命的终结。

启动一年生机旺盛的是春季的阳光，故谚云"一年之计在于春"；激发一天生机活跃的是清晨的太阳，故谚云"一天之计在于晨"。《黄帝内经》把春季和清晨的阳光命名为少阳，提示少阳阳气的展发对生物一年或一天生机活跃的重要。《黄帝内经》将人体的胆和三焦命名为少阳，可否认为"一人之计在于胆和三焦"呢？

二、促进生机论人体之少阳

《黄帝内经》把人体的胆和三焦命名为少阳，说明胆和三焦的阳气之量并不大，是小阳、是一阳，阳气只有一份。还说明其阳气的运动趋向是展发，是展放，这对整个人体的健康会有什么影响呢？

胆腑有藏精汁、主疏泄、主决断、寄相火的功能，其阳气不亢不烈，如日初出，因此称少阳、一阳，后世则有小阳、稚阳、嫩阳、幼阳之称，温煦长养，推动全身气机的展发，应时于春三月和一天的寅卯辰。胆腑精汁的贮藏和排泄有规律，则阳明胃降，太阴脾升，里气调畅，对整个消化系统的功能有至关重要的影响。胆腑主疏泄、主决断、寄相火的功能正常，则处事果断而少犹疑，精神愉快而少抑郁，身心放松而少焦虑，思维敏捷而少迟钝，注意集中而少散离，对人的心理素质、精神状态、情绪感受、工作效率有重要影响。胆腑主疏泄、寄相火的功能正常，则五脏六腑生机活跃，代谢旺盛。故《素问·六节藏象论》说："凡十一脏取决于胆也。"意思是说，五脏加六腑合为十一，脏腑虽各有特定的生理功能和代谢特征，但其生理功能要想活跃起来，代谢要想畅达起来，全取决于少阳胆腑一阳之气的激发、推动和促进。

《黄帝内经》说，三焦是水火气机的道路，气化之场所，元气之别使，内寄相火，这究竟是什么意思呢？"焦"字的篆书是上面一只鸟下面用火烤，或上面三只鸟下面用火烤，可见其本义就是燃烧、烧烤的意思。正如东汉·许慎《说文解字》说："焦，火所伤也。"元·戴侗《六书故》说："焦，燔之近炭也。"燃烧的过程就是维持人体正常生命活动的热能——阳气。三者，多也，泛指人体的每一个细胞、每一块组织，每一个脏腑等多处，因此可以说人身处处是三焦，人身无处不三焦。三也可以指具体指数字3。"上焦如雾"，是指上部心肺布散水谷精微和热能，就像布散雾气一样，熏肤，泽毛，充身，若雾露之溉。"中焦如沤"，是言中部脾胃肠道就像发酵池一样，腐熟水谷，泌别清浊。"下焦如渎"，是说下部膀胱、结肠，就像下水道、污水污物处理场一样，排除废物废水。上中下三个部位代谢特征合起来也叫三焦。

所有的物质代谢皆以水为载体，故三焦是水的道路，三焦不畅，则水道不调，痰饮水湿内生，进而壅遏全身的气机，于是就可以导致百病丛生。肝主疏泄，胆主决断，心主神志，此三脏和人的精神情绪状态密切相关。其实三焦也和人的精神情绪相关，人们都能体会到，天气可以影响人的身心感受。当阳光明媚，空气清新，温度湿度适宜的时候，人则神清气爽，精力充沛，心情愉悦，思维敏捷。当乌云密布，雾气弥漫，温度高、湿度大的时候，人则感到呼吸不畅，胸闷心慌，烦躁不安，焦虑抑郁，疲乏无力，效率降低。当三焦不畅而痰饮水湿内生时，就像自然界的乌云和雾霾一样，壅遏气机，同样可以导致人的精神情志不爽。所以舒达胆和三焦都可用于治疗情志疾病。人体三焦是火的道路，元气之别使，内寄相火。只不过三焦的阳气不亢不烈，所以命名为少阳。物质代谢，中医叫气化，所以三焦是气化的场所。三焦调畅，则表里内外上下左右气机条达，代谢通畅，阳气布扬，生机活跃。

人体少阳木气（胆和三焦）的展发，对肝气的疏泄，脾胃的升降，心阳的振作，肺气的宣降，肾气的藏泄，表气的布达，里气的疏通，细胞的代谢，能量的合成输布和利用，情绪的稳定和舒畅，整个人体生机的活跃，都有着调节、控制、激发、推动作用。所以《黄帝内经》不仅说"凡十一脏取决于胆也"。而且在《素问·阴阳离合论》中还说"少阳为枢。"就像门的合页主管着整个门扇的开合，就像轮子的轴承，主导者整个轮子的转动和车子的行进。因此可以说："一人之计在于少阳胆和三焦！"既然如此，舒达振奋胆和三焦的阳气，显然就可以调畅全身的气机，激发全身的生机，这就是舒达少阳法可以广泛应用的理论基础。

三、人类的疾病与少阳不振

根据世界卫生组织发布的信息，当前给人类造成沉重负担的疾病，排在第一位的是心脑血管病，第二位是抑郁、焦虑等精神情志疾病，第三位是恶性肿瘤，这三者之间和少阳有没有关系？

目前公认的冠心病心绞痛发作高峰是上午6~12点，占全部病人的70%~80%，心源性猝死多发于7~11点。通常把这段时间称为冠心病发作的"魔鬼时间"。精神抑郁症或焦虑性抑郁有显著的晨重暮轻、冬春加重或复发，夏秋缓解或痊愈的时间节律。可见心血管病和抑郁症发作的时间段都指向了少阳，都和少阳不振有关。

粪堆是菌类滋生的基质，朽木是蘑菇生长的温床。一颗生机活泼的大树，树干是长不出蘑菇的。人体之所以产生肿瘤，那就意味着生机已经衰落。激发一年生机的是春季的阳光，推动一天活跃的是早晨的太阳。促进人体的生机，当然也要从舒达振奋少阳入手。

《黄帝内经》说："百病生于气也。"这里的"气"是指气机紊乱，调畅气机自然离不开调畅肝胆。后世医家说："怪病多因痰作祟。"三焦气郁则水道不调，痰浊内盛，遂至怪病丛生。于是焦点又聚集到了少阳胆和三焦。

由此可知，以上给人类造成沉重负担的常见病、多发病，以及其他心身性疾病和气郁痰凝的病证，都可以用舒达少阳法为基础来治疗。

四、舒达少阳法的选方用药

舒达少阳法是身心同调的方法，需要具备以下四个基本要素：一是舒达气机，促进少阳气机之展发；二是温补阳气，增益少阳阳气之振奋；三是化痰浊祛水湿，通畅三焦之道路；四是宁心神畅情志，助人体情志之舒畅。如何选方呢？

我首选《伤寒论》中的柴胡桂枝汤。柴胡桂枝汤由小柴胡汤剂量的 1/2 和桂枝汤剂量的 1/2 相合而成，药物有柴胡、黄芩、半夏、生姜、人参、大枣、炙甘草、桂枝、芍药。小柴胡汤有和解少阳，畅达枢机之效；桂枝汤有解肌祛风，调和营卫之功。于是该方就兼具两个方子的功效。但在我看来，柴胡桂枝汤乃小柴胡汤加桂枝、芍药而成。桂枝通阳化气，助少阳一阳之展发，促少阳三焦之畅达；芍药养血柔肝，助厥阴肝气之疏泄，进而推动脾胃之纳化。可见柴胡桂枝汤是肝胆脾胃三焦同调的方剂。方中虽有生姜、半夏化痰祛湿，但力量远远不足以畅达三焦，故配宋·陈言《三因方》中的温胆汤。该方由橘皮、枳实、生姜、茯苓、半夏、竹茹、炙甘草、大枣组成，有化痰浊，祛水湿，畅三焦，温胆寒，和脾胃之效，主治："心胆虚怯，触事易惊，梦寐不祥，或异象惑，遂致心惊胆慑，气郁生涎，涎与气搏，变生诸证。或短气悸乏，或复自汗，四肢浮肿，饮食无味，心虚烦闷，坐卧不安。"再选孙思邈《备急千金要方》的定志小丸，由人参、茯苓、菖蒲、远志组成。治"心气不定，五脏不足，惊悸，甚者忧愁悲伤不乐，忽忽喜忘，朝瘥暮剧，暮瘥朝发。"小柴胡汤中已有人参，温胆汤中已有茯苓。而菖蒲、远志则可豁痰开窍，振心阳，益智慧，醒心神。

柴胡桂枝汤、温胆汤、定志小丸合方后化裁，并且也有疏肝祖方四逆散在内，我将其命名为"柴桂温胆定志汤"。基本药物组成是：北柴胡、黄芩、桂枝、炒白芍、陈皮、茯苓、法半夏、枳壳、竹茹、远志、石菖蒲、党参、炙甘草。寒温并用，攻补同施，共成温少阳，畅枢机，解郁结，化痰浊，宁神志，定魂魄之剂。舒达少阳法的四个要素皆备，于是便成了舒达少阳法的基础方。

五、舒达少阳法和柴桂温胆定志汤的应用举例

1. 舒达少阳治抑郁　据《中国国民心理健康发展报告（2019~2020）》，2020年中国青少年的抑郁检出率为24.6%，其中轻度抑郁17.2%，重度抑郁7.4%。高中阶段重度抑郁的检出率在10.9%~12.5%。这意味着高中生的重度抑郁高达十分之一以上。国家卫健委发布的《探索抑郁症防治特色服务工作方案》将老年人、青少年、孕产妇、高压职业从业者都列入抑郁症高发的重点人群。因此，抑郁症不是某个人、某个年龄段的问题，而是需要正视的一个公共健康问题。

关于精神抑郁症的临床表现、诊断标准以及和抑郁症伴随的免疫紊乱、营养失调、代谢异常、心理失衡等整体的健康问题，由于篇幅所限，不在本文罗列。我从天人相应的观念出发，对其发病的时空环境进行分析，从而探索有效的治疗方案。大多抑郁症的病人有明显的晨重暮轻和冬末春季加重、夏秋减轻的时间节律。还有的人属于冬春发病，夏秋痊愈的季节性抑郁。此外日照时间短的北欧、北美发病率高，在地下室工作或居住的人群发病率高，室内工作者和脑力劳动者发病率高，阴雨雾霾天持续较久病情加重或复发者显著增加。这说明了少阳之气展发不足的人易患抑郁，见阳光少的人易患抑郁。

天人相应，人体脏腑、组织、细胞的代谢和精神情志的活跃与欢愉，在春季和清晨对少阳木气展发疏泄之力的依赖程度最强，此时如果少阳木气展发不足，当展发而无力展发，于是气机郁遏、代谢低下、心神失养、痰浊蒙蔽、精神抑郁、思维迟钝、食欲不振、重度乏力等症状就加重或者复发了。夏季和中午阳气盛大，人得天阳相助症状减轻。秋季初冬、下午傍晚，阳气逐渐内收、下降，人体主要脏器的代谢功能也渐趋平缓，此时对少阳木气展发疏泄的依赖程度逐渐降低，即使少阳木气展发不足也无关紧要了，于是各种症状也就暂时缓解，甚至消失了。

人体气血的流畅，代谢的畅达，心情的愉悦，依赖少阳胆和三焦木气展发疏泄之力的激发、推动和促进。因此益少阳、和枢机、解郁结、化痰浊、宁心神，应当是针对抑郁症有明显晨重暮轻节律者的有效治法。我用柴桂温胆定志汤随症加减治疗抑郁症和焦虑性抑郁，多有疗效。其常用的药物加减是：①心烦焦虑紧张，坐卧不安，加炒栀子或莲子心等，清心除烦。②失眠多梦，加炒酸枣仁、炙百合、合欢皮、夜交藤、生龙牡、珍珠母等，安神定志。③舌红、舌苔厚腻而黄，加胆南星等，清化痰热。舌淡、舌苔厚腻而白，加炒苏子、炒莱菔子、炒白芥子等，温化寒痰。④身痛，增加炒白芍之量，再加生姜、延胡索等养血散寒定痛。⑤青春期抑郁，加山萸肉、枸杞子、巴戟天、鹿茸粉等，补肾填精，促进发育。⑥经前抑郁，加当归、桃仁、红花等，养血活血。经后抑郁，加黄芪、熟地等，益气养血。⑦产

后抑郁，加熟地、丹参、山萸肉、黄芪等，调补产后气血之虚。⑧更年期抑郁，配知柏地黄丸、二仙汤等，益肾气、和阴阳。⑨老年抑郁属心脑血管病变，或手术后、外伤骨折后，抑郁焦虑者，加葛根、鸡血藤、丹参、赤芍等，养血活血通络。⑩有明显胆小恐惧，紧张害怕，不敢独自卧寐者，合仁熟散（熟地黄、柏子仁、人参、枳壳、五味子、桂枝、山茱萸、甘菊花、茯神、枸杞子）益肾气，壮胆气。对于双向情感障碍（既有抑郁发作，又有躁狂或轻躁狂发作。抑郁状态和躁狂状态，可以同时存在或交替出现，也可以只存在其中的一种状态，但是既往有明确的另一种状态的存在）有躁狂发作者，则去远志、菖蒲、桂枝，加龙骨、牡蛎，或者改用柴胡加龙骨牡蛎汤。

有人初服此方出现大便次数增多，或者轻度腹泻，可以减量服用，如一天半或两天服完一剂药，大约数日后就会缓解。如不缓解可在方中加炮姜、炒白术等温中健脾。

柴桂温胆定志汤加减化裁后，不仅用于治疗精神抑郁症、焦虑性抑郁，还可以辨证用于治疗顽固性失眠、强迫症、恐惧症、暴食症、厌食症、自闭症、多动症、抽动症，改善恶劣心境等。

2. 舒达少阳调理亚健康　很多人感到躯体和心理上存在着种种不舒服，到医院又没有查出疾病，在中国叫亚健康。在国际上叫第三状态、中间状态、灰色状态、病前状态、亚临床状态、前病态、潜病期、临床前期等。

躯体的不适表现有：疲劳乏力，头痛头晕，口干咽痛，颈肩拘紧，腰酸背疼，关节酸疼，两腿酸沉。容易感冒，低热多汗，胸闷气短，胸痛叹气，心慌心悸，紧张手颤，小便频数，食欲不振，腹胀嗳气，腹泻便秘，血压不稳，性欲减退，月经紊乱，血脂尿酸微增高，糖耐量轻度异常。

精神心理的不适表现有：焦虑不安，胆小恐惧，妒忌多疑，疑病猜忌，失眠噩梦，醒后乏困，困倦多睡，心烦郁闷，情绪低落，兴趣减少，悲观冷漠，自责内疚，记忆减退，思维迟钝，容易激动，特好生气，注意涣散，能力下降，钻牛角尖，特别在意别人对自己的评价。社会适应能力和交往能力下降，人际关系紧张，自我评价降低，甚至自暴自弃。

以上躯体和心理的不适同时存在，持续三个月以上，但不能明确诊断为器质性病变，就可以判断为亚健康。用舒达少阳法，选柴桂温胆定志汤随症加减，有很好的疗效。

3. 舒达少阳治疗双心病　当今把心脏和心理，称之为"双心"，临床发现，心脏病和心理情绪疾病两者常常相互影响、相互伴发、相互加重，于是就称之为"双心疾病"。心主血脉、心主神志，这是中医把循环系统与高级神经活动结合起来属于"心"。临床资料显示心理应激与急性冠脉综合征的发生、发展密切相关，焦虑和抑郁状态容易导致冠心病，而患有冠心病的患者容易并发抑郁症和焦虑症。

双心病的常见特征有三：①抑郁证、焦虑症患者出现心慌气短胸闷等心脏病的症状，呈阵发性加剧，其发作和情绪波动相关，经查并没有器质性心脏病的证据。②患者有胸闷、心悸等症状，心电图有早搏或轻度的 ST-T 改变，或因心律失常做过射频消融治疗，并没有严重的器质性心脏病，预后良好，但是由于道听途说获得的认识，导致患者自认为已经到了死亡的边缘，精神压力沉重，出现失眠焦虑紧张等情绪障碍。③患有器质性心脏病，经受过冠状动脉介入、冠状动脉搭桥、心脏起搏器植入等手术，手术很成功。但在医院中经历过急救、手术，看到过病友死亡，以及出现术后多种不适应，再加上对疾病预后欠了解，导致抑郁、焦虑等精神心理障碍，致使痛苦难耐，度日如年，生活质量下降。

我们前面已经谈到，冠心病心绞痛的发作高峰是上午 6~12 点，心源性猝死多发于 7~11 点。这应当和少阳不足，木不生火有关，肝胆属木，心属火，少阳不展，则心阳难振。这种情况，同样可以用柴桂温胆定志汤加减治疗。①心绞痛或身痛，加延胡索、丹参、生姜，活血温经定痛。②伴心律失常，加磁石、葛根、丹参、当归，养心活血宁心。③伴心功不全，选配生脉饮、苓桂术甘汤、真武汤、四逆汤，益心通阳利水。④伴脑血管病，或手术后、外伤骨折后，加葛根、鸡血藤、丹参，养血活血通络。

4. **舒达少阳治疗肿瘤** 肿瘤的出现，和人体生机衰落有关。而用柴桂温胆定志汤舒达少阳，则有振奋人体生机的作用，适当加减就可以用于治疗肿瘤。临床根据情况，可以和下述药组配合应用。①选配蒲公英、半枝莲、白花蛇舌草、蛇莓、白英、茵陈等清热解毒祛湿。②选配莪术、三棱、水蛭、鳖甲、乳香、没药等软坚消癥。③选配夏枯草、土贝母、瓜蒌、昆布、海藻、牡蛎等化痰散结。④选配炒酸枣仁、合欢皮、夜交藤、百合等宁心安神。⑤对肿瘤后期有腹水、胸水者，则可选配五苓散、真武汤、猪苓汤等利尿排水。

此外以舒达少阳法为基础，以柴桂温胆定志汤为核心，合连苏饮、乌贝散，治疗胃食管反流。合平胃散治疗胃痞。合痛泻要方、乌梅丸加荆芥、藁本治疗肠易激综合征。合痛泻要方、四神丸、白及粉治疗溃疡性结肠炎。合还少丹治疗性欲低下、阳痿早泄。合五子衍宗丸、还少丹治疗男性不育。合四物汤、八珍汤、六味地黄丸治疗月经量少、闭经或不孕。合六味地黄丸或仁熟散治疗儿童生长发育迟缓。合乌梅、防风、荆芥、蝉蜕、当归治疗多种过敏性疾病等，都有很好的效果。

黄煌教授论方证相应与"方—病—人"思维模式

【简介】黄煌，1954 年出生，江苏江阴人，1973 年学医，1982 年南京中医学院首届研究生毕业。现为南京中医药大学国际经方学院院长、教授、博士生导师，第二届全国名中医。20世纪80年代主要从事中医学术流派的教学与研究工作，20世纪90年代以后以经方医学流派的研究为主攻方向，其中尤以经方的方证与药证为研究重点。现致力于经方的普及推广工作。黄煌教授学术观点鲜明且有新意，结合临床紧密，实用性强，许多著作多次重印，并被译成英文、德文、日文、韩文出版，并多次赴美国、德国、法国、瑞士、澳大利亚、加拿大、日本、马来西亚、新加坡等国讲学，是受到国内外广泛关注的著名中医学者，被人称为"国际经方热的点火者"。

编者按： 我与黄煌教授相识，首先是"神交"，那是二十多年前，我在河北中医学院讲授选修课——中医医案。为了讲好课，我专门去图书馆查阅参考书，一本黄煌编著的《医案助读》让我眼前一亮，太有用了！在此后七八年时间，我去上海参加一个学术会，回程时专门去南京中医药大学拜访黄教授，他热情地接待了我，并为我给学生们安排了一次"名医之路，初学启蒙"的讲座。近十余年来，与黄教授多次相见，多是在经方班上相遇，我同时应邀作为讲座嘉宾，但他的讲座我肯定聆听。黄教授通俗易懂、深入浅出、切合临床的演讲很受欢迎！他对经方的普及、传承与弘扬遍及海内外。

正是出于对黄煌教授的尊重，本书邀请他撰文，他欣然接受。他提供了三篇论文，其中两篇内容编入本套《丛书》第2集"医案、经方概论"之中；本文读过后，认真思考，删减了个别内容（已征求黄教授同意），基本上全文录用。本文的价值有三点：首先，他强调"方证相应是一个非常重要的医学概念"。这个概念不是他首先提出来的，但他做了发人深省的深入解读。第二，他创立了"方证相应"之临床识证的一个模式，即"方—病—人思维模式"。第三，本文源于临证，深思熟虑，阐述了学经方、用经方的学习方法。这些方法不落俗套，在传承名家思想的基础上有所升华。

我们为什么要推广经方？如经方疗效好，如经方花小钱治大病。经方好！经方好在哪里？好处很多，如经方标准规范便于人才培养，如经方便于成药化，经方有潜在的巨大市场开发价值……但在我这个多年从事中医临床以及教育的教师看来，经方好，好就好在经方有方证。方证，才是经方的动人之处！

一棵草，有证是药物，无证是植物。几味药，有证是方，无证是一堆药！所以，按我们经方的人来说，方必有证，有方证才能成方。有方证，才疗效好；有方证，经方才能成为中医临床的标准方、规范方！

清代经方理论家柯韵伯曾说："仲景之方，因证而设……见此证便与此方，是仲景活法"。张仲景灵活的思维方式的基础是什么？是"见此证便与此方"，就是方证。现代经方家胡希恕是这样强调方证在临床上的重要性："方证是六经八纲辨证的继续，亦即辨证的尖端。中医治病有无疗效，其主要关键就在于方证是否辨的正确。"另一位现代经方家刘渡舟先生晚年写了一篇重要的文章《方证相对论》，其中有句话振聋发聩："要想穿入《伤寒论》这堵墙，必须从方证的大门而入！"方证的重要性，已经说得非常清楚了。

方证是什么？是临床证据。方证，就是用方的证据，是安全有效地使用本方的临床证据。《伤寒论》《金匮要略》的许多原文，是经典的临床证据，是经典方证。如桂枝汤证的"自汗出"，泻心汤证的"吐血衄血"，炙甘草汤证的"心动悸、脉结代"，栀子豉汤证的"烦热胸中窒""心中懊憹"，就是用经方应用的临床证据。有是证，用是方。方是钥匙，证是锁眼，一张方一个证。方是矢，证是的，有的才能放矢。《伤寒论》"桂枝不中与之""柴胡汤不中与之"的提法，就是说方证要对应，中，就是正对上的意思。方证相应后，起效快，有句苏南民谚说得好："方对证，喝口汤；不对证，用船装！"。方证相应，是经方医学的灵魂，也是经方医生永远追寻的境界。

有些人认为方证相应是对症状用药，是头痛医头，脚痛医脚式的思维模式。这是对经方方证相应的误解。有的方证，是某种疾病的某个类型，如小建中汤、炙甘草汤、酸枣仁汤、大黄䗪虫丸、薯蓣丸都是治疗"虚劳"病的方，但小建中汤治疗虚劳见腹中痛者；炙甘草汤治疗虚劳见"心动悸，脉结代"者；酸枣仁汤治疗虚劳见"虚烦不得眠"者；大黄䗪虫丸治疗虚劳见"干血"者。

还有不少经方方证是针对体质状态用药的，例如，麻黄附子细辛汤主治"脉微细、但欲寐"者，是一种极度的疲劳状态，其临床表现在精神萎靡、身体反应迟钝、脉象沉微上。黄连阿胶汤治疗什么病？没有说。但经典方证"心中烦，不得卧"，却勾勒出一个伴有睡眠障碍的严重焦虑或抑郁状态的人。《伤寒论》《金匮要略》中类似的原文很多，告诉我们，经方不仅仅治病，还要调人；不仅仅关注局部，还要照顾整体。其实，这是古代许多医家都有的思想，如希波格拉底有句名言："知道什么人患了病，比知道人患了什么病更重要"。清代医家叶天士在《临证指南医案》中道出了他临床思路："凡论病先究体质、形色、脉象……以病乃外加于身也！"可以看出，在古代医家的眼睛里，有两个诊断的单元，一个是"病"，一个是"人"，这个"人"，就是体质。

简单地说，看病如看表，症状是秒针，病名是分针，体质是时针。要确定时间，光读分读秒是不行的，一定要有时的概念。同一个症状，出现在不同的疾病中，其诊断的权重是不同的。同一种疾病，在不同的患病个体上，处理的方法也是不一样的。你说，林黛玉的感冒，与李逵的感冒，能用同一张方，能用同一种剂量吗？这就是临床抓体质的重要性。经方的很多方证，提示了患者的体质特征。比如，黄芪桂枝五物汤适用于"尊荣人"；桂枝加龙骨牡蛎汤适用于"失精家"；麻黄方适用于"湿家";半夏方适用于"呕家"。所以,我把这种经方适用的人群,称之为"方人"。

"方人"这个概念的提出,我参照了《伤寒论》里"柴胡证""桂枝证"的提法。这种直接用"某方人"的方式命名,可以最大限度地避免概念的歧义性,临床选方不会偏差太大。"方人"应该是中医的一种诊断单元,由患者的体型体貌(肌肉、皮肤、骨骼、五官、四肢、腹、舌、脉等)、精神状态、行为心理、既往病与家族病、发病趋向等构成。方人是相对稳定的体质,具有遗传性或家族聚集现象,更具可见性。"观其脉证,知犯何逆,随证治之",观察到的,大多是一些客观的体征,就是方人。

从理论上说,每一张方,就对应每一类人。常用经方大约有百余首,到目前为止,可以描绘的方人,大约在50种。对方人的描绘,犹如古生物学家根据化石复原古生物及生活场景一样,需要多方面的知识。其中经典原文的解读、后世医案的参照、临床经验的积累等,都非常重要。例如,从大柴胡汤"按之心下满痛"的经典方证,结合后世医家经验,我们描绘出大柴胡汤人上半身饱满充实;从"郁郁微烦",得出大柴胡汤人表情严肃、容易发怒或抑郁。从"舌黄未下者,下之黄自去",得出大柴胡汤人舌苔厚,口气重。再如小建中汤主治"虚劳",《辅行诀脏腑用药法要》记载治"脾虚肉极,羸瘦如柴",后世许多医案都用于瘦弱者、腹痛便秘者。这些经验,都成为我们描绘小建中汤人的重要信息。同样,黄连阿胶汤证的"心中烦,不得卧";桃核承气汤证的"少腹急结""其人如狂";小柴胡汤证的"默默不欲饮食";柴胡加龙骨牡蛎汤证的"一身尽重,不可转侧",都是反映方人极为重要的信息。

如果用最简单地话来说说中西医两者的不同,那可以说,西医擅看"人的病",中医擅看"病的人";西医重群体性治疗,中医重个性化治疗。为什么要强调方人相应?因为我们的眼睛里,看不到脱离了具体人体的疾病。任何病都是以具体的人体作为载体的。方人相应才能最大限度地激发人体自愈力,也能最大限度地保证用药的安全。也就是说,对人用方,有利于用药的安全和精准!经方是"病的人"的方。

经方也对病名用方。所谓病,是一种诊断单元,是临床非常重要的诊断单元。病有临床表现特征,即特有的症状、体征和行为的异常;有发病过程,即初、中、晚期;有病情转归,或康复,或致残或致畸、甚至死亡;有病理改变,或在结构上,或在功能上。对病用方,也不是西医学的专利,中国古代医家也辨病。《金匮要略》就有许多古病名,如虚劳、血痹、百合、狐惑、胸痹、脏躁、寒疝、中风、肺痿、肠痈、历节风等就是。《金匮要略》篇名就是"某某病证治"。方病相应,有利于用药的有效与快捷!中医有句话:"单方一味,气死名医!"这些单方,就是对病的专方专药，是指对某些病症有特异性的疗效的配方。这也是长期临床实践的经验总结。如青蒿治疗疟疾，黄连治疗痢疾，苇茎汤治疗肺痈，大黄牡丹皮汤治疗肠痈……

必须指出，方病相应，不能停留在经方与古病名的对接，还应该研究经方与现代临床的对接！由于西医学疾病的诊断具有很强的客观性，经方治疗现代疾病的循证医学研究，就显得非常必要。《古今录验》续命汤治"中风痱，身体不能自收持，口不能言，冒昧不知痛处，或拘急不得转侧"。"中风痱"究竟属于现代何种疾病？有资料提示，广东省名中医黄仕沛先生用此方治疗多发性硬化、急性脊神经炎、脊髓膜瘤、帕金森病、胸腺瘤术后放疗后、脊神经受损等有效。郑州儿童医院用此方治手足口病引发的脑炎。于此推断，《古今录验》续命汤主治的"中风痱"基本上是神经系统疾病。

从文献调查来看，桃核承气汤治流行性出血热少尿期；真武汤治成人甲状腺功能低下，葛根汤治突发性耳聋；葛根芩连汤治二型糖尿病早期；黄芪桂枝五物汤治晚期糖尿病；大柴胡汤治胆囊炎、胆石症、胰腺炎、胃及食管反流症、支气管哮喘、高血压、代谢综合征等；小柴胡汤治疗病毒性疾病、呼吸道炎性疾病、过敏性疾病、自身免疫性疾病等，都显示了良好的应用前景。

综上所述，方证就是临床安全有效使用经方的证据，这个证据，包含了体质与疾病。这个疾病，也包括患者的痛苦的症状或主诉。在我看来，方证相应就是方人相应加上方病相应。这是我临床应用经方的模式，有人称之为"方证三角诊疗模式"，准确地说，这是一种思维模式，简称为"方-病-人思维模式"。可以说，这是我对方证相应传统思维模式的一种探索。

方证相应是一个非常重要的医学概念，我学中医很多年后，才发现"有是证用是方"这句话的分量。做医生是不容易的，因为疾病不是按教科书生的。面对眼花缭乱的症状，面对寒热错杂虚实互见的证型，如何出手干预？要看时机，要看档口。而方证是应变的模式，方证是临床医生的抓手，是临床开方下药的突破口、切入点、着力点。临床对医生的要求也非常苛刻，往往要在很短的时间内做出准确的决策。方证相应，精准快捷，舍弃了很多中间环节，一步到位，是一种极简的思维方式，是临床医生的最佳选择！有人问，难道临床不需要用脏腑气血、阴阳八纲、六经三焦等理论去指引吗？我常常反问说，在人群中找你熟悉的人，需要导航仪吗？对熟悉的人，凭直觉就行，望一眼，看步态、听声音就知道是谁了。"众里寻他千百度，蓦然回首……"临床看病，就是那种境界。方证识别，用的是直觉思维。古人称辨方证为识证。识，认识的识；识别的识。就是强调一种洞察力。培养中医临床人才必须要重视方证识别能力的训练。

第一，能力是以知识储备为前提的，要提高方证识别的能力，必须记忆常用经方方证，特别是经典方证。还有适用人群特征、主治疾病谱。记住50首是起码的，最好100首，如能超过150首，那就是高手了！方证记忆需要不断强化，仲景书要反复读，甚至开诊之前翻阅一下《伤寒论》《金匮要略》。清代医家陈修园说《伤寒论》："经方愈读愈有味，愈用愈神奇，凡日见临证立方，至晚间一一于经方查对，必别有神悟。"说的就是这个意思。

第二，多读名家医案，多跟专家临证，模拟方证识别过程，训练识别方证的能力。识别方证是一种洞察力，望闻问切，洞察秋毫：眼神、毛发、脸型、舌苔、脉搏、皮肤、口唇、衣着、发型、语速、言词、坐姿……都是识别方证的信息。建议多练眼力，多看人。当年经方大家陈伯坛擅长望诊，据说陈氏诊病时注重望诊，先凝视病者，目不转睛，但问诊却简单扼要。经方大家范文虎（1870~1936）也擅长望诊。《鄞县县志》载："先生初擅疡伤，继专精内科。主古方，好用峻剂，患者至门，望见之，即知其病所在，投药无不愈……"望闻问切四诊中，望诊是第一位的。

第三，要让大脑保持一种空灵活泼的状态，没有杂念干扰，如入禅。在这种状态下，大脑深处记忆的方证才能瞬间蹦出，直觉思维才能活跃。要做到空灵，需要时刻提醒自己两点。一是提醒自己：读书不能杂！方证是中医最根本最实用的诊断单位，方证的思维方式是最高层次的思维。所以，初学者要重视《伤寒论》《金匮要略》的研读，要一门深入！已经学杂的，要强力卸载一些"插件"，不断清理一些"垃圾"。汤本求真规定大塚敬节等门生只许读《伤寒论》和《金匮要略》，不允许读第三本书。胡希恕拒绝用《内经》对《伤寒论》解读。都是很了不起的智慧，是巩固和坚持方证思维的正常举措。二是提醒自己：任何方证都有可能出现！在病人面前，不能有陈见，不能被经验所束缚，不能被疾病名束缚，不要被既有的治疗原则所束缚。有是证，用是方，不想任何学说，唯以眼前的人为凭。当年柯韵伯著《伤寒来苏集》时说："胸中有万卷书，笔底无半点尘者，始可著书。"我改一下说："胸中有百首方，眼中无半点尘者，始可开方。"要开好经方，既要有知识储备，还应该不被陈见左右，后者更重要。

说来说去，医学考验人的思维能力，当一名中医，特别是要开好经方，对人的思维方式和思维能力太重要了。《伤寒论》序言最后说"若寻余所集，思过半矣"。一部《伤寒论》讲的就是思维方法，读《伤寒论》的目的，就是训练识别方证的能力。经方，其实是一种思维方式！现在强调年轻的中医学经方，意图是呼唤中医临床思维方式的回归！要在尊重和传承以《伤寒论》《金匮要略》为代表的经方医学体系的基础上，立足现在，面向未来，培养大批具有临床实际操作能力的优秀中医师，实现中医学术的全面进步。

曹东义主任医师论经方的源流体系、妙用

【简介】曹东义，主任中医师，河北省第三届名中医，河北中医药大学扁鹊文化研究院院长、河北省中医药科学院原副院长，河北省第四、五、六批师带徒老师。中华传统中医学会会长、世界中医药学会联合会一技之长专业委员会会长，《国医年鉴》副主编。发表论文 180 多篇，著作 18 部。

中医经方的传承，走过了几千年，很多人把张仲景撰集的《伤寒杂病论》之方视为经方之祖，这固然很有道理，但是由于此前没有《汤液经》的线索，缺乏考证的依据，限制了人们对于经方源流、体系和妙用的探索与研究。

严格说来，学习和传承经方，应该"知源流，懂体系，会妙用"，现在大多数经方传承者注重经方的应用，而不太了解其源流和体系。

一、经方源头是《汤液经》

《汉书·艺文志》第一次把医经和经方列成两大著作体系，说"医经七家""经方十一家"，前者以署名扁鹊、黄帝的经典著作为主，后者除了按照脏腑、专科分类疾病的方剂著作，就是不分类的《汤液经》了。

当时的经方著作主要有：《五脏六腑痹十二病方》三十卷，《五脏六腑疝十六病方》四十卷，《五脏六腑瘅十二病方》四十卷，《风寒热十六病方》二十六卷，《泰始黄帝扁鹊俞拊方》二十三卷，《五脏伤中十一病方》三十一卷，《客疾五脏狂颠病方》十七卷，《金创疭瘈方》三十卷，《妇人婴儿方》十九卷，《汤液经法》三十二卷，《神农黄帝食禁》七卷。以上共有经方十一家，二百七十四卷。

"经方"著作，主要是记载治各种病的药方，其使用必须在中医理论指导下，选择相应的适应症。这类书籍也包含了少量的药物学著作，比如《神农黄帝食禁》就可能是一种"食疗本草"，其中称"经"著作，只有《汤液经法》。因此，《汉书艺文志》说："经方者，本草石之寒温，量疾病之浅深；假药味之滋，因气感之宜；辨五苦六辛，致水火之齐，以通闭解结，反之于平。及失其宜者，以热益热，以寒增寒，精气内伤，不见于外，是所独失也。故谚曰：'有病不治，常得中医。'"

《汤液经》建立的经方体系，就是用脏腑辨证治疗各种杂病，病证有虚实，因此有五脏的补方和泻方；病情有轻重，所以五脏的补方和泻方，都有大方和小方，也就是每一脏都有大补和小补方，也有大泻和小泻方。

《汤液经》治疗传染病，用的"六合辨证"，也就是用青龙、白虎、朱鸟、玄武、阴旦、阳旦，用这样的寒热温凉方剂，来"升降阴阳，交互金木，既济水火"，陶弘景称之为"六合正精，神明之剂"。

但是，到了东汉末年的张仲景，改变了六合分证的格局，变成了"六经辨证"，加减变化，极为神奇，活法巧治，令人敬仰。

孙思邈说："伤寒热病，自古有之，名贤睿哲，多所防御，至于仲景，特有神功。寻思旨趣，莫测其致，所以医人未能钻仰。"

二、历史上伤寒温病之争应深入研究

张仲景《伤寒论》的高深理论，奥妙的医学思想，到了宋代才开始被人们所认识。随着大量研究性著作的出现，逐渐出现了一个伤寒学术空前繁荣的局面。经过宋金元长达几百年的不断完善和补充，后世对于外感热病的理论认识和治疗方法，已经难于完全用张仲景的六经辨证体系来容纳了，因此，瘟疫、温病学家纷纷创立新说，发展外感热病的诊治思想。

在明清两朝的医学发展中，中医对于外感热病的诊治方法已经有了很多进步，尤其是对于辛温发汗解表局限性的认识非常深刻。很多新的治疗方法、新的学术见解，不能归入张仲景的六经辨证。所以，一个肯定辛凉解表，不断丰富外感病治疗方法的学术流派，已经孕育成熟，提出新的学术见解，创立新的学术流派，已是迫在眉睫。

温疫，相当于西医学所讲的传染病，它对人类的危害很大，在一定的外界环境条件下可以在人群中传播，造成流行。温疫流行时，发病迅速，症状剧烈，波及人数多，影响范围大，严重危害广大人民的生命健康。

因此，吴又可《瘟疫论》之后，叶天士、吴鞠通、薛生白、王孟英等温病专家见仁见智，共同创立了焕然一新的温病学说。关于传染病是伤寒，还是温病的争论，愈演愈烈，至今未果，应深入研究。

三、经方妙用代有人杰

"清肺排毒汤"是目前很成功的方药，也是与时俱进新成就，它与此前我们的经方传承有明显不同。张仲景的经方药味少，药量大，而清肺排毒汤药味多而药量小，符合温病学家的用药特征。其中有几个"明方"，也有很多"暗方"：麻黄9g、杏仁9g、桂枝9g、泽泻9g、猪苓9g、白术9g、姜半夏9g、生姜9g、紫菀9g、冬花9g、射干9g、藿香9g、陈皮6g、炙甘草6g、黄芩6g、细辛6g、枳实6g、山药12g、茯苓15g、柴胡16g、生石膏15~30g（先煎）。

官方解释：清肺排毒汤由麻杏石甘汤、五苓散、小柴胡汤、射干麻黄汤四个方剂组成。其实，其中的小柴胡汤、射干麻黄汤并不完整，而且还暗含着麻黄汤、大青龙汤、苓桂术甘汤、桂枝汤等，这许多方剂组合起来，不是用某个化学成分抗病毒，而是"群贤毕至，各显其能"的一张大网。

中医治病的历史过程，是从单味药到组合成方剂的升华，标志性的成就是《汤液经》的诞生。

经方治病法度森严，陶弘景认为《汤液经》治疗天行热病"交互金木，既济水火，升降阴阳"，是一个互相紧密联系的体系，并且属于"六合正精、神明之剂"。张仲景在《伤寒杂病论》之中运用经方极为灵活，加减使用非常普遍，药味、药量变化奥妙无穷。

但是，经方传承到今天，很多人已经不了解其源流和体系，只是各自尝试其妙用，并且学习日本把经方固定成"方证对应"关系，说用经方必须原方、原味、原量，轻易不能加减，神化经方的说法层出不穷，《内经》倡导的"圣人杂合以治"更不见了踪影。

受西化思维影响日渐加深，把伤寒与温病的差别人为扩大，说它们是病因、病机、诊法、治疗皆不相同的两大学科。其实，很多人误解了张仲景，伤寒不是虚寒病，是热病；他不是不选择辛凉解表，而是那个时代还没有"辛凉解表法"之说法；辛温解表的目的，是为了除热，而不是散寒；张仲景只说当发汗、当解表，从来没有说必须用热药。

中医的疾病名称，都根源于中医自身的理论来命名。"甲骨文"有疫病；《内经》说它们是热病，是因为这类疾病都以发热为主要特征；《难经》和张仲景说它是伤寒，同时代的曹植就说它是瘟疫；《内经》治疗，三日之前用汗法，三日之后用泄法；华佗增加一法，四日用吐法；张仲景三百九十七法（后世医家归纳为八法），治疗的方法越来越丰富。

张仲景被后人称为医圣，他的方子被尊为"经方"，成了封闭的体系。此后，再有多少好的方子，也进不了"六经辨证"的体系。不得已，温病学家为了把自己的经验传承下去，就另辟蹊径，开创了另一个温病学体系。

在中西医并存的背景下，各种瘟疫传染病既可以说是伤寒，也可以说是温病，它们的区别只有发病类型不一样，治疗选择上的辛温与辛凉的区别等，而不是西医肺炎与脑炎、病毒与细菌的不同。

热病、伤寒、温病、瘟疫，研究的内容，都是各种传染病的共同发病规律、传变特征与诊治方法。

四、外感病寒温统一的探索

伤寒的六经辨证，温病学说的卫气营血、三焦辨证，都描述了外感热病由表入里，由轻而重的发展、变化过程。中医诊疗瘟疫（传染病）的疾病名称，不能简单停留在伤寒、温病、瘟疫的"初级阶段"，必须逐渐分层，到三四级之下，才能开展有效治疗。

也就是说，当一个中医面对患者，他（她）被诊断为"伤寒病"的时候，不能凭此诊断开具汤药。因为，伤寒病下边，还有太阳病、阳明病、少阳病、太阴病、少阴病、厥阴病的"第二级疾病名称"；太阳病等"病名"下边，还有"经病（证）"和"腑病（证）"的"第三级疾病名称"；太阳经病（证）下边，还有"表实无汗"病（证）与"表虚有汗"病（证）的第四级疾病名称。

假如患者被中医诊断为温病，其诊治过程也和被诊断为伤寒相似，必须逐步向下分层，才能开具汤药。在知道是温病这个"一级疾病"名称之后，无法凭此开具汤药，还要进一步划分是卫分病、气分病、营分病、血分病的"第二级疾病"名称；或者分上焦病、中焦病、下焦病的"第二级疾病"名称；此后还要进一步像面对伤寒病患者那样，一层一层分下去，到了证候与方剂（方证）相对应的时候，才算"探底"了，这个时候才能开汤药。

中医与西医是不同的学术体系，中医不论这个病是西医所说的是哪一类传染病，是什么致病性微生物引起的，都可以用这种"分层不分类"的方式，以不变应万变。

中医的病因学说，是"审症求因"，不应该强行将伤寒、温病对立起来，分成两大学科。伤寒与温病都是研究所有外感病共有诊治规律的体系，只有古今的差异，不是不同疾病的区别。

五、我的"河舟码头学说"述要

我提出包容古今的"河舟码头学说"："病像河流，证如舟，系列方药似码头"，以此说明疾病（河）、证候（舟）、方药（码头）之间的关系。疾病是一个动态过程的描述，像河流一样流动不居；证表示某一时段的病理阶段，就像河里流动的小船，可以顺流而下，也可逆流而上，或者原地不动、触礁沉没；中医的方药就像是码头，帮助小船顺利靠岸，使病证得以解除。病人可以从任何地方下河，也可以从任何码头上岸，就看他（她）的船在哪里。以此来处理外感病过程之中的复杂关系，建立一个开放体系，用"热病统寒温、病证结合、分级诊疗体系"。

张仲景沿岸设立了 113 个码头，吴鞠通也设了很多码头，我们仍然可以设码头，清开灵注射液、丹参注射液、参麦注射液、清肺排毒汤都是码头，日后还可以造更多的码头来帮助患者。但是不能说，从一开始得病到最后阶段，就只能用某一个方，把它吹嘘为"神药"。这样的观点，是西医抗病毒的追求，不是张仲景"观其脉证，知犯何逆，随证治之"的精神，也背离了温病学家的思路。

中医药走向世界，必须彰显个性，道术并重，而不能用实验室的指标限制发展，不能舍本逐末，西化中医，丢了自己。

吕按：读了本文，有收获，也引起联想。我的联想主要谈两点：一是求索经方合用之溯源；二是对"伤寒"之"寒"字解。

对于"伤寒"之"寒"字的正确理解，系统学习《伤寒杂病论》，从整体上理解了张仲景的医学思想，便可以领悟，仲景书中"伤寒"之"寒"字有广义与狭义之分。广义而言，"寒"当"邪"字解；狭义之"寒"字，即六淫之一的寒邪。悟透了这一点，则仲景之书思过半矣。

"寒"当"邪"字解，不但见于仲景书，而且见于先秦诸子之书。在仲景时代，"寒"字与"邪"字可以通用，可以互释。但又必须明白，仲景之书的"寒"字有广义与狭义之分，对于一条原文，是广义的，还是狭义的，需要具体分析才能确定。仲景书"伤寒"论部分，实乃统治多种病邪之证治，非仅为寒邪也。

方与药关系论
——兼论单方、小方、中方、大方

小方、中方、大方之制，见于《黄帝内经》之《素问·至真要大论》，曰："君一臣二，制之小也；君一臣三佐五，制之中也；君一臣三佐九，制之大也。……从少从多，观其事也（语译：制定方剂所用药物的多少，要根据病情而定）。"单方之制，徐大椿《医学源流论·单方论》说："单方者，药不过一二味……其源起于本草（经）。"根据上述单方、小方、中方、大方用药多少之制，对经方用药统计如下。

据统计，仲景书252首经方组成之药味数是：1味药者13方；2味药者35方；3味药者45方；4味药者41方；5味药者37方；6味药者27方；7味药者25方；8味药者8方；9味药者8方；10味药者4方；11味药者0方；12味药者3方；13味药者1方；14味药者2方；15味药者1方；16~22味药者0方；23味药者1方；25味者1方。需要说明：在汤、散、丸等方剂中，用及蜜、酒、苦酒（醋）者，三者都有一定疗效，故皆为组方药味数。例如，薯蓣丸为"二十一味，末之，炼蜜和丸如弹子大，空腹酒服一丸"，则本方药味数合计是23味。

以上252首经方之药味数按照单方、小方、中方、大方之制的划分，归纳如下：1味与2味药之单方48首，占19%；3味至8味药之小方类183首，占

72.6%；9味至13味药之中方类16首，占6.4%；14味及以上的大方类仅5首，占2%。而对近年来某中医院处方随机抽取252首方的统计结果是：1~9味药之方46首，占18%；10~25味药之方185首，占73%；25味药以上之方21首，占8%。古今对比，反差如此之大，何故？这很值得反思。

首先，从中医药学的起源、发展过程分析：中医治病源于"神农尝百草"时代。可以想象，原始社会的人们在寻觅食物的过程中饥不择食，难免会误食有毒的植物，而出现程度不同的中毒症状，甚至导致死亡。有时吃了某种植物或动物，却使原来的疾病得到了缓解。人们经历了无数次的尝试和长期的经验积累，逐渐认识到哪些植物或动物对人体有害，哪些对人体有益，并进而有意识地用动、植物治疗疾病，由此积累了一些医药知识。而矿物药则是古代在金属冶炼时被发现的。古圣先贤在众多劳动人民治疗经验的基础上，以他们的聪明智慧总结成言简意赅的理论，汇集成书，即《神农本草经》。

《本经》是中药学现存的最古老的典籍，为当时的古代以及后世千秋万代用中药治病奠定了理论基础。这也孕育着中药方剂学的产生。当时的医家们在用中药治病时发现：某两味药或更多的药物合用时会增强疗效；某一种药能制约另一种药的偏性或毒副作用；某些药物的不同剂量、不同炮制、不同剂型、不同煎法、不同服法以及配合不同的饮食、采取不同的调护等，其疗效也有所不同，因此，以单味药治病过渡到多味药并用治病的方法应运而生，相同药物采取不同用法的方法也逐渐多起来，这就是方剂学的由来。对疗效较好的方剂不断重复应用，屡次验证了其对于某些病证的确切疗效，因此便固定下来，为了便于记忆，还为之起个方名，口耳相传，且传之后代。这样的方子多了，有志、有心的仁人贤士将其收集汇编成书，这可能就是《汤液经法》等"经方十一家"成书的历程。

前面说到的单方、小方、中方、大方等四类方剂，是在方剂（经方）形成的不同阶段，针对不同病情而创制的。

单方及药味较少的小方，多是在由单味药治病过渡到用方剂治病之早期，针对较单纯的病证而创制的。

药味较多的小方、中方及大方，则多是在用方剂治病之较成熟阶段，针对较复杂的病证而创制的。

总之，单方、小方、中方、大方，都是古圣先贤们在长期临床经验的基础上创制而成的，是聪明智慧的结晶。这些优秀成果，功在当代，利在千秋。我们这些炎黄子孙，应该十分珍惜这份宝贵的遗产，切不可束之高阁，应认真学习，用于临床，救治患者，造福苍生。

令人忧心的是，当今有不少学中医、从事中医临床工作者，并不珍惜中医学这个伟大的宝库，"不念思求经旨"，弃良方而不学、不用，一味崇拜西学！即使勉强学个一知半解，不能识病辨证论治，不能君臣佐使合理配伍，如此开起方来，漫无定见，这往往是开大方、用药多的"病根"。明代张景岳为这类人画像说："今之医者，凡遇一证，便若观海望洋，茫无定见，则势有不得不为杂乱而用广络原野之术。盖其意谓虚而补之，则恐补之有害，而复制之以消；意谓实而消之，又恐消之为害，而复制之以补。其有最可哂者，则每以不寒不热、兼补兼泻之剂，确然投之，极称稳当，此何以补其偏而救其弊乎？又有以治风、治火、治痰、治食之剂兼而用之，甚称周备，此何以从其本而从其标乎？若此者，所谓以药治药尚未遑，又安望其及于病耶？即使偶愈，亦不知其补之之力、攻之之功也；使其不愈，亦不知其补之为害、消之为害也。是以白头圭匕而庸庸没齿者，其咎在于无定见，而用治之不精也"（《景岳全书·传忠录·论治篇》）。历史是一面镜子，古代有"广络原野之术"的庸医，当今之医应有则改之，无则加勉。

历史发展至今天，古往今来，无数名医学者的临床实践反复验证了经方的科学、疗效的神奇！崇尚经方，是对古圣先贤成果的尊重，也是对科学的尊重。学好经方，用好经方，弘扬中医，这是时代的要求，是对生灵的关爱。让我们承担起这份历史责任吧！

徐大椿"一病之主方、主药"论

目前中医界，凡病就强调辨证论治，这似乎没有错。但有两个弊端必须加以纠正：一是将辨证论治作为口头禅，不切实际地过分强调辨证；二是忽略了"病"的研究。仲景书对伤寒病、对杂病的诊治，都是先辨病，后辨证，即"辨某某病脉证并治"。病与证的关系，这在前面第一章第三节之概述已论及。

在学习后面六节各位专家教授运用经方治疗各种病证医案之前，有必要对专病证治有一个明确的理念。对此，笔者重点参考了徐大椿（字灵胎，清代著名医学家）接近晚年的著作《兰台轨范》（成书于 1764 年）。徐氏该书"序"文所论，值得深思，令人有悟，引录如下，参以己见。

徐大椿说："欲治病者，必先识病之名。能识病名，而后求其病之所由生；知其所由生，又当辨其生之因各不同而病状所由异，然后考其治之之法。一病必有主方，一方必有主药。或病名同而病因异，或病因同而病证异，则又各有主方，各有主药，千变万化之中，实有一定不移之法。即或有加减出入，而纪律井然。先圣后圣，其揆一也。"以上徐氏主要讲述了五个要点：首先是告诫医者，面对病人应该先明确认识其所患之病，即病名也；继则寻求其病之所由生，即病因也；继则当辨其病情有何具体的症状特点，即病状也；继则审病求因，分析病状，辨证论治，即立法也；最终应确定主治之主方与主药，以及针对具体病情而确定更为具体的主方与主药，即"治病必求于本"也。

徐氏承接上文继续说："自南阳夫子以后，此道渐微；六朝以降，传书绝少；迨唐人《外台》《千金》，不过褒集古方，未能原本《内经》，精通病变。然病名尚能确指，药味犹多精切。自宋以还，无非阴阳气血，寒热补泻，诸肤廓笼统之谈。其一病之主方、主药茫然不晓。亦间有分门立类，先述病原，后讲治法。其议论则杂乱无统，其方药则浮泛不经，已如云中望月，雾里看花，仿佛想象而已。至于近世，则惟记通治方之数首，药名数十种，以治万病，全不知病之各有定名，方之各有法度，药之各有专能，中无定见，随心所忆，姑且一试，动辄误人，余深悯焉。"徐大椿精通经典（著有《内经诠释》《难经经释》《神农本草经百种录》《伤寒类方》等有关经典著作的注释，以及其他专著，共医书15种），博览群书，才有如上之评论。他的以上内容，主要说明了两点：首先肯定了唐代医家"褒集古方"之功绩，继则分析、揭示了宋代及其后世离经叛道、笼统空泛之弊端！如此弊端，当今如何？扪心自问，有自知之明者，才能明断。迷途者当知返。若不师法先圣经典之智慧，痛改徐氏所痛斥的当今亦存在之弊端，中医走向何方？令人忧焉！

下文所征集、收录的诸位名医教授运用经方治病经验，分列：经方治疗热性病、危急重病、癌症、内科病、妇科病、儿科病及其他病、抗疫等，分述如下。

第二节 经方治疗热性病

《经》曰："今夫热病者，皆伤寒之类也。"(《素问·热论篇》)《伤寒论》为治疗热病的圣书。该书论述的桂枝汤类、麻黄汤类、柴胡汤类、白虎汤类等诸方之证治，为热性病之三阳病主治良方，识病辨证论治准确，选方遣药得当，疗效可靠，无可置疑。若三阳病无形邪热传之于里，成为热结在里的阳明腑实证，则应以下法为要，承气汤类方为主也。若三阳病由表实热证传变为里虚寒证，则应从三阴病证治疗方法中求之。若热病伤阴，加之体质因素等，表现为阴液损伤证候，则应研究温病名家创制的诸方为宜。本节收录郝万山教授、良医张锡纯论文各1篇与笔者治热病经验文章6篇。

郝万山教授用经方治高热案例
（刘玉洁主任医师整理）

笔者早年拜北京中医药大学郝万山教授为师，多次聆听老师讲座及跟师门诊，获益匪浅。老师临证之时，运用经方得心应手，屡起沉疴。笔者将老师运用经方治高热案例，整理如下。

刘某，男，72岁。会诊日期：2004年6月11日。患者于4月18日因化脓性阑尾炎，住院而行阑尾切除术，术后按外科常规治疗。但术后7天突发高热，体温达40℃左右，血常规提示：白细胞$1.6×10^9$/L，给予抗生素治疗，体温波动在38.5~39.5℃之间，近2个月来遍用各种抗生素，高热不退，并出现真菌感染，又用达复康口服，体温仍在38.5℃以上。特邀郝老师会诊。刻下：高热，体温38.9℃，以午后为甚，发热前先有恶寒，发热时面红目赤，心烦口渴，但不欲饮水，腹胀满，不能进食，靠胃管维持营养，大便稀薄无臭味，日行数十次，无肛门灼热感，舌质淡，舌尖嫩红少津，舌苔白腻，脉沉弦而虚。老师认为此患发热日久，邪恋正伤，病机复杂。证属少阳郁热，脾胃虚寒，三焦不畅，湿浊壅遏，津液耗伤。故拟和解少阳，温补脾阳，畅达三焦，化浊祛湿，兼以生津之法。方用仲景柴胡桂枝干姜汤，并取后世藿香正气散、三仁汤之意化裁。处方：柴胡20g，桂枝10g，干姜10g，黄芩15g，天花粉30g，藿香10g，佩兰10g，生苡仁15g，杏仁10g，白蔻仁10g，炙甘草6g，茯苓30g，白术10g。2剂。每日1剂，分4次胃管灌服。二诊：2004年6月13日。服药2剂，患者发热已除，体温36.4℃，口不渴，腹胀仍在，大便次数已经减至日行3~5次，且呈稀软便，舌质转淡红，苔转白略腻，脉虚弦。前方加枳实 15g，厚朴 10g。2 剂，水煎日分 3 次服。共服药 4 剂，体温恢复正常，复查血常规提示：白细胞 1.0×10⁹/L，大便转调，唯觉腹胀，后用他方调理善后。

原按：本证发热四十余日，遍用抗生素及解热镇痛药而热不退。体温虽高，但发热之前有明显恶寒，可谓寒热交作，提示邪恋少阳；口渴，舌面少津，说明津液被伤，但又有不欲饮水，舌苔白腻，腹部胀满，提示湿浊内阻，不能消水，三焦郁遏，气机不畅；大便溏薄无臭味，日行数十次，是中阳受损，脾胃虚寒，湿浊下注之征。根据发热，口渴，腹胀，便溏这些主症。老师认为证属热郁少阳，脾胃虚寒，湿浊壅遏，三焦不畅，又兼津伤。这与《伤寒论》第 147 条所述颇相似。故用柴胡桂枝干姜汤与时方三仁汤、藿香正气散化裁，仅服药 4 剂而热退。对于高热不退的病人，在方中用干姜、桂枝一类的温热药，如非认证准确，恐不敢妄用。

良医张锡纯治少儿外感发热经验之验证

少年儿童的年龄范围是 0~14 周岁（中国法律）。当今科技水平的飞速发展与对疾病预防水平的极大提高，古代难以控制的少儿传染病，在我国现今已基本上消失。但是，从古至今，外感病邪所致的发热性疾病常有发生。对此，家长着急，急于救治，发热退得越快越好！现今医生为了满足家长要求及其个人某种目的，不计后果的"小题大做"，马上输液加入抗生素，甚至用上"绝招"，即加入激素。如此处理，多是退热效果较快，有的降后复升，有的掩盖了病情而后患无穷，有的遗留滥用抗生素与激素带来的后患！明智的家长求治于中医，希望中医在治疗的同时又不伤害幼小的儿童。好的中医肯定能够达到家长的期望。理由是，中医学源远流长，博大精深，古圣先人，历代医家积累了治疗儿童病的丰富的理论和宝贵的经验良方。这是苍天厚土恩赐人类的天然药库，随时随地可取，且取之不尽，用之不竭。传承古人精华，用之得当，必有良效而不伤身也。

一、治验举隅

笔者的外孙女，1 岁，北京人。宝宝天生淳厚，活泼可爱。临近 2015 年春节，夜卧蹬被，亲人不知，因而受凉，天明喷嚏，稍有清涕，当日下午，头项发热，体温升高（体温 38℃上下），初次患病，爷奶着急，父母惊慌，电话询问是否需要去医院。我说：夜间受寒，外邪束表，体温必高，不必惊恐，中药可治。疑问：孩子还小，中药难闻，怎么能喝呢？我说：此药无任何气味，如同白开水。又问：是什么药？能退热吗？我说：但信勿忧，连服数次，盖被微汗，一二日热必退无疑。并明确告知，今晚恐怕发热加重，体温增高，坚持服药，明日体温可降。我处方2味：生石膏40g（打碎），蝉蜕4g，3剂。每剂加入自家大米一小把，用水煎开锅后约20分钟，取200~250ml，分4次温服，每次间隔约2个小时。取药、煎药后，喝第一次药为傍晚约6点钟，体温有上升之势，将近39℃，父母沉不住气了，急于去医院就诊，我体谅父母爱子之心，不便阻拦，就诊于大型医院，查了血常规，个别指标稍有异常；听听心肺，只是心率较快；问问病因，夜间受凉。医生告知问题不大，开了退热贴（贴头额）与口服药，嘱回家用药，注意护理。回到家后，又测体温，已有所下降，心才有所安定。问如何用药？我建议：继续按说明服中药，外用退热贴，暂不用医院开的药。第2日清晨我问候：昨晚喝中药3次，今晨体温37℃多点。嘱将剩的药一次喝了，再煎第2剂，仍分4次喝，体温不高，就间隔三个小时服一次，傍晚体温正常了，可停药，注意防护，别再受凉。观察一天，体温未再升高，此后正常如初。

吕按：幼儿受凉，感冒发热，此乃常事。其脏气清灵，反应灵敏，一旦发热，轻则38℃上下，甚者高达40℃，幼儿高热，易发惊风抽搐等，确实令人惊恐。对此，尽快用药，防止热盛发痉。故此，我处方重用生石膏清热透邪以退热，配合应用蝉蜕（气微弱，味淡），功能散风热、宣肺、定痉。二味相合，清透之功更捷，且防止发痉。一岁幼儿，一剂药重用生石膏至40g，底气从何而来？笔者重用石膏有先圣后贤之根据：首先是医圣张仲景之经方，其清热主方白虎汤重用生石膏一斤；第二，近贤张锡纯重用生石膏单味药，或为主药，治小儿伤寒、温病及小儿出疹等都有确切经验。下面选取张锡纯验案4则，读者阅读后，必收获匪浅。

二、张锡纯治疗小儿发热验案4则

1. **伤寒**　长子荫潮，七岁时，感冒风寒，四五月间，身大热，舌苔黄而带黑。孺子苦服药，强与之即呕吐不止。遂单用石膏两许，煎服清汤，分3次温饮下，病稍愈。又煎生石膏二两，亦徐徐温饮下，病又见愈。又煎生石膏三两，徐徐饮下如前，病遂痊愈。夫以七岁孺子，约一昼夜间，共用生石膏六两，病愈后饮食有加，毫无寒中之弊，则石膏果大寒乎？抑微寒乎？此系愚初次重用石膏也。故第一次只用一两，且分三次服下，犹未确知石膏之性也。世之不敢重用石膏者，何妨若愚之试验，加多以尽石膏之能力乎？（药物·石膏解）

吕按：幼儿患病，不懂事理，很难服用味苦难闻之药。石膏煎取清汤如水无味，服之不难矣。石膏辛甘而寒（《本经》曰：石膏"味辛，微寒"。《名医别录》谓其"味甘，大寒"。笔者以为，石膏是"微寒"，还是"大寒"，这与用量大小有关），善于清透邪热，是治疗"感冒风寒"，入里化热（苔由白变黄）之良药。小儿外感，化热很快，幼体健壮者，外感初起即可用石膏。此案取效的关键是敢于将生石膏用至最佳之大剂量。

2. 发热 直隶盐山孙香荪来函：1924 年 8 月，友人张某某之女，发热甚剧，来询方。为开生石膏一两半，煎汤饮之。其热仍不稍退，又来询方。答以多煎石膏水饮之，必能见愈。张某某购石膏数两，煮汤若干，渴则饮之，数日而愈。（药物·石膏解）

吕按： 患者"发热甚剧"，可想其体温之高也。《名医别录》曰石膏"主除时气……身热，三焦大热，皮肤热"，可知石膏治时气邪热有专功。此案亦证实大量生石膏对高热具有可靠疗效。

3. 温病 直隶盐山李曰纶来函：丁卯中秋，曾治天津傅姓少年，患温证，胃热气逆，无论饮食、药物，下咽即吐出。延医治疗，皆因此束手。弟忽忆《衷中参西录》石膏解载治毛姓媪医案，曾用此方以止呕吐，即以清胃府之大热，遂仿而用之。食梨一颗，蘸生石膏细末七钱余，其吐顿止，可以进食。然心中犹觉热，再投以白虎加人参汤，一剂痊愈。（药物·石膏解）

吕按： 此案验证了张锡纯治毛姓媪案例之经验。

4. 小儿出疹 奉天友人朱贡九之子，年五岁。于庚申立夏后，周身壮热，出疹甚稠密，脉甚洪数，舌苔白厚，知其疹而兼瘟也。欲以凉药清解之，因其素有心下作疼之病，出疹后，贪食鲜果，前一日犹觉疼，又不敢投以重剂。遂勉用生石膏、玄参各六钱，薄荷叶、蝉蜕各一钱，连翘二钱。晚间服药，至翌日午后视之，其热益甚，喉疼，气息甚粗，鼻翼煽动，且自鼻中出血少许，有烦躁不安之意。愚不得已，重用生石膏三两，玄参、麦冬（带心）各四钱，仍少佐以薄荷叶、连翘诸药。俾煎汤二茶盅，分三次温饮下。至翌日视之，则诸证皆轻减矣。然余热犹炽，而大便虽下一次，仍系燥粪。询其心犹发热，脉仍有力。遂于凉解药中，仍用生石膏一两，连服两剂，壮热始退。继用凉润清解之剂调之痊愈。（《医方·清疹汤》）

吕按： 此案应领悟四点：①生石膏为治小儿出疹，表里俱热之要药，适当放胆重用是取效之关键，而"分三四次徐徐温服"是防止其寒凉之诀窍。②以生石膏为主，并应配伍薄荷、连翘、蝉蜕、僵蚕、玄参、麦冬等凉血解毒透疹之品。③若出疹者最忌泄泻，恐疹毒因滑泄内陷也，故便泻之人不宜石膏，可用滑石、甘草治之。④"羚羊角最为治疹良药"，故张氏清疹汤（生石膏、知母、羚羊角、金线重楼、薄荷叶、青连翘、蝉蜕、僵蚕）中亦用之。

小 结

通读《医学衷中参西录》发现，张锡纯行医生涯最常用、最擅用的药物就是生石膏。他以单味石膏或以石膏为主药的验案很多，集中附录在《石膏解》之后，并且遍布全书之中。张锡纯用石膏积累了丰富的经验，其真知灼见可归纳为五点：①石膏之用绝不可煅，若煅用之则"是变金丹为鸩毒也"。②以石膏治"实热炽盛"必须重用，并适当配合他药。③石膏之功效特点是，既清热于内，又透热于外。④对"热实脉虚"，即邪热伤及气阴者，应"仿白虎加人参汤之义，以人参佐石膏"为宜。⑤用石膏必须"轧细"，这正如《雷公炮炙论》所说："凡使石膏，须石臼中捣成粉……"考查经方白虎汤等方用石膏皆注明打"碎"。

总之，笔者治少儿发热之底气，乃源于良医张锡纯之丰富经验。读者同道们，让我们共同传承先圣后贤之思想，发挥中医之优势与特色，以可靠的疗效，解除少儿发热之苦及家长之忧。为中医争光！

（惠慧副主任医师协助整理）

桂枝汤治妊娠感冒案

诗某某，女，34岁，2018年9月10日诊。已怀孕15周（原有"子宫腺肌病"而不孕，经笔者调治后怀孕至今）。近3日感冒，由于在怀孕期间，既不敢用西药，也担心用中药。3天来只是以饮食调养，但感冒不见减轻，却有加重之势。不得已给笔者打电话，问是否可以中药治疗？我回答患者说可以治，中药治感冒，不会对胎儿产生不良影响。门诊就治：主诉3天以来，咽痛，鼻塞，流鼻涕，头痛，低热，出虚汗。脉滑（为孕脉），舌略红苔微黄。问其病因为受凉，病情即太阳中风证，治以桂枝汤为主方。但妊娠期间是否应当慎用呢？此时联想到《金匮要略·妇人妊娠病脉证并治》第1条曰："妇人得平脉，阴脉小弱，其人渴，不能食，无寒热，名妊娠，桂枝汤主之。……"此条所述为妊娠早期胃气不和证，或是胃气虚弱者，以桂枝汤主之。因此，妊娠而感冒，属于桂枝汤证，用之勿忧也。但病经3日，舌苔微黄，为化热之兆，且古人曰胎前多热，当今又营养良好。故参考同篇第9条所云"妇人妊娠，宜常服当归散（当归、黄芩、白芍、川芎、白术）。"于桂枝汤中加黄芩。处方：桂枝20g，白芍20g，生甘草15g，生姜20g（自备，切片），大枣5枚（约25g，自备，切开或掰开），黄芩15g。3剂，当时中午至晚上，分3次温服1剂，服药后护理与是否服第二、第三剂，详如桂枝汤方后注。

服药效果：患者3日后电话告知：服药第1剂期间，周身持续微汗出，外感诸症逐渐减轻，就诊第2日服了第2剂，诸症基本消除，未服第3剂。特别致谢！

大柴胡汤治外感振寒立见功效案

吴某某，男，78岁，海南人，2018年2月4日上午诊：半月前患感冒、咳嗽，社区医生予"头孢"治疗后好转。6天前早晨7点周身振振发冷，盖两床被子振寒依然，约30分钟后缓解；下午约1点又复发振寒如上。5天前下午再次发作，上盖棉被，下铺电热毯，仍振寒持续约15分钟。昨日夜半后1点多钟又发作振振发冷，周身震颤，持续2个小时才缓解。询问每次振寒发作时不发热，当时未测体温。诊脉弦略数而有力，望舌偏红苔薄黄腻。想其振寒时发，为病在少阳，《伤寒论》曰："伤寒中风，有柴胡证，但见一证便是，不必悉具。"（101）其舌脉所见，为太阳病过经，邪气内传，热郁于里之象。《伤寒论》曰："伤寒十余日，热结在里，复往来寒热者，与大柴胡汤……"（140）以大柴胡汤去大黄加连翘、甘草治之。处方：柴胡30g，黄芩15g，法半夏20g，白芍30g，枳实15g，生姜20g，大枣30g，连翘20g，生甘草10g。

2月7日复诊：上次就诊的当日下午3点多煮药第一煎后顿服之；晚上8点多煮了第二煎后又一次服了（患者说海南煎服中药的习惯，即如上分别煮两次，每次顿服。笔者告诉患者是：每煎药煎两次，合汁分日3次温服）。3天以来，未再发作振寒。患者赞叹中药疗效之好！诊其脉大按之少力，舌红苔薄黄。病邪已退矣。患者说自去年入秋至今，夜尿多至6次，改拟补肾缩尿方：山药30g，益智仁15g，乌药15g，补骨脂10g，覆盆子10g，石斛10g。

随访：患者半个月后（正月初六）带着老伴来看病，问其春节前病情，诉说至今未再发作振寒，且夜尿多的症状服药后有改善。

吕按：少阳病大小柴胡汤证之热型，以"往来寒热"为特点。而上述患者却但恶寒不发热，何也？《张氏医通·卷三·寒热门》之"恶寒"论的案例中说得明白，指出："凡病但恶寒而不发热者，多属火郁之证，举世一以阳虚为治，误人多矣。"由此可见，上述患者以"阳虚则恶寒"治之，亦必误治矣。这是我联想起《素问·至真要大论》所述病机十九条之一曰："诸禁鼓栗，如丧神守，皆属于火。"其"禁"与噤近，失语，不出声也；"鼓"者，鼓颌，战齿也；"栗"为身体抖动，即寒战。少阳病火郁于内，即"热结在里"（140），"正邪分争，往来寒热，休作有时"（97）；亦可因热郁较深，阳气不能外达，而见阳证似阴证，患者即如《内经》所曰"鼓栗"属于火之病机。

为了广开思路，将《张氏医通》对"战栗"的论述引录如下："《经》云：肾之变动为栗。《原病式》曰：战栗动摇，火之象也。阳动阴静，而水火相反，故厥逆紧固，屈伸不便，为病寒也。栗者，寒冷也。或言寒战为脾寒者，未明变化之道也。此为心火热甚，亢极而战，反兼水化制之，故寒栗也。寒栗由火盛似水，实非兼有寒气也，以大承气下之，多有燥屎，下后热退，则寒栗愈矣。若阳虚则但畏寒，阳郁则振寒战栗，有火无火之分也。亦有暴感寒邪，恶寒脉伏而战栗者，麻黄汤发散之。"

麻杏甘石汤治外感发热案之反思

罗某某，61岁，是一位退休老干部，2015年除夕上午初诊：发热数天，邀中医会诊，我看到病人，诊脉望舌，询问病情，患者已经用过几天西药治疗，体温38℃上下，肌肤微热，扪之湿润，微微咳嗽，咽干隐痛，咽部紫红，脉滑略弦，舌暗红苔少微黄。辨证论治如下：病因外感，加之公务繁忙不得休养，外邪犯咽影响及肺，化热伤阴，蕴热不解。治当清热透邪，宣肺利咽，佐以养阴。以麻杏甘石汤加味，处方：麻黄10g，生石膏30g，炒杏仁10g，生甘草10g，金银花10g（后下），连翘15g，玄参10g，麦冬10g。1剂，水煎后当日下午始分3次温服，约间隔3小时服药1次，汗出热退止后服。在我会诊之后，西医专家组也进行了会诊。

2015年大年初一的上午二诊：患者说昨天服药2次，夜间出了很多汗，发热已经退了，今晨体温36℃多点，稍感咽部不适，有些疲乏。保健医介绍说，昨天西医会诊为了尽快退热，用了点激素等治疗。我听了上述情况，既松了一口气，又有些担心。担心的是中药加用激素，出汗太多，伤了正气阴液，恐怕体温再升高。更改处方：银翘散以清解残余热毒，佐甘寒益气养阴以扶正。

初二上午三诊：体温昨晚略有上升，37℃上下，今晨36℃多，守二诊方略作加减，数日病趋恢复，因其舌红少苔，咽部不适，望之咽部发红充血，有慢性咽炎病史，故最后以麦门冬汤收功。

反思：这个病人的治疗经过有何经验教训呢？经验是：中西药并治，效果好，退热快。教训是：本来中医清透之方就有发汗作用，再用激素发汗退热，使之大汗伤阴，如此中西医缺乏沟通，应引以为戒。诸多案例之经验证明，中医治外感热病具有一定的优势及特色。激素退热要慎用，必要时用之要适当配合西药。激素与中医中药如何配合应用，这是需要深入研究的课题。

白虎加人参汤为主方治高热案

我于2014年9月18日在海南省中医院门诊，接诊一例64岁，发热50天持续不退的病人。诊治过程如下。

患者农历七月十四日"中元节"（公历8月9日）回老家文昌（市）午前祭祖，停留一个小时，出了很多汗，冲澡后感觉头晕，没有食欲，振寒发抖，当天下午回到海口市，到白龙社区医院就诊，体温高达39.8℃，经肌内注射、输液治疗2天后体温仍高，第3日住入某省级医院病房呼吸科。住院后做了多种检查无异常，经抗感染等多种西医疗法及中药治疗，体温不退，高热时采取冰敷降温与激素治疗而体温降后复升。由于发热持续不退，故住院 11 天后，转到海南某省级西医医院感染科病房。再次重复多种检查，并脊椎穿刺抽骨髓检查等，均无异常。治疗方案同前，仍是输液，高热时冰敷、用激素，住院 24 天，发热不退，最高达 41℃。医院让做一种新仪器检查，费用达八千多元。因不能承受如此高额检查费用，故出院。

如上所述，病因清楚，就是劳累、大汗冲澡后受风着凉，外邪束表，本可扶正祛邪，"必蒸蒸而振，却发热汗出而解"（《伤寒论》第 149 条）。西医治疗过程，未经发汗，或发汗不当，或发汗太过，都达不到祛邪作用，高热时冰敷疗法则冰伏其邪，激素发汗降温或可取效，却并非良善、万全之策。总之，外邪不去，伤及正气，正气日虚，外邪乘虚内侵气分，影响血分，正邪相争，邪盛而高热，正胜则热减（患者说在出院前高热时拒绝冰敷及激素治疗，自行用自备的犀角磨水内服，高热也能稍降）。

我初诊时，体温 39℃，脉沉滑有力略弦（心率约 100 次 / 分），舌暗红苔薄腻微黄，大便日 1 次不成形，口干，疲乏不欲睁眼。诊断：外感热病。辨证：汗出受风，施治不当，病邪入里，波及血分，正气日衰，邪热稽留不去。治法：清热透邪，扶助正气。处方：白虎加人参汤再加解毒及"透热转气"药。用药：生石膏 30g，知母 10g，山药 20g，炙甘草 10g，西洋参 5g，党参 10g，金银花 10g（后下），连翘 15g，牡丹皮 10g，赤芍 10g。2 剂，日 1 剂，水煎分 3 次温服。

9 月 20 日二诊：服上方后体温下降至 38℃以下，振寒消除，精神好转，食欲增加，两目有神，脉象较前缓和，心率减少至 90 次 / 分。效不更方，守方 5 剂。

9 月 25 日三诊：继服上方，体温已降至 37℃以下，舌略红苔微黄，脉略滑，面带笑容，言语间饱含感激之情！改拟竹叶石膏汤清补法。

9 月 27 日四诊：体温正常，病情日渐恢复，仍有点疲乏，易汗出，以桂枝加龙骨牡蛎汤合生脉散，和营敛汗、益气养阴而善后调理。

吕按： 以上案例所述可总结四点：①中医辨病有自己的思想体系，辨证更具特色；②中医强调治病求本，亦强调治病求因，中医病因学亦具特色；③中医治疗方法与西医不同，具有自己独特的理论及高妙的技巧；④真正掌握了中医学辨病辨证、病因病机等理论，运用好其独特的治疗方法，则中医就能治疗西医治不了、治不好的病，上述治例便是范例。

四逆汤加人参汤治高热无汗案战汗之分析

（黄宏敏主任医师整理）

【简介】黄宏敏，生于 1963 年 5 月，海南省文昌市人，1986 年毕业于广州中医药大学。

现任海南省中医院脑病科 1 区主任，主任中医师。海南省中医药学会脑病专业委员会第一、二届主任委员；世界中医药学会联合会脑病专业委员会常务理事；中华中医药学会脑病分会常委；海南省睡眠研究会副会长；中华海南省医学会神经内科专业委员会常委；海南省和海口市医疗事故专家成员。获得"第五届海南省医师奖"称号。为《海南医论医案选集》副主编。主要从事临床工作 34 年，对治疗中风病、头痛、眩晕、郁病和不寐有丰富的临床经验。

吕志杰教授是海南省中医院特聘专家。自 2012 年退休后即来我院工作，至今已 9 年，吕志杰教授经常组织全院学术讲座，主办全国性仲景医学专业研修班，每周定期门诊与三个病区查房。其中每周来我们脑病科一区查房 1 次，让我们收获良多。吕志杰教授擅长用经方治病，效果良好，举其案例如下。

何某某，男，77 岁。因"反复发热咳嗽气促 4 年余，再发半天"于 2018 年 8 月 15 日入院。患者于 4 年余前因脑梗死、癫痫大发作后，完全卧床、吞咽障碍，此后因反复肺部感染而发热气促，多次住院抢救治疗。入院症见：神情呆滞，精神萎靡，不欲睁眼，不能言语，不能服从指令，发热，咳嗽咯痰，喉中痰鸣，微气促，四肢活动不利，偶有肢体小幅抽搐，大便干稀不调，小便失禁。留置鼻饲管、深静脉管。

既往史：既往有血管性痴呆、继发性癫痫、冠心病、心房纤颤、慢性阻塞性肺疾病，以及心脏起搏器植入术后、结肠癌术后等病史。

查体：T 38.5℃，P 95 次/分，R 20 次/分，BP 165/90mmHg。神志清，查体不能合作，巩膜及全身皮肤无黄染，浅表淋巴结未触及，双肺呼吸音低，广泛痰鸣音及湿啰音，心浊音界无异常，心率 102 次/分，律不整，各瓣膜听诊区未闻及病理性杂音。腹平软，按压无痛苦面容，肠鸣音 4 次/分，四肢无浮肿。神经系统：神清，不能言语，高级皮层功能检查不配合，双侧瞳孔等大同圆，对光反射迟钝，眼球运动无异常，颈抵抗 4 指，双侧鼻唇沟对称，右上肢肌力 1~2 级，左上肢肌力 3~4 级，左下肢肌力 1~2 级，右下肢肌力 2~3 级，四肢肌张力高、腱反射增强，左侧 Babinski 征阳性。余检查不能配合。

辅助检查：血常规：红细胞计数 $3.48×10^{12}$/L，血红蛋白 108g/L，中性粒细胞比率 75.4%，中性粒细胞计数 $6.76×10^9$/L。超敏 C- 反应蛋白 > 10mg/L，C- 反应蛋白 121.82mg/L。CT 检查报告：①慢性支气管炎，肺气肿；②考虑双肺下叶少量炎症，建议治疗后复查；③双侧胸腔少量积液；④心脏增大，心包少量积液，请结合临床；⑤心脏起搏器置留。

入院诊断：中医诊断，咳嗽病属痰热壅肺证。西医诊断：①肺部感染；②脑梗死；③继发性癫痫；④慢性阻塞性肺病；⑤高血压病 3 级（极高危）；⑥冠状动脉粥样硬化性心脏病；⑦心房颤动；⑧起搏器植入术后；⑨结肠恶性肿瘤术后。

一般治疗：美罗培南静滴抗感染，痰热清清肺化痰；泮托拉唑钠注射剂抑酸护胃；硝普钠注射剂微量泵入控制血压，复方氨林巴比妥肌内注射及亚低温治疗仪对症退热治疗；雾化保持呼吸道通畅；补钾补钠维持电解质平衡。

8月30日吕志杰教授查房：患者仍发热（傍晚 T 39.0℃上下），无汗，气促。诊脉查舌为：舌淡嫩、少津（张口呼吸有关），右脉浮取弦大，沉按空虚，左脉弦不明显，中取力不足。轻轻按体表有热，久按重按则不热。吕志杰教授认为：患者发热半月余，病因是外感，还是内伤尚不明确。分析舌脉、体表按诊特点：舌嫩为虚，嫩而淡乃阳气虚之象；脉象乃是《金匮要略》第六篇所云"脉大为劳"之特点；体表轻按有热而久按不热，为虚热外浮的特点。总之，患者之发热为《伤寒论》第11条所讲的"病人身大热，反欲近衣者，热在皮肤，寒在骨髓也"之表现。此前用过《千金》苇茎汤无效，又用小柴胡汤加大剂量清热解毒与凉血药亦无效。患者无汗为麻黄汤主症，但如上所述，非表实证，不可用麻桂剂。审病辨证论治，治宜四逆加人参汤。方中四逆汤三味合用，辛甘温热以助阳，虽非麻桂辛温发汗之剂，确有辛温助里阳以壮表阳之力，加人参补元气以利姜附助阳。先给予小剂量，用药后观察病人情况，再酌情中大剂量。具体方药如下：炮附子20g，干姜10g，生甘草10g，人参10g。3剂，日1剂，水煎分3次温服。

9月19日吕志杰教授复诊（因事外出一周）：患者服上方2剂后，突然周身大汗出而热解，体温降至正常。继服10剂。症见：时有低热，多汗，咳嗽咯痰，喉中痰鸣，轻微气促，大便偏干，二三日一行，小便失禁。舌偏淡，脉缓略弦少力。体温波动在 36.8~37.5℃。

吕志杰教授认为：患者年老体虚，多次中风后长期卧床，一个月前出现高热无汗等症状，辨证为里寒外热，用四逆加人参汤，补助阳气，阳气充实了，驱邪外出，卫气通了，故患者"战汗"而热解。现患者偶有低热，应为气虚、阳虚所致，应以甘温除热之法，方以补中益气汤加减，方中以大量黄芪，意在益气固表，配伍党参、白术、甘草补气健脾，当归养血和营，少量升麻、柴胡升阳举陷，配以桔梗利咽、升阳，防风助君药益气固表。具体方药如下：黄芪30g，白术15g，党参10g，柴胡5g，桔梗5g，当归10g，升麻5g，防风10g，甘草5g。4剂，水煎服，日1剂。

案例分析

患者年老体衰，在多病缠身的情况下高热无汗半个多月，用四逆加人参汤战汗而解，对如此奇特疗效，在案例讨论时医生们提出了许多问题，吕志杰教授认真解答。将吕志杰教授对案例的分析整理如下。

1. **温习经典，指导辨证**　《伤寒论》六经病证之发热，三阳病多是外感病邪所致的实证为主的发热，如太阳病为正邪相争于表之发热；阳明病为正邪相争于里之发热；少阳病是正邪相争于半表半里的正虚邪实之发热。三阴病多是外邪传里或内生病邪所致的以虚证为主的发热，或阳虚发热，或阴虚发热，或阴阳俱虚发热。吕志杰教授在《伤寒杂病论研究大成·绪论》提出的"三因学说新论"之"内外相因"病变，就是指的在有慢性病的基础上又感受外邪之复杂病情。上述三阴病与少阳病，甚至有的阳明病，都属于"内外相因"之病变。上述案例以经典辨证思路去辨证，则不难分辨，当然属于三阴病，再精准诊脉望舌，触按肌肤发热之特点，则可判断为阳虚发热。三阴病阳气虚衰证，皆以四逆汤回阳救逆为主方大法，人参大补元气，为起死回生之圣药。故本例患者选用四逆加人参汤治之而取捷效。

2. **无汗是表实，还是里虚辨证**　患者自入院以来发热半个多月，始终无汗，曾考虑用麻黄汤，但由于识病辨证无把握，慎重起见，未敢应用。吕志杰教授查房后回顾经典，从《伤寒论》六经病之辨证要点，"无汗"为太阳病麻黄汤证之最为突出的主症特点。但是，应"观其脉证，知犯何逆，随证治之"（《伤寒论》第16条）。该患者多病缠身，口不能言，说不清楚是否有外感因素，家属也说不明白。只能"平脉辨证"，这也考验医者的临床水平与思辨能力。即使有外感因素，年老体衰，病经半个多月，当前舌、脉、症皆阳虚证候，也不可用麻黄汤，而四逆汤切合病机，故当机立断而选用之。再者，当时想起古人讲过（记得是尤在泾），大意是说：四逆汤辛甘热之性，虽非麻桂剂辛温发汗解表，但有温里助表阳之功，如此功力，对阳虚无汗者，可望发汗退热。

3. **战汗热解，圣贤有论**　患者服四逆加人参汤两天后，突然"战汗"后热退病解。这如何解释？吕志杰教授引经据典向我们说明了"战汗"之机理。在《伤寒论》第101条有相关论述，原文曰："伤寒中风，有柴胡证，但见一证便是，不必悉具。凡柴胡汤病证而下之，若柴胡汤证不罢者，复与柴胡汤，必蒸蒸而振，却复发热汗出而解。"第149条有类似论述。首先明确"汗"出之机，《素问·阴阳别论》有一句经典解释，即"阳加于阴谓之汗"。这就是说，出汗之机，依赖于阳气的温煦，阴血的施化。《难经·二十二难》曰："气主煦之，血主濡之"，二者配合，才能出汗。而"战汗"之机，为正气振奋，阳气鼓动阴津外出，驱邪于表之象。本例患者正是阳气虚衰，不能温煦周身，表气郁闭而"无汗"。服了四逆加人参汤补益阳气之药以后，正气借助药力，"蒸蒸而振"，汗出热退病解。因此，经典不可不读，圣人之言能增长我们的智慧，智慧又能增强我们的临证水平。

4. **探病之法，不可不知**　关于"探病之法"，《景岳全书》卷之一入集《传忠录·论治篇》有专论，引录如下："探病之法，不可不知。如当局临证，或虚实有难明，寒热有难辨，病在疑似之间，补泻之意未定者，即当先用此法。若疑其为虚，意欲用补而未决，则以轻浅消导之剂，纯用数味，先以探之，消而不投，即知为真虚矣。疑其为实，意欲用攻而未决，则以甘温纯补之剂，轻用数味，先以探之，补而觉滞，即知有实邪也。假寒者，略温之必见躁烦；假热者，略寒之必加呕恶。探得其情，意自定矣。《经》曰：有者求之，无者求之。又曰：假者反之。此之谓也。但用探之法，极宜精简，不可杂乱。精简则真伪立辨，杂乱则是非难凭。此疑似中之活法，必有不得已而用之可也。"

临证之时，病情复杂，寒热、虚实之病情疑似难辨者，在表在里、在脏在腑之病位难明者，不得已之时，慎重起见，可用试病之方法。如本例患者，虽辨证是阳虚发热，但终究缺乏经验，认证并非十分明确，故以四逆加人参汤偏小剂量治之（吕志杰教授对四逆汤证辨证准确时，该方常用量还较大）。其疗效既是期望，又在预料之外。如此奇特疗效，加以探讨，以提高自己，启发读者。

两例高热患者中医诊治经历与思考

患者陈某曾因高热经西医诊治后低热不除，后由中医药治愈，因此对中医十分信任，一家老少有病，都找笔者治疗。时经两年多之后，其两个儿子先后高热，小儿子 2 岁半，中西医结合治疗 6 天后热退，体温正常，因非纯中药治疗，中医疗效难以评价，故从略。大儿子采用单纯中医治疗，4 天后热退，体温正常，其疗效值得总结。以下先是妈妈自述，后为妈妈为儿子代述。

一、案例一

提要：该患者高热时轻时重近 40 天，期间在海口、广州两地大医院做多种检查，病因不明，不能确诊，治之未愈，经笔者先后五诊，以纯中医药治疗 17 日后体温恢复正常而康复。其中医与西医诊治过程之经验与教训值得总结。以下先是患者自述，后是笔者思考。

1. 患者自述

我姓陈，女，40 岁，已婚，育有两子。职业为警察，发病前体质一直较好，无不良生活习惯和饮食习惯，经常运动，2018 年一月份参加海口马拉松比赛，顺利完成半马（21.75 公里）。

11 月 27 日到保亭七仙岭森林公园度假，入住酒店卫生情况较好，因带着老人孩子，并未爬山，一日三餐均在酒店，正常饮食，没有食用山珍野味。11 月 25 日早上来月经，至 29 日基本结束，晚上约十点半到十一点半在阳台温泉池泡了温泉。

11 月 30 日晚上和 12 月 1 日中午，吃了两次生鱼片、生海胆等海鲜。

12月2日下午感觉头晕，疲劳，有轻微咳嗽，自以为感冒，口服伤风感冒颗粒等，未见好转。

12月5号下午出现浑身发冷，打寒战，接着发热，发现体温达到40℃，吃了退热药。

12月6日、7日下午仍然高热，感到情况不对，到省医院某某门诊部就医，医生开了3天地塞米松，5天多西环素静脉注射，5天没有发热，我不知道是激素药的作用，以为病愈，停针后第一天下午再次高热至40℃。

12月16日到海南某总局医院感染科住院治疗，期间给我注射四天头孢和多西环素，体温仍无法控制，我要求停药。

停药后，曾请某院院长诊治，开了小柴胡汤加味，服用了一剂半，但当时病情发作比较急，服药后没有立即看到明显效果，高热状态下把药都吐了。

23号我办理出院，24号到广州某大学附属第三院感染科住院治疗，27号给盐酸莫西沙星针剂治疗，30号以后体温基本控制在37.3℃以下。两次住院期间，经抽血、骨髓、超声、PET-CT等多种检查，以及多次抽血查疟原虫，检查结果都是阴性或正常的，由于该院也未能给予确诊，所以我1月6日办理出院，带了2周的盐酸莫西沙星药片，每天早上吃1片。服用4天后，体温每天仍然在35.5~37.3℃之间波动，如果一天没吃这个药片，当天下午又出现发冷、发热症状，感到此药仅能控制体温，恐怕无法治愈，而且看说明书还有不少可怕的副作用。

2020年1月10日到海南省中医院挂吕志杰教授的号，寻求中医帮助。

初诊：舌质暗红，苔薄黄而灰（昨日食桑椹，灰考虑为染苔），脉弦略滑。处方：石膏40g，知母15g，甘草10g，山药30g，金银花30g，连翘30g，赤芍15g，牡丹皮15g，黄芩15g，青蒿15g，粳米30g(自备)。3剂，每日1剂，水煎，复煎，合并2次煎药液400~500ml，分早中晚3次温服。嘱：服中药后，停用西药，以利观察疗效。并告诉我饮食清淡，禁食辛辣、生冷、油腻。牛羊肉海鲜尽量不吃。服药当日，最高体温是下午四点左右，达到37.3℃，六点左右降到36.8℃。服药期间温度在36.3~37.3℃，比服西药时温差更小，感觉更好。

二诊（2020年1月12日）：脉沉略滑，舌偏暗红，苔薄黄，11日排便四次。处方仍然是第一次初诊方，调整了一些药药量，即：生石膏20g，西洋参5g，知母15g，山药20g，炙甘草10g，金银花20g，连翘15g，赤芍10g，丹皮10g，青蒿10g，黄芩10g。5剂，水煎服，每日1剂，每日3次温服。

三诊（2020年1月17日）：服上药期间，无发冷、出汗症状，体温在36.3~36.8℃间波动。稍有便溏，每日1~2次（此次病前也多有便溏），未有其他不适，饮食、睡眠可。舌苔暗红，苔黄，脉和缓略弦。处方：石膏20g，党参15g，知母15g，山药20g，金银花20g，连翘15g，赤芍10g，牡丹皮10g，甘草10g。4

剂，服法同前。

四诊（2020年1月21日）：服上药期间，第一天晚37.3℃，第二天37.8℃，第三天38℃，今晨36.5℃。白天体温一般正常，晚上8点以后，出现发冷、发热。口腔溃疡5天，无咳嗽咳痰，无鼻塞流涕，大便偏软成形，一天一次，饮食尚可，近几日无外感因素。舌苔暗红，苔黄，脉沉弦。本月月经比平时晚10日。吕教授开了两个处方，如下。

处方一：石膏40g，知母15g，甘草10g，山药30g，金银花30g，连翘30g，赤芍15g，牡丹皮15g，黄芩10g，青蒿15g，粳米30g（自备）。

处方二：柴胡30g，人参10g，甘草10g，黄芩10g，大枣20g，天花粉20g，黄连5g，升麻10g，牡丹皮10g，生姜1枚（拇指大），切片。

两个方各4剂，每日1剂，隔日交替服用。

五诊（2020年1月23日）：服上药后两日，晚上都发热，第一天38.2℃，第二天晚上十一点左右至38.8℃，发冷明显，未服退热药，多服了一次中药，夜里二点左右出汗后体温下降。

处方：是吕教授手写的，抓药时药房收走了。医者补充说明：当时患者脉沉弦略滑，舌紫红苔薄黄腻。方药如下：柴胡30g，黄芩10g，人参10g，生甘草10g，草果5g，天花粉15g，知母10g，赤芍10g，槟榔5g，荷叶10g，（绿茶3g、生姜10g、大枣15g自备）。4剂，日1剂，水煎，每日3次温服。

医嘱：一不同房、二不食荤腥、三不劳累。

23日当天服用2次四诊开的处方二，一次五诊方，共吃了3次药，晚上十一点半左右体温升至38.2℃，夜间3点半37.5℃；24日早上8点体温36.5℃，24日全天最高温度37.2℃。在严格遵守医嘱的前提下，此后3天体温稳定在36.5℃左右，没有发冷、发热症状了。

1月27日服完最后1剂药后，开始服用四诊处方一，过渡到每2日服1剂药，2月3日后停药5天，体温均正常。随后遵医嘱，少量食用荤腥，至2月14日，体温一直正常。

2. 医者（吕志杰）思考

患者自述诊治过程，真实可靠。

其高热持续近40天，海口、广州两地大医院多种检查，病因不明未能确诊。对症以抗生素、激素治疗，只能治标，不能治本，故发热始终未愈。

我以单纯中医治疗，先后五诊，半个月后彻底治愈，体温恢复正常。患者之中西医诊治过程，确实有经验、有教训，值得总结。反复思考后，归纳如下。

从患者自述可知，其素体健康。发病之前，来月经5天刚干净后而泡温泉，又过了一两天表现"感冒"症状，这正如《伤寒论》第144条所说："……经水适断者，此为热入血室，其血必结，故使如疟状，发作有时，小柴胡汤主之。"

患者首诊于西医门诊部与医院，病因不明，对症治疗以激素退高热（体温40℃），静脉注射抗生素，因无法控制高热，要求停用西药，而求治于中医。某院长用小柴胡汤为主方，大方向是对的，但未达到理想疗效。其具体用药、用量、煎服法及饮食禁忌等是否合乎理法？未见原方，不便评论。

尔后，患者辗转海口、广州两地大医院，又重复多种检查，仍病因不明，不能确诊为何病，仍用抗生素治疗，但改用"盐酸莫西沙星"针剂、片剂，虽然基本控制了体温不再高热，但病因未除，"暗火不灭，死灰难免复烧"，刚刚停药一天，体温又升高！患者绝望之际求诊于我。

我接诊之后，根据患者的病因、诊治过程与当时四诊表现，以及既往经验，诊断为外邪内传阳明气分，波及营分。治法：清热解毒、凉血透邪。以白虎汤为主方清热邪，加银花、连翘解毒邪，赤芍、丹皮凉血热，青蒿、黄芩清透少阳之邪。服中药3剂，停用西药片，体温未出现"暗火复燃"。

初见功效，故二诊守方加西洋参，补益气阴。再服5剂，体温稳定在正常范围，一般状况尚可，但观察舌象，仍内热并未尽除，故三诊去西洋参之补，去青蒿与黄芩之兼顾少阳。

没有想到的是，再服4剂后体温又逐日上升至38℃，且表现发冷、发热，即"寒热往来"昼轻夜甚等少阳病特点。

四诊时处方二首：一方即初诊方，二方为小柴胡汤加减。如此两方隔日交换服用，意在以方法观测，是病位在阳明为主，还是少阳为主。服上方各1剂，疗效都不理想，体温上升至38.8℃。

五诊时根据患者"寒热往来"之典型少阳病特点与脉弦之少阳病主脉，故仍坚守小柴胡汤为主方；其舌质暗红为营血分郁热，故加花粉、知母、赤芍三味清营凉血药；其舌苔薄黄腻的特点，肯定兼夹湿邪，而湿邪的病位为何？考虑病程较久，可能邪入"膜原"，治之专方为"达原饮"，故取方中槟榔、草果两味，加入主方中，以兼顾透达膜原之邪；再加点荷叶、绿茶，取其芳香清凉和胃之功。对患者讲了"三点医嘱"，以利病愈。

服上述五诊方4剂后体温逐日下降至正常，"寒热往来"症状消失。继以四诊处方一剩余的两剂，分4日服以巩固治疗，体温保持正常。停药至今40多天了，体温一直正常，生活、工作也恢复了正常。

下面根据上述全部诊治过程，总结、提炼出中医与西医的不同点，即各自的长处与短处。

首先可以断定，患者病因，就是月经期刚过而泡温泉，一时性身体较虚，即《伤寒论》所说的"血弱气虚，腠理开，邪气因入……小柴胡汤主之"（97条）之病机。本可以小柴胡汤为主方，适当加减，可数剂而愈。

西医门诊在病因不明的情况下，就用激素（降温）、抗生素，可以说是有点盲目用药。海口、广州两所大医院多种检查，仍病因不明，难以确诊，不得已，只能是对症治疗，反复用抗生素——头孢、多西环素等不能控制体温，就改用莫西沙星针剂及片剂，虽能控制体温不至于高热，但无法治愈。这是不是西医西药的短处呢？

西医的短处方面，也正是中医的优势领域。

回顾历史，中医自古以来治疗热性病就有确切的疗效。但能否发挥中医药治病之优势与特色，取得好的疗效，这要看医者审病辨证论治的水平。

笔者以中医药治疗的先后五诊，既有成功的经验，又有不当的教训。

教训是：先后五诊，都是以弦脉为主，三阳病之平脉辨证，弦脉主少阳病。而一、二、三诊都是犯了"经验主义"，以及重视舌诊，都是以治阳明气分热盛的白虎汤为主方，加了凉血、解毒及兼顾少阳病的药物，虽然有一定疗效，但由于辨证不准、方药不专，故病情反复，且有加重之势。

四诊时有点觉悟，分别开了治阳明病与治少阳病各一方。

再说经验：五诊方确定了主治方向，以小柴胡汤为主，兼顾清营热与透达膜原之药。如此方证相对了，服药 4 剂后，热退身凉，体温恢复正常而彻底治愈。

这难得的经验，使我想起《内经》的一段话："今夫五脏之有疾也，譬犹刺也，犹污也，犹结也，犹闭也。刺虽久，犹可拔也；污虽久，犹可雪也；结虽久，犹可解也；闭虽久，犹可决也。……言不可治者，未得其术也。"（《灵枢·九针十二原》）。下一番功夫，掌握了中医药学精妙之术，再勤者临证，善于运用，总能达到良医之境界。

二、案例二

陈某 2021 年 12 月 7 日与我联系，说小儿子高热刚好不久，大儿子也发热了，恳请我开方。时经 4 天，先后用经方 2 首治疗后，高热退而返校。因与陈某熟悉了，她又有总结能力，因此建议她将儿子的诊治过程总结一下发给我，她欣然答应。下面是陈某为儿子的代述，随后为诊治方药补充，以及笔者思考。

1. 诊治经过

小杰，男，17 岁，2021 年 12 月 7 日下午 5 点问诊：这两日很可能感受风寒了，打喷嚏、流清鼻涕、喉咙疼，咳嗽时耳朵也疼，身上觉得酸痛，傍晚接回家后测量体温 39.2℃，平时胃口不好，今日未排大便，小便少黄，舌象黄腻，火气大。与吕志杰教授用微信说明病情，拍摄儿子舌象照片，发送给吕教授，吕教授开方：大青龙汤。当日晚上八点半服用第一次药，服药前测体温上升至 39.6℃，服药后出了点汗，十点时体温为 38.7℃，子夜一点服用第二次药后体温降到 37.2℃。8 日上午体温又升到 38.4℃，到下午服药两次药后，体温在 37.8℃左右，2 日未排大便，身上疼痛减轻，咳嗽时喉咙和头部还有疼痛感，这两天服药保持微微出汗后温度会降低些，一会儿没汗了体温就上到 38℃左右。9 号下午 4 点到吕教授处就诊，处以小柴胡汤。当天傍晚喝了一次小柴胡汤，到晚上 9 点多，体温 38.4℃，询问吕教授后，又喝了一次大青龙汤。10 号早上排大便一次，体温就保持在 37.5℃以下了，还有一些咳嗽，其他症状都没有了，接着服用小柴胡汤。11 号体温正常了。12 号返回学校上课，继续服用小柴胡颗粒与维 C 银翘片三日。注意清淡饮食和保暖。

以上是患者自己整理的诊疗经过，患者十分感谢，我回答她：你感谢就感谢咱们的古圣先贤吧，我完全是跟先人学习的结果。患者感叹道：教授您真谦虚。中华文化博大精深，中医太厉害了！

2. 诊治方法补充

12 月 7 日患者发给我的舌象是舌质鲜红舌苔前边薄黄腻而中根部厚。根据上述病因、舌象与症状（追问说"无汗"），辨证为风寒束表，内有郁热，大青龙汤主之，因苔黄腻，应加清化湿热之药，以及透热之品，故加上薏苡仁、蝉蜕。处方如下：麻黄 20g，桂枝 10g，炒杏仁 10g，生石膏 60g（打碎，绵裹），薏苡仁 30g，蝉蜕 10g，炙甘草 10g，大枣 20g（擘开），生姜 15g（切片）。3 剂，日 1 剂，水煎两遍合药汁，分日 3 次或 4 次温服，服药后约 20 分钟喝碗热粥，进食要清淡，避风，盖被子微微出点汗，汗出后喝的药减量，热退后停服。

服药两天两剂后，诸症逐渐改善，体温下降。面诊：舌质偏红，苔薄黄腻，脉略滑。与前次比较：舌象好转了，面红也改善了，精神状态好多了。总之，病情趋于恢复，但余邪未尽，其发汗祛邪，难免伤正，且平时饮食不节，喜食油炸之物，势必伤胃，改为扶正祛邪和胃之法，宜小柴胡汤加减。处方：柴胡 20g，黄芩 10g，法半夏 10g，西洋参 10g，生甘草 10g，牛蒡子 10g，薏苡仁 30g，荆芥 10g，生石膏 20g，生姜、大枣各 10g，3 剂，水煎日 3 次温服，体温正常了停止服药，剩下的备用。2 天后体温正常，诸症消除，偶微咳，舌质偏点红、苔薄白，改用小柴胡颗粒与维 C 银翘片，以善后调治，便于返校服用。

3. 医者思考

综合以上陈某为儿子的诊治经过代述与笔者诊治方法的补述，有三个问题应该思考，与读者讨论如下。

（1）不面诊能否辨证处方用药

一般而言，望、闻、问、切四诊是中医传统辨证论治的基础，诊脉与望舌是中医诊断的两大特点。若不能当面诊察，难以全面了解病情，从而难以明确诊断、准确辨证。但是，由于某些原因，有些患者不能面诊，又急需治疗，这对于有一定经验的医者来说，是可以"遥测"诊治的。比如上述患者，其外感风寒之病因，凭着代述证候表现特点，便可诊断；其内有郁热挟湿之病机，凭借"微信"看见的舌象特点（注意：告诉患者不可过度伸舌，应自然伸舌，光线适合，才能拍照真实舌象），亦可判断。当然，对于复杂、疑难、危重患者，还是面诊为宜。

（2）发汗的"火候"如何掌握

"其在表者，汗而发之"《素问·阴阳应象大论》，此乃先圣垂训，为千古不移之大法。凡是体表之邪，皆可借助发汗之法以祛邪于外，而外感风寒者，尤其重要。《伤寒杂病论》麻黄汤类方证，皆应"当发其汗"（46，十二·23），"可发汗"（51，52）。问题是如何掌握好发汗的"火候"？这种"火候"，麻黄汤方后注曰："覆取微似汗，不须啜粥，余如桂枝汤法将息。"桂枝汤方后注曰："温覆令一时许，遍身漐漐微似（"似"者，"嗣也"，即持续之义）有汗者益佳，不可令如水流漓，病必不除。"凡桂枝汤类方证，许多方后注皆曰"……余如桂枝法将息（服药法、护理、调养等）及禁忌"（14），或曰"将息如前法"（20、21、22、23、24、25）。仲景书麻黄汤类方证之发汗法皆言词简略，应效法桂枝汤方后注发汗之"火候"。所不同的是，麻黄剂比桂枝剂的发汗功效更强、更快。还需要探讨而明确的是：麻黄汤方后注曰"不须啜粥"，而桂枝汤方后注曰"……服已须臾，啜热稀粥一升余……以助药力"。笔者反复思考而得出的结论是：麻黄汤发汗力强，"不须啜粥"亦可发汗；而桂枝汤发汗力弱，必须"啜热稀粥……以助药力"，才能达到遍身微微持续汗出而祛邪的目的。再者，发汗之"火候"，桂枝汤方后注中的几句话必须铭记，以指导临床，即"……若一服汗出病瘥，停后服，不必尽剂。若不汗，更服依上法。又不汗，后服小促其间，半日许令三服尽"。即半日6个小时将一剂药分为3次温服，也就是约2个小时服一次药。若服一次汗出热退了，不必再服；若不出汗，服第二次；又不汗，第3次服药适当提前，并适当加大用药剂量。麻黄剂没有明文服药间隔时限，如麻黄汤只曰"……煮取三升，去滓，温服一升，取微似汗"。由于麻黄剂比桂枝剂发汗力强，持续时间也较长，因此麻黄剂的服药间隔时限应较桂枝汤适当延长，是否服第二、第三服（次），乃至第二剂，总以汗出热退、体温恢复正常为宜。尚应密切观察病情变化，需要及时更改处方用药。总之，真正理解与运用好桂枝汤方后注之全面内容，才能掌握好发汗的"火候"。古圣之言，发汗妙诀，切切不可忽视之。我对上述患者的发汗法，正是谨遵圣训也。

（3）发汗方药的剂量如何掌握

许多医者名家都感叹一句话，即"中医不传之秘在于剂量"。这是对各科各种病而言，可以说方药剂量之妙是一个"谜"。其"谜底"可在古圣创制的经方中求之，在临床中求之。笔者编著的《伤寒杂病论研究大成》附录"经方度量衡现代应用考究"值得参考。潜心研究经方剂量之规律，临床上细心观察，不断总结经验与教训，方药剂量之"谜底"自能破解。如上所述，笔者所治疗患者的方药剂量，可参考。

结　语

凡病可归于"热病"与"杂病"两大类。当今所说的"感冒"是外感热病中最常见者。感冒之轻者，吃点药，休养几天可愈；重者，一旦发生高热，则需要及时治疗。中华民族几千年来，患病者都求治于中医。近现代以来，中医与西医在我国并存，目前患了急性病，包括外感高热者，多是求治于西医而住院。同道们扪心自问，或可讨论：中医诊疗某些急性病有没有优势呢？上述母与子高热的诊疗过程、诊疗效果就是一个雄辩的回答。陈某高热，先经西医西药诊疗近40天，高热控制了，低热不除，最后靠中医药治愈。其儿子始终以中医药治疗，仅5天热退病除返校上课。中医药有如此可喜的疗效，难道不值得自豪、值得病患者的信赖吗？中医当自强！理应发掘古圣先人为我们留下的中医药"宝库"，博采其丰富而宝贵的经验，服务大众，造福苍生，以告慰先人。

第三节　经方治疗危急重病与奇顽之症

在现今各大医院，都有"急诊室"与危急重症病房。所谓"危"者，指病情垂危，随时有生命危险，应即刻救治者；所谓"急"者，指病情紧急，瞬息万变，救治及时，可望缓解平安；所谓"重"者，指病情沉重，预后不良，得遇良医，可起沉疴。而"奇顽"者，指病情稀奇、痼疾难治，良医神术，有望妙手回春。总之，危急重病及奇顽之症，皆危及生命，令人生畏者也。理应发挥传统中医与西医学两个优势，争分夺秒救治，竭尽医者仁心之职责。中医救治之良方，经方已大体具备矣。如抵当汤（丸）、陷胸汤（丸）、承气汤类、四逆汤类等，后世诸家师承经方大法，创制了许多救治"危急重病及奇顽"怪病的经验良方，若能"勤求古训，博采众方"，用之得当，中医药之疗效会大显神通也。以下选录王云凯、刘方伯、郭维琴、张家礼、刘亚娴、贾海忠等名医教授案例。

王云凯教授用经方治真心痛与婴儿肠梗阻

【简介】王云凯，1939年11月出生，河北省丰南市（今唐山市丰南区）人。原天津中医学院针灸系顾问、教授、硕士生导师，享受国务院政府特殊津贴。1965年河北中医学院毕业。历任原天津中医学院妇科教师，河北新医大学中医系内科副主任，河北中医学院金匮教研室主任及学报主编，原天津中医学院针灸系副主任。曾兼任河北省中医学会常务理事、基础理论研究会主任委员，中华全国高等中医教育针灸教育研究会常务理事。主要从事中医内科、妇科、针灸教学与临床，对消化、内分泌、泌尿系统疾病颇有研究。自1978年以来，发表论文13篇；出版著作35部；校勘出版医籍5部。1984年被评为石家庄市卫生系统先进工作者，1993年被评为天津市教卫系统优秀共产党员。1993年10月赴韩国首尔讲学，1996年7月赴德国明斯特市讲学和医疗工作一年半。2000年6月退休，受聘于河北省丰南市中医院（今唐山市丰南区中医院），从事内科临床工作。

编者按：王云凯教授是编者学习经典课《金匮要略》的授业恩师。在我的心目中，王老师是一位善于讲课、善于著作、善于临床的中医全才。请王老师将他运用经方的宝贵经验总结成文刊于《仲景方药古今应用·附翼》。这20个经方案例，为"读经典，拜名师，做临床"的具体教材。读之如同随侍名医临证而相与语对，真乃快哉！本文选录其中案例两则。王老师"对《金匮要略》肝病治法探索"一文，收录于后。

胸痹心痛（冠心病心绞痛）案　吴某，女，49岁，铁路局职工，1974年4月13日诊。患冠心病已近2年，常感胸膺痞闷，憋气，甚则不能平卧，服瓜蒌薤白半夏汤加丹参、鸡血藤、降香等多剂，证情已趋和缓，但今日突然心胸疼痛，痛连脊背，呻吟不已，口唇青紫，手足冰冷，额汗如珠，家属遂来邀诊，舌暗水滑，脉弦迟极沉。辨证治疗：询其原因，系由洗头劳累受凉所致。此属寒甚而阳衰，痹甚而血阻，若疼痛不解，阳将脱散，生命难保。急以薏苡附子散合独参汤救治：薏苡仁90g，熟附子30g，人参30g，参三七25g。先煎参、附，后纳薏苡仁、三七，浓煎频呷。只2剂，疼痛即缓解，厥回肢温，额汗顿止。

腹满（肠梗阻）案　刘某，男，1岁，1977年10月初诊。患儿近3天来，哭闹不乳，吮乳则吐，无大便，腹胀满不能触及，经西医诊断为"肠梗阻"，予行手术治疗。家长考虑孩子太小而惧怕手术，故请中医会诊。腹胀膨隆，中空似鼓。舌苔白厚而黄，指纹紫滞。辨证治疗：此乃阳明里实，腑气不通，急宜通腑导滞，拟厚朴三物汤加莱菔子治疗：厚朴6g，枳实6g，大黄5g，莱菔子6g，水煎频服。初服得药尚吐，后则能受，肠鸣而转矢气，2剂后大便通利，腹胀呕吐全失而出院。

刘方柏主任医师治"重急奇顽症"经方医案选录

【简介】刘方柏，生于1941年，主任中医师。"四川省十大名中医"，全国中医药专家学术经验继承工作导师，广州中医药大学经典研究所客座教授，西安交大附院客座教授，燕山大学生物医学工程研究所特聘教授，海南省中医院特聘专家，广东省中山市中医院"全国精英工程"特聘导师，马来西亚中医公会特聘学术顾问。"全国优秀科技工作者""中国优秀工作者"，四川省干部保健专家。从事中医临床50余年，累计诊治病人70余万。长期从事仲景学术研究，近30多年来，致力于疑难病的系统研究。对重急奇顽病证具有独特的理论认识和丰富的治疗经验。发表学术论文80余篇，编著、参编专著十余部。代表著作有《刘方柏重急奇顽证治实》《刘方柏临证百方大解密》《刘方柏疑难证治20法》等。2014年获乐山市科技杰出贡献奖。现供职于四川省乐山市中医医院。

编者按：刘方柏主任医师对急重奇顽难证的辨治之奇效，归功于擅长用经方也。他独特的理论见解和丰富的临床经验，令人肃然起敬！选其三案，适当整理，节录如下。

一、治疗风痱（多发性神经炎）之特效方——续命汤

张某，男，21岁，农民工。2006年3月6日初诊。四肢瘫软，吞咽困难16天。

患者长期在广东打工，2006年1月中旬回四川老家。2月22日因吞咽困难，声音嘶哑，语言不清，四肢酸麻胀痛，软弱无力2天，入某综合性三乙医院治疗。入院后诊为"急性感染性多发性神经炎"，通知病危。先后以肾上腺皮质激素、丙种球蛋白、氢化可的松等治疗，未能控制病情。至吞咽全废，靠胃管注入流质食物和输液维持。邀余至重症监护室会诊。目前口不能张开，完全不能进食，吞咽唾液均十分困难。神志清楚，音嘶难辨，双手软弱，无力持物，双脚由人架扶方可拖步。口中清涎不断流淌，目不能闭。急重病容。脉左三部浮数，右三部虚濡，舌胖大（口不能开，无法见到全舌）。

上行性麻痹为本案的重要特点，而正因如此，使我看到了患者的生机。因为他让我想起了20多年前的一个病案。

何某，女，8岁，嬉玩归家后突感双脚麻，约10分钟消退，移时复作，发时不自觉抓搔，如此反复约2小时后双下肢瘫痪，麻感消失，且余无所苦。次日来诊，麻软范围上延，左脚能轻动，右脚全然不能动弹。乃据"身体不能自收持"诊为风痱，以古今录验续命汤，2剂知，4剂而愈。

本例以四肢弛废为重要见证，其口不能张，吞咽不能，声嘶难辨，必为上性麻痹所致。前何某为病之初，此例患者为病已甚，阶段不同，而均为风痱证。古今录验续命汤为治风痱历验不爽之特效方，既能制止何姓患儿之上性麻痹，必能遏止本例继续上行之势。予古今录验续命汤。处方：麻黄10g，桂枝10g，当归10g，红参15g，石膏30g，炙甘草10g，杏仁12g，川芎12g，干姜10g，生白附子10g。嘱每日1剂，水煎3次，混匀，分3次从胃管中注入。

二诊：3月8日。服完2剂，口能自如开合，舌能外伸，可吞咽。撤去胃管、呼吸机等，转入普通病房。续上方2剂。

三诊：3月10日。能自行进食，口涎全止，目睁闭自如，体力渐复，唯双下肢尚无力，舌转动欠灵，舌体胖大。以地黄饮子加减10剂，出院回家熬服，以资巩固。

此方出自《金匮要略·中风历节病脉证并治》"附方"中。由麻黄、桂枝、当归、人参、石膏、干姜、甘草各三两，川芎一两，杏仁40枚，共9味药组成。张仲景出方时仅云："治中风痱，身体不能自收持，口不能言，冒昧不知疼处，或拘急不得转侧。"语无惊人之论，方无峻烈之药，故所要者，唯谨遵方论，按图而索骥也。……

说来令人心潮陡起，感慨万千。此方之用，由先师经方家江尔逊临床亲授，而先师又遥承于师祖陈鼎三先生。20世纪30年代，先师随师祖侍诊时，见其每遇四肢突然瘫软，不能自收持，但神志清楚，余无所苦者，均径直投以古今录验续命汤而应手取效。及至新中国成立后参加大型综合医院工作，每于吉兰-巴雷综合征、急性脊髓炎、氯化钡中毒等患者出现上述见症时，亦悉投该方取效。由是，先师不仅谆谆教之曰，此方乃风痱之奇效方。并语出惊人地说：仲景著作之附方，万不可视若"附带"，其重要堪与正列条文比肩。因而，至我辈能得心应手使用该方，已系三代之传——师祖之发掘，先师之发扬和我辈之传承。（《刘方柏重急奇顽证治实》第8~12页）

二、幼儿重证以茯苓四逆汤治之而药到病除

郑某，女，2岁半。初诊日期：1983年4月1日。颜面潮红、烦躁惊叫半年，吐泻、浮肿1个月。半年前发现患儿颜面阵阵发红，发时红若涂朱，伴低热，家人以冷水浇渍，半日许红可去八九，渐见面起小疹，皮肤皲裂。每3~5日必发1次，肌内注射青霉素后可稍缓解，但隔数日又作。延请中医治疗，或以阳明胃热，或以血分有热，治疗均不见效。迁延3个月后患儿纳食日减而频索饮，形渐羸瘦，终日烦躁不已，夜间不时尖声惊叫，当地中医又先后以脾虚、阴虚诊治，而不仅不效，且发现双腕及踝以下皮肤变黑，四肢厥冷，于是又以肾阳虚治之。此时病程已达5个月，虽未间断医治，而治疗期中更增面目浮肿、腹泻、呕吐。不得已复又请西医治疗，诊为急性肾炎，但治疗1个月仍无效果。患者家人中有粗识医道者，谓半年中仅服中药即近80剂，方剂有白虎加人参汤、犀角地黄汤、导赤散、酸枣仁汤、一贯煎、羚角钩藤汤、珍珠母丸、真武汤、参苓白术散、理中汤等。刻诊：面目浮肿，颜面状若涂朱，散发小丘疹及皲裂纹，形体消瘦，烦躁惊叫，静止时刻则神疲闭目，四肢厥冷，双腕踝下皮肤变黑。纳呆，腹泻水样便，日三四次，呕吐，脉微细，苔薄白。

本例患儿病情之复杂，为临床所罕见，病程半年，遍服诸方无效。临床不得已时，前贤有药物试探的治法。以资生健脾丸性味平和之方，暂予2剂。

二诊：4月3日，除腹泻、呕吐略见减轻外，余皆同前。面对烦躁不安、尖叫连连的患儿，其母甚为焦急，恳求易方解决患儿烦躁。易以清营汤加钩藤、龙齿。2剂。

三诊：4月6日，诸症依然。沉下心来冷静分析：初时面红发热，喜冷水浇渍，当属阳证。治不如法，迁延日久，纳食日减，必气血渐伤，阴阳暗耗，此时已由阳证转为阴证，其厥冷面浮、久泻不止即是明证。阴阳二纲即明，再深入分析：其厥冷、面浮肿、吐泻，乃阳虚水泛所致；面红、烦躁，乃虚阳浮越之证；夜间惊叫，乃阴阳失和；羸瘦、腕踝以下皮肤变黑，乃气血失于充养。综合分析，其病机当为阳虚水泛，虚阳浮越，阴阳俱损，气血亏耗。《伤寒论》有云："发汗，若下之，病仍不解，烦躁者，茯苓四逆汤主之。"本患虽未经汗下，而久病失治，致阴阳亏耗，

与汗下耗伤阴阳之病病因相似，病机相同。予茯苓四逆汤加味：茯苓10g，人参6g，生附子5g，炙甘草6g，干姜6g，赤小豆6g，炒白术6g，炒山药10g。

四诊：4月8日，上方服完2剂，浮肿消退，烦躁及面红大减，吐泻止，开始进食。这种一方即逆转奇顽重难病势之效，却如枯禾得雨，渊壑兀峰，真乃"无限旱苗枯欲尽，悠悠闲处作奇峰"。续上方4剂。

五诊：4月13日，诸症消失，食欲健，精神好。带药4剂回家，以作巩固。（《刘方柏重急奇顽证治实》第30~33页）

三、治疗狐惑病（白塞病）高效方——升麻鳖甲汤

吴某，男，49岁。2006年4月28日就诊。咽喉及牙龈红肿疼痛断续发作4年多，此次加重1个月余。因口腔痛、咽部周围白斑疼痛，输液服药无效，3月26日渐至吞咽唾液时痛至汗流，因多日不能进食致体力不支，送某省级医院，检查无明确答复，治疗无效，于4月18日自行转回某市级医院住院。细菌培养，明确为真菌感染，经静脉输注头孢唑林等好转，但停药2天即全面复发，不得已，转求中医治疗。刻诊：患者行走需人搀扶，因畏痛而不能说话，重病容，虚弱态。上腭至咽喉泛发红肿，其间散发脓点、溃疡，张口受限。脉左三部迟细，舌质暗，舌体厚大，舌面满布雪花状苔。……当即以复发性口疮的诊断，以我惯用的清胃泻热解毒法为治。处方：射干20g，生地黄15g，马勃10g，天冬10g，儿茶10g，肉桂6g，麦冬10g，茵陈20g，黄芩10g，甘草10g，枇杷叶12g，石斛10g，蟾皮10g，黄连10g。2剂。

二诊：4月30日，上方服后红肿疼痛似有减轻，乃认为方药对路，只是药力不够，原方再用6剂。

三诊：5月8日，症状并未如所料之速度减轻，仍因疼痛进食困难，发音受限。家属十分焦虑，连连追问能否治疗。这时我才认识到并非想象那么简单，开始怀疑是否辨证有误。通过仔细询问，得知前阴与口腔同时发生溃疡，只是输液后减轻，又怕分散了医生对口腔痛的注意力，故一直未作为病情陈述。我看过阴茎龟头明显水肿后恍然大悟，这不是《金匮要略》所谓"蚀于喉为惑，蚀于阴为狐"之狐惑病吗？乃改投升麻鳖甲汤加味：升麻15g，川椒10g，鳖甲20g，生地黄15g，茵陈20g，雄黄2g（冲服），玄参10g，儿茶10g，蜈蚣1条，甘草10g，当归10g。3剂。

四诊：5月15日，口腔红肿及溃疡明显减退，疼痛大减，能随意进食软流食品，龟头包皮之水肿已见消退。患者一反初诊时的痛苦表情，轻松地讲述患病2个多月来的痛苦经历。而我则愧疚地暗责自己初诊时的粗心和失误，进一步明白了湿邪浸淫、热毒蕴恋才是本病的真正病机。效不更方，上方减雄黄量为1g，加黄柏

15g，金银花 12g，土茯苓 30g。3 剂。

五诊：5 月 19 日，服中药以来停止输液和其他用药。现口腔泛发之红肿大部分消退，脓肿溃疡全部消失，阴茎包皮尚轻度水肿。舌体转薄，色大部消退，脉细，左三部尤甚。续上方 5 剂。

六诊：5 月 26 日，除包皮水肿尚未全消外，已无不适。上方去儿茶，加赤小豆 30g。外用苦参 30g 煎水熏洗前阴。

后随访，包皮水肿全消，临床痊愈。

按：升麻鳖甲汤是仲景用治阴阳毒的专方，为什么在这里用来治狐惑病呢？此乃鉴于以往方药无效的情况，联系到尤在泾在《金匮要略心典》中说"仲景意谓，狐惑病、阴阳毒同源而异流"，说明二病有着内在相同的病理基础。我深入循证推敲：此病迁延反复，当为邪毒蕴恋；溃破糜烂，乃湿毒之征。而该病公认为湿热蕴结，郁久成毒所致，因此，要害在一个"毒"字上。毒邪不甚者，或清或解或化或排，多可去之，而毒之甚者，则只有攻毒一法。攻毒之方必求效专力宏，而以上方药显然不具这一特点。在反复推求中忽忆及仲景治阴阳毒之升麻鳖甲汤。该方针对的病名即"毒"，症状亦以"咽喉痛，唾脓血"之毒蚀为主要表现。方中升麻功擅解毒；雄黄，《本草纲目》谓其能"杀邪气百毒"；鳖甲，《神农本草经》谓其"可去阴蚀恶肉"。于理于方于药，均是一首攻毒之方，于是试投治疗，果然屡投屡效。

如 1998 年 12 月 15 日治一任姓男子，20 岁，唇、舌、阴茎溃破，反复发作 2 年，屡用中西药治疗无效。来诊时唇嫩红肿大，口不能张，舌痛难伸，龟头及阴茎溃破，脉迟细。诊为狐惑病。处以升麻鳖甲汤，仅服 5 剂，口能随意开合，舌能自由伸缩，唇之痂壳全退，阴囊及包皮溃破亦消。其效之神，令我惊讶。然还不能排除偶然性，故有意准备验证。

2000 年 2 月 22 日，一王姓患者，64 岁，以口腔红赤疼痛、唇舌溃破、目红肿痛 2 余年来诊。患者已 2 次住院无效，现炎势向喉部发展，吞咽困难，咯吐白色小块状物，双目红痛畏光，喜闭目，鼻衄，且有鼻触痛和堵塞感，脉迟。诊为狐惑病。为作验证，初投甘露饮加味，药后小效，遂继续投用，而诸症减轻后再无进展，乃改投升麻鳖甲汤加赤小豆，仅 3 剂诸症显著减轻，8 剂症状全部消失。以后又诊治十余例，均先采用辨证治疗，如口腔肿甚者用甘露饮，舌痛甚者用导赤散，阴部肿痛者用龙胆泻肝汤，目红痛者用通窍活血汤，热甚者用普济消毒饮，湿甚者加二妙散，然或小有疗效，或全然不效，而改用升麻鳖甲汤后均迅速向愈，证明该方对狐惑病有特异针对性。

余苦心孤诣 10 年，终于确认升麻鳖甲汤为治疗狐惑病的高效方！(《刘方柏重急奇顽证治实》)

郭维琴主任医师用经方治疗胸痹与真心痛

【简介】郭维琴，1940年出生于北京。教授、主任医师、博士生导师，北京中医药大学东直门医院首席专家、原北京中医药大学东直门医院原院长。出身于中医世家，自幼随父郭士魁（著名心血管病中医专家）学习。曾任第一届卫生部进口天然药专家委员会副主任委员、第七届卫生药典委员会委员、第四届北京中西医结合会副主任委员、原卫生部药物保护品种委员会委员。先后主持局级以上课题二项，作为主要成员参与部局级以上课题三项，获部、市级科技进步奖二项，北京中医药大学科技成果奖四项。主编参编著作七部，在国内外发表论文30余篇。现被授予北京市中医药薪火传承3+3工程郭维琴名医传承工作站及国家中医药管理局郭维琴名医工作室。

例1 胸痹心痛（冠心病、心绞痛、支架植入术后）案

项某某，男，52岁，2014年10月19日初诊。

主诉：胸部不适一年余。

现病史：因胸部不适于阜外医院住院，行介入治疗，植入3枚支架（具体位置不详）。刻下证：时有胸闷、胸痛，手足凉，食欲好，二便正常。舌淡暗苔白腻，脉沉弦。

辅助检查：阜外医院冠脉CT结果提示左主干远段斑块，前降支近段狭窄60%，原支架通畅；回旋支近段狭窄80%，右冠状动脉狭窄70%。

中医诊断：胸痹，属气虚血瘀，胸阳不振证。

西医诊断：①冠心病、心绞痛；支架植入术后。②高血压病。③血脂异常。

治法：益气活血，宣痹通阳。方以益气通脉方合瓜蒌薤白半夏汤。

处方：黄芪15g，党参15g，丹参20g，红花10g，三棱10g，莪术10g，昆布10g，浙贝10g，全瓜蒌30g，薤白10g，法半夏10g。水煎服，每日1剂，分2次服。

复诊：连续服药28剂后，胸闷、胸痛发作次数明显减少，继服益气活血通脉止痛中药巩固治疗。

原按：本案患者以心前区疼痛为主，属于中医"胸痹"范畴。患者表现为心前区疼痛，病位在心，病性为本虚标实，胸阳不振为本，瘀血阻络为标，综合四诊为气虚血瘀，胸阳不振，治以益气活血，温通心脉为法。本案以薤白、瓜蒌温通心阳，党参、黄芪益气，丹参、红花活血化瘀，三棱、莪术破血消瘀，增强活血之力。郭教授认为介入治疗确实为冠心病的治疗开创了崭新的局面，然而临床上有很多患者在进行介入治疗之后，生活质量仍然得不到明显的改善。究其原因，胸痹的

主要病机以瘀血阻滞为标，心气亏虚为本。"急则治标，缓则治本"，血瘀症状明显时，应以活血化瘀为主治标，治本则以益心气、温心阳为主，标本兼顾为基本大法。

例2　真心痛（冠心病、心绞痛、心肌梗死）案

陈某某，女，75岁，2014年6月18日初诊。

主诉：胸闷胸痛30年，喘憋不能平卧半年。

现病史：30年前因反复发作胸闷胸痛，于阜外医院经心电图、超声心动图等检查，住院诊断为"冠心病非ST段抬高性心肌梗死、陈旧广泛前壁心肌梗死、心功能Ⅳ级、高血压"等。多年来胸闷、乏力、气短反复发作，口服拜阿司匹林肠溶片、氯比格雷等药物，未见明显好转。半年前因感受风寒，出现咳唾喘憋，严重时不能平卧。刻下症：面色不华，神态疲倦，乏力气短，畏寒肢冷，不能平卧，夜间阵发性呼吸困难，坐起可缓解，白黏痰，量多，易咳出，食欲欠佳，恶心呕吐，呕吐物为胃内容物，二便正常。舌暗胖有齿痕苔白腻。脉沉无力。BP 110/70mmHg。

既往史：高血压、2型糖尿病、高尿酸血症。

中医诊断：真心痛。辨证为阳虚血瘀。

西医诊断：①冠心病，非ST段抬高性心肌梗死，陈旧广泛前壁心肌梗死，室壁瘤，心功能不全。②高血压。③2型糖尿病。④高尿酸血症。

治法：益气活血，温阳利水。治拟苓桂术甘汤合瓜蒌薤白半夏汤加味。

处方：党参15g，生黄芪20g，桑白皮12g，葶苈子15g，茯苓15g，桂枝6g，白术10g，薤白10g，全瓜蒌30g，川芎10g，丹参20g，红花10g，连翘15g，杏仁10g，浙贝母10g，半夏10g，甘草10g，白酒适量。水煎分2次温服。

复诊：服药14剂后，自觉乏力、怕冷明显好转，咳嗽咯痰显著减轻，胸憋闷、阵发性呼吸困难有所缓解，余诸证均有不同程度好转。

原按：本案心肌梗死属于中医学不典型"真心痛"范围。患者年老气虚，胸阳不振，日久推动血行无力而导致血瘀；瘀血阻络，不通则痛，故胸痛；血瘀则气滞，气机不畅，故胸闷；气虚日久导致阳虚，心阳不足，心病及肺，故喘憋、咳嗽咳痰；阳虚温煦失司，故畏寒肢冷；痰浊中阻，胃气上逆，故恶心呕吐。综合四诊，证属心阳虚衰，血脉瘀阻。故采用苓桂术甘汤、瓜蒌薤白半夏汤宽胸通阳温化痰饮、宽胸通阳的基础上加益气行气、活血、利水平喘等药，心肺脾兼治，扶正与祛邪兼顾，气血水兼调而取得较好疗效。（东直门医院郭维琴教授、王亚红教授指导，北京市宣武中医医院王倩整理）

张家礼教授用大柴胡汤治疗水肿型胰腺炎、腹膜炎

【简介】 张家礼，1941年出生，重庆万州人。教授、硕士研究生导师，曾任成都中医药大学仲景学说研究室主任。1965年8月毕业于成都中医学院，1976~1977年曾参加全国中医研究班学习并结业，受业于岳美中、方药中、王文鼎等中医名家，并长期随师李克光、彭履祥、王廷富从事《金匮要略》的教学、科研及临床工作。多年来，先后为全国中医院校规划教材《金匮要略》数版讲义之编委、副主编、主编，相关编著10来部。并致力于对中医古典医籍的整理和对《金匮要略》哲学思想以及道家养生的研究。发表论文60篇。获四川省中管局科技进步奖一项。2007年获成都中医药大学教学名师奖。退休后主要从事临床工作。

编者按： 张家礼教授为全国著名的研究《金匮要略》的专家。编者对张教授敬重已久，有幸应张教授主编《新世纪全国高等中医药院校七年制规划教材·金匮要略》之邀参编。在教材会上，编者提出《金匮要略》中风病篇第1条"但臂不遂"属中风之见解，与会的廖世煌等几位教授赞同之，张家礼教授作为主编主持会议肯定之，并写入新教材。张教授这种学术民主的学风更让我敬重。以下选取张家礼教授医案一则。

陈某，女，47岁，1987年7月4日晚9时发病，病前因食少许卤肉、西瓜，当风受凉，恶心呕吐，剧烈腹痛腹胀，急送某院。呕吐物带有血色，疑为"胃出血？"，乃转送某院住院。查血清淀粉酶超过500单位、白细胞总数超过10×10^9/L，确诊为"水肿型胰腺炎"并兼有"腹膜炎"，且正向坏死型胰腺炎转化。准备手术，胃肠减压、输液输氧、抗菌消炎及导尿，但剧烈腹痛未能缓解，乃邀余会诊。当时（7月6日晚6时）病员已呈半昏睡状态，两目紧闭，以手轻触中上腹部，即皱眉呼叫疼痛，腹肌紧张，腹胀如鼓，按压两胁及全腹部，反跳痛明显，面色红赤，肌肤灼热（体温38.5℃），大便已三日未行，舌苔黄而厚腻，舌质红，切脉浮数弦滑有力。四诊合参，断为少阳阳明腹痛。病乃少阳邪热传入阳明之府，食积成实，胆胃上逆，经腑壅塞所致，当用和解攻里法，泄里实而和少阳；《金匮》有云："按之心下满痛者，此为实也，当下之，宜大柴胡汤。"处方：柴胡12g，黄芩12g，法夏10g，枳壳10g，酒军10g（后下），银花20g，连翘12g，白芍12g，焦山楂15g。笔者亲自煎药，将药液用注射针管打入鼻饲管内200ml，3小时后，即闻患者肠鸣音，并矢气，再隔半小时，即排出燥矢五六枚，继泻腐臭大便约200cc，腹痛腹胀顿减，并解黄赤小便，体温遂降，呻吟渐停，神志清醒。后以原方出入调理，配合输液，一周后痊愈出院。

刘亚娴主任医师以经方之合方治疗心肌炎重症

胸痹心痛短气病（心肌炎重症）

王某某，男，40岁，已婚，干部。初诊：1989年3月9日。

主诉：胸闷痛、气短、心悸，加重10天。

现病史：患者于1981年至1989年胸闷痛间断性加剧，先后历10次住院治疗。本次住院已10日（住院号206145），诊为病毒性心肌炎（后遗症期），病态窦房结综合征。

刻诊：胸痛憋闷，气短有欲绝之感，心悸阵作，心悸时心率可达180次/分，心悸缓解时心率在38次/分左右，但胸闷痛难忍，每于夜间11时症状加重，心率最低可达30次/分，经西药治疗症状控制不理想，于1989年3月9日动员患者安置永久性心脏起搏器，患者及其家属犹豫不决而请中医会诊。

诊查：胸痛憋闷，气短有若欲绝，脉迟，舌淡红苔白。

辨证：心阳不足，阴阳不和，气血乖戾。

治法：温通心阳，缓急和中，调和阴阳。

处方：薏苡仁40g，炮附子10g，柴胡10g，清半夏15g，生黄芪20g，知母10g，桂枝10g，生甘草10g，茯苓15g，降香6g，赤芍10g，水煎服，每日一剂分2次服。

二诊：3月13日，服上方4剂诸症大减，已决定不安置心脏起搏器，脉缓，舌正红苔薄白，原方继服半月，诸症若失（心率稳定在50~70次/分），随访十余年病情平稳，工作如常人。

原按：该病病情可谓急而重，据证分析：患者胸闷痛而急迫，当缓之；子时为阴阳交替之时，此时症状加重，当和之；脉迟无力及心阳不足，心阴亏损；心悸阵作，心率快时达180次/分，慢时仅30次/分，呈阴阳不和、气血乖戾之状，当调之。尤在泾曾言："求阴阳之和必求于中气，求中气之立者必建中也。"因"中者四运之轴，阴阳之机也。"但病情紧迫，遵"胸痹缓急者，薏苡附子散主之"之意，取薏苡附子散缓急，而以小柴胡汤和之，黄芪建中汤调之。以知母代小柴胡汤中之黄芩并与黄芪相配，取张锡纯氏用黄芪之意，而获捷效。可见危重症的治疗更需坚持中医理论指导，灵活变通，而辨证论治，尤为重要。

贾海忠主任医师用大陷胸汤治疗重症消化道穿孔

【简介】贾海忠，男，1964年生。主任医师、北京中医药大学兼职教授、研究生导师。

1985 年大学毕业于河北中医学院，尔后工作于河北武安中医院；2001 年博士毕业于北京中医药大学；1996~2016 年就职于中日友好医院；2016 年辞职创办连锁"慈方中医馆"。为国家中医药管理局"全国第二批优秀中医临床人才"、北京市中医药管理局"首都群众喜爱的中青年名中医"。兼任中华中医药学会"慈方中医传承发展国际论坛"主席等职。

2004 年发明了"慈方数字名医会诊系统"等一系列中医智能化高科技成果，得到了科技部、原卫生部、国家中医药管理局等领导部门的高度重视。从事中西医结合临床工作几十年，擅长诊治复杂疑难病，创立了学术特点鲜明的慈方融合医学体系。已出版多部医学专著。

编者按： 在本套《丛书》截稿之际，收到贾海忠主任医师的短信："吕志杰教授师好！十多年前我们相识，还收到您的大作，今日又买了《伤寒杂病论研究大成》第二版，一本自学，一本送给导师史载祥教授。我加了您的微信，烦请通过。"看后甚是欣慰！难得如此看重拙著，不仅自学，还转送名师。联上微信后，互通地址，他给我邮寄了他的专著和名著解读。展卷浏览，不禁感叹中医代代有英才，国粹弘扬有望矣。有此缘分，我邀他为这第 5 集撰文，当即发给我此文，阅后心想真是学验俱丰的人才！

陈某某，男，80 岁。福建人。2011 年 2 月 2 日因胸闷憋气月余、腹部剧烈疼痛拒按 4 天，先就诊于某三甲医院，检查发现左侧胸腔积液、肺影消失，纵隔右移，穿刺抽出血性胸腔积液，2011 年 1 月 31 日细胞学检查报告：镜下可见多量散在或成巢的异型细胞，考虑为恶性肿瘤细胞，不除外癌细胞。

核磁检查发现腹腔广泛积气积液，穿刺引流液为血性浑浊液伴絮状沉淀。后转至福建省立医院 ICU 病房抢救治疗，考虑腹腔胃肠穿孔，原发疾病及穿孔部位不能确定，需要剖腹手术探查，因成功把握极低，家属拒绝手术，要求积极保守治疗。会诊当时患者情况：面色晦暗，神志清楚，烦躁，气短，呼吸平稳，血压控制在正常范围，心率 110 次/分钟左右，全腹胀气疼痛拒按，肠鸣音微弱，舌苔黄厚糙干，脉滑数。中医诊断为"大结胸证"，先给通腑泄热治疗，待大便通畅、肠鸣恢复后再给通腑理气、益气养阴药调理。由于不能判断胃肠穿孔部位在胃还是在结肠脾曲，而且正在进行胃肠减压治疗，口服汤药或灌肠都有可能流入腹腔，所以采用直肠点滴给药。

处方：大陷胸汤原方。生大黄 30g，芒硝 15g，甘遂末 1g，1 剂。先煎大黄，加水 800ml，煎至 200ml，冲芒硝及甘遂末，每次 100ml，每分钟 30 滴。

2011 年 2 月 3 日：昨日下午 5 点钟给药一次，夜间 10 点钟腹痛肠鸣，排出大量臭秽粪便 3 次，病情明显改善。即日起给下方：大黄 6g，芒硝 6g（冲服），枳实 15g，厚朴 15g，红参 10g，生黄芪 30g，麦冬 30g，玄参 30g，生地 30g，白术

15g，当归 15g，炙甘草 10g，6 剂，水煎取 300ml，每次 100ml，直肠点滴，每日 3 次。

2011 年 2 月 8 日：体温升高至 38.9℃，血白细胞达 $17 \times 10^9/L$，腹部核磁检查发现腹腔多个包裹性积液，考虑腹腔脓肿，给予穿刺引流，中药调方为仙方活命饮和大承气汤加味。

处方：金银花 90g，防风 12g，白芷 12g，当归 15g，陈皮 15g，生甘草 10g，白芍 15g，浙贝母 12g，天花粉 30g，穿山甲 10g（国家保护动物，现已禁用），连翘 30g，大黄 20g，芒硝 6g，枳实 30g，厚朴 30g，西洋参 20g，8 剂，每日一剂，水煎取 300ml，每次 100ml，缓慢直肠点滴，每日 3 次。

2011 年 2 月 16 日：腹腔引流加用药后，当日体温降至正常，病情日渐好转，3 天后有 ICU 转至普通胃肠外科病房。2 月 11 日因恶心，原方加半夏 10g；2 月 16 日，原方加白术 15g，党参 15g，茯苓 20g，加强健脾和胃。

2011 年 2 月 21 日：仍有腹部胀气膨满，肠鸣，肠鸣音亢进，大便稀，每日 3 次左右，精神可，饥饿思食，已经可进少量流质饮食两日，胸腹腔引流液减少，左肺底湿啰音，舌鲜红，苔黄糙欠润，脉洪数无根。继续以通腑泄热、益气养阴解毒中药如下。

处方：大黄 15g，枳实 20g，厚朴 20g，芒硝 3g（冲），玄参 20g，生地 20g，麦冬 20g，生黄芪 15g，西洋参 15g（单煎代水服），当归 10g，赤芍 15g，半夏 10g，败酱草 30g，莪术 10g，白术 15g，胆南星 10g，天花粉 15g，穿山甲 10g（国家保护动物，现已禁用）。7 剂，水煎服，每日 1 剂。

2011 年 2 月 27 日电话告知：药进 5 剂，身上多处引流管拔除，只留左侧胸腔引流管一根和左上腹引流管一根，今日中午体温升至 38℃，头部微汗，腹胀显著减轻，大便每日两次，大便色黑，饮食量增加。原方加柴胡 30g，黄芩 15g，4 剂，每日一剂，水煎服。

2011 年 3 月 4 日电话告知：一剂后体温正常，腹部引流管完全拔除，留置胸腔引流管，每日引流液 60ml，饮食基本恢复正常，可以下地行走锻炼。继用上方 5 剂。

2011 年 3 月 10 日电话告知：病情继续好转，饮食二便正常，可以下床活动，胸水引流每天都在 100ml 以下，留置导尿管。前方去黄芩、柴胡，加薏苡仁 60g，15 剂。明日出院。

2011 年 3 月 22 日患者电话告知：近 4 天胸腔引流液总共 30ml，饮食正常，仍然保留导尿管，前方继续使用 30 剂。

2011 年 4 月 22 日患者电话告知：胸腔引流管已经拔除，检查有少量积液，导尿管保留。电话中可以听到患者有咳嗽，继用原方，加王不留行 15g，刘寄奴 30g。

30剂，每日一剂。

2011年8月15日电话告知：一直服用前方至今，除留置导尿管外，患者自觉良好，嘱继用前方巩固。

后记：2年后患者死于肿瘤脑转移。

第四节　经方治疗癌症

早在三千多年前，甲骨文中就有"嵒"字的病名，嵒是最早的"癌"字。宋代《卫济宝书》论述了"癌"的治法。杨士瀛著作中，最早对"癌"的特征作了简明叙述，指出癌是"上高下深、岩穴之状，颗颗累重……毒根深藏，穿孔透里……"《内经》记述的"肠覃""石瘕""积聚"等类似肿瘤的病症，即癌肿之类也。总之，癌症的记载与论治，源远流长，或隐或现地记载于历代方书之中。癌症，目前各大医院称之为"肿瘤"。该病在仲景书中也有类似的论述，《伤寒论》第167条曰："病胁下素有痞，连在脐旁，痛引少腹，入阴筋者，此名脏结，死。"《金匮要略》也有癌肿的类似记述，如第六篇第10条曰："人年五六十……马刀、侠瘿者，皆为劳得之。"这很可能是癌肿所致的颈、腋淋巴结肿大之特点。第七篇第10条曰："脉沉者，泽漆汤主之。"本条记述简略，以方测证，有可能是肺癌晚期的证治。第十一篇第20条曰"积者，脏病也，终不移"。张仲景传承于《内》《难》之学，《难经·五十六难》有"五脏之积"论，从其所述"肝之积……肺之积……心之积……脾之积……肾之积……"等诸积证候特点，颇似各种癌肿表现。还有，第二十二篇第8条所述妇人"三十六病"之某些证候，也可能是妇人病之癌肿。如该篇第13条曰："妇人少腹满如敦状……大黄甘遂汤主之。"这不能排除不是妇人病癌肿晚期的表现。总之，远在秦汉典籍中已经对癌肿的相关病名、证治及预后都有论述。汉代之后，历代医家在杂病的论治中都有癌肿的类似论述。癌肿之病，确实难治，但绝非令人绝望的"绝症"。但若闻之就绝望了，生机泯灭了，那就难以救药了。必须有生的信心，再发挥中医与西医各自的优势综合诊治，奇迹有望实现。现代多种因素的叠加与检测手段的先进，癌症的发病率多起来。现代对癌症强调早发现、早诊断、早治疗的三早原则，使其得到尽早诊治，疗效较好。但是，多种因素的缘故，"三早原则"难以完全实现，不少患者一经发现，则到了中晚期，病已至此，西医学的治疗手段已难尽如人意！开明的西医和患者及其家属，将生存的渴望寄托于中医，得遇良医，有希望使如此"绝症"获得满意疗效，甚至神奇般的意外奇效！这不是中医"自吹自擂"，下列刘亚娴教授、孙有广医师与笔者案例可证明之。

刘亚娴教授治癌之经验

"简介"见前第一章第一节。刘亚娴教授具有多年治癌的丰富经验，他敢于攻坚克难，对最难于攻克的癌肿"顽固堡垒"发起攻击，常能取得满意疗效。这疗效的取得，编者认为重要启示有三：首先，西医判了死刑的不治之病，中医药不一定不能治。因为，中医学有其独特的诊疗方法。第二，凡病，西医诊断明确了，中医治之，则必须遵循中医辨证论治法则，"观其脉证，知犯何逆，随证治之"（16）。第三，师经方之理法，针对具体病情，既可采取某一个经方，又可将几个经方合方用之，或经方与时方合用化裁治之，或结合自己的经验方综合治之，总以方证相对，切合病情，取得疗效为要。以上三点，刘教授都做到了，所以取得攻克绝症之神奇疗效。刘教授几年前赠我《刘亚娴辨治疑难病症例析》一书，通读之，收获颇多。该书多为对癌症的诊治经验与理论求索，很值得学习。

乡医孙有广医师以经方为主治鼻咽癌、胰头癌与奇症的经验

【简介】孙有广，1948年10月生，海南三亚市人，主治中医师。历任羊栏卫生院院长、崖城卫生院院长、保港卫生院院长，2006年9月调回崖城卫生院工作，任中医科主任，2008年退休，退休后崖城卫生院返聘回中医科上班至今。

编者按： 海南省三亚市崖城卫生院中医科的许登磊医生是我的函授学生（河北中医学院函授学院）。于2018年春节前夕邀我去他们卫生院义诊两天，因此有缘结识了孙有广老中医。孙医师将他多年来治疗的案例编成的"故事"用微信发给我，看之后，颇感其中医水平不素，不可因为是"乡医"而轻视之。本书本集本着"不拘一格降人才"的原则，特此向孙医师征集文稿。孙医师提供了7个案例，笔者对其文句适当修改，并加入"编者按"。将其3个案例组成本文；1个儿童案例列入儿科病；抗疫纪实一文列入其他类别。

案例一：鼻咽癌 一治疗3个月显效，5年间断服药700多副而复查正常恢复健康。

患者，唐某某，女，44岁，三亚市崖州区某家医院护士。2007年4月因鼻流脓和鼻出血到农垦三亚医院检查，取其鼻咽侧壁活体组织检查，发现癌细胞，确诊为鼻咽癌。住院期间只做一次化疗，由于有恐惧心理而要求出院。

2007年5月6日到我中医科就诊，当时病人发热38℃，头痛，咳嗽痰多，痰中带血，痰黄黏稠。声音嘶哑，流脓涕。左耳朵流脓，耳鸣，耳聋，心烦易怒，难以入睡，进食不香，脉洪有力，舌苔黄厚，干燥少津，治以清热解毒，止咳化痰，退热，治以泻心汤加味。

处方：黄连12g，黄芩15g，大黄6g，桑白皮12g，杏仁12g，川贝15g，石膏30g，桔梗12g，半枝莲15g，七叶一枝花7g，山慈菇15g，金银花12g，石上柏15g，全蝎10g，僵蚕12g，苍耳子12g，龙葵15g，仙鹤草15g。7剂。

第 2 次病人就诊时带有笑容，高兴地说：孙医生我现在舒服好多，头不痛了，热已退了，但鼻衄有时还有一些，烦躁易怒有所改善，鼻还有流脓涕，咳嗽痰液黏稠黄白相渗，左耳朵还在流脓液，耳鸣减轻。诊其脉，脉象平和有力，察其舌，舌苔厚白，舌根还有黄腻苔，按原方开 7 剂。

第 3 次病人就诊时也得了"流感"，发热咳嗽、胸痛、咽喉肿痛等。按原方加连翘 15g，山豆根 15g，柴胡 12g，7 剂。

第 4 次病人就诊时说，这几天吃药效果很好，全身轻松好多，胃口好，饭量大，睡眠好，二便正常。处方：桑白皮 12g，杏仁 12g，桔梗 12g，川贝母 15g，茯苓 15g，法半夏 12g，陈皮 15g，黄芩 12g，白术 12g，茯苓 15g，麦芽 12g，生地 15g，玄参 15g，山慈菇 15g，七叶一枝花 6g，石上柏 15g，全蝎 10g，苍耳子 12g，白芷 12g，7 剂。病人共服了 28 剂中药病情已经得到很好的控制。

第 5 次病人就诊时诉，现在病情很稳定，发热退了，咳嗽痰少，没有流鼻涕和流鼻血了，耳朵没有流脓，听力也有所恢复，其他症状也有不同程度的改善，处方：百部 15g，杏仁 12g，桔梗 12g，川贝母 12g，鱼腥草 15g，茯苓 15g，七叶一枝花 6g，石上柏 15g，全蝎 10g，僵蚕 12g，麦芽 12g，白术 12g，玄参 15g，党参 20g，太子参 15g，生地 15g，白芷 12g，苍耳子 12g，夏枯草 15g，6 剂。

第 6 次病人就诊，我说治疗你的病要以 3 个月为一个疗程，而且每天都要吃一剂中药。

经过 1 个多月的治疗病人恢复很快，2 个月后予以扶正培本，此次的药方主要以补气健脾养胃，结合养阴清毒以提高免疫功能，处方：太子参 20g，党参 20g，黄芪 20g，桔梗 12g，白术 12g，茯苓 15g，山药 12g，玄参 15g，生地 15g，麦冬 15g，山慈菇 12g，石上柏 12g，板蓝根 15，鱼腥草 15，川贝母 12g，僵蚕 12g，苍耳子 12g，白芷 12g，夏枯草 12g，7 剂，由于病人配合很好，经过 3 个多月单纯中药治疗已经达到满意的效果。嘱其病人以后每个月最少要吃 15 剂中药以巩固疗效。现在病人精神很好，体力有加，睡眠好，二便正常，饭量增加，其他症状也随之消失，体重由原来的 90kg 增加至 105kg。病人每年服药 100 多剂，5 年间服了 700 多剂药！病人多次到三亚医院复查各项指标正常。现在病人完全恢复健康，正常生活工作，至今存活 13 年。

原按：鼻咽癌在中医临床中属于"鼻渊""鼻衄"真头痛"石上疽""失荣"等范畴。中医学认为，肺热痰火及肝胆热毒上扰，为鼻咽癌发病的主要因素。上焦积热，肺气失宣，热甚迫血离经而出现鼻衄，继而气血凝滞，津聚为痰，痰热蕴结而成肿块；肝失疏泄，气郁气滞，郁久化火，灼液为痰，痰火上扰清阳则烦躁易怒、耳鸣、耳聋、头痛、视物模糊，颈部出现痰核等。晚期癌症能用中药治疗，可以弥补手术、放射治疗、化学治疗的不足，手术能切除肿瘤，但还有残癌或淋巴结转移或血管中癌栓存在等。运用中药术后长期调治，可以防止癌细胞复发或转移。放、化疗对消化道和造血系统有相当大的副作用，运用中医中药调治既能减轻放、化疗的副作用，又能增强放、化疗的效果。由此可见，肿瘤经过手术、放、化疗后采用中药调治是西医学治疗癌症的最佳手段。

编者按：此案例可以说明，癌症并非不治之症，中医药可根治之。其治疗原则是审病辨证论治。具体而言，此案例先以祛邪为主；一个月后改为祛邪与扶正兼顾；2个月后着重扶正培本；3个月后疗效显著，基本恢复健康，间断服药5年，病情稳定，生活正常，至今存活13年。如此良效奇迹，笔者认为有三点保证：一是中医治病方证相对，疗效有保证；二是农民心胸开朗，没有被癌症病魔吓倒；三是坚持服药，久久为功。

案例二：积聚病（胰头癌） 单纯中药治疗3个月后起死回生而康复，至今6年尚生存。

患者，周某某，女，83岁，农民，三亚市崖州区梅山乡长山村人。

患者2014年6月开始出现上腹部有肿块，黄疸，大便秘结，不思饮食，精神差，明显消瘦，而到三亚市人民医院检查，诊断为胰头癌，第二天又到农垦三亚医院再次检查，结果确诊也是胰头癌，病情危急马上拿CT片子送到301医院海南分院请专家看，医生看完后说已经不行了，既不能做手术，又不能放、化疗，干脆到外面找一些中草药吃算了。在农垦三亚医院住院期间只能按其临床症状予以对症治疗，采取抗炎、退黄和营养补给等支持疗法，患者病情一天比一天加重，体重27kg。1个多月后医院放弃治疗，并嘱其家属，半个月内病人很快会死亡。

2014年8月25日由女儿带到崖州区崖城卫生院中医科就诊。诊其脉，脉象弦而细，察其舌，舌苔黄厚，干燥少津。此病属于中医的积聚范围，《金匮要略·五脏风寒积聚病脉证并治》篇说："积者，脏病也，终不移；聚者，腑病也，发作有时，展转痛移，为可治。"《诸病源候论·癥瘕病诸候》指出："癥瘕者，皆由寒温不调，饮食不化，与脏气相搏结所生也。其病不动者，直名为癥。若病虽有结瘕而可推移者，名为瘕，瘕者假也，为虚假可动也。"根据《黄帝内经》"去菀陈莝"理论，予以驱毒、攻下、破瘀为先。《顾氏医镜》："大实有羸状。"此病属邪盛正虚，治以大承气汤为主。处方：大黄6g，厚朴10g，枳实12g，芒硝6g（冲服），绵茵陈15g，白英15g，白花蛇舌草15g，虎杖12g，金银花12g，藤梨根12g，全蝎6g，山慈菇12g，黄芪15g，党参15g，太子参15g，生地12g，麦冬12g，猪苓15g，茯苓12g，5剂药。

第2次患者就诊时说：每服一剂药小腹部都有下坠感，接着有便意，已经排出10多粒像羊屎的大便，小便黄有热感。《景岳全书·黄疸篇》："阳黄证多为脾湿不流，郁热所致，必须清火邪，利小水，火清则溺自清，溺清则黄自退。"守原方加泽泻 15g，白茅根 15g，利尿之品再予 6 剂。

第 3 次病人就诊时已看见有点笑容，女儿说："孙医生，我母亲现在胃口好多了，1 日 2 餐，每餐能食半碗稀饭，每隔一天排一次大便，量不多，小便还是黄，皮肤仍暗黄。"《金匮要略·黄疸病脉证并治》指出"诸病黄家，但利其小便"。按上方再予 6 剂药。

第 4 次就诊时，病人讲述："现在舒服好多，胃口好，每顿能吃一碗稀饭，1 日 3 餐，口感香，腹胀减轻，大便每天一次，量中等，小便淡黄量增多，行走有点力气，睡眠也有所改善。"诊其脉，脉象和缓有力，察其舌苔，黄厚腻苔逐渐退祛，胃气回复，按上方再予 6 剂。《沈氏尊生书·寒积聚癥瘕痃癖痞》篇说："故治积聚者计，唯有补益攻伐相间而进，方为正治。病深者伐其大半即止，然后俟脾土健运，积聚自消。"综上所述，病已渐减，观其临床症状酌加健脾养胃之品。处方：绵茵陈 15g，白英 15g，白花蛇舌草 15g，虎杖 12g，藤梨根 12g，全蝎 6g，山慈菇 12g，黄芪 20g，党参 20g，太子参 20g，生地 12g，麦冬 12g，猪苓 12g，茯苓 12g，泽泻 12g，白茅根 15g，麦芽 12g，鸡内金 12g，山药 12g，6 剂。

第 5 次病人就诊时口述，服药达到 23 剂时皮肤瘙痒全部消失，睡眠好，饭量增加，大小便正常，精神佳，黄疸逐渐消退，按上方再予 6 剂。2014 年 11 月 10 日病人就诊时说，现在感觉全身很轻松，吃饭、睡眠正常，体重增加 1kg 多，体力逐渐恢复，往后病人每隔 6~7 天都会来开药，病人吃药每天一副从未间断。

2014 年 12 月 1 日病人已经自己乘坐班车来就诊，病人心态好，性格开朗，笑着说：孙医生我现在活动正常，睡眠香，吃饭 1 天 3 顿，一顿能吃一碗瘦肉粥，还有一碗菜汤。诊其脉，脉象平和有力，察其舌苔，黄厚腻苔已退净，舌苔薄白，舌质淡红，脸色开始出现有光泽，陶土色、棕色消失。治以扶正固本，培源生土，如，补气补血，健脾养胃，养阴清毒除瘀，养肝补肾。既能滋阴养血，又能提高人体阳气。处方：黄芪 20g，党参 20g，白术 12g，茯苓 12g，当归 12g，白芍 12g，熟地 12g，陈皮 12g，山慈菇 12g，绵茵陈 12g，白英 12g，虎杖 10g，全蝎 6g，玄参 12g，生地 12g，麦冬 12g，麦芽 12g，鸡内金 12g，6 剂。

2014 年 12 月 15 日患者就诊时说：现在好多了，生活能自理。3 个月后病人完全恢复健康，单纯中药治疗，一共服了 103 剂中药，已经达到满意的效果，体重增加至 39kg。一个濒临死亡的病人，几家大医院已经给她最后结论，现在能够起死回生，这是我行医 40 多年唯一见到的生命奇迹，病人已经到了鬼门关，是中医药的力量把她救了回来。这个病例传开之后，人们"谈癌色变"，都在议论：癌症不可能治愈！

2015~2017 年我上门随访 3 次，老人身体健康，神采奕奕，乐观开朗，每次她都很高兴地与我合影留念，6 年的时间过去了，这位老人很幸运地生存下来。

原按：西医学中的胆囊疾患，肝脾肿大、腹腔肿瘤、肠梗阻等消化道疾病都属于中医的积聚范围，实际上是"瘀"和"堵"在作怪，中医治疗消化系统疾病有特殊之处，有较强的整体观念，当"瘀"和"堵"产生在身体的某一部位，就会出现不同的临床症状，也是一种全身性疾病。对于这种病人来说，西医从局部治疗是不可能解决根本问题的。而中医从整体观念出发，实施辨证论治，既能考虑局部的治疗，又采取扶正固本的方法，对于改善患者的局部症状和全身症状都具有重要的作用。"中药扶正清毒祛瘀疗法"可以有效提高"瘀毒"的治愈率。

编者按：此案例 80 多岁胰头癌患者，濒临生命之尽头，是中医中药治疗 3 个月，使之从鬼门关上起死回生，恢复健康，且 6 年了尚生存，这真是创造了奇迹！是中医治癌之奇迹！如此案例价值非凡！曾听治癌专家刘亚娴教授说过：胰腺癌是"癌症之王"。此案如此高龄，如此凶险，竟然活了下来，这是事实，所以为奇迹！《灵枢·九针十二原》曰："今夫五脏之有疾也……言不可治者，未得其术也。"此案起死回生神奇疗效之"术"，笔者认为有三要。

一要治病求本。该患者所患胰头癌之本，孙医师说是"瘀"和"堵"在作怪。局部瘀堵之后，气血不能流通，邪气聚积，则易化生浊毒。

二要治法得当。既然患者胰头癌发病之本是局部瘀、堵、毒，那么，治之大法，就应"予以驱毒、攻下、破瘀为先"，以消为主，攻其局部之邪实；以补为辅，扶助全身之正气。《沈氏尊生书》告诫医者，对"病深者，伐其大半就止"，(《素问·六元正纪大论》云："大积大聚，其可犯也，衰其大半而止，过者死。")"唯有补益攻伐相间而进，方为正治"。故此例患者第 4 次就诊时，大邪已去，病情改善，则转方之法为，补益与攻伐兼顾。于调治 3 个月后，转为"以扶正固本，培土生元"为主。

三要积极配合。如果患者认定"癌症不可能治愈"了，精神崩溃，消极待毙，那么，再好的医术，也难有回天之力矣！这就是《素问·汤液醪醴论》所说的："病（患者）为本，工（医者）为标，标本不得，邪气不顺。"

案例三：虚劳病、水气病、不能食 先后四诊，病程一个多月，始终以温补脾土而愈。

患者，项某某，男，67 岁，乐东县山荣农场工人，在儿女们的护送下于 2015 年 9 月 17 日上午来到三亚市崖州区崖城卫生院中医科就诊。

儿子项某某代述：父亲 8 月 10 日开始头晕呕吐，胃脘感觉空虚，有饥饿感但又不想吃东西。在农场医疗所打吊针几天没见好转，接着精神差、不爱说话。曾在乐东县人民医院门诊输液 7 天毫无效果。后来到三亚一家医院检查，结果，原有鼻咽癌病史 10 多年，肝功能轻度损害，两对半阴性，中度贫血，收入住院治疗 8 天一点效果都没有，病人还是不吃不喝而且越来越虚弱。又到 301 医院海南分院做全面检查，医生说病人吃不下东西的病因查不到，不做任何处理。因此我们只能带着父亲回家。最后决定到海南省人民医院，经过一番的全面检查后还是查不到病因，医生说病人身体这么虚弱但又查不到致病原因，所以定不了治疗方案，最好回家好好调养注意休息，病人可能会慢慢好起来。几家大医院都已经束手无策。回家后第2天又住进农场医院，输液补充能量维持生命。

诊其脉，脉虚软而空豁，濡而无力。察其舌，舌质淡嫩而无苔。脸色苍白萎黄，重度贫血，面部和双脚中度浮肿，口角常流清水，肚子也隆了起来。脾胃为后天之本，胃主降，受纳腐熟水谷，脾主升，运化水谷之精微上输心肺，流布全身。《图书编·脾脏说》言"……食不下者，脾寒也……""寒滞中焦，胃气逆而上行，故食后作吐""口淡不渴，泛吐清水为胃寒""谓脾为气血生化之源，五脏六腑、肌肉、四肢百骸皆赖以养""脾虚运化无力，水湿潴留故出现面部和双脚浮肿"。病人是脾胃虚寒，元气大虚，需要大补元气、温中祛寒，健脾养胃。我说先开六剂中药，患者儿子说：不要开这么多，我爸喝开水、菜汤都会吐出来，先开三剂吧，方药以理中汤加减，处方：黄芪20g，党参20g，白术12g，干姜12g，煨姜12g，茯苓12g，当归10g，茯苓皮15g，砂仁10g，白蔻仁10g，桔梗12g，法半夏12g，炒山药15g，3剂。我对患者儿子说，我教你喝药的方法："病人喝下第一口药要马上吞下去，如果吐出来就稍等一会才再喝第二口药，如果第二口药喝下去再吐出来，又再等一会再喝第三口药，如果不再吐药了就继续喝完药汤。"果然喝药的经过和效果完全出乎我所料，三个钟头后病人的胃感到很舒服、暖暖的，开始有了食欲，能吃下小半碗米饭汤，吃完三剂中药病情有了转机。

9月24日病人第2次就诊时，儿子说："孙医生，有效果啦，老爸现在精神好多了，一天能吃二顿稀饭，一顿能吃半碗，睡觉也不烦躁了。"我想药已中病，小心为妙，按原方又开了3剂中药。

9月28日病人第3次就诊时开始爱说话了，当我问起吃药和吃饭时他都能一一回答，他说现在想吃东西了，而且没有呕吐，一天吃2次药，又能吃三顿稀饭，一顿半碗少吃多餐。诊其脉，脉象平和有力，察其舌，舌苔薄白，这次照上方再开7剂。

10月13日病人第4次就诊，已看见病人满面笑容，已能大声说话，我问起病情，他笑呵呵连连点头伸出大拇指说："好！好！好！"诊其脉，脉象和缓有力。察其舌，舌苔薄白，舌质淡红。面部、腹部和双脚已完全消肿。抓住病的根本，继续予以温中祛寒，健脾养胃和大补气血以增强抵抗力。处方：黄芪30g，党参30g，白术12g，干姜10g，茯苓12g，当归12g，熟地10g，肉桂9g，陈皮12g，炒山药15g，砂仁10g，肉豆蔻10g，补骨脂15g，沙苑子15g，法半夏12g，麦芽10g，鸡内金10g，10剂。10月26日儿子很高兴地打电话过来说，父亲吃完10剂药已经完全好了。

原按：《景岳全书》言："脾胃与五脏互为相使，善治脾胃者，能调理五脏，即可以治脾胃。能治脾胃者，使食进胃强，就可以安五脏。"此病人之所以能够很快恢复健康，一是温中祛寒，暖胃温脾；二是补气补血和健脾养胃得当而获得成功。

这是一个疑难奇症的病人，经过几家大医院一个多月的检查治疗都毫无办法，一个多月吃不下一口饭或一滴水，有气没力，连说话都很困难。单纯用中药治疗，吃了23剂中药就完全恢复健康，一个濒临死亡的病人，能够起死回生，把病人救了回来，可以说是生命奇迹！这是中医药的神奇和力量。病人真心感激，送来一面锦旗，锦旗上绣着"医术精湛，医德高尚"八个大字。

疑难奇症中的"疑"，不外是病情比较复杂，阴阳表里交错，寒热虚实混淆以致真假莫辨；所谓"难"，除了辨证方面的扑朔迷离之外，还有就一部分是目前尚缺乏理想的治疗方法；所谓"奇"，病例罕见而已。总之，疑难奇症仅仅是因为人们还没有或不完全掌握它们的发生和发展规律，因此，在认识上感到迷惑，处理时感到束手。一旦掌握辨证和治疗的客观规律，也就是无所谓疑、难、奇了。

编者按：此例患者病情危重，西医数家大医院都查不到病因而束手无策。孙医师凭脉望舌，四诊合参，判断"病人是脾胃虚寒，元气大虚"。治以温中补虚为大法，以理中汤为主方，守方守法，适当加减，服药23剂而康复，这不能不赞叹中医药的神奇！明代李中梓《医宗必读·卷十》有"不能食"专论，综述了先贤之不同治法，即李东垣、罗谦浦"以补土立言"，许学士、严用和"以壮水垂训"。即补虚之大法，或重视补后天之本或重视补先天之本。是着重补脾，还是着重补肾，总以治病求本为原则。此案以补脾为主而取得奇效。

经方治癌症疼痛3则思考

1. 胃痛（食道癌晚期） 杨某某，男，50岁，2018年4月1日初诊。

患者嗜好烟酒，长期熬夜，甚至通宵达旦，不断吸烟，以酒为浆。于2014年5月诊断食道癌，手术开胸后发现已侵犯心包，不宜手术，改为保守治疗进行"放疗"。放疗两个月之后，不听劝告，又吸烟、嗜酒。此次就诊，乃因不思饮食，胃脘胀痛，稍食生冷，胃痛加重，周身乏力，经常便秘，4日1次，面色灰暗，体瘦如柴，易汗出，动则尤甚。舌淡暗青紫斑、齿痕明显、苔白微腻如粉，脉大按之空虚。腹诊：腹肌紧张，胃脘有压痛。病属虚劳，虚极羸瘦，调治脾胃为要，以半夏泻心汤加减。

处方：法半夏30g，黄连5g，炮姜10g，党参10g，炙甘草5g，白芍10g，黄芪20g，当归10g，木香5g，砂仁3g（打碎后下），4剂，日1剂，水煎分3次温服。

二诊：4月22日。服上方第1剂感觉舒服，但服第2剂后胃痛又发作，服用西药（铝碳酸镁颗粒、雷贝拉唑肠溶片）后仍胃痛，食后痛重，不得已又来复诊。舌脉、其他证候如上述。思虑再三，想到芍药甘草汤为止痛专方，内外诸多病变，凡阴血虚为主所致痛症，用之得当，皆有止痛疗效。但此患者之胃痛不仅属阴虚，而且阳虚。名医教授刘亚娴经验，对阴阳两虚性痛证，芍药配附子之止痛效果好。因此，想到经方芍药甘草附子汤（《伤寒论》第68条）。遂以原方治之，处方：白芍30g，炙甘草15g，炮附子30g，3剂，每日1剂，用水浸泡40分钟后，煎开锅后再煎30分钟以上，分日3次温服。

三诊：4月25日。服上方3剂后复诊，刚进诊室，喜形于色（前两次面带愁容），连称这个方子太好了！吃药后胃不痛了，泛酸消失，睡眠良好（说几年来没有这样睡过好觉），白天有精神了，面色也好了（面色较前有了光泽）。但还是食欲不好，大便如前（数日一次而便秘）。守方继服4剂，煎服法同前。并用小柴胡颗粒，或可改善食欲。

四诊：4月29日。病如上述，疗效稳定。舌脉如前。腹诊：上腹部压痛消失，因仍然食欲不好，守上方加益气和血消食药。

处方：白芍30g，炙甘草15g，炮附子30g；人参5g，黄芪10g，当归5g，鸡内金10g，3剂，煎服法同前。

2. 腰腿痛（肾癌骨转移） 金某某，女，72岁，河北廊坊文安县人，2020年2月微信联系求治（为老家同村的乡亲）。患者自诉平素体健，于2020年8月出现腰痛，进行性加重，并逐渐累及左下肢，上下窜痛，疼痛剧烈。2020年12月16日经某市级医院影像学MRI诊断：双侧髋关节退行性变，关节腔少量积液，左侧股骨干、粗隆间及右侧髋骨异常信号伴周围滑膜及软组织局限性水肿，考虑转移癌可能性大，请结合临床及CT进一步强化扫描。2021年1月7日经某市级医院检查，血沉51mm/h，CT诊断：左肾下极占位——肾癌伴双肺多发转移、右侧髂骨及左侧股骨粗隆间转移，肝右叶边缘低密度灶考虑转移。病理提示：透明细胞性肾细胞癌。患者以靶向药治疗与化疗一个月，腰腿疼痛未见减轻，行走需家人搀扶，且恶心呕吐等"副作用太大，身体受不了"，放弃化疗，寄希望于中医"增加生存时间，提高生存质量"。刻下大腿根部疼痛明显，视频所见舌暗红少苔。以芍药甘草附子汤治之，处方：炮附子30g，赤芍20g，白芍20g，炙甘草30g。6剂，每日1剂。煎服方法：以凉水约900ml，浸泡40分钟左右，武火烧开，文火煎煮40分钟，取药汁约200ml；二煎取药汁约100ml，合汁后分为日3次温服。疗效：服药1剂疼痛即减轻，3剂后明显减轻，能自主活动，并且参加了亲人葬礼。服药6剂后，大便次数增多，白天六七次，夜间二三次（与赤白芍量大有关）。守方，改为一剂药分为2天服用，白天大便次数减少，夜里不再大便。

守方坚持服药约2个月后，正值笔者回老家过清明节，患者邀请我去家里诊治，全家千恩万谢！诊脉弦缓少力，望舌暗红苔少薄黄。患者说腰腿已基本不痛了，走路也可以，也不恶心呕吐，食欲如常，精神好。根据效不更方的原则，守方加薏苡仁（针对肾癌肺转移），但减少剂量（其大便次数多的原因与赤白芍剂量大有关），处方：赤白芍各10g，炙甘草15g，炮附子20g，炒薏苡仁40g。10剂，日1剂，水煎服。煎法同前，可1剂药服2天。

2021年4月13日：服上方一天一剂，大便每天六七次。告之改为一剂药分2天服用。

4月16日：如上2天服一剂，大便减少了，但腿痛又加重了。更改处方：炮附子30g，干姜15g，炙甘草15g，人参10g，赤白芍各15g。日1剂，煎服法同前。

4月23日：服上方"腿痛好多了，就是腰痛，大便也多，晚上肚子痛更严重，白天还好一点"。告之守上方去了赤芍，以观察疗效，再联系。

原按： 对于痛证为阴阳俱虚者，以芍药甘草附子汤治之，具有养阴血以缓急止痛与扶助阳气之功效，其止痛之疗效有一定经验，但本案疗效之快出乎预料。患者服药后恶心呕吐也消失，是否与本方疗效有关，有待进一步观察。患者服药后大便增多，这在预料之中，但其腹痛则此前从未见过（筋脉失于阳气、阴液的温煦濡养而挛急，轻则拘急，重者可疼痛）。《伤寒论》于通脉四逆汤方后注曰："腹中痛者，去葱，加芍药二两。"《本经》明文曰：芍药治"邪气腹痛……止痛"。故患者服药后为何腹痛？是否与其剂量有关？尚待比较观察之。其患者服药后大便次数增多之原因为何？这可从仲景书求之。《伤寒论》第280条曰："太阴为病，脉弱，其人续自便利，设当行大黄、芍药者，宜减之，以其人胃气弱，易动故也。"仲师将大黄与芍药并列，读者善悟者，自能领会也。

续记 7月10日，前述（4月23日）说服用通脉四逆汤加味，腿痛好多了，但大便多、肚子痛，自行停药观察一段。若干天后，腿痛未复发，但胃中痞闷，不思饮食。患者丈夫与我微信联系，要求开调理脾胃的药。我处方：香砂养胃丸，日2次；人参归脾丸，日2次。两种药交替服用。服两种丸剂七八天，食欲改善，胃痞减轻。告之守方继续服用。半个月后电话告诉说：食欲好，胃痞消除，精神好，腿痛亦未复发。告之可守方常服，至今已服了2个月，尚好。中成药有如此良效，亦出乎我的预料！看来，中药之汤剂、丸剂，中病皆有良效也。由此也明白了，之前服了芍药甘草附子汤对腿疼有良效，却出现了大便多、腹中痞之不良反应，何故？该方中赤白芍阴柔之品，伤胃气、伤阳气故也。

承续 2022年4月1日：患者丈夫代述近些天患者两只脚痛，还有点肿……夜里嘴干苦，请求开个方。观其舌淡红苔微黄。联想前述诊治过程及疗效，想到

《伤寒论》对阳虚身痛以附子汤为方，（305条曰："少阴病，身体痛，手足寒，骨节痛，脉沉者，附子汤主之。"）故处以附子汤原方：炮附子20g，白芍20g，炒白术20g，茯苓30g，人参15g。3剂，日1剂。五味药同浸泡40分钟，煎开锅后煮40分钟，取药汁，再少加水，煮约20分钟取汁，两次药汁约400ml，分日3次温服。

4月7日：3剂药后脚不痛、也不肿了，是否需要继续服药。我问：大便、饮食如何？回复说：大便正常，吃饭也行。告之可再取3剂药，巩固治疗。上述如上良效，出乎我的预料，又一次感叹用经方之"方证对者，施之于人，其效若神"（宋刻《金匮要略方论》序）。

3. 胸胁背疼痛（肺癌术后伤口疼）　上述肾癌骨转移患者儿子的好朋友黄某，于2021年7月3日与我微信联系，说他父亲去年发现肺癌，今年5月11日做了"大开胸"手术（发来的照片：右胸胁至背部长30多厘米之手术伤疤，缝合线痕迹尚清晰），"化疗一期后疼痛加重，疼痛感觉就像刀口扣着疼，有时候还游走性疼痛，除了伤口疼，其他地方没啥病情。化疗后就出现血小板低了，打了针，现在应该正常了。病人的疼痛好像是神经痛"。随后发来舌象，望之舌质偏红、苔白微腻满布；面部微红、偏瘦，气色尚可。

根据以上代述与其舌象，我想不是以阳虚为主，不宜用芍药甘草附子汤。那么，该用什么方法呢？我回忆起自己于1995年编著出版的《金匮杂病论治全书》之酸枣仁汤那一条，收录的〔文摘〕中说酸枣仁治疗虚性痛证，因此想到了用酸枣仁汤；芍药甘草是酸甘养阴血以止痛的通治方，应该用之；又想到久痛入络，应加上温经行气通络药；肝胆经脉布两胁，小柴胡汤之主药亦应配合之。依据以上思路，处方：炒枣仁30g，川芎10g，知母15g，茯神20g，甘草15g，白芍30g，桂枝10g，青皮10g，橘络5g，丝瓜络5g，柴胡10g，黄芩10g，大枣15g。6剂，日1剂，水煎两遍合汁分3次温服。同时服用血府逐瘀丸（或口服液）。

7月21日，患者家属代述：药后6剂疼痛已不显，继续化疗，担心血小板下降，求再开方。效不更方，上方加黄芪30g，嘱患者再服6剂，服1剂停1日。

原按：于此我想到一句话："实践出真知。"又想到《毛泽东选集》第1卷《实践论》中说："理论的基础是实践，又转过来为实践服务。"上述治例之实践，印证了我的辨证思路是对的。这是我几十年读书、著书、实践之辛劳的一点收获。这种"收获"，是心系患者病痛的欣慰！这种"欣慰"，不是金钱、功名所能企及的。我多年来有一个习惯，临床上遇到了问题，便带着问题去看书。我翻阅了自己编著的《金匮杂病论治全书》相关内容，引录的文献（《中药通报》1986，4：60）摘要说："在辨证论治的各种痛证（头痛、胁痛、胃痛、四肢痛、腰痛）的处方中加入酸枣仁，发现其有很好的镇痛作用。并观察到酸枣仁治疗虚证痛优于实证，而以夜间痛剧者效果更好。用量在15g以上才有镇痛效果，用20g以上效果明显。"还有一篇"酸枣仁研究进展"的综述，对于酸枣仁的动物实验结果归纳说：该药具有镇静催眠、抗惊厥、镇痛、降温、降压等多种药理作用（《中药通报》1987，8：51）。其药理作用即有"镇痛"。在此说明，中药的现代药理研究只能作为参考，必须在辨病识证论治的基础上用之，才会有理想疗效。还应明确，上述治例止痛之奇特疗效，不是一味酸枣仁之功，而是辨证论治、选择专方专药之全方的综合效果。明白于此，也就明确了努力的正确方向。

第五节　经方治疗内科病与皮肤病

张仲景撰集的《伤寒杂病论》，由于历史的原因一分为二，分为《伤寒论》与《金匮要略方论》两书，《金匮要略》即其"杂病"部分。其内容二十二篇之第一篇属于总论性质，第二至十七篇为内科40多种病的证治，第十八篇属于外科病证治，第二十至二十二篇之三篇为妇人病证治。上述可知，其大部分内容是内科病证治。纵览历代对"杂病"的辨证论治，也都是内科病占了大部分内容。历史上以"内科"命名的最早著作，是明代薛己《内科摘要》。笔者从事内科临床近半个世纪了。1977年大学毕业，一年后即在河北省中医院内科工作，10年后调到河北中医学院《金匮要略》教研室搞教学工作至退休（2012年）。几十年来，前10年是临床为主，兼顾教学；后20多年是教学为主，坚持临床。几十年边干边学，学习上注重经典研究，临床上注重经方运用。有此"资本"作为主编，对每篇论文的选取与修饰也就具备了基础。对本节选录的26篇论文，根据其内容而分为"经方治疗五脏病之经验"与"经方治疗其他杂病经验"，以便于读者学习。这些论文作者多为资深的名医教授，少数为中年才俊，每篇论文都有价值，都是运用经方的经验之谈，足供读者品味。

高飞主任医师学习刘渡舟先生以经方治疗心病经验

【简介】高飞，1953年3月生，山东省沂南县人。医学博士，主任医师。历任解放军总医院第四医学中心（原304医院）中医科主任，中华中医药学会内科分会、急诊分会常委。现为燕京刘氏伤寒流派传承工作室成员。

学医行医五十年，亲炙刘渡舟恩师6年。遵从中医辨证论治传统，擅用经方治疗热病和急重症等。撰写出版《伤寒习悟》《热病急重症临证录验》。

编者按：我与高飞博士初次相见，是在30年前的"国际中医心病学术会议"（1992年10月在北京召开）上，高博士是"论文集"的编辑之一，我是参会者。此后，我和高博士还在全国心病研讨会上相遇；我还特邀高博士为我讲授《金匮要略》的学生们作义务讲座；我于2019年在海口市主办全国性培训班，特邀高博士作专题讲座。高飞博士师从刘渡舟先生，得名师真传，经典、经方理论扎实，多年临床经验丰富。高博士为人厚道，处事低调，平易近人。我与之相识相知多年，可以说是"老朋友"了。特将其论文录之于下。

《内经》《难经》《伤寒杂病论》对心病理论和诊治均有过很多重要论述。如《素问·脏气法时论》谓："心病者，胸中痛。"又如《灵枢·厥病》云："真心痛，手足青至节，心痛甚，旦发夕死，夕发旦死。"这生动描述了心病危重证候的表现和预后。而辨证论治系统地应用于临床，首先见载于张仲景的《伤寒杂病论》。该书在流传中又被分为《伤寒论》和《金匮要略》两部分。《伤寒论》采用六经辨证体系，其中对多种心悸、心下悸按病机不同分立治法，如对心阳受损所致心悸、烦躁、惊狂、奔豚分别施以桂枝甘草汤、桂枝甘草龙骨牡蛎汤、桂枝去芍药加蜀漆牡蛎龙骨救逆汤、桂枝加桂汤；对水气上逆、凌犯心阳者用苓桂术甘汤、茯苓甘草汤、茯苓桂枝甘草大枣汤；对心阴阳两虚所致脉结代、心动悸者用炙甘草汤，等等。"辨少阴病脉证并治"一篇则专论邪犯足少阴肾和手少阴心的病证及其处理。《金匮要略》将各科杂病的证治分门别类加以阐述。其中"胸痹心痛短气"和"惊悸吐衄下血胸满瘀血"两篇是以心病和血脉病为主，尤其对胸痹症状的描述和所提出的治法方药，对后世影响极大。

先师刘渡舟曾说：张仲景方，亦称经方，经方大多药少而精，疗效惊人，有鬼斧神功之力，起死回生之妙，而且方义隽永，药味精当，耐人寻味，不可思议。故《伤寒论》被誉为方书之祖。经方的实践性、创造性、科学性有无穷无尽的潜力，伤寒学问贵在其方。先师善用经方，活用经方，在以经方治疗心病方面经验良丰，今采撷一二，奉献给大家。余从学于先生多年，耳提面命，获益匪浅。兹不揣浅陋，将学步体验附于骥尾，企证经方之神效，并就正于同仁。

1. 桂甘、苓桂剂

《素问·生气通天论》："心者，生之本，神之变也。……为阳中之太阳，通于夏气。"心主血脉与神志，均与阳气的主导功能有关。凡各种原因伤伐心之阳气，如发汗太过，过服苦寒，禀赋虚弱，年老阳虚等，均可导致心阳虚而生心悸，表现为叉手自冒心，体疲无力，少气懒言，脉来缓弱等，可用桂枝甘草汤治疗；甚者心神不敛，心悸而烦躁者，用桂枝甘草龙骨牡蛎汤。若心阳不振，兼有水饮邪气凌犯心阳者，可见气从心下上冲心胸，从而心悸胸满，短气眩晕，脉沉弦，舌苔水滑，治当温养阳气，降逆平冲，方用苓桂术甘汤。

先师医案之一：宋男，35 岁。职业教师，常伏案工作至深夜，耗气伤神。一日突发心悸，心神难定，坐立不安。舌淡苔白，脉缓而弦，按之无力。此过用心神，心阳气虚心神不敛所致。方用桂枝 9g，炙甘草 9g，龙骨 12g，牡蛎 12g，三剂而安。

先师医案之二：陆男，42 岁。因心肌梗死住院，经 2 个月治疗，仍心胸疼痛，心悸气短。每当心痛发作之时，自觉气上冲咽喉，便觉气息窒塞，周身冷汗，恐怖欲死。舌淡苔白，脉弦而结。此奔豚发作，属心阳虚衰，坐镇无权，水气上冲，闭塞胸阳，治当通阳下气、利水宁心。方用茯苓18g，桂枝10g，白术6g，炙甘草6g，龙骨12g，牡蛎12g，3剂。药后冲气平息，心神得安，但脉仍有结象，并伴有畏寒肢冷。此下焦肾阳未复，水寒之势尚未平伏。上方加附子10g，生姜10g，白芍10g，又服3剂，下肢转温。但心悸、胸痛偶发，转用茯苓12g，桂枝10g，五味子6g，炙甘草6g，又服6剂后，诸证皆平。

原按： 活血化瘀方法是目前临床治疗心脏病的常用方法之一。而心为"阳中之太阳"，心阳不足的心脏病，常用苓桂术甘汤，乃是"温药和之"的方法。本方临床应用十分广泛，加减方法亦较多。如：兼心神浮越而惊悸恐怖者，加龙骨、牡蛎以潜敛之；兼痰湿内盛者，合二陈汤以化痰；兼水冒清阳而眩晕重者，加泽泻利水；兼虚阳上浮而面热、心烦者，加白薇以清虚热；兼心血不续而脉结代的合生脉饮；兼肾不纳气而少气喘息者，加五味子、紫石英；兼血压偏高加牛膝；若阳虚水泛严重，见有畏寒肢冷，下肢浮肿，大便溏泄者，必与真武汤合用。

附案1：桂枝汤调和营卫，房颤遂平

某男，51岁。1994年2月8日就诊。述日前感冒风寒，恶风发热，时自汗出，心中惮惮，脉浮缓而参伍不调，苔白；心电图检查示快速型心房纤颤。因临近春节，患者不愿住院，故院外治疗。此太阳中风，营卫不和之证，虽有房颤，亦当先解其外；且《难经·十四难》有云："损其心者，调其营卫。"故用桂枝汤、桂甘龙牡汤、茯苓杏仁甘草汤合方。疏方：桂枝12g，白芍12g，炙甘草6g，龙骨30g，牡蛎30g，茯苓15g，五味子10g，杏仁10g，大枣6枚，生姜10g，2剂。嘱药后温覆啜粥取汗，如桂枝汤法将息，结果，服一剂后汗出体和，外感遂愈，房颤亦止。观察数月，房颤无复发。

附案2：茯苓甘草汤蠲饮通阳，心悸乃定

某女，50岁，诉心悸阵作十余年，近来发作频繁，发则心悸不宁，胸闷如窒，气短不续，四肢无力，甚则晕厥不知，片时方苏。西医诊断为阵发性室上性心动过速，常需药物终止其发作。见其体胖腹大，面呈黑晕，是有水气之征。细询病史，知其晨起即泄亦十余年，腹胀满，心悸发作前常觉心下悸动。脉沉弦，舌苔淡白而滑。思《伤寒论》有云："伤寒，厥而心下悸，宜先治水，当服茯苓甘草汤，却治其厥，不尔，水渍入胃，必作利也。"此例虽非水饮阻遏，阳气不达四末之厥，却是水气凌心，浊阴上冒清阳之厥，而其水气凌犯心脾阳气之病机则一，故予原方：茯苓45g，桂枝30g，生姜45g，甘草15g，6剂。患者见药仅四味，且不过生姜、甘草之辈，心存疑虑，怅然而去。不意药后，腹中觉温，矢气尿畅，腹胀大减，晨泄竟愈，且一周来未发作过心悸。二诊时见其神色焕然，腹围缩小近20cm。继以上方小其剂，嘱服两周以善后。2个月后来告，诸症大安，2个月来仅发作1次心悸，且持续时间较前缩短，屏气后自行终止。

2. 麻黄附子剂

先师在临床治疗心率过缓，脉来迟缓，心悸，气短，胸满，背寒，用麻黄细辛附子汤，以鼓舞振奋心阳之气。接轨用生脉散，以滋心肺之气阴，又能起到拮抗麻黄、细辛及相互协同的作用，临床疗效极佳。本方用力大气雄的附子，直补离火心阳之虚，振奋心脏功能；麻黄、细辛温经散寒，以扫长空之阴霾而使一轮红日高照。用方遣药，必须一分为二，今用大热之药，而入心脉禁区，必须有所监制，方保无虑。所以用"生脉散"以滋补气阴而不偏颇。"心主血脉"为大众所公认，"心为阳中之太阳"，则识者相对为少。心脏病出现心率下降，脉来迟缓，心胸发满，后背恶寒等证，反映了心阳不足，阴寒内盛，弥漫天空。李时珍对此有一名言，叫"迟来一息至惟三，阳不胜阴气血寒"，说明了"脉迟"乃是气血虚寒，心阳不足的病理变化。

先师医案之三：盛某，65岁。有"冠心病"史。入冬以来，天气严寒，出现心率过缓（不满40次/分），心悸不安，胸中憋闷，后背恶寒。切其脉沉迟无力，视其舌淡嫩苔白。脉来沉迟，而主阴气用事，血脉不温，阳虚阴盛，火冷金寒，故有胸满背寒之证。为疏：附子12g，麻黄3g，细辛3g，红人参12g，麦冬30g，五味子10g。患者服完3剂，脉一息四至。又服3剂，则心悸、气短、胸满、背寒等证消除，脉来一息五至而愈。

附案3：麻黄附子甘草汤温经散寒，心阳复振

某男，30岁。1989年5月30日晚感周身不适，乏力，发热，体温38.9℃，自服对乙酰氨基酚后体温稍降。次日来医院就医时晕厥数次，血压71~90/49~60mmHg，脉搏38次/分，WBC 5.3×10^9/L，心电图示Ⅱ度房室传导阻滞。诊断为急性病毒性心肌炎（暴发型），急诊收住院。入院后，给予能量合剂、大剂量青霉素和激素治疗，地塞米松日用量达20mg。经治数日，病情无明显改善。6月5日邀中医会诊，见患者精神萎靡，面色晦暗，但欲寐；其平素体健，现无发热，但觉周身酸重乏力，夜间盗汗，脉细而迟（脉搏46次/分），舌暗苔白。辨为外邪直中少阴。因病已数日，故不用麻黄附子细辛汤之烈，而取麻黄附子甘草汤之缓：麻黄6g，附子10g，甘草10g，2剂。服药后周身潮润微汗，体畅安眠，惟觉乏力气短，嗜睡，脉细而缓（脉搏50次/分）；尽剂后精神好转，盗汗已除，嗜卧，心电图示窦性心动过缓，已无房室传导阻滞，脉搏恢复至60次/分，苔白厚。考虑外邪已去，正气未复，改用苓桂术甘汤和附子汤加减，以温复心阳。茯苓30g，桂枝10g，白术10g，炙甘草6g，附子10g，黄芪20g，白芍12g，白豆蔻6g，6剂。药后精神转佳，症状若失，脉搏70余次/分，予健脾益气类善后，又服12剂后出院，出院时体力完全恢复，能登至16层楼顶，随访1年无

复发。

3. 黄连阿胶剂

黄连阿胶汤是治疗少阴阴虚火旺，心肾不交，水火失济之方，用于"心中烦，不得卧"，舌质红绛少苔或光绛无苔，甚则舌尖起刺如草莓，脉细数或弦数。如肾阴虚较著者，可以本方与六味地黄汤接轨合用。若阴虚火旺而又与停饮相互搏结，症见小便不利或下利，咳而呕渴，心烦不得眠者，则用猪苓汤。

先师医案之四：沈某，男，45岁，患心烦失眠，入夜则视为畏途。令人奇怪的是，在失眠的同时，又出现"舌麻"一症。两腿随之发软，颤颤摇摇而不能站稳。切其脉弦细而数，视其舌光红无苔。余辨此证，为少阴心肾之阴不足。阴虚于下，不能上济心火；火炎于上，则能耗阴动风；水虚于下，而使肝肾之阴不滋，所以出现心烦少寐而又舌麻腿颤也。治当泻南补北。如单用黄连阿胶鸡子黄汤，则不足以"壮水之主"；如果单用六味地黄汤以滋肾阴，则无功于泻火清心。余用接轨之法，合两方而水火同治，共奏清火、滋水、息风、凉血之能。患者服至七剂，则其证全瘳。

附案4：猪苓汤先除饮热，复脉汤继救心阴

李某，女，63岁，医生。患者系先天性心脏病（房间隔缺损），近几年来，心功能维持在Ⅱ级，尚能坚持一般工作，但常因外感或劳累诱发胸闷、心悸。近因胸闷气促1个月，加重2天，于1997年4月23日入院，西医诊断为"先天性心脏病（房间隔缺损），心衰Ⅲ度，心律失常（频发多源室早、室上速、阵发房颤，完全性右束支传导阻滞，Ⅰ度房室传导阻滞），肺部感染"，予强心、利尿、抗感染、抗心律失常等治疗。6月3日因再次着凉，致病情加重，遂于6月9日请中医会诊。患者外感后发热1周（体温38.7℃），诉头痛、周身不适，阵咳，时呕逆。素有胸闷心悸气短，现愈发加重，不得平卧。脉细而促，舌绛紫无苔。此系太少两感，但非足少阴之阳虚寒盛，而为手少阴之气阴两虚，且邪热入里与水互结为患。《伤寒论》319条云："少阴病，下利六七日，咳而呕，渴，心烦不得眠者，猪苓汤主之。"此例与之证虽不尽相同而病机略同，处方如下：猪苓12g，泽泻10g，阿胶15g，茯苓15g，滑石12g，黄连10g，玉竹12g，生地30g，2剂。6月11日再诊：药后头痛身楚减轻，体温降至37.2℃，但日前因室上速发作一度大汗出，现额上犹汗出如珠，悸闷息促，舌脉如前。其水热互结之势虽缓，而亡阴之虞犹存。拟一甲复脉汤合竹叶石膏汤加减：牡蛎40g，麦冬30g，五味子10g，生地15g，山萸肉10g，竹叶12g，石膏30g，人参6g，知母12g，白芍12g，炙甘草6g，2剂。药后病人汗敛神安，喘悸略平，因见其口角糜烂，夜寐欠安，舌暗红无苔，脉细，仍用育阴清热法善后，经中西医合作，患者病情渐趋平稳，于7月2日好转出院。在家调养至今。按：吴鞠通《温病条辨》云："热邪深入，或在少阴，或在厥阴，均宜复脉。"此例外感引发内伤，手少阴心素有之气阴两虚为外邪劫伤而益甚，故先用猪苓汤育阴清热利水，解其水热互结；继见阴液有亡脱之势，遂不用回阳救逆之常法，而参考吴鞠通下焦温病治法，施以育阴救液之一甲复脉汤，并合入《伤寒论》治疗余热末清、气虚津伤之竹叶石膏汤，取得满意疗效。

本文从经方应用的角度介绍了先师治疗心病的一些经验，而先师治疗心病并非仅限于经方，挂一漏万，希望起到一定启迪作用。

作为后学，通过多年临证，体会到经方之良验难以尽言，然欲取效，须谙练经旨，揣摩方义，抓住主症，审度标本缓急，知常达变，勤于实践，方能不断提高。愿与同道共勉。

参考文献

［1］刘渡舟. 古今接轨论［J］. 北京中医药大学学报，1995，18（3）：8.
［2］刘渡舟. 经方临证指南［M］. 天津科学技术出版社，1993.

国医大师路志正论肝心病证治

【简介】路志正（1920~2023），男，河北藁城人。著名中医药学家，中国中医科学院广安门医院主任医师、教授，全国名老中医药专家学术经验继承工作指导老师、师承博士后导师，首批获政府特殊津贴专家。兼任多项国家级职务。2009 年被授予首届"国医大师""首都国医名师"。路志正幼承家学，毕业于河北中医专科学校，1939 年步入杏林。1951 年北京中医进修学校进修西医。1952 年受聘原卫生部从事中医技术管理，开展乙脑、血吸虫病等中医防治调研，支边包钢医院以温病火毒论治重症烧伤，中西医合作取得满意疗效。1973 年重返广安门医院临床一线，专心治学，创办内科研究室，开展中医急症与疑难病研究。近几十年来，承担、指导、参与完成多项国家级课题的研究。培养硕士、博士（含博士后工作站）20 人、学术继承人 22 人，带教徒弟、进修、实习人员 100 余人。编著《中医内科急症学》《路志正医林集腋》《实用中医湿病学》，组织编著《实用中医心病学》《中国针灸学概要》等，发表论文百余篇。获数种高级奖项。

编者按：我承蒙路老信任，协助整理了《路志正医学丛书》，对路老的学术成就有了深入了解。原以为，路老不是研究仲景医学的大师，而是杂家。读了路老关于仲景书研究内容及其以经方为主的验案后才认识到，路老同古今名医一样，其临床成就根源于仲景医学。正如路老所说："读仲景书，寻仲景所思，就能达到运用中医思维方法独立分析问题，解决问题"，以"培养中医高级人才"。你想成为"中医高级人才"吗？那就从"读仲景书"入门吧。路老的高明，缘于四诊合参、辨病求因、治病求本之方法，以经方为主，随证化裁治之。路老的成功，乃潜心经典，博览群书，勤于临证，久而久之，千锤百炼，才成就名副其实的"国医大师"。路老善治脾胃病，以其善师仲圣调治脾胃之大经大法也。路老为我的《经方新论》等数本专著题词，为我编著的《伤寒杂病论研究大成》第2版写序文。他如今年愈百岁了，还为我主编的《经方祖药通释与应用丛书》题写书名，大师提携之恩永志不忘。"仁者寿"，路老为仁者、寿者也。

近年来，许多专家学者对冠心病心绞痛的防治，从不同角度进行了深入的临床观察和实验研究，进展较快，取得了可喜的成果。人体是一个有机的整体，脏腑生理、病理相关，心病病位虽在心，其他脏腑功能失调均可干犯心脏而发病。所以，燮理脏腑气血，平调阴阳，使恒动的内环境达到协调平衡，对防治冠心病心绞痛有重要的临床指导意义。本文重点论述因肝（胆）功能失常导致心绞痛的临床治疗思路与方法。

一、肝心痛定义与范围

"肝心痛"是中医病名，首见于《灵枢·厥病》篇："厥心痛，色苍苍如死状，终日不得太息，肝心痛也。"肝在正常生理情况下，主疏泄、谋虑、藏血、藏魂、主筋、为罢极之本；若情志过激或抑郁，劳伤虚损，六淫邪客等致气血逆乱，肝（胆）功能失调，筋脉失于濡养，心脉挛急（冠状动脉痉挛）引起心痛者，则称之为"肝心痛"。

肝心痛的临床表现部位与心肝经之经络走向有关。如《灵枢·经脉》篇云："肝足厥阴之脉……挟胃属肝、络胆，上贯膈，布胁肋……是肝生病者，胸满呕逆……""心痛者，胸中痛，胁支满，胁下痛，膺背肩胛间痛，两臂内痛。"（《素问·脏气法时论》）其证候为发作性胸闷胁胀或隐痛，常伴有心悸、气短，烦躁易怒，善太息，脉沉弦或弦滑；舌质暗或有瘀斑。甚则胸闷如窒，疼痛如绞，膻中及左胸部有压榨样绞痛，并向胁下、后背或上肢内侧放射疼痛，或见面色苍白，汗出如珠，烦躁惊恐等危重症状。

肝心痛包括西医的冠心病心绞痛。

二、肝心痛发病机理

《素问·举痛论》曰："百病生于气也。"肝主疏泄，条达气机。如七情过激造成气血悖逆：肝气郁结，畅达失职，心脉失调，筋脉拘急，血流受阻，则胸痹而痛。食气入胃，赖肝木之气以疏泄之；木不疏土则水谷不化，故餐后心痛发作。气机郁久，易于化热生火。《证治汇补》云："气郁痰火，忧患则发，心膈大痛，次走胸背。"木气冲和条达，无所遏郁，则血脉得畅；气滞血瘀，心脉不通，则心痛如刺如绞，痛处不移。血不利则水不行，凝结为痰。《杂病源流犀烛》曰："痰饮积于心包，其自病心。"痰瘀互结闭塞心脉，故心胸疼痛持久，不易缓解。如肝气横逆，疏泄太过，阳气升腾，心痛向两胁放射走窜，或遇怒突然心胸剧痛。气有余便是火，肝胆火热。《素问·痿论》曰："肝气热，则胆泄口苦，筋膜干，筋膜干则筋急而挛。"致心脉痉挛，引发心痛。如肝肾阴虚，阳气升动亢逆，肝风内动，脉络失养而挛急，则心痛常伴有头晕头痛，面红升火，烦躁易怒等症。肝藏血，心行之，血虚不能荣络，筋脉拘挛致心痛胆怯。《诸病源候论》说："肝藏血而候筋，虚劳损血，不能营养于筋，致使筋气极虚，又为寒邪所侵，故筋挛也。"肝阳不足，木不生火，寒邪直中筋脉，寒主收引，心脉拘挛，血流受阻，不通则痛。《圣济总录》曰："盖肝在色为苍。足厥阴之脉，贯膈布胁肋，今肝虚受邪，传为心痛，故色苍苍而不泽。拘挛不得太息也。""经脉流行不止，环周不休，寒气入经而稽迟，涩而不行。客于脉外则血少，客于脉中则气不通，故卒然而痛"（《素问·举痛论》）。心藏神，肝藏魂，胆主决断，如突受惊吓，中正失司，骤然心痛。

西医学认为：情绪因素所致冠心病具有急躁、紧张、易冲动、个性强、喜怒无常体质者，是冠心病的一个独立的易患因子。精神紧张、恐惧、愤怒、恶梦及突然响声可使肾上腺交感反应明显增加，儿茶酚胺分泌量明显增高，血浆去甲肾上腺素增多，引起 Q-T 间期延长以及冠状动脉痉挛，甚至引起心肌坏死。

三、肝心痛辨证论治临床思路与方法

肝心痛乃肝病及心，心肝二脏同病。肝胆失调乃起病之因，心脉不畅，胸痹心痛乃为其果。故辨肝心痛，当首辨病位，辨邪气在肝在心，孰多孰少，在气在血。一般而言，以气机郁滞为主要表现者，病位偏于肝胆；而胸憋心痛较著者，病位多偏于心。痛而走窜者，病在气分；痛有定处者，病在血分。次辨病性，是虚是实，属寒属热，或挟瘀挟痰。久病者多虚，新病者多实。隐痛多为虚证；刺痛或憋胀疼痛多属实证。舌暗而有瘀斑、紫气，脉结涩者多挟瘀血；舌淡暗苔厚腻，口中黏腻者多兼痰阻。在治疗上应从肝胆入手，以调肝利胆为主，宁神通脉辅之，兼顾其他脏腑，总以五脏气血平和，经脉调畅为目的。现分述如下。

（一）肝气郁结致心痛

临床有明显的情志不畅、抑郁或卒受过度刺激致精神紧张，诱发心脉挛急。兼

见胸膺憋闷不适，胁肋胀痛苦满，意志消沉，脉弦或沉结。肝主疏泄，畅达气机，调和气血。如肝气郁结，疏泄失职，气机郁滞，致气血运行受阻而发病。治以疏肝解郁法。方用柴胡疏肝散（《景岳全书》）加味：柴胡、枳壳（炒）、白芍、香附、川芎、甘草、郁金、延胡索、鸡血藤、茯神、石菖蒲。

（二）肝气横逆致心痛

表现为性情急躁，心烦易怒，心痛向胁部放射，或走窜疼痛，或遇怒突然胸膺剧痛，脉弦滑或弦紧。肝气横逆，疏泄太过，克脾犯胃，浊气上逆，心脉拘急所致。治以抑木降逆法。方用化肝煎（《景岳全书》）加味：青皮、陈皮、白芍、丹皮、栀子、泽泻、贝母、蒲黄、五灵脂、木瓜、降香、甘草。

（三）肝火上炎致心痛

发作时胸闷疼痛，伴有烧灼感，面红目赤，眩晕耳鸣，便秘溲赤，舌红苔黄燥，脉弦数。气有余便是火，火性炎上，气血悖逆，心神被扰。治以泄肝降逆法。用泻青丸（《小儿药证直诀》）合小陷胸汤（《伤寒论》）：当归、川芎、冰片、山栀、大黄、羌活、防风、黄连、半夏、栝楼实。

如肝经实热者，伴有血压升高，大便秘结等证：宜当归龙荟丸（《宣明论方》）；当归、龙胆草、芦荟、黄连、黄柏、大黄、黄芩、栀子、青黛、木香、麝香。

（四）肝火挟痰致心痛

肥胖体质，嗜食肥甘，喜饮酒浆，情怀抑郁，性格内向，聚湿酿痰，阻滞气机，肝失调达，而见胸胁隐痛或胀痛，可伴有长期血压高，且波动较大，面红气粗，首重如裹，舌质暗红，苔黄厚腻，脉弦滑或沉滑等。因肝气有余，化火灼津，凝结为痰，脉道瘀阻，血不利则水不行，形成痰瘀交阻之势。治以清肝化痰法。用小陷胸汤（《伤寒论》）加味：全栝楼、清半夏、黄连、青黛、石菖蒲、郁金、白僵蚕、天竺黄、胆南星、苏子等。

（五）肝风内动致心痛

心痛频繁发作，伴见眩晕头痛，心烦气急，夜寐不安，面红目赤，血压升高，有将发中风或已发中风之表现。为肝阳暴涨，血随气升，冲动亢逆，筋脉挛急之故。治以平肝潜阳息风法，用天麻钩藤饮（《杂病诊治新义》）加减：天麻、钩藤、生石决明、川牛膝、桑寄生、杜仲、栀子、黄芩、益母草、朱茯神、夜交藤。酌情选加：生地、珍珠母、生龟甲、全蝎、蜈蚣、白僵蚕、石菖蒲、天竺黄、丹参等。

（六）肝肾阴虚致心痛

胸中疼痛，时感灼热，眩晕耳鸣，腰膝酸软，五心烦热，盗汗，血压升高，舌红苔少，脉弦细数。肝肾同源，水不涵木，脉络失养而挛急，血脉持续痉挛引起心肌缺血，缺氧而发心绞痛。治以补肝益肾法。方用一贯煎加减：生地、北沙参、栀子、麦冬、山萸肉、丹皮、当归、白芍、白蒺藜、丹参、白僵蚕、炙龟甲等。

（七）肝血不足致心痛

症见心痛心悸，遇劳累则加重，夜来不寐，胁肋胀闷或隐隐作痛，筋脉瞤动，面色苍白，爪甲不荣，头晕目眩，脉细弱或结、代，舌淡苔白等。过劳则气血暗耗，肝藏血，心脉赖肝血濡养，肝血虚则肝络失荣，筋脉拘挛急迫而发心痛。治以滋补肝血，缓急止痛。方用补肝汤（《医宗金鉴·杂病心法要诀》）合芍甘汤加减：当归、川芎、熟地、白芍、炒枣仁、丹参、西洋参、山萸肉、鸡血藤、炙甘草等。

（八）气滞血瘀致心痛

表现为心胸胀满憋闷，心前区阵发性绞痛或刺痛，遇情志不舒加重。血液黏质度增高，血流缓慢。舌质暗紫有瘀斑，脉沉涩或有结代。因情志不遂，郁怒忧思，致肝郁气结，疏泄不及，气滞血瘀，心脉瘀阻而发心痛。治以疏肝解郁、活血化瘀法。方用复元活血汤（《医学发明》）加味：柴胡、栝楼根、当归、红花、甘草、山甲珠、大黄、桃仁、制乳没、三七粉、沉香末等。

（九）肝寒血凝致心痛

心痛发作与长期贪凉感寒有关，或阳气不足，或寒邪直中厥阴而发病。肝主筋，其经脉布胁肋、贯膈。寒性收引，筋脉拘挛，血管闭塞不通则痛。治以暖肝散寒，温通止痛法，方如暖肝煎（《景岳全书》）加味：肉桂、小茴香、茯苓、乌梅、枸杞子、当归、沉香、生姜、白蒺藜、紫丹参等。

寒邪直中者，宜当归四逆汤（《伤寒论》）加味：当归、桂枝、白芍、细辛、炙甘草、通草、大枣、吴茱萸、川椒、薤白、檀香等。寒闭心痛甚者加用苏合香丸。阳虚欲脱者，参附汤合生脉散加味：人参、附片、麦冬、五味子、黄精、鹿茸、炙甘草、生龙牡等，以回阳固脱。

（十）肝脾（胃）不和致心痛

心痛常因饭后发作或加剧，或餐后出现发作性心律失常，纳谷呆滞，胸脘满闷，胁肋胀痛，噫气呃逆，舌胖苔白或腻，脉弦缓。证属肝气犯胃，胃失和降，或肝气抑郁，不能疏土所致。治以调肝理脾（胃）法。肝气犯胃者用抑木和中汤（《医醇賸义》）：当归、青皮、白蒺藜、郁金、陈皮、苍术、白术、厚朴、木香、砂仁、茯苓、佛手、檀香。

若肝郁脾虚者，宜逍遥散（《太平惠民和剂局方》）加味：柴胡、白术、白芍、当归、炙甘草、茯苓、薄荷、煨姜、砂仁、广木香、党参等。

（十一）胆火扰心致心痛

症见胸满心痛，头晕目眩，耳鸣耳聋，烦躁易怒，夜寐不宁，舌质红、苔黄，脉弦滑或兼数。胆附于肝，经脉络肝。痰火郁遏，相火炽则君火亦炎，心神不宁，导致心痛。正如《医学入门》说："心与胆相通，心病怔忡，宜温胆汤。"以清胆宁心。少阳火旺者，投以黄连温胆汤（《备急千金要方》）：半夏、陈皮、茯苓、甘草、炒枳实、竹茹、黄连、大枣。若兼气滞者，酌加延胡索、丹参等。肝胆湿热者，治用龙胆泻肝汤（《兰室秘藏》）加减：龙胆草、栀子、黄芩、生地、泽泻、车前子、柴胡、当归、木通。

（十二）胆气虚怯致心痛

心痛，并见虚烦不宁，失眠，恶梦易惊，善恐，恶闻木声，如人将捕之状，短气乏力。脉弦细，舌质淡嫩或边红苔白等。《素问·六节藏象论》曰："凡十一脏取决于胆也。"胆性刚直，中正而主决断。胆气通于心，若惊恐损伤肝胆，则精气内夺，致筋脉失养，心脉挛急而发心痛。治以宁胆安神，方用宁胆汤（自拟方）：朱茯神、胆星、枳实、竹茹、熟地、白芍、灵磁石、龙齿、枣仁。酌加丹参、川芎、石菖蒲、夜交藤。

四、病案举例

例一：孙某某，男，50岁。机关干部。1982年11月8日入院。

患者于1979年9月因骤发"胸痛"到某医院就医，经检查确诊为"急性心肌梗死"而急诊入院抢救，治疗月余病情缓解出院。但此后每逢气候变化或情志不畅即出现发作性胸痛。近因气候骤然转寒，于昨日则见胸闷憋气，胸痛掣背，四肢不温，右下肢拘挛疼痛，舌质暗，脉沉细舌苔白。心电图提示：①陈旧性心肌梗死（前壁）。②不全性房室传导阻滞。诊断为冠心病，陈旧性心肌梗死并心绞痛。四诊合参辨证为肝心痛。因寒邪直中厥阴所致。治以暖肝散寒，温经止痛。方用当归四逆汤加减：当归15g，薤白10g，桂枝9g，白芍9g，炙甘草9g，细辛3g，通草2克，吴茱子6g，麝香0.3g（冲服）；另以苏合香丸一粒（吞服），以温经通脉，透闭开窍。

上方服 2 剂，发作次数明显减少，疼痛减轻。后随症依法达变，选用丹参、栝楼、檀香、降香、蜈蚣、全蝎、僵蚕、石菖蒲、郁金、琥珀等药，先后服药 40 余付，临床症状消失。心电图示：陈旧性心肌梗死，T 波恢复。随访 6 年未见复发。

例二：简某某，男 56 岁，干部。1990 年 3 月 12 日初诊。主诉：发作性胸闷胸痛已五年，经某医院诊为"冠心病""心绞痛"。今晨因事未从心愿而急躁恚怒，突觉胸膺憋闷疼痛，心慌，头晕头痛，左半身麻木，大便干燥。舌质红，苔稍黄，脉弦数。查心电图提示：心率 94 次/分，SVI 段下移，TV$_3$ 倒置，TV$_5$ 低平。血 β-脂蛋白 670mg%，胆固醇 386mg%，血压 170/110mmHg。确诊为：①冠心病心绞痛。②高血压。中医辨证：肝心痛。证属肝阳暴涨，虚风内动所致。治以平肝潜阳，凉肝息风。以天麻钩藤饮加减：天麻 10g，钩藤 15g（后下），僵蚕 10g，生石决明 20g（先煎），珍珠母 30g（先煎），山栀 6g，天竺黄 10g，益母草 9g，生大黄 6g（后下），牛膝 10g，茯神 10g。

上药服 3 剂，发作次数减少，左半身恢复正常，血压 150/100mmHg。上方去大黄、珍珠母，加降香 6g（后下），石菖蒲 9g，连服 6 剂。心痛发作得到控制，血压 140/90mmHg。改用疏肝理气，活血通脉法。药用：柴胡 10g，当归 10g，桃仁 10g，制乳没各 3g，丹参 15g，全栝楼 15g，降香 6g（后下），白僵蚕 9g，石菖蒲 6g，郁金 10g。后以上方随症加减，选用天麻、土鳖虫、地龙、枳实、沉香等，续服 30 余剂，自觉已无异常，心电图大致正常。（本文原载于 1992 年在北京召开的"国际中医心病学术会议"）

王云凯教授对《金匮要略》肝病治法探索

"简介"见本章第三节首文。

"肝者，将军之官，谋虑出焉"，藏血主疏泄，位在胁下，胆附其中。肝脉绕阴器、抵少腹、挟胃属肝络胆、上贯膈、布胸胁、循喉咙之后、连目系、上出额，与督脉会于巅顶。举凡情志所伤，疏泄失职，或寒邪入侵，凝滞肝脉，使肝的功能失常，则可导致多种病证。《金匮》为方书之祖，杂病治疗之典范，其中有 30 余节原文，阐述了近 20 种肝病的证治。肝实证，应"见肝之病，知肝传脾，当先实脾"，即治本脏以祛邪，治他脏以杜滋蔓；肝虚证宜"补用酸，助用焦苦，益用甘味之药调之"，即补本宫以扶赢，扶助相生、相克之脏以获助益。在具体运用中，又依据不同证情，确立不同方法，开后世治肝之先河。探讨仲景治肝之法，将有助于肝病的防治。笔者将医圣治肝归结为十五法，陈述于后。

一、调肝健脾

肝主疏泄，脾主运化，两者协调，则气机调畅，升降有序，运化正常。若七情伤感，肝郁侮脾，水湿留滞；或因妊娠，血伤胎阻，肝气郁滞，脾气日耗，水湿留聚；或因经期产后，血伤肝气偏盛，脾伤水湿不得转输，则可导致肝脾不调，气滞湿阻，引起"妇人腹中诸疾痛"，"妇人怀娠，腹中疠痛"诸症。此类证候，治当养血调肝，健脾利湿，方用当归芍药散。本方为《局方》逍遥散之蓝本，去泽泻，加柴胡、薄荷等味，使调肝达郁之功更著。如果妊娠之后，肝血不足，气盛生热，脾虚木乘，湿停不运，使肝脾失调，湿热留聚，不仅影响胎儿发育，甚至发生胎动腹痛，食少心烦诸症，当调肝清热、健脾除湿，方用当归散。方中当归、芍药一动一静，养血以安胎，川芎调肝以行滞；黄芩清热坚阴，白术健脾除湿，俾肝脾调和，热清湿化，则痛止胎安。故仲景云："妇人怀娠，宜常服当归散。"盖胎前胎气壅郁，易成湿热，故古人有"胎前多热"之说，丹溪翁有"黄芩、白术为安胎圣药"之论，追溯本源，实出于此。

二、疏解清热

胆附于肝，血室为肝所主，若经水适来、适断，感受外邪，邪热乘虚内陷，或因阳明热盛，内逼血室，引起热入血室，轻者寒热如疟，发作有时；重则发热，但头汗出，昼则明了，暮则谵语，如见鬼状；若邪结胸胁，还可见胸胁满，如结胸状。本证治当"无犯胃气及上二焦"，方用小柴胡汤疏解清热，或刺期门调肝泻热，使陷下之邪疏解外达，郁结之热得以清泄。后世宗仲景"其血必结"之训，加入丹参、丹皮、生地、栀子等清热凉血行瘀之品，其功尤捷。

三、调肝降逆

冲脉为肝所主，起胞中，循腹上行，至胸中而散，若惊恐恼怒，肝郁化热，挟冲气上逆，可见气"从少腹起，上冲咽喉，发作欲死，复还止"或"气上冲胸"之奔豚气病。由于肝经气火上冲，经脉挛急，少阳失和，常伴有腹痛，往来寒热。肝经气火上冲，冲脉之气上逆，故宜养血调肝、清热降逆。方用奔豚汤：肝欲散，故以姜、夏、生葛散之；肝苦急，以甘草缓之；芎、归、芍药理其血；黄芩、李根白皮下其气。使肝得血养，气机调畅，邪热得清，气自平复，奔豚自止。此方一直为后世所宗，乃治肝热奔豚的不易之方。

四、顺气化痰

肝脉布胸胁，上达咽喉，若情志不畅，气郁生痰，痰气上逆，阻滞咽中，致"咽中如有炙脔"，咯之不出，吞之不下，甚则胸闷叹息。结者散之，逆者平之。故宜顺气化痰，开结降逆，半夏厚朴汤是代表方剂。其中姜、夏、厚朴辛以散结，苦以降逆，佐茯苓利饮行痰，苏叶佐厚朴宣郁通气。使气顺痰消，则咽喉畅利。朱丹溪认为"痰结核在咽喉中，燥不能出入"，宜"用化痰药加咸味软坚之品"，实为经验之谈，足资借鉴。半夏厚朴汤，《三因方》称其为大七气汤，因治七情郁结而得名；《王氏简易方》称其为四七汤，乃是诸气剂之祖。《局方》去厚朴、苏叶，加陈皮、甘草、乌梅，更名为二陈汤，为治痰饮的基本方剂；《仁斋直指方》将本方加桂枝汤、枳壳、人参，名桂枝四七汤，治感受风冷，心腹作痛；加入茯神、远志、菖蒲、甘草、大枣，称加味四七汤，可以豁痰散结，治疗心气郁结，惊悸不眠。可见先贤深得仲圣之奥，并发扬光大。

五、活血化瘀

气为血帅，血随气行，若气郁日久，则血行不畅，气血瘀滞，留滞肝脉，停留胁下；或肝郁气滞，脾受木制，聚湿生痰，气血痰浊阻滞肝脾；或疟病日久，邪气内入，假血依痰，结成癥块，居于胁下，形成疟母，治疗均宜行气活血，化瘀消癥，仲景以疟母为例，出示鳖甲煎丸，教人以规矩。方中鳖甲为君，合煅灶下灰软坚散结消癥。以柴胡为臣，疏解祛邪，且与鳖甲为伍，引其出表退血分邪热；鳖甲引柴胡入里，疏解在里之邪。鼠妇、赤硝、蜣螂、桃仁入血消瘀破癥；"凡积必由气结"，故用乌扇、厚朴、桂枝行气以运血；半夏、葶苈消痰浊；石韦、瞿麦渗湿热；黄芩、干姜调寒热；蜂窝解毒散结；病久正伤，伍人参、阿胶益气血，诸药协用，共为之佐。清酒宣行药势为使。总之，本方攻补兼施，寒热并投，行气化痰，消瘀破癥，临床不仅用于疟母，凡因气血瘀滞，胁腹有癥块者，均可化裁应用。

六、清热化湿

郁怒伤肝，肝郁则化火，脾伤则生湿，湿与热合；或嗜食肥甘，酿生湿热，则湿热蕴结于内。肝脉绕阴器，挟胃贯膈，过咽喉，连目系，若湿热流注于下，化腐生虫，虫蚀于阴，则阴部蚀烂；湿热上蒸，虫蚀于咽，则声嗄。若肝经湿热随血上注于目，蓄结不解，可腐化为脓，而见"目赤如鸠眼"，形成狐惑的复杂证候。湿热为患，故治应清热化湿，仲景明示"甘草泻心汤主之"。以芩、连清热解毒；姜、夏化湿；佐人参、甘草、大枣和胃扶正。若前阴蚀烂，参以苦参汤洗之；肛门蚀烂，以雄黄熏之；目赤成脓，可减辛燥之品，合用赤小豆当归散，解毒腓脓。近人治本病，有用龙胆泻肝汤取效者，也有用苦参等治疗霉菌性或滴虫性阴道炎而获痊者，实是心有灵犀之作。

七、潜阳息风

恚怒伤肝，风阳暴张，血气冲逆于上，则突然昏仆，喝僻舌謇，发为中风；或肝火偏盛，火动风生，灼津为痰，风动痰升，阻塞心窍，发为惊痫，证情急迫，急则治其标，宜潜阳息风，方用风引汤。方中寒水石、滑石、赤白石脂、紫石英、石膏等诸石重镇，清热潜阳；龙、牡介属咸寒，育阴潜阳；桂枝、甘草、干姜温胃和中，以防诸石寒凉伤胃；妙在大黄一味，苦寒走泄，导热下行，使风阳得以平息。后人常加菖蒲、竹沥、郁金等开窍化痰，弥补仲景之不逮。

八、养阴安神

五志过极，阴血暗耗，或大病之后，阴血不复，肝阴不足，则生虚热，虚热内扰，则心神不安，发生虚烦不眠。治以养阴清热，安神宁心，方用酸枣仁汤。酸生肝，方中酸枣仁味酸，养肝阴而安心神；肝欲散，川芎味辛，养血以调肝；知母苦寒，清热除烦；茯苓、甘草甘缓健脾宁心，正合"损其肝者，缓其中"之义。本方酸苦甘合用，恰合肝虚"补用酸，助用焦苦，益用甘味之药调之"之总则。酸枣仁汤虽用于肝阴不足虚烦不眠，后人稍事增损，用于多种失眠。如热重，口苦头痛，加黄连、栀子、阿胶、竹叶；兼痰，胸闷口黏，加竹茹、菖蒲、胆星、远志；兼郁，烦闷叹息，加柴胡、合欢皮、黄芩、白芍；血虚明显，心悸健忘，加生地、当归、白芍；阴虚阳亢，眩晕耳鸣，加龙齿、牡蛎、石决明；兼肾虚，腰膝酸软，加女贞子、墨旱莲、何首乌；心脾不足，神疲短气，加党参、山药、龙眼肉等，每每效如桴鼓。

九、生津缓急

所愿不得，境遇不遂，肝气郁结，化火伤阴，日久不愈，则脏阴不足。尤在泾谓："五志生火，动必关心；脏阴既伤，穷必及肾。"肺藏魄，主悲亦主哭，津枯失润，肺魄不藏，则"喜悲伤欲哭"；心藏神，血少神乱身不自主，则哭笑无常，"象如神灵所作"；肝主筋、脾主四肢、肾主欠，津血两虚，肝脾肾失养，则"数欠伸"，形成脏躁之证。病源于肝，因于津血失润，故治宜生津缓急，方用甘麦大枣汤。肝苦急，急食甘以缓之，本方味甘多脂，正可生津缓急。且甘入脾，诸药味甘，可益脾生津，津充血足，则五脏得润，而寓"损其肝者，缓其中"之妙意。又小麦为谷，可养心安神，使"主明则下安"。故仲景云："妇人脏躁……甘麦大枣汤主之。"若加当归、白芍、茯苓、枣仁、龙齿养肝宁心，少佐柴胡、合欢皮调郁，使其更具妙趣。

十、养血散寒

肝藏血，胁为肝之分野，若血不足则气亦虚，气虚寒自内生，胁腹部失去气的温煦和血的濡养，筋脉拘急，产生"腹中痛，及胁痛里急"之寒疝。治宜养血散寒，当归生姜羊肉汤正为此而设。方中当归辛甘温润养血行滞；生姜辛热温中散寒；羊肉辛温养血补虚，此与《素问·阴阳应象大论》"形不足者，温之以气；精不足者，补之以味"之说恰合。可见仲景之作，"乃有方药之灵素也"。本方应用时，可依据证情而增减。如寒盛，腹冷痛，加木香、吴茱萸温胃散寒；寒凝气滞，胁腹胀痛，加良姜、香附散寒行滞。

十一、暖肝降浊

肝脉挟胃上行，交于巅，若胃阳不足，厥阴寒盛，肝寒犯胃，则胃失和降，因作干呕、吐涎沫；或因寒浊上逆，而伴见头痛。肝胃失和，浊阴上泛，治宜暖肝降浊，方用吴茱萸汤。以茱萸为君，既暖肝降浊，又温胃散寒；生姜散寒降逆；参、枣补虚和中。本方多用于肝寒犯胃之呕吐、厥阴寒浊上逆之头痛。治呕多加半夏、白术、茯苓，增强健脾和胃之力；治头痛多加半夏、茯苓、川芎、蔓荆子等，化痰祛风，则使方证更为合拍。

十二、通阳行滞

肝脉布胸胁，若肝脏受邪，疏泄失职，气血郁滞，留着经脉，即可引起肝着之病，呈现"其人常欲蹈其胸上，先未苦时，但欲饮热"等症。血气留着，胁肋气机痞塞，治应通阳行滞，旋覆花汤乃治此效方。其中旋覆花善通肝络而降逆，气降则痞闷除；葱茎通阳散结，阳气运行，则血脉通畅；新绛（今多用茜草）行血而泽络，助葱茎通阳，协旋覆花降逆行滞。俾阳气运行，血络通畅，则肝着痊愈。清代名医叶天士据此创制了"辛润通络法"，吴鞠通复宗其意，充实而成"宣通肝络法"，用于治疗多种血络瘀阻病证。王清任以血府逐瘀汤治愈"胸任重物"，陶葆荪用通窍活血汤治愈"常欲人足蹈其胸"，都是在本方用法基础上的进一步发展。

十三、散寒破结

寒邪侵袭，凝滞肝脉，可致狐疝。因肝脉过阴器，抵少腹，寒凝肝脉，脉络拘引，故见少腹坠痛，阴囊"偏有大小，时时上下"。法因理立，方因法制，仲景以辛温通利，散寒破结为法，创蜘蛛散一方。以蜘蛛破结通利；桂枝辛温，引入厥阴，温通散寒，共奏温通止痛之效。但蜘蛛有毒，用宜慎重。后世医家宗其法，常用川楝子、小茴香、吴茱萸、木香、荔枝核、青皮、乌药等施治，亦多获效。

十四、温下寒凝

阳虚之质，风冷外客，寒实凝滞，阳气不行，则可导致寒实内结之寒疝，由于阳气不行，腑气不通，则大便难；寒凝下焦，肝寒循经上逆，络脉拘引，则"胁下偏痛"，"其脉紧弦"。阴寒结聚，腑气不通，"非温不能去其寒，非下不能荡其积，是宜温下并行"，方用大黄附子汤。以大黄荡积去实；附子温阳散寒；细辛散寒通经，三药同用，辛、附大辛大热，可制大黄之寒，使其独具走泄之力，而无清降之功。《普济本事方》温脾汤即由本方脱胎而来，使功用更加周匝。

十五、逐水蠲饮

《金匮要略·痰饮病脉证证治》篇指出："水在肝，胁下支满，嚏而痛。"是属水湿停留胁下，导致肝络失和之证。水气病篇又说："肝水者，其腹大，不能自转侧，时时津液微生，小便续通。"阐述了肝病及脾，气滞水停之证。此时水饮内停，不蠲其饮，肝络难和，胁痛不愈；不逐其水，胁腹膨满难消。若水壅气闭，体质尚壮者，当斩关夺隘，悉力一决，方用十枣汤，先行攻逐，以解燃眉。当水饮减轻，再以"温药和之"。

结 语

归结以上诸项，可见仲景治肝，或温或清，或下或和，或消或补，"各随其证而治之"；其方圆，其法活，实为后世之师。本文总结仲景《金匮》治肝之法，意在窥示医圣治肝之奥旨，不当之处，尚希同道指正。

赵玉庸教授运用仲景医学络病理论治疗慢性肾脏病经验

【简介】赵玉庸（1940~ ），天津市人。河北中医学院中医内科学教授、主任医师、博士生导师。曾任河北中医学院附属医院内科主任、中西医结合系主任、中西医结合医院院长、中西医结合学院内科教研室主任等职务。享受国务院政府特殊津贴，河北省首届"十二大名中医"，曾任中华中医药学会理事、内科及肾病分会委员，河北省中医药会副会长、秘书长、内科及肾病专业委员会主任委员等职。

先后担任第2、5批全国老中医药专家学术经验继承工作指导老师。主编国家级规划教材《中西医结合内科学》《内科临床指南》等著作20余部；发表"略论中医痛证病理""肾络瘀阻病机学说及临床意义"等论文50余篇；主持多项省厅级科研课题，获河北省科技进步三等奖5项。

在长期临床经验与理论研究的基础上，总结出痛证病机：不通则痛，不荣亦痛。几十年对慢性肾脏病诊治研究，提出了"肾络瘀阻"病机学说，善用益气化瘀通络法与虫类方药治疗慢性肾脏病，创立了通络系列自拟方剂，如"肾络通"（黄芪、丹参、川芎、当归、蝉蜕、地龙、僵蚕、乌梢蛇、龟甲等）；"慢肾消"（黄芪、元参、银花、土茯苓、积雪草、地龙、蝉蜕、龟甲等）；"癸水清"（水牛角丝、焦术、茯苓、土茯苓、积雪草、六月雪、龟甲、蝉蜕、乌梢蛇、地龙、大黄等）等。

编者按： 赵玉庸教授是编者最亲最近的恩师。早在上大学第2年的1年期间，我们一个小班20多人去唐山市一边学习中医临床课，一边临床实习，赵老师是内科主讲和带教老师之一，朝夕相处（我与赵老师同宿舍住了半年），手把手地教，结下了师生情谊。大学毕业后，我与赵老师形影不离，先是在河北省中医院内科病房共同工作数年（赵老师是内科主任），尔后是都调到河北中医学院任教，我从事《金匮要略》教学，赵老师为中西医结合学院内科教研室主任，随后任院长。几十年的相处，师生感情日益深厚，赵老师工作认真，对学生、对同事、对病人都十分和善，是一位可亲可敬的师长。赵老师主攻中医内科，特别擅长肾脏病的诊治，倡导中西医结合。赵老师长期以来既教学，又临床，退休后仍坚持临床，并带高徒。他在肾病方面丰富的诊治经验详见下文。

络病研究在目前受到重视，追根求源，其理论认识源于《内经》。《内经》提出了络脉的概念，描述了络脉的循行和分布，记载了络脉的生理功能及病理变化，提出了诊络方法与络病治法，奠定了络脉与络病的理论基础。仲景书论述了络病有关病证的病机、治法和方药，补《内经》有论无方之不足，对络病学说的形成具有较大的影响。清代叶天士提出了"久病入络"和"久痛入络"的观点，强调"初为气结在经，久则血伤入络"，认为络病分虚实，总以络脉阻滞为特点，并创立了辛香通络诸法，从而形成了较系统的络病理论。近现代医家对络病理论进行了有益的补充，络病理论日臻完善。

笔者运用络病理论，指导肾脏病的临床实践，提出了"肾络瘀阻"为慢性肾脏疾病共有病机学说，采用通络法治疗各种慢性肾脏疾病，取得了很好的疗效。现将《金匮要略》中有关络病的论述进行探讨，并将笔者运用其理论指导肾病临床实践的情况做一介绍。

一、《金匮要略》有关络病病因病机认识

1. 新病邪气入络 外邪伤及体表之络脉，与络中气血相搏，可致络脉痹阻而发病。如《金匮要略·中风历节病脉证并治》曰："寸口脉浮而紧，紧则为寒，浮则为虚；寒虚相搏，邪在皮肤；浮者血虚，络脉空虚；贼邪不泄，或左或右；邪气反缓，正气即急，正气引邪，㖞僻不遂。"说明了气血虚弱，络脉空虚，营卫不固，邪风入络，阻闭体表经络而发为中风面瘫。再如《血痹虚劳病》篇之血痹"外证身体不仁"，乃"卧出而风吹之，血凝于肤者为痹"（《素问·五脏生成篇》）。治以"针引阳气"，或／和用黄芪桂枝五物汤通阳益气，和血通络以治血痹。还有，《伤寒论》太阳病中风桂枝汤证，亦为外邪乘虚侵入体虚皮肤腠理之络脉，以桂枝汤解肌发汗，即疏通肌肤络脉而祛邪外出也。

2. 久病伤血入络 "久病入络"思想，《内经》即有论及，如《素问·痹论》曰："病久入深，营卫之行涩，经络时疏，故不通。"《金匮要略》则进一步明确揭示了中风虚劳、疟母、肝着、积聚等多种疾病，久病不愈，伤及血分，导致络脉瘀滞。例如：①中风"邪在于络，肌肤不仁……"此乃久病之人，体内（脑）络脉不通而导致的中风先兆特点，或为中风微梗塞。②虚劳病日久，因虚致瘀，久瘀络脉不通的"干血劳"证候，治用大黄䗪虫丸养阴活血通络。③疟疾病久不愈，正气渐衰，疟邪与气血凝结，结成痞块，居于胁下而成为疟母，治用鳖甲煎丸软坚通络。④"肝着，其人常欲蹈其胸上，先未苦时，但欲饮热，旋覆花汤主之"，说明此病初期，病在气分，热饮可使气机通利，则感轻快，而病久入络，病及血分，经脉凝瘀，虽与热饮亦无益，当以旋覆花汤活血通络。⑤《金匮要略》有关积聚的论述则更明确揭示了疾病日久不愈，由气到血，久病入络的演变规律。

总之，《金匮要略》有关络病的病因病机有"新病入络"和"久病入络"之别，新病入络，多伤及体表之络脉，常为疾病的初始阶段，以外感六淫、疫疠之邪为主，其病程短，病位浅，病情较轻，其治疗应以祛邪为要；久病入络，是与新病相对而言，指一些病情缠绵、日久不愈或未及时治愈的慢性疾病，以正虚、瘀阻、痰凝为主，多病及深部脏腑的络脉，其病程长，病位深，病情较重且复杂，可引起突发病变，其治疗应以通络，攻补兼施为宜。

二、《金匮要略》有关络病的治法和方药

《金匮要略》首创了络病多种治法及方药，奠定了络病证治基础，至今仍是临床中常用的治法和方药。

1. 行气通络方法　气滞络痹是络脉主要病理变化之一，气行则络通，行气通络法是《金匮要略》中常用的方法，其药物由行气药为主配伍活血化瘀药，代表方剂为主治肝着病的旋覆花汤，方用旋覆花下气散结，新绛（茜草代之）通络活血，葱白通阳而有利通络活血。

2. 活血化瘀通络方法　络为聚血之所，络脉阻滞，血瘀为主要病机，治宜活血化瘀通络之法，代表方是大黄䗪虫丸。本方证乃由于虚劳病日久不愈，正气虚衰，不能推动血液运行，从而产生瘀血，瘀血日久，络脉阻痹，不能化生新血而导致的"干血劳"证候，诸如"虚极羸瘦，腹满不能饮食……肌肤甲错，两目暗黑"等。方以大黄、干漆、桃仁化瘀通络，并用天上飞之虻虫，地下跑之蛴螬、䗪虫，水里游之水蛭等诸多虫类药透上达下，搜表剔里而通络；取芍药、地黄、甘草养血补虚，杏仁理气，黄芩清瘀热，共奏化瘀通络而生新之功效。

3. 虫蚁搜剔通络方法　张仲景首创了虫类搜剔通络法，此法对后世络病的治疗有很大的影响。病久痰瘀等病邪交结并阻于络，非表非里，一般的汗、吐、下等攻法难以奏效，故借助虫类蠕动之力和啖血之性，走窜攻冲，搜剔络中痼结之痰瘀，常用鳖甲、水蛭、䗪虫、虻虫、蜣螂、蛴螬、蜂房之属。学承仲景，善用虫类通络法的叶天士于《临证指南医案·积聚》说："考仲景于劳伤血痹诸法，其通络方法，每取虫蚁迅速飞走之诸灵，俾飞者升、走者降，血无凝著，气可宣通，与攻积除坚，徒入脏腑者有间。"

4. 消痰利水通络方法　张仲景运用消痰利水通络法治疗癥瘕积聚，方如主治疟母之鳖甲煎丸中，不仅使用了桃仁、丹皮、芍药、大黄等化瘀之品，还配伍了石韦、半夏、葶苈子、瞿麦等利水化痰药物，再如积聚为病，络脉不通，气血瘀阻，津液运行失其常度，水湿无以出路，留聚成痰成饮，《金匮要略·水气病脉证并治》篇所谓的"血不利则为水"。治此应活血化瘀通络法与消痰化饮利水法并用，方治既活血又利水。

5. 辛甘发散通络方法　瘀血、痰浊阻络而络脉痹阻者，仲景选用辛甘发散的桂枝、薤白、葱白及酒类等，盖辛能宣、能散，使壅塞不通之络脉宣而散之。例如：《胸痹心痛短气病》篇曰："胸痹之病，喘息咳唾，胸背痛，短气，寸口脉沉而迟，关上小紧数，栝楼薤白白酒汤主之。""胸痹心中痞，留气结在胸，胸满，胁下逆抢心，枳实薤白桂枝汤主之。"《妇人产后病》篇曰："妇人六十二种风，乃腹中血气

刺痛，红蓝花酒主之。"此乃妇人经后和产后，外邪侵袭胞宫，血络瘀滞而痛，治用红花辛温活血通络，酒能行血以"助药势"。

综上所述，《金匮要略》有关络病治疗方剂中运用的行气通络、活血化瘀通络、虫蚁搜剔通络、消痰利水通络、辛甘发散通络等治法，体现了"络以通为用"之络病治疗的基本大法，同时，又体现了治络方剂的一条规则——各种治法常相互交叉配合运用。

三、"肾络瘀阻"为慢性肾脏病的共同病机探索

慢性肾脏病属中医"尿浊""水肿""尿血""肾劳""关格"等病证范畴。笔者基于《内经》《金匮要略》及清代医家叶天士等有关络病理论，在多年临证的基础上，参照西医学肾脏生理病理认识，提出"肾络瘀阻"为慢性肾脏病的共同病机见解，并指导临床实践，在辨证施治的基础上，重视"通络"治法，收到了很好的临床疗效。探索如下。

1. 慢性肾脏病之病因病机概述 当今学者对慢性肾脏病之中医病机的认识，有"肾虚血瘀""肾虚湿瘀""脾肾亏虚""湿热血瘀""虚瘀湿毒""湿热蕴结""肾风"等不同观点，虽然存在着认识上差异，但皆来源于实践，是从病因、病性、病位等不同角度或不同发病阶段来认识和反映了肾病病机。

慢性肾病病程长，病情复杂，不同阶段病性、病位不同，但其发病、发展及演变有一定的规律。其病因不外内外两因，外因有风、寒、湿、热、疮毒等不同，内因有内伤七情、饮食失调、妊娠劳伤、房劳伤肾等因素。外因常是发病与复发的主要因素，内因则为导致脏腑功能失调、正气亏虚的基础。脏腑虚损，邪气乘虚内侵，发为本病，且外因常通过内因起作用。慢性肾脏病病机特点为本虚标实，虚实夹杂，本虚常以肾虚为主，涉及肺、脾、肝、膀胱等脏腑。肾脏病主要表现为藏精、主水、主骨生髓、主一身之气化功能的失常，其他脏腑常表现为肺通调肃降、脾运化转输、肝主疏泄、膀胱气化等功能失常。标实以风寒湿热等外感病邪、水湿、湿热、瘀血、湿浊毒邪等多见。不同病理阶段标本虚实轻重缓急有所不同，而且虚实具有相因性，本虚和标实相互影响，互为因果，共同致病，循环往复，不断进展，导致肾病长期反复，缠绵难愈。对于一个病人来说，既有本虚证，又有标实证，往往数证同时存在，可见慢性肾病之病机的复杂性。所以，肾病的诊治应处理好本虚证与标实证的关系，其治疗应全面兼顾的基础上突出重点，把握治疗关键。

2. 络脉与肾络之关系探微 络者，络脉也。络脉是由经脉支横别出、逐层细分、遍布上下内外、广泛分布于脏腑组织间的网络结构。络脉是气血会聚之处，其生理功能为聚、流、通、化，具有贯通营卫、环流经气、渗透气血、互化津血等功

用，是内外沟通的桥梁纽带。

络脉分布于体表和皮肤黏膜的为阳络；循行于体内，布散于脏腑区域的为阴络。阴络根据其分布的脏腑不同，进一步可分为心络、肝络、肾络等。根据其功能，络脉又分为运行经气的经络之络和运行血液的脉络之络。脉络之络与西医学中的小血管、微血管（包括微循环）具有同一性，肾的脉络相当于分布在肾脏区域中的小血管、微血管（包括微循环），尤其是肾小球的毛细血管襻，其血液运行的特点为血流量大、面性弥散、末端连通、津血互换，这种津血互换的过程是在肾络的终端孙络及其循环通路缠绊（类似西医学的微循环）之间完成的，正常情况下，肾脏在此排除血液中多余的水分及代谢废物，完成分清泌浊的功能。络脉是气血、水精、津液、营卫运行的基本通道，肾之络脉，除运行血液外，同样具有运行经气、水精、精液、营卫之作用。

3. **"肾络瘀阻"为慢性肾病之基本病机求是**　络脉是内外之邪侵袭的通路与途径，邪气犯络或久病入络，损伤络脉，可表现血行不畅、络脉失养、气滞、湿阻、痰结、热毒蕴结等病理变化。肾络细小，但全身气血皆流经肾络，极易导致"肾络瘀阻"，阻碍全身气化功能，进一步则可能导致肾体受损、肾用失司，导致肾主藏精、主水、主气化等一系列功能的失调，以及心、肺、肝、脾、膀胱等脏腑功能失常。因此，"肾络瘀阻"为慢性肾脏疾病病变的核心和关键，为多种肾脏疾病发生、发展、转归之必经途径，故"肾络瘀阻"可视为慢性肾脏病的基本病机。

"肾络瘀阻"不仅仅指瘀血阻络，还应包含气滞、津凝、痰结、湿热、浊毒等病邪蕴结。而瘀血阻络是"肾络瘀阻"的主要病变，其他多种致病因素可形成瘀血，瘀血也可继发多种病理产物，互为因果，相因而致病。多年临证，深入思考，归纳总结瘀血成因有以下几点。①正虚可致瘀：气为血之帅，正气不足，推动无力，血行不畅而瘀滞。正如《读医随笔·虚实补泻论》谓："叶天士谓久病必治络，病久气血推行不利，血络之中必有瘀凝……"②气滞可致瘀：气为血之帅，气行则血行，气机郁滞，不能推动血液运行，可导致血瘀。故《直指附遗方论》谓："气有一息之不运，则血有一息之不行。"③湿阻可致瘀：水湿泛滥，气机阻滞，水道运行不利，血行迟缓而成瘀，如《血证论》即有"病水者未尝不病血"之说。④浊毒可致瘀：湿浊毒邪入络，与血相搏，血液因邪毒蕴遏郁滞而为瘀；毒邪耗气，气虚血瘀，以致毒瘀互结，瘀毒阻络，气血运行不畅而成瘀。此外，阳虚寒凝、热盛津亏也可致瘀。

四、慢性肾脏病"肾络瘀阻"证常用方药

根据"肾络瘀阻"为慢性肾脏病的基本病机以指导临床实践，提示我们在辨

证论治以益气、活血、理气、祛湿、泄浊等治法的同时，应重视"疏通肾络"类药物的应用。肾络瘀阻得以畅通，气化功能得以恢复，能升能降，能开能合，能出能入，能收能放，各种精微物质得以施布于全身内外，诸病自愈矣。

通络方法常用的药物有六类：①常用的草木类活血化瘀药物，如川芎、当归、红花等；②破血逐瘀药物，如三棱、莪术、鬼箭羽等；③具有搜风通络的虫类药，如蝉蜕、僵蚕、地龙、乌梢蛇等；④甲壳类软坚散结药，如鳖甲、龟甲、牡蛎等；⑤具有祛风胜湿的藤类药物，如青风藤、海风藤、雷公藤等；⑥解毒泄浊的通络药，如水牛角、土茯苓、大黄等。

遵循《素问·汤液醪醴论》所谓"去菀陈莝"治则，结合本病病机和"络以通为用"的特性，以益气活血通络为法，组成了"肾络通"方：黄芪、丹参、川芎、当归、蝉蜕、地龙、僵蚕、乌梢蛇、龟甲等。临床加减应用于系膜增生性肾小球肾炎、膜性肾病、局灶节段肾小球硬化、IgA肾病等多种慢性肾脏病，具有降低蛋白尿、减少尿中红细胞排泄、保护肾功能及延缓肾病进程功用。

杨华主任医师用经方治肾病两则

【简介】杨华，1959年10月出生，海南省万宁市人。1984年7月毕业于海南大学医学部。海南省中医院二级中西医结合主任医师、教授、博士生导师，全国老中医药学术经验继承工作指导老师及全国名老中医传承专家，第二届全国名中医。善长胃肠、肝胆、甲状腺、呼吸系统及自身免疫性疾病。兼任中国中西医结合医师学会理事，中华中医医师规范化培训与考核委员会常务理事，海南省中西医结合学会会长及名誉会长。发表医学论文二十多篇，专著一部，主持和指导省自然科学基金项目多项。

1. 癃闭（急性肾衰 – 少尿症）　陈某某，女，73岁。因肺部感染而在海南某家医院住院治疗，因对许多抗生素耐药，选用妥布霉素治疗6天后出现急性肾功能损害，出现少尿，而转入ICU病房。请去会诊时，患者仍有咳嗽、咳黄痰量多，少汗，便秘，舌红苔厚黄，脉弦滑。体温38.5℃，双肺底有湿性啰音。少尿（24小时0.25L）为痰热阻肺，肺气闭塞，通调失职，膀胱气化功能失司所致。用麻杏甘石汤合五苓散加味（炙麻黄10g，杏仁15g，生石膏30g，甘草15g，桂枝10g，茯苓30g，猪苓20g，泽泻10g，白术5g，瓜蒌仁15g，葶苈子10g），每天一剂，水煮二次服，第三天尿量增加到24小时0.72L，咳嗽、咯痰减少，大便改善，体温在37~38℃。患者第四天转出ICU到普通肾病区。

原按：肺主气为水道上源，喝的水到胃后再经脾的升清到肺，肺通过宣发肃降，一部分宣发到皮肤变为汗，另外一部分肃降到膀胱里随尿排出。此病案为痰热阻肺，膀胱气化功能失司所致小便不通或减少，采用提壶揭盖法，通过清热祛痰宣肺而达到通利小便，但如小便过少，通一下下面的"壶嘴"，用五苓散加强膀胱气化功能以达到通利小便作用。本案病人以宣肺与利尿之复方治疗，取得转危为安之良效。

2. **水肿（慢性肾炎）** 王某某，女，53岁。反复眩晕、水肿2年就诊。症见：眩晕、全身水肿、肩背腰部冷痛，甚则夜间难于入睡，面色苍白、精神萎靡、少气懒言，身重恶寒，脉沉微。血压182/100mmHg（一直服用厄贝沙坦），尿蛋白（+++），尿红细胞5个/高倍视野。病人自诉有一身阴气，痛苦难堪，此为典型的肾阳虚病例，给四逆汤合肾气丸及黄芪桂枝五物汤加减：炮附子30g，干姜10g，甘草15g，熟地黄15g，山药20g，山茱萸15g，茯苓30g，牡丹皮10g，桂枝10g，牛膝10g，车前子15g，赤芍15g，黄芪40g，治疗15天，病人水肿、肩背腰部冷痛减轻，已无明显恶寒，面色有华，声调高了，也肯交流了。效不更方，按原方再服半月，上症明显好转，血压恢复正常，尿蛋白（+~++），尿红细胞5个/高倍视野。

原按： 慢性肾炎的临床表现为蛋白尿、血尿、水肿、高血压。如血压控制不好，肾功能恶化较快、预后较差。临床上将这"四项表现"及肾功能作为临床疗效评价。此病人严重身体冷痛、全身水肿、痛苦难堪、心情郁闷，对治疗疾病没有信心，整个身体的功能低下。在这种情况下，减轻病人的痛苦、增强病人的治病信心、激发病人身体功能极为重要。选用经方三方合用治疗，重用炮附子（首10剂附子用量30g，久煎50分钟；后20剂减为20g）。病人治疗半月后水肿减轻，一个月后明显好转，显示了经方之神奇。

刘玉洁主任医师治胸痹心痛经验

【简介】 刘玉洁，河北乐亭人，1954年12月6日出生。唐山市中医医院主任中医师、二级教授。1979年毕业于河北医学院中医系。河北理工大学中医学院硕士生导师，天津中医药大学师承博士生导师。第五批和第六批全国老中医药专家学术继承人指导老师。全国首批优秀中医临床人才，河北省首届名中医，唐山市首届"十大名医"。现任中国睡眠学会中医睡眠医学专业委员会常委，中华中医药学会名医研究分会常委，河北省中医药学会副会长，河北省名医学会副会长等职。

主编著作有《王国三临证经验集》《心律失常423问》《刘玉洁临证薪传录》《刘玉洁临证心悟》《刘玉洁临证医案精选》《妇科防治与就医指南》等。获省、市科技进步奖项12项，其中获中华中医药学会二等奖一项、三等奖两项。

编者按： 刘玉洁是我们上大学时的师妹。她多年来对心病诊治积累了丰富的经验，本文可见一斑。

胸痹心痛是指以胸闷、胸痛伴心悸气短为主症的一种心系疾病。轻者胸闷或胸部隐痛，发作短暂；重者心痛彻背，背痛彻心，喘息不得卧，痛引左肩或左臂内侧。常伴有心悸气短，呼吸不畅，甚则喘促，面色苍白，冷汗淋漓等。本病相当于西医的冠心病心绞痛。冠状动脉粥样硬化性心脏病（coronary atherosclerotic heart disease），指冠状动脉粥样硬化使血管腔狭窄或闭塞，导致心肌缺氧或坏死而引起的心脏病，统称冠状动脉性心脏病（coronary heart disease，CHD），简称冠心病。在我国，人均寿命的延长，不良的生活方式，致使冠心病发病和死亡有增高的趋势。笔者临床四十余年，对冠心病的治疗积累了丰富的经验，将自己的诊疗心得分为三部分总结如下。

一、对胸痹心痛病的辨证论治

（一）实证

1. **肝郁气滞证**　此类型患者平素情志不畅，肝失疏泄，气机逆乱，气滞心胸，心脉痹阻而发为胸痹。唐容川《血证论》云："以肝属木，木气冲和调达，不致遏郁，则血脉通畅。"可见肝气不舒与心脉痹阻有很高的相关性。患者常见胸闷疼痛，痛及胁肋，善叹息，常有情志不遂史。舌面有裂纹，苔薄白，脉弦等。以疏肝解郁，理气止痛为基本治法，选用逍遥散加味。药物组成：柴胡10g，当归10g，白芍10g，茯苓15g，白术10g，炙甘草6g，薄荷6g（后下），川楝子6g，延胡索15g，丹参30g，郁金10g，生龙骨30g，生牡蛎30g。柴胡、当归、白芍养血柔肝，补肝体而助肝用；白术、茯苓、炙甘草健脾和胃，以防木侮脾土；薄荷助柴胡疏肝理气；川楝子、延胡索、理气止痛；丹参、郁金化瘀通络；生龙骨、生牡蛎震摄肝气，重镇安神。诸药合用，共奏疏肝解郁，理气止痛之效。

2. **痰浊阻滞证**　痰浊则是冠心病发生的另外一个重要因素。平素饮食不节，过食肥甘，嗜食烟酒，脾胃损伤，聚湿生痰。另一方面，生活压力大，节奏快，以致情志不畅，郁久化热，致痰热内生，均可阻遏心阳，心阳不宣，心气痹阻，不通则痛。此类患者常见胸闷心痛，气短，倦怠乏力，脘痞，胸闷泛恶，舌体胖大，舌苔白厚腻，脉滑等。以化痰泄浊，宣痹开结为基本治法，选用温胆汤加味。药物组成：清半夏10g，竹茹10g，陈皮10g，枳壳10g，茯苓15g，炙甘草6g，石菖蒲6g，远志10g，丹参30g，郁金10g。方中半夏燥湿化痰、和胃降逆，竹茹清胆和胃、止呕除烦，二者相伍，一温一凉化痰和胃；陈皮理气燥湿、化痰行气，枳壳理气宽中、化痰消积，二者合用理气化痰；茯苓健脾渗湿，以杜绝生痰之源；炙甘草固护脾胃，同时也调和诸药；加入石菖蒲、远志，开窍化痰；丹参、郁金化瘀通络。全方共奏化痰泄浊，宣痹开结之功。若痰湿化热，苔黄腻者，可用黄连温胆汤或小陷胸汤加减以清热化痰，宽胸开痹。

3. 瘀血痹阻证 笔者认为，血瘀是冠心病心绞痛的主要病因之一，所谓"不通则痛"者也。气滞、痰阻均可导致血脉运行不畅，而血虚、气虚使血液在脉管周流无力，最终亦可导致血脉瘀阻。此类患者常见心胸疼痛，如刺如绞，或心痛连及后背放射至左前臂，舌质紫暗，或有瘀斑，舌苔薄，脉弦涩。以活血化瘀，通络止痛为基本大法，用血府逐瘀汤为基础方。药物组成：桃仁 10g，红花 10g，赤芍 10g，川芎 6g，川牛膝 15g，生地 10g，当归 10g，枳壳 10g，桔梗 10g，柴胡 10g。方中桃仁、红花、川芎活血祛瘀为主药；当归、赤芍养血活血；牛膝祛瘀通脉并引血下行，生地黄配当归养血和血，使祛瘀而不伤阴血；柴胡、枳壳、桔梗宽胸中之气滞，治疗气滞兼症，并使气行血亦行，共为方中佐药；甘草协调诸药为使。合而用之，使血行瘀化而诸症自愈。

（二）虚证

1. 心气虚损证 笔者认为"虚"者，多以年迈体衰，心气虚损为常见。《内经》云："人年四十而阴气自半。"五脏之气皆虚；或平素过逸，或劳烦过度等因素皆可导致心气不足。患者常见心胸隐痛，心悸气短，周身乏力，每遇劳累则加重。舌体胖大，舌质淡，脉虚细。治疗以补益心气，活血通脉为根本治法，选用笔者自拟方补心气方加减。药物组成：党参 18g，龙眼肉 10g，山萸肉 10g，白芍 10g，当归 10g，炙甘草 6g，川楝子 6g，延胡索 15g，丹参 30g，郁金 10g。方中党参补血生津液；当归补血活血止痛；龙眼肉补益心脾，养血安神；山萸肉补益肝肾，固脱元阳，与当归同用补心养血；白芍柔肝止痛，养血益阴；炙甘草补脾生血；川楝子、延胡索理气止痛；丹参、郁金化瘀通络；诸药共奏养心益气，活血通脉之功。

2. 气阴两虚证 心之气虚日久，可导致气损及阴而至心阴虚损；肾阴亏虚，心血失荣，日久则发为气阴两虚证。患者常见心胸隐痛，心悸，周身乏力，易汗出，口干，舌质嫩红，脉虚细，治以益气养阴，通络止痛之法，常用生脉散加味。药物组成：党参 18g，麦冬 10g，五味子 6g。方中党参补气养血，麦冬以养阴清热生津，五味子生津止渴，三味药一补一润一敛，益气养阴，气充脉复。若心肾阴虚，症见：心胸憋闷，心慌心悸，腰膝酸软，舌质嫩红少苔，脉细数，治以滋阴清火，方用滋水清肝饮加减。药物组成：柴胡 10g，当归 10g，白芍 10g，酸炒枣仁 30g，熟地 10g，山萸肉 10g，茯苓 10g，山药 30g，焦山栀 6g，丹皮 10g，泽泻 10g。方中六味地黄汤滋补肝肾；熟地滋养阴血，当归补血活血，白芍益阴养血，三者合用共奏补血调血之功；柴胡疏肝理气，使诸药补而不滞；炒枣仁养心安神；栀子清心火，除烦热，诸药合用共奏滋阴清火之功。

3. **心阳虚证** 笔者认为心气虚日久，亦可导致心阳虚衰。患者见心痛心悸，胸闷气短，面色㿠白，神倦怕冷，四肢欠温。舌质淡，舌体胖大，苔白，脉沉或沉迟。治以温补阳气，振奋心阳，方用保元汤合参附汤。药物组成：党参 18g，黄芪 24g，肉桂 6g，炙甘草 6g，炮附子 8g。方中黄芪补气健脾，补气生血；党参补益元气，补血生津；肉桂补火助阳，散寒止痛，温经通脉，引火归原，鼓舞气血运行；炙甘草阴阳并调；附子回阳固脱，补火助阳，散寒止痛；诸药合用大补元气，振奋心阳。见水肿，小便不利，喘息不得平卧，保元汤合真武汤加减温阳利水。若脉沉迟者，加用麻黄附子细辛汤温阳通脉。

笔者认为，辨证论治的准确是治疗冠心病的关键步骤，临证四十余年，全面学习经方，时方，验方，师古而不泥古，形成自己的辨证思路，化繁为简，将冠心病分为"虚""实"两大类。虚证认为以心气虚损为本，久之则损及心阴、心阳；"实证"多以痰浊，肝郁，血瘀为主。临证时注重加减用药，合方治疑难，药少力专，常取得良好的效果。

二、胸痹心痛临床思辨小结

1. **补益心气为根本大法** 心是人体生命活动的主宰，心气的推动是血液循环的基本动力，心气盛衰直接影响血液运行，心气足则血脉通畅，精力旺盛，营养丰富，面色红润有泽。若心气亏虚，血脉不利或运血逆乱，心脉痹阻，不通则痛而形成胸痹。《寿世保元》中明确指出："盖心气者，血之帅也，气行则血行，气止则血止……夫气有一息之不运，则血有一息之不行。"据此，笔者大胆创新，师古而不泥古，提出了心气不虚不为痹的学术思想。认为心气虚损是胸痹心痛发生的主要病机，这一病机始终贯穿于胸痹心痛整个病理过程之中。气滞、痰浊、瘀血、寒凝是在心气虚损的基础上产生的继发性病理改变。因此，提出了补益心气的治疗原则为根本大法，兼以理气、活血、化痰、散寒的灵活变通原则。临床常用西洋参、黄芪、红参、山萸肉等大补心气之品，使气行则血行，血行则脉络得通，气血调达而疼痛自愈。

2. **注重顾护脾胃** 胸痹心痛患者，大多病程日久不愈，或久思伤脾，或服药过度，损伤脾胃，以致出现纳呆食少，胃脘胀满，泛酸，呃逆，便溏等证。"脾胃为后天之本，气血生化之源。"脾生血，心主血，脾和心在气血生化、气机升降方面着有密切的关系。因而，在胸痹心痛的治疗过程中，若纳呆食少加生麦芽、焦三仙、鸡内金、砂仁等健脾和胃；泛酸，呃逆加煅瓦楞子、旋覆花、代赭石以降逆止呕，制酸止痛；胃脘胀满加生麦芽、苏梗以理气消胀。因此，在治疗胸痹心痛的过程中，一定要时时注重顾护脾胃。

3. 注重从肝论治　笔者认为现代人生活节奏加快，生活压力增大，生活环境改变会导致人的情绪不稳定。《灵枢·邪气脏腑病形》曰："忧愁恐惧则伤心。"其中尤以肝脏对心的影响最大，因肝主疏泄，调畅气机，"百病皆生于气也"，若郁怒伤肝，肝郁气滞，甚则气郁化火，灼津成痰。无论气滞或痰阻，均可使血行失畅，脉络不利，而致气血瘀滞，或痰瘀交阻，胸阳不运，心脉痹阻，不通则痛，而发胸痹。笔者在治疗胸痹心痛时，注重从肝论治，从根本病因上着手，可收到事半功倍的效果。若患者平素急躁易怒，两胁痛甚，口苦，合金铃子散，行气止痛；若见心情郁闷，兴趣低落者，加郁金、丹参、合欢皮等行气解郁，除烦安神，活血止痛；若见心情烦躁，胸中郁热者，加焦栀子、淡豆豉以清热除烦。

4. 注重从痰论治　笔者认为，当今人们生活水平的提高，不良的饮食习惯有之，不良的起居习惯有之，如此这般，皆为痰湿证增多的原因。生活水平提高导致人们过食肥甘厚味，或烟酒成性，以至于损伤脾胃，运化失司，痰湿内蕴，久之则瘀阻血脉，使血脉不畅。在临床上若痰热互结，症见：心下按之痛，舌尖红，舌苔黄厚腻，脉滑数，则以小陷胸汤为主，清热化痰，宽胸散结；若寒痰阻滞，见心胸绞痛，遇冷加重，手足不温，以枳实薤白桂枝汤为主，通阳理气，祛痰散结；若痰扰心神，心神不安，心悸，不寐者，加石菖蒲、远志、茯神等祛痰开窍，安神益智。若湿热内蕴，见小便黄赤，口舌生疮，舌苔黄厚腻。则以茵陈蒿汤加味，使湿浊从小便而出，则邪有出路矣。

5. 注重养心安神　笔者在临证的过程中发现，许多胸痹心痛患者，多伴有夜寐不安，有甚者则彻夜不能寐。分析其成因或为久病而心肾不交，心神失养等虚证，实者或为肝火上扰或为痰火扰心。遣方用药时要注重养心安神，消除患者的心理因素，有助于胸痹心痛的缓解。养血安神常用炒酸枣仁、柏子仁；重镇安神常用生龙骨、生牡蛎、龙齿、紫贝齿；清心安神常用百合、栀子、丹参；解郁安神常用合欢花、合欢皮等。

6. 注重久病多瘀　笔者认为，患病日久，不论是心气虚，肝气郁，还是痰湿阻滞，其最终的病理结果皆可导致血瘀阻络，心脉痹阻而发胸痹。因此在治疗的过程中，要注重活血化瘀法的运用。若气虚血瘀，加党参、当归、丹参、郁金等益气化瘀；若气滞血瘀，见舌质紫暗有瘀，脉弦涩，合丹参饮、红花、香附、川芎、降香等行气活血止痛；若寒凝血瘀，证见面色㿠白，畏寒肢冷，脉沉，舌质淡嫩有瘀斑或舌质暗加桂枝、薤白、鸡血藤、炮附子等温阳通脉，振奋心阳。若痰瘀互结，症见舌质紫暗，苔厚腻，加瓜蒌、薤白、丹参、郁金、檀香等化痰通阳，理气止痛。

三、验案举例

验案 1 张某，女性，65 岁。初诊：2013 年 3 月 12 日。患者于 2 年前无明显诱因出现胸闷，气短，劳累后症状加重，严重时伴胸痛，无喘息，大汗。曾就诊于工人医院，诊断为冠心病，心绞痛。经冠脉造影提示：左主干狭窄，建议行冠状动脉支架术，患者拒绝，予相关西药口服，症状无明显缓解。刻下：心前区隐痛，劳累后加重，伴胸闷，气短，乏力，夜寐欠安，形体偏胖，纳可，小便调，大便干。舌淡暗苔白，脉沉细。此乃心气不足，血脉失于温运，气虚运血无力，血脉瘀阻不畅，而发胸痹。治宜补养心气，兼活血通脉，自拟补心气方加味。处方：党参20g，当归 10g，白芍 10g，龙眼肉 10g，山萸肉 10g，丹参 24g，郁金 10g，柏子仁15g，延胡索 15g，川楝子 6g，三七粉 3g（冲服）。7 剂。每日 1 剂，水煎服。

二诊：2013 年 3 月 19 日。患者胸痛减轻，胸闷、气短好转，时有心悸，夜寐欠安。舌淡苔白，脉沉细。效不更方，上方加生龙牡各 30g，重镇安神定志，7 剂。

三诊：2013 年 3 月 26 日。患者胸闷、气短明显好转，无胸痛，心悸，大便日一次，质偏干，纳可，小便调，夜寐安。舌淡苔白，脉沉细。效不更方上方加减共服药 30 余剂，诸证好转，后以丸药调理善后，随访 3 年未再复发。

原按： 冠心病心绞痛，相当于中医的胸痹心痛范畴。本病的发生多与寒邪内侵，饮食失调，劳倦内伤，年迈体虚等因素有关，其病机有虚实两方面，实为寒凝血瘀，气滞痰浊，痹阻胸阳，阻滞心脉；虚为气虚，阴伤，阳衰，肺脾肝肾亏虚，心脉失养。本病多发生于中老年，多因脏腑亏虚，心脉失养，病久则生痰，生湿，生瘀，形成本虚标实之证。《金匮要略》把胸痹的病机总结为"阳微阴弦"，即上焦阳气不足，下焦阴寒气盛。所以对于虚证的治疗时注重扶正为主，佐以化痰、化瘀、祛湿，往往会收到很好的效果。补心气汤为自拟方，方中党参补心气为主药，使气行则血行；心主血脉，心气不足，久损及心，当归、白芍补阴血，使阴阳平和，则气血运行正常；山萸肉补益肾精，助心气；龙眼肉、柏子仁助党参益气养心安神；丹参、郁金、三七粉、延胡索、川楝子活血理气止痛，诸药共奏补养心气，活血通脉，安神镇静之功。

验案 2 窦某，女，53 岁，初诊：2014 年 1 月 20 日。患者心前区疼痛连及后背部反复发作 2 年，曾在西医某院诊断为冠心病心绞痛给予西药治疗（具体用药不详）。有所缓解，但遇劳则发。故求治于中医。刻下：心前区闷痛连及后背，伴口苦纳呆，胃脘不适，烧心反酸，心烦不眠，夜寐欠安，二便调。舌质淡红，苔黄腻，脉弦滑。门诊心电图提示：窦性心律，ST-T 改变。此患平时嗜食肥甘厚味，导致湿热内阻，痰湿上犯心胸清旷之区，气机不畅，心脉痹阻故发为胸痹。治宜清热化痰，化瘀宣痹。以黄连温胆汤加味。处方：黄连 6g，清半夏 10g，枳壳 10g，竹茹 10g，陈皮 10g，茯苓 15g，炙甘草 6g，石菖蒲 10g，远志 10g，茯神 30g，丹参 30g，郁金 10g，合欢皮 30g，川楝子 6g，延胡索 15g，片姜黄 15g，葛根 30g，生龙牡各 30g。7 剂。每日 1 剂，水煎服，每日 2 次。

二诊：2014 年 1 月 27 日。上方 7 剂，胸痛发作次数减少，反酸烧心较前减轻，纳可，小便调，大便干燥，夜寐尚安。舌红苔黄腻，脉弦滑。效不更方，上方加火麻仁 30g 润肠通便。上方加减服用 21 剂，诸证好转，随访 2 年未再复发。

原按： 冠心病病位虽然在心，但与脾胃关系密切。即"不离于心，亦不止于心"。"脾足太阴之脉，其支者，复从胃，别上膈，注心中"。心肺居上，肝肾在下，若脾失健运，升降失常，清阳不升，津液不化，聚而生痰，痰气随经脉逆上而冲于心，若心络湿浊阻痹，气滞血瘀，痰凝瘀阻，痹遏胸阳，胸阳失展可见胸闷、胸痛等症。方用黄连温胆汤清热化痰。此方轻用竹茹，不在清热，意在除烦宁心，降逆消痞；用枳壳意在宽中，石菖蒲、远志、茯神、丹参、郁金、合欢皮开窍化痰，交通心肾；川楝子、延胡索疏肝理气而止痛；片姜黄善于止肩臂之疼痛，葛根升津疏经，脾胃之清阳升则浊阴自降；生龙牡可镇惊安神，制酸止痛，兼可软化痰涎。全方共奏清热化痰，化瘀宣痹之功。

阎艳丽教授用经方辨治脾胃病的经验

（宋晓宇主任医师整理）

【简介】 阎艳丽，1946 年生人，1970 年毕业于天津中医学院（今天津中医药大学）。1982 年在中国中医研究院（今中国中医科学院）全国中医研究班学习二年，得多位国内中医名家学术传授。现为河北中医学院教授、主任中医师、硕士生导师。河北省第二、四批，全国第六批、第七批老中医药专家学术经验继承工作指导老师。河北省高校中医药教学名师。自幼受中医家庭熏陶，耳濡目染，立志学医，酷爱中医学，崇尚经典之作，求真务实，勤于实践。教书育人，重视中医学术经验传承和人才培养。从事中医教学临床至今 51 载。主编参编出版《中医痛证诊疗大全》《伤寒论讲解》等学术著作 10 部；发表学术论文 56 篇。主持参与中医药课题研究多项，取得科研成果 9 项，获厅级科技成果奖励 8 项，其中"心肌康临床应用及实验研究""小儿难治性肾病中西医结合治疗研究"两项并获河北省科技进步三等奖。

宋晓宇，女，1972 年生人，出身于中医世家，医学硕士，主任中医师。现在河北中医学院门诊部从事耳鼻喉科、内科临床。河北省第二批、全国第六批老中医药专家学术经验继承工作继承人。中国医促会中医药质量优化分会常务委员。曾被评为首届河北省杰出青年中医。工作以来主编、参编出版专业书籍 7 部；发表学术论文 45 篇；获厅级科技成果奖励7项，其中1项并获河北省科技进步三等奖。

按：仲景之作理、法、方、药一线相贯，法以方传是其特点。据其方，知其法，明其规律。阎艳丽教授崇尚经方，以此治疗脾胃病疗效甚佳。笔者跟诊以来颇有收获。现将其辨治规律总结如下。

一、补益脾土，滋其化源

脾胃为后天之本，气血生化之源，脾胃气虚则运化无力，升降失司，诸脏不得所养。仲景治疗脾胃病补益脾土，滋其化源为特点之一，小建中汤、黄芪建中汤是其代表方。前者《金匮要略》用治虚劳里急，腹中痛；《伤寒论》用治脾虚肝乘之腹痛。后者《金匮要略》用治虚劳诸不足，以中气虚突出者。阎师秉承旨意，深悟两方皆重用饴糖甘温入脾，和里缓急，甘温相得，温中补虚。健脾者必以甘药，建中即温健中脏，生机自旺。再者方中甘温与温里药相合，且方中寓有辛甘化阳，酸甘化阴，阴阳相生，中气自立之意。她体会黄芪为补益中气之佳品，能显著改善消化功能，增强正气，对一切脾胃气虚之候多以此取效。凡见面黄体瘦，精疲力倦，腹痛喜温喜按，胃痛喜食，得食痛减，舌淡嫩苔白，脉虚缓者均可使用，并强调以上两方若见舌红苔黄腻者万不可投。阎师将其广泛用治脾虚肝乘腹痛拘急、虚寒性腹痛、胃脘痛；胃、十二指肠溃疡属虚寒者，方中常加白术补气运脾，便溏者再加山药。山药甘平，健脾益胃，补气养阴，可谓补气不滞气，养阴不滋腻，黄芪与之相伍可增强健脾而兼护阴。仲景薯蓣丸治疗"虚劳诸不足，风气百疾"已寓祛邪于扶正之中，薯蓣独重配人参、甘草、大枣、茯苓、白术等品，扶助正气，立足脾胃。寒甚加炮姜、蜀椒；气滞略加砂仁；有痰加陈皮；胃酸加海螵蛸、煅瓦楞，临床运用无不得心应手。

验案举例：李某，男，46岁，2018年8月初诊。7年前当地医院确诊为"胃溃疡"。胃脘隐痛时作，多于饥饿时出现，进食痛减，喜温喜按，经常反酸，胃纳欠佳，形体虚羸，面色萎黄，神疲乏力，活动少气，恶进冷食，口中和，大便软溏，日2次，夜寐欠安，舌淡齿痕，苔薄白，脉虚缓略弦，重按尤感无力。既往曾经中西药物治疗，收效不著，而求治阎师。该案系中气不足，脾胃失健，法以温健中气、补益脾胃、甘缓止痛，拟黄芪建中汤加味。处方：饴糖30g（烊化），生黄芪20g，党参15g，桂枝10g，白芍20g，炒白术15g，茯苓10g，煅瓦楞10g，海螵蛸15g，炙甘草10g、生姜3片、大枣5枚为引，水煎服，每日1剂。服药7剂后胃痛已缓，纳食转佳，继守法守方治疗2个月后，胃痛消失，诸症改善，面色有泽，体重增加。

二、疏理气机，调和肝脾

仲景注重脏腑整体观，据脾胃相关，肝胆相连，肝失疏泄，横犯脾胃的病机规律，对于肝胃不和或肝脾不调的胃脘痛、胸胁痛、下利等，则两调肝胃或两调肝脾。疏理肝气是脾胃病的重要治法。四逆散、小柴胡汤、芍药甘草汤皆为阎师临床屡用屡效之方。原著四逆散主治肝气郁滞，气机紊乱而致腹中痛、泄利下重等。柴胡疏肝解郁，调畅气机，芍药养血和血，制肝缓急，两者相伍一散一收既助柴胡疏肝，又无伤阴之弊；枳实破气行滞，调中焦运化与柴胡一升一降加强疏肝之力；炙甘草调和诸药，配芍药缓急舒挛，和营止痛。阎师认为，仲景针对"脚挛急"而设的芍药甘草汤亦为扶土抑木，两调肝脾之剂，它是治疗多种腹痛的基础方，虚实寒热均可以之加味，虚加饴糖如小建中汤；实加大黄如桂枝加大黄汤；寒加附子如芍药甘草附子汤；热加黄芩如黄芩汤。《伤寒论》芍药、炙甘草同用者有 26 方，足见两者配伍之妙。阎师治疗脾胃病，凡病情起因和加重与情志有关者，证候涉及肝胆经脉循行部位，脉见弦象，常以四逆散迅速收效。

仲景以小柴胡汤主治外邪侵袭胸胁，正邪分争，少阳枢机不利，胆木横犯脾胃和杂病胆热犯胃诸证。方中柴胡疏畅肝胆气机之壅滞，黄芩清泄肝胆之郁热，生姜、半夏和胃降逆止呕，参、草、枣益气和中健脾。临床无论外感内伤，凡肝胃不和且有郁热，症见呕吐不欲饮食，口苦咽干，胸胁不适，脉见弦细，阎师皆以此方加减，诸如：急、慢性胃炎，胃神经官能症，胆囊炎，肝炎等，推而广之，凡患者有脾胃症状、胆有郁热、病情变化关联精神因素、性格内向、不善言谈、脉见弦象的诸多疾病，以此方化裁治疗均可收桴鼓之效。

验案举例：田某某，女，76 岁，2020 年 4 月 18 日初诊。胃病日久，屡经治疗，时轻时重，半年前（2019 年 11 月 12 日）当地医院全消化道检查示：食管－贲门炎，慢性非萎缩性胃炎，胃多发息肉，十二指肠球炎。病理胃窦黏膜充血粗糙伴糜烂。近日吞咽食物偶有梗噎感，胸骨后灼热疼痛，反酸时有，多于餐后 3~4 小时出现。饮食冷凉后无明显加重。胃纳尚可，情绪急躁，睡眠欠安，口苦，厌油腻，大便不爽，日 1 次，舌体偏胖色暗苔黄略腻，脉右弦细左弦滑，患高血压病 20 年。该案证属肝胃不和，湿热内蕴，治以疏肝和胃，清化湿热，调畅气机。选四逆散加味。处方：柴胡 12g，白芍 15g，炒枳壳 10g，黄芩 15g，陈皮 10g，法半夏 10g，茯苓 15g，郁金 10g，木香 10g，延胡索 10g，白芷 10g，蒲公英 15g，生白术 15g，海螵蛸 15g，煅瓦楞子 10g，炒桃仁 10g，炒谷芽 15g，炙甘草 6g。水煎服，每日 1剂。服药 7 剂后诸症已有改善，继守前方出入调治 2 个月后，饮食顺畅，食道灼热已无，反酸几近消失，大便正常，情绪颇佳，继调方善后巩固 2 周。

三、温里散寒，重在脾肾

脾胃功能直接关系水谷的消化运化，中焦阳气至为关键。再者脾阳虚衰常可致肾阳不足，肾阳虚衰亦可致脾阳不振。仲景辨治脾胃病时时顾护脾肾之阳，对于腹满而吐，食不下，自利益甚，时腹自痛的脾胃虚寒证明示"当温之"，"宜服四逆辈"，即指四逆汤一类方剂，包括理中汤。理中四味为中焦虚寒之要方。原著并用于霍乱病邪直中脾胃，清浊相干，脾胃阳气受伤，阴阳乖隔，升降运化失常而致吐泻交作证，以及病后中阳虚损，脾不摄液的喜唾证。若中阳虚弱累及肾阳衰微，阴寒内盛则主以四逆汤。方中姜附同用，脾肾之阳同温，并以炙甘草甘缓之能使姜附持续发挥温养作用。若肾阳虚衰，水寒之气浸渍于内，腹痛自利者则治以真武汤，以附子、生姜、茯苓、白术温阳崇土以利水，芍药和里缓急。脾肾阳虚；寒湿内盛亦可使用附子汤。仲景对于胃中虚寒、浊阴上逆致食谷欲呕，吐利等则治以吴茱萸汤等。阎师临床运用以上诸方的辨证要点在于身体畏寒喜暖，舌淡嫩、苔白或滑，脉沉迟缓或沉而微细。腹满者朝轻暮重；脘腹冷痛者喜温喜按；多唾者清稀而薄，绵绵不已；下利者杂有完谷；呕吐者口淡、多清涎。临床治疗急、慢性胃肠炎、胃及十二指肠溃疡、胃下垂、慢性结肠炎等，随证择方加减，收效显著。

验案举例：岳某，男，38岁，2020年5月初诊。自幼饮食欠佳，身体羸弱，近二年工作繁忙，经常出差，饮食不节，起居无常，脘腹常感饱胀，进食量少，半年来自服中成药收效甚微，体力渐衰而就诊。时下面色萎黄，神疲乏力，语声低沉，食欲不佳，脘腹胀满，午后加重，夜间更甚，畏寒肢冷，恶冷食，口中和，大便软溏，舌淡嫩，苔白滑，脉迟缓无力。该案证属脾肾阳虚，运化不健，治以温暖脾肾，理中汤加味。处方：党参15g，干姜8g，炒白术15g，茯苓12g，制附子8g（先煎），川厚朴8g，陈皮10g，炒谷芽15g，炙甘草6g。水煎服，每日1剂。服药1周后诸症改善，脘腹胀满大减，继守前方出入治疗2周而告愈。

四、调整肠胃，寒热并投

脾胃虚弱，邪热内陷，浊气上逆，肠胃不和的寒热错杂证，多表现为胃脘滞塞满闷，呕吐肠鸣下利，仲景治以温中补虚，泻热消痞。其中胃虚气逆为主，呕吐为重者治以半夏泻心汤；脾胃虚弱兼水饮食滞，以干噫食臭，胁下有水气，腹中雷鸣下利为重者则以生姜泻心汤；脾胃虚弱，输化无权，痞利俱甚者，重用炙甘草而为甘草泻心汤。对胃热肠寒，腹中痛，欲呕吐者，用黄连汤；对脾胃升降失常且上热下寒，寒热格拒，食入即吐，下利者，则用干姜黄芩黄连人参汤。上述方证反映了仲景对脾胃肠道寒热错杂证的用药规律。以苦降泄热之芩连与辛开温热之半夏、干姜相伍，并辅以参、草、枣甘温益气补中，可使寒散热清，阴阳和调，升降有序，搏结可排，寒热错杂之证得解，升降反作之势得以平复。

以上五方突出了仲景寒热并投、辛苦并用、补泻同施的用药特点。阎师深感经方用药之精，如干姜功擅暖脾胃，重振生机，为治脏寒之要药；半夏燥湿化痰、降逆止呕、下气消痞，对无形和有形之痰皆有良效；人参安五脏、益元气、补虚之力尤著；半夏、人参相伍，降中有补，益中有散，有助于寒热互结得开，气机调畅，虚痞消除。

阎师运用以上诸方治疗脾胃病的寒热错杂证，无论寒热互结于中或寒热分居上下，症见心下痞、肠鸣下利、呕吐、腹中痛等，皆以患者无显著单一的寒热喜恶之情，舌苔薄黄而腻或苔黄白相兼而腻为用方的依据，临床广泛用治急性胃肠炎、慢性胃炎、慢性肠炎、消化不良、溃疡病、幽门螺旋杆菌阳性等。随证选择上方加减，收效满意。

验案举例：池某，女，58岁，2021年4月8日初诊。患者近期工作压力大，又因饮食寒凉，突然胃痛难忍，反酸呃逆频作，胃脘烧灼，胀满痞塞，进食甚少，干噫食臭，恶冷食，口苦，大便软溏，排气少，近两天胸膈灼热，情绪郁闷，两周前胃镜检查慢性非萎缩性胃炎（活动期），腹部CT未见异常。迭经中西药物、针灸、按摩等治疗，症状日趋加重，痛苦难以尽述，而求治老师，刻下，舌质淡红有齿痕，苔薄黄偏于左侧，脉沉缓无力。该案系脾胃气虚，寒热错杂，肝气犯胃，拟辛开苦降，益气和中，调整脾胃，疏肝解郁，方以半夏泻心汤合四逆散化裁。处方：黄芩10g，黄连3g，干姜2g，法半夏10g，党参12g，旋覆花10g（包煎），代赭石10（先煎），柴胡12g，白芍20g，炒枳壳10g，海螵蛸15g，煅瓦楞子10g，浙贝母15g，炒麦芽15g，陈皮6g，炙甘草6g，生姜2片为引。水煎服，每日1剂，3剂后诸症大减，精神振作，守方继进4剂，症状再减，咽喉及胃脘偶有轻微不适，该方略调整，继服5剂，基本痊愈。

五、温化痰饮，和中降逆

脾对津液的输化起着重要作用，脾阳不足，土虚不能运水，则水停中焦形成痰饮，干犯胃腑可致胃脘胀满，气逆欲吐，呕吐涎水，仲景本"病痰饮者，当以温药和之"的治则，以茯苓桂枝白术甘草汤振奋阳气，佐以行消开导。阎师以此方治疗急慢性胃肠炎、胃神经官能症等脾胃病时，患者除以胃脘症状为主外，往往兼见胸胁支满、头眩、短气、心悸、小便不利等，她则以舌淡嫩或淡红偏胖，苔白水滑，脉沉紧或沉弦为辨证眼目。《伤寒论》原著对脾失转输，胃有停饮，阻滞气机致心下痞、渴欲饮水、水入则吐的水逆证治以五苓散。方中利湿、化湿、燥湿之品俱全，并有桂枝通阳化气，使脾的转输功能复健，阎师以该方治疗急、慢性胃肠炎，患者如表现泄泻水样粪便稀烂，小便不利或伴见胃脘痞塞满闷，胃中有振水音，舌苔白滑属水气不化者，投之便应，但她强调该方偏于渗利不宜久服，体弱者与补益脾胃之剂同用更妥。

仲景对心下有支饮，呕吐、口不渴、谷不得下者主以小半夏汤，重用半夏散结蠲饮，生姜降逆止呕，并监制半夏燥烈之性。阎师体会该方不仅治疗饮邪上溢的呕吐有显效，且将其奉之为治疗呕吐的祖方。临床应用如遇寒甚加吴茱萸；伤食加神曲、陈皮；中虚加人参，呕逆加丁香、柿蒂或陈皮、竹茹等。仲景对寒饮搏结中上二焦，气机受阻表现似呕不呕，似哕不哕，心中烦闷不已者治以生姜半夏汤，重用生姜汁散结通气；寒饮呕逆吐涎沫，中阳不足者则用半夏干姜散。如属脾胃虚弱，痰浊内阻并有肝气犯胃，胃脘痞硬，噫气不除者，治以旋覆代赭汤益气补中，消痰散饮，和胃降逆。足见仲景温化痰饮，和中降逆用药少而不繁，配伍精当，切中病机。长期以来阎师遵经效法，应用上方治疗脾胃病收效确实更胜他方一筹。

验案举例：尚某，男，35岁，2020年10月24日初诊。患者胃肠不适日久，7年前被诊断为"浅表性胃炎"，近日胃脘胀满，厌恶冷食，呃逆间断出现，时有呕吐痰涎稀水，偶感眩晕，头部昏憒，口中和，大便软溏不爽，舌胖嫩有齿痕色淡白，苔白滑润，脉沉弦而紧。该案证属脾阳不运，痰浊内阻，胃失和降，治以温阳健脾化饮，和胃降逆，方以茯苓桂枝白术甘草汤合小半夏汤化裁。处方：茯苓15g，炒白术15g，桂枝10g，法半夏10g，旋覆花10g（包煎），代赭石10g（先煎），党参12g，陈皮10g，石菖蒲10g，木香10g，砂仁5g（后下），炙甘草6g，生姜3片为引。水煎服，每日1剂。服5剂后症情改善，其胃脘膜胀、呕吐痰涎明显减轻，饮食有增，继守方出入又调治3周，诸症悉除。

六、益气养阴，清补兼施

胃为阳土，喜润而恶燥，仲景对热病后胃中余热未尽，津气已伤而见虚羸少气，气逆欲吐者，治以竹叶石膏汤；对肺胃津伤火气上逆，咽喉不利者治以麦门冬汤，二者重用麦冬滋养肺胃生津液；以参、草、粳米补脾益肺，益气生津；于甘寒凉润中佐少量半夏，可使凉润之品不致呆滞，降逆而不温燥，可谓取其"用"而不取其"性"。两方显示了仲景针对津液不足，胃热气逆证，采用凉润清补法，使余热清，津液复，胃气降，诸症消。喻嘉言称麦门冬汤为"胃中津液干燥，虚火上炎，治本之良法"。叶天士受该方启发，而创养胃阴法，指出"救阴必扶胃汁"的重要法则。

阎师深悟仲景的清补之法，临床治疗慢性胃炎、胃及十二指肠球部溃疡，证见不思饮食，知饥不食，气逆作呛，胃脘疼痛，伴烦渴喜饮、口干、少气、舌红少津少苔、脉虚数者，用之疗效甚佳。方中人参多以太子参代替，并随证选加白芍、沙参、玉竹、石斛、山药、扁豆、海螵蛸之类。

验案举例：袁某某，女，43 岁，2018 年 10 月初诊。患者有胃病史 6 年，近 2 年加重，胃镜检查"浅表性胃炎"，胃脘胀满不适，体重下降明显（现体重 48kg，身高 1.58 米），乏力，呃逆频作，口干舌燥，喜饮，反酸，饥而不欲食，强食则吐，情绪一般，大便干，2 日 1 行，舌质偏红，中间无苔，舌边苔薄白而少，脉细弦无力，屡经治疗乏效，既往服用中药多为温燥之品。该案系气阴两虚，胃失和降，治以益气养阴，和中降逆，方以麦门冬汤加减。处方：太子参 15g，麦冬 15g，沙参 10g，党参 6g，石斛 15g，生白术 10g，佛手 10g，海螵蛸 10g，煅瓦楞子 10g，法半夏 6g，陈皮 6g，生山药 15g，炙甘草 6g。水煎服，每日 1 剂，7 剂后，诸症大减，胃胀消失，呕吐偶作，纳食增加，乏力改善。本周体重增加 1.5kg，继守上方加减治疗 4 周，诸症悉除，胃纳正常，无任何不适，患者颇感欣喜。

笔者对阎艳丽教授运用经方辨治脾胃病的规律，择其要做了如上归纳，虽未能详尽其全部，但已反映出仲景之作有关脾胃病辨治的内容甚丰，深寓法度，为后人临证提供了重要思路和方药，有着不可替代的临床价值。

刘真主任医师学承先圣与后贤以脾胃为中心辨治心律失常的经验

【简介】刘真，1958 年 5 月出生，山东省海阳市。毕业用于唐山煤炭医学院，石家庄市中医院中西医结合主任医师、教授，河北医科大学硕士生导师。首届"河北省名中医"，全国第六批与第七批、河北省第四批名老中医药专家学术经验继承工作指导老师，"石家庄市知名专家""十佳名教"。先后担任心血管科主任、业务副院长，石家庄市第九、十、十一届政协常委。师从国医大师路志正教授和李士懋教授，继承以脾胃为中心的学术思想以及平脉辨证的思辨体系，形成了临证以脾胃为中心、平脉辨治的思辨方式。对辨治心血管疾病、疑难病症及养生保健等方面有较深入的研究，在冠心病、心律失常、心力衰竭、高血压、心脏神经官能症、失眠、围绝经期综合征以及肠梗阻、顽固性便秘的治疗，以及养生保健等方面积累了丰富的临床经验。临证重视祛病疗疾与强身健体相结合，将膏方、药茶、煮散等中医药特色制剂应用于体质辨识后的预防、治疗，以及慢性病、疑难病症的调护。目前在中华中医药学会的心血管病等 5 个分会任常务委员，省中医药学会的膏方专业委员会等 4 个分会任副主任委员，获得省科技厅、市科技局及省中医药学会各级奖励 12 项，发表论文 62 篇，撰写著作 6 部。

笔者从事临床工作四十年来，始终注重学习经典著作，不断提高临证辨治的能力，研习经典的同时，争取一切机会向当代名家大师学习，在2006年师承路志正教授侍诊学习，亲见路老诊病疗疾，聆听路老点经传道，从中渐渐感悟路老调理脾胃升降的基本思想和真谛，潜心学习仲景书可知路老治疗诸疾注重调治脾胃的思想，实乃源于医圣之论。例如：《伤寒论》第102条曰："伤寒二三日，心中悸而烦者，小建中汤主之。"《金匮要略》第六篇第13条曰"虚劳里急，悸，衄，腹中痛，梦失精，四肢酸疼，手足烦热，咽干口燥，小建中汤主之。"随后第14条曰"虚劳里急，诸不足，黄芪建中汤主之。"医圣张仲景诊治心病的思想深深启发了我，指导着我治疗心律失常。

路老"持中央，运四旁，怡情志，调升降，顾润燥，纳化常"十八字方针，为指导的脾胃病诊治的学术思想体系，在治疗内科杂病和疑难病方面疗效卓著。笔者学习秉承路老脾胃学说"十八字方针"，将这一思想用于对"心律失常"的辨证论治，改变了长时间形成的固有的思辨方式，解决了我临床辨治心律失常的一些瓶颈问题。

心律失常是指心脏冲动的频率、节律、起源部位、传导速度或激动次序的异常，临床常见心悸，或心烦、惊惕不安、少气乏力等，脉象多为缓脉、数脉、结脉、三五不调等，属于中医"心悸""怔忡"等范畴。

临床中心律失常的症状常繁杂多变，但究其病机，无外虚实两端，且多虚实相兼。气虚血虚，脉道不充；邪阻脉道，心气不接，均致脉气不续，心血不能充养，以致心无所主，而出现心悸、怔忡等症。脾胃位于中焦，为后天之本，气血生化之源，心律失常等心系疾病的发生多与中焦脾胃密切相关，故临证中顾护脾胃，注重脾胃气机升降尤为重要。这正如《景岳全书·杂病谟·脾胃》指出："凡欲察病者，必须先察胃气；凡欲治病者，必须常顾胃气，胃气无损，诸可无忧。"

以下将自己学习经典、研习经方、学习路志正教授学术思想，以指导辨治心律失常的心得加以总结如下。

一、顾护脾胃，益气生血，以治病求本

脾胃为气血生化之源，其健运与否，影响心脏功能。脾胃虚弱，则致血亏不能灌注，血脉不充，心脉失养，久则难行君主之令，心病由生。笔者治疗心律失常，强调顾护脾胃，益气生血，对于心脾两虚，气血不足者，多以经方黄芪建中汤或归脾汤、八珍汤加减，常用药物有党参、黄芪、五爪龙、白术、茯苓、龙眼肉、炙甘草等。其中常应用黄芪，以黄芪善入脾胃，为补中益气之要药，又能托举阳气，利尿消肿，既补又升，对于脾胃气虚，中气下陷，疗效颇佳。然黄芪性温偏燥，故常

佐以知母以防温燥之弊。另外，笔者学习路老经验，常依据病人的体质和气候的特点，选用五爪龙，即"南芪"，此药无温燥之性，应用于气虚兼有热象，效果亦佳。

笔者在临证中尤为重视患者的脾胃受纳及运化功能，脾胃运化功能正常是能够坚持服药的基础。故慎用大黄、苦参、龙胆草等苦寒之品，以苦寒药多易损伤脾阳，致脾虚下陷，形成气虚不举之症。同样慎用熟地、阿胶等滋腻之品，以防碍胃。在补脾以治本的方剂中宜佐以麦芽、鸡内金、陈皮、砂仁、木香等理气醒脾、健脾消导之品。

二、调节升降，补益中州，以充养五脏

笔者认为，"以脾胃为中心"的关键在于"调理气机升降"。调升降，有狭义和广义之分。狭义指脾升胃降，即调理脾胃气机升降之枢纽；广义指调节三焦气机、周身气血之升降。《素问·经脉别论》指出："食气入胃，散精于肝，淫气于筋。食气入胃，浊气归心，淫精于脉。脉气流经，经气归于肺，肺朝百脉，输精于皮毛。毛脉合精，行气于府。府精神明，留于四脏，气归于权衡。权衡以平，气口成寸，以决死生。饮入于胃，游溢精气，上输于脾，脾气散精，上归于肺，通调水道。下输膀胱，水津四布，五经并行，合于四时五脏阴阳，揆度以为常也。"脾胃的升降失常，使得水谷精微的纳化、输布失常，久之影响人体阴阳、气血平衡，则百病由生。故调治心病诸法之中皆应勿忘升降之法。《素问·阴阳应象大论》指出："清气在下，则生飧泄，浊气在上，则生䐜胀。"气机升降失常，当升不升，当降不降，也是导致脉气不相接续，或气血逆乱，导致心神失养，或心神被扰，从而出现心律失常。治疗上，笔者常常升降并用，欲升清则稍加降浊之品，欲降浊则少佐升清之味，从而升降兼顾，出入相济。升清则常用补中益气汤、益气聪明汤、柴胡葛根汤等方法，以黄芪、升麻、柴胡、葛根等为主药；降浊则常用半夏厚朴汤、旋覆代赭汤等方法，以半夏、厚朴、枳实、旋覆花等为主药。

三、健运脾胃，运化水湿，以调和三焦

《素问·至真要大论》云："诸湿肿满，皆属于脾。"脾胃亏虚，运化失常，不能运化水湿，水湿内停，壅遏三焦，导致三焦气机闭阻；水湿上凌，干扰心脉，则会出现心律失常的发生；水湿久蕴成痰，痰阻心脉，也是心律失常的常见病因。因此，健运脾胃，运化水湿，也是治疗心律失常的常用方法。《金匮要略》第十二篇曰："病痰饮者，当以温药和之。"笔者认为"湿邪亦当以温药和之"。辨治湿证，慎用苦寒，以防戕伐阳气。常用对药：苍术、白术并用，健脾与运脾以燥湿；杏仁、白蔻仁、薏苡仁三药同用，宣肺、调中、渗下，调畅三焦气机，以治湿；茵

陈、藿香、佩兰、竹茹并用，清宣中上二焦湿热；滑石、车前子、玉米须通利小便，使湿走下焦。尚应明了"风能胜湿"，风行则湿化，正如李东垣在《脾胃论》中云："湿寒之胜，当助风以平之。"故笔者临证常在燥湿、清化、淡渗、通利之方中加入风药，如防风、羌活、荆芥、葛根之品，收效较好。

四、调和肝脾，解郁清心，以宁心定悸

随着社会的发展，工作及生活节奏的加快等因素，情志因素对人体身心健康影响越来越受到重视。《灵枢·口问》篇指出："悲哀愁忧则心动，心动则五脏六腑皆摇。"《内经》还认为"心藏神"，"心为君主之官"，并认为心为"五脏六腑之大主"，情志变化确实与"心"密切相关。心律失常患者多病程缠绵、反复难愈，多有心神不宁、欲悲欲泣、情绪低落、少寐多梦、烦躁易怒等心肝病状。肝气郁结，久而化火，横逆犯脾，继而出现食少纳呆，脘痞胀满，倦怠乏力等肝脾不调之症。治疗上笔者常心、肝、脾三脏同治，予以调和肝脾，解郁清心之法，常取小柴胡汤、逍遥散、柴胡疏肝散、菖蒲郁金汤、小定志丸之意，常用柴胡、郁金、石菖蒲、薄荷、预知子、百合、合欢花、制远志、龙骨、牡蛎等药。其中黄连、百合，用于内有郁热之心悸；菖蒲、郁金清营透热祛痰；预知子疏肝理气、活血止痛；柴胡疏肝解郁、退热理脾；合欢花、薄荷清心解郁；远志宁心安神定悸；龙骨、牡蛎重镇安神。

五、清解阳明，透达郁热，以安复心脉

《素问·逆调论》："胃不和则卧不安。"阳明脾胃失和会导致心神不守，阴阳失衡。足阳明之经别"散之于脾，上通于心"，若不知戒食，食入过多辛辣炙煿、膏粱厚味之品，脾胃运化无力，久而生热，阳明郁热，扰动心神。阳明郁热证，当以清解阳明，透达郁热之法。笔者常用大柴胡汤、栀子豉汤，或黄连温胆汤、升降散等。栀子泻火除烦，凉血清热；淡豆豉宣发郁热，解表除烦，两药共用，清宣胸膈郁热。也常用黄连、黄芩、芦根、枇杷叶、竹茹等清解中焦郁热。对于饮食物蓄留肠胃，壅滞难消，尤其是饱食辛辣油腻之后，常嘱其服用保和丸以消导通利，以防积而化热。

六、补益脾胃，温阳化饮，以恢复正气

脾胃居于中焦，主受纳与运化水谷，如饮食不节，过食生冷，起居失常，冒雨涉水，常易损伤脾阳，影响脾胃正常功能。脾胃虚寒，无力运化水谷，则致气血生

化乏源，气血不足，累及他脏，心脉受累则会出现心悸等，表现为心律失常症状；脾阳既伤，不能布散津液于全身内外，水液不能正常输布，形成饮证，上凌心脉，亦会使心脉受累。此时常以温补脾胃，温阳化饮之法治之。脾胃虚寒患者，选用党参、高良姜、干姜等温补健脾，或温中理气；若中焦虚寒，无以上养心神，心中悸动，虚烦不宁，面色无华，并见腹痛喜温者，应予黄芪建中汤温中补虚，和里缓急；脾阳虚弱，无力运化，水饮中阻，上凌于心者，予苓桂术甘汤以温脾化饮；脾阳不足，脾肾阳虚，津液布散失常，水饮内停，上逆于心者，治以真武汤，以温阳化气，利湿行水。

举例

马某某，女，69岁，2015年6月23日初诊。主诉：阵发性心悸一年，加重1个月。现病史：患者于1年前情绪紧张，在劳累后出现心慌阵作，伴有头晕头热、心中时时"落空"感、周身乏力，就诊于某省级医院，诊断为"心律失常 阵发性心房颤动。"给予药物治疗（具体不详）后，症状缓解。近1个月患者心慌加重，自服"速效救心丸"不能缓解。现主症：心慌阵作，心中时时"落空感"，善太息，紧张，周身乏力，口干口苦，烧心反酸，食凉后胃部胀满，大便一二日一行，黏滞不畅，多不成形，纳寐尚可。血压100/70mmHg。舌脉：脉沉滑而三五不调，脉搏60~70次/分，舌淡红胖大，苔薄黄腻。

西医诊断：心律失常，心房颤动。

中医诊断：心悸。

辨证：肝郁脾虚，郁热扰心。

治法：调和肝脾，解郁清心。

处方：半夏泻心汤加减。清半夏6g，党参6g，黄连6g，黄芩6g，高良姜3g，炙甘草6g，茯苓15g，炒白术10g，陈皮6g，薏苡仁20g，海螵蛸20g，娑罗子10g，芦根20g，百合30g，郁金10g，石菖蒲15g。7剂，日1剂。

2015年6月29日二诊：服上方后精神好转，体力增加，心中"落空感"、善太息大减，口干口苦、烧心减轻，大便日一行，黏滞减轻，血压120/80mmHg，脉率64次/分，心电图示窦性心律。脉沉小滑，舌淡红体胖大齿痕，苔薄白腻。上方略于加减，续服。

2015年7月10日电话问诊：患者诉心慌、心中"落空感"未作，紧张、善太息症状已消失，口干口苦、烧心继减，大便日一行，为成形软便，纳寐尚可。脉搏70次/分，血压125/70mmHg，已自行停服中药汤剂。

按：本案患者，西医诊断为"心律失常，房颤"，属于中医"心悸"范畴。四诊合参，辨证为肝郁脾虚，热扰心神。善太息，易紧张，口干口苦为肝气郁结，肝经郁热的典型表现；脾胃虚弱，失于健运，则出现烧心反酸，不能食凉；脾虚肝旺，土虚木乘，故而大便不成形，黏滞不畅；肝气郁结，日久化火，热扰心神，继而出现心慌，心中"落空感"，并在紧张、劳累后加重。脉沉滑而三五不调，其"三五不调"为"房颤"的脉象特点，舌淡红胖大，苔薄黄腻亦符合肝郁脾虚证的表现。

综合以上，本案病位在心、肝、脾三脏，属虚实夹杂证，治以调和肝脾，解郁清心之法。处方选用半夏泻心汤加减，其中半夏、黄芩、黄连、高良姜辛开苦降，调和肝脾，寒热平调；党参、茯苓、炒白术、炙甘草益气健脾，以扶脾抑肝；陈皮、薏苡仁健脾燥湿，行气调中；娑罗子、海螵蛸疏肝理气、宽中和胃、制酸止痛；芦根养阴清热，益胃生津；百合、郁金、石菖蒲疏肝解郁，清心安神。诸药合用，共奏调和肝脾，解郁清心之效。

小　结

笔者认为心律失常的发生，多与中焦脾胃功能失常有关，治疗上在以脾胃为中心的基础上，采用顾护脾胃，益气生血；调节升降，补益中州；健运脾胃，运化水湿；调和肝脾，解郁清心；清泻阳明，宣发郁热；补益脾胃，温阳化饮等六种治疗方法。同时注重四诊合参，五脏并调，达到了较好治疗心律失常疾病的效果。

（徒弟于芳主治医师协助整理）

论心痛从脾胃论治

从《灵枢·厥病》篇所述，厥心痛伴有胃病证候，称为胃心痛。厥心痛伴有脾病证候，称为脾心痛。心痛与脾胃的关系是多方面的。

1. 经络相连　在经络上，心与脾胃有三条经络相连，这在《内经》有详细论述。《灵枢·经脉》曰："脾足太阴之脉……其支者，复从胃，别上膈，注心中。"《灵枢·经别》曰："足阳明之正……属胃，散之脾，上通于心。"《素问·平人气象论》曰："胃之大络，名曰虚里，贯膈络肺，出于左乳下，其动应衣，脉宗气也。"

2. 生理相关　在生理上，心与脾胃的联系是多层次的，首先，脾胃为人体气机升降之枢，执中央以运四旁。二者，脾胃为后天之本，气血生化之源，心只有得到脾胃运化之水谷精微，才能心气充沛、心血充盈、血脉循行正常。再者，脾胃化生的水谷精气与肺吸入的清新之气结合生成宗气，宗气贯心脉而行气血，宗气充盛才能保证血流运行通畅。

3. 病理相因　在病因病机上，心痛常因脾胃病变而发生，如暴饮暴食，胃气壅塞，或肠腑不通，排便费力，皆可加重心脏负担而引发心痛；脾虚生痰，痰浊阻于心脉，或脾虚不能化生气血，因虚致瘀而心痛。

4. 症状相伴 在临床表现上，《厥病》篇明确指出"厥心痛，腹胀"。西医学认识到，心绞痛、心肌梗死 1/6~1/3 病人的疼痛性质及部位不典型，如位于上腹部。心肌梗死在发病早期约 1/3 的病人伴有恶心、呕吐和上腹胀痛；少数病人可见肠胀气；重症者可发生呃逆等胃肠道症状。

心痛的病位在心，为"君主之官"患了病。从中医学整体观念出发，心痛既因心之本脏阴阳气血偏虚以及寒凝、热结、痰阻、气滞、血瘀等邪实因素而引起，又可由其他脏腑的寒热虚实所累及。换言之，五脏六腑皆令心痛，非独心也。以上所述心与脾胃在经络、生理、病理、症状的关系，只是举例而言，"余脏准此"。

例举心痛（冠心病、心绞痛）从脾胃论治验案三则如下。

例 1. 可疑冠心病 张某某，女，54 岁。1986 年 9 月 23 日诊。因子宫肌瘤，阴道出血而造成失血性贫血，不得已于去年 10 月作子宫切除术。术后时发心前区轻度憋闷感，数分钟缓解，多因劳累后诱发。经常心悸，气短，乏力，动则喘息，出冷汗，畏寒恶风，脘痞腹胀，食欲不振，少寐易醒，舌暗淡苔白，脉沉细缓。曾服复方丹参片、冠心苏合丸近 1 年，病无改善。胸闷发作时服活心丹或速效救心丸可缓解。入冬病益甚。心电图检查：窦性心律，各导联 T 波异常。诊断：可疑冠心病。辨证：首因阴血下夺，再因手术创伤，且年逾七七，"任脉虚，太冲脉衰少"，以致气血亏损，心脉失养，故见心气不足等虚衰表现。治法：补益心脾，助阳敛阴。方药：人参汤加味。党参 12g，白术 10g，干姜 10g，炙甘草 10g，炮附子 6g，山萸肉 18g。停服苏合丸、丹参片等香窜、活血药。服药 3 剂，心悸，汗出，畏寒，脘痞等症好转，守方出入服半个月，心悸等明显减轻，胸闷很少发作。复查心电图：T 波 II、aVF、V$_5$ 由低平、双相转为直立。后以归脾汤加减收功。

例 2. 冠心病心绞痛偶发室性早搏 赵某某，男，52 岁。1986 年 12 月 23 日诊。有"冠心病、心绞痛"病史六年，入冬以来加重。现阵发性胸骨后憋闷而痛，多在活动时发病，含药（异山梨酯、速效救心丸之类）后缓解。心电图检查：冠状动脉供血不足、偶发室性早搏。诊断为胸痹心痛。首用宣痹通阳法，以瓜蒌薤白半夏汤治之效果不佳。二诊加用活血化瘀药，仍无改善。由于气候日渐寒冷，病情发作日趋频繁。发病后动则气喘，倦怠乏力，食少便溏，脘腹胀满，脉弦而结（64 次/分，每分钟间歇 3~5 次）按之无力，舌淡紫体胖、苔薄腻。四诊合参，乃心脾阳气虚衰，痰瘀交阻心脉。从前治法，舍本重标，唯宣通之品无功。三诊用人参汤合宣痹、活血方药，以标本兼治。服药 3 剂，疗效不著。四诊考虑经方之功在于精专力宏，方不精，药不专，病重药轻，殊难奏效。故以大剂人参汤为主治之，处方：人参、白术、干姜、甘草各 30g，川芎 9g，石菖蒲 12g，砂仁 6g。日 1 剂，水煎分 5 次温服。服药 4 剂，心痛发作明显减少，脉缓偶结。原方减量，调治一个月，病情缓解并稳定。此例一诊、二诊，忽略了辨证论治，套用宣痹、活血之方法，法非不善，方非不良，只因应用不当，故无功效；三诊辨证虽准，但治法不专，用量亦轻，效亦不佳；四诊以大剂人参汤为主补益心脾，振奋阳气，稍佐芳香通脉之品，功专力宏，恰合病情，立建奇功。古人谓："中医不传之秘在于剂量。"岂可忽视！

例3. 冠心病心绞痛频发室性早搏　马某某，女，49岁。1997年12月12日诊。两年前感冒时发生胸骨后憋闷且喘息，当地按"气管炎"治疗无效。近2个多月来发作频繁，故来求治。详问病情，其胸骨后憋闷时发时止，甚则伴有辛辣灼热感，多在活动时发病，持续几分钟到十几分钟，休息后可自行缓解。患者经常心中悸动，倦怠乏力，食少便溏，脘腹胀满，脉沉细而结（62次/分，每分钟间歇十几次），舌淡紫体胖、苔薄腻。查心电图示：冠状动脉供血不足、频发室性早搏。以瓜蒌薤白半夏汤与冠心Ⅱ号方（丹参、川芎、红花、赤芍、降香，为现代名医郭士魁经验方）复方治疗，服药7剂，疗效不佳。审查病机，乃脾阳不足，胸阳不振，心脉瘀阻。上述方药只能治标，不能治本，病在上焦，治法宜求之于中焦。仍以原方治标，加人参汤治本。处方：人参、白术、干姜、甘草各15g，瓜蒌18g，薤白12g，清半夏9g，丹参18g，川芎、赤芍、红花、降香各9g。服药3剂，病情好转。守方连续服用20余剂，胸闷而喘很少发作，心悸基本控制，其他诸症均明显改善。复查心电图示：冠状动脉供血不足有改善，偶发室性早搏。用人参归脾丸、复方丹参片以巩固治疗。

人参汤与理中汤药味及用量相同，唯理中汤用炙甘草，人参汤用生甘草。人参汤补中助阳，有振奋阳气之功用。上述3例治验可知，本方不但对中焦脾胃虚寒有良效，而且对心脏病阳气虚衰的病变亦有捷效。

运用茯苓四逆汤治疗重症心衰心得

（及孟主任医师整理）

【简介】及孟，女，1974年生，河北省武邑县人。海南省中医院副主任中医师，心病二区副主任，海南省中医院吕志杰仲景医学研究室主任。第六批全国名老中医药专家学术经验继承人，师从吕志杰教授。任海南省中医药学会心血管专业委员会常委，海南省经方专业委员会常委兼秘书，海南省中西医结合学会脑心同治专业委员会常委，海南省医学会心血管康复委员会委员。从事心血管内科工作20年，有着丰富的中西医结合治疗心血管病的临床经验，尤其擅长心力衰竭治疗。

吕志杰教授是我的师承导师，2018年拜师仪式上，吕师将他编著的《伤寒杂病论研究大成》赠给我，我临床遇到问题常查阅此书，受益良多。吕师擅长治疗心脑血管病，每周来我们心病科查房，并参与病例讨论，他的临床疗效、病例分析深受大家欢迎。吕师运用茯苓四逆汤治疗重症心力衰竭之良好疗效，让我科的西医主任、中医人员佩服不已！我作为徒弟随诊，亲临诊治全过程，更是感叹该方之神奇！特将吕师对茯苓四逆汤之独到的方药用法、验案举例与随诊心得分述如下。

一、方药用法

《伤寒论》茯苓四逆汤方："茯苓四两，人参一两，附子一枚，甘草二两（炙），干姜一两半。上五味，以水五升，煮取三升，去滓，温服七合，日二服。"

吕师对茯苓四逆汤的具体用法：茯苓 60g，人参 10~20g，炮附子 20~30g，干姜 15~30g，炙甘草 10g。煎服法有二：一是以上 5 味药，以水 900~1000ml，浸渍 30 分钟以上，煎沸后再煮取 30 分钟以上（如此先将附子泡透，再煮 30 分钟以上，则炮附子用量 30g 无中毒之忧），取药液 300ml，分日 3 次温服。此乃吕师用此方经验；二是一般用法，即将附子先煎 30 分钟，再与诸药同煎，服法同上。

二、验案举例

例 1：王某某，女性，86 岁，因"活动后胸闷、气促、水肿 10 天"于 2019 年 3 月 5 日入院。既往 2 型糖尿病、冠心病病史。入院 10 天前劳累后出现胸闷、心慌加重，伴气促，睡眠可，大便正常，小便发黄、量少，水肿。入院查体：BP 148/70mmHg 双肺呼吸音稍粗，右下肺可闻及湿啰音，心浊音界无明显扩大，心率 83 次 / 分，律齐，无杂音。双下肢重度水肿。入院理化检查：①NT-PROBNP 2854pg/ml。②心脏彩超：室壁节段性运动减弱；主动脉瓣、二尖瓣退行性变，二尖瓣、主动脉瓣轻度反流，三尖瓣重度反流；左心收缩功能正常 EF50%；左心舒张功能 E/A 测值减低。③肝胆脾胰彩超：肝静脉增宽，结合病史考虑肝淤血，腹腔中等量积液。④胸部 CT 示：慢性支气管炎、肺气肿、右侧胸腔中等量积液。左侧胸腔少量积液，心脏增大。

中医诊断：心水病，阳虚水泛证。

西医诊断：①慢性心力衰竭，心功能 III 级；②冠心病，不稳定型心绞痛；③2型糖尿病；④高血压；⑤颈动脉硬化（双侧颈总、颈内、颈外动脉多处硬化斑形成）；⑥双下肢动脉硬化症。

入院后西医治疗：给予扩冠、利尿减轻心脏负荷、调脂稳定斑块、抗血小板聚集、降压等。经利尿后患者尿量有所增加，但水肿改善不明显。仍气促，腹胀，小便少。NT-RPOBNP：5324pg/ml。调整利尿剂，加大利尿剂用量，尿量改善不明显，仍水肿，腹部胀满。

3月10日吕师查房：患者舌偏暗红、苔微黄，脉浮取大，中、沉取少力。治用茯苓四逆汤。方约用法见前,6剂。3月16日吕师第二次查房：患者胸闷、心慌、气促均消失，双下肢肿减轻，药已中病，症状改善，给予前方减半量服用。3月21日吕师第3次查房：服上方后腹胀减轻，下肢轻度水肿，已停用西药利尿剂，尿量尚可。仍治以温阳利水为主，用实脾饮及茯苓四逆汤交替服用。舌偏红、苔微黄少津，脉沉缓少力。出院后以小剂量茯苓四逆汤适当加味，巩固治疗。2个月后随访：停用利尿剂，水肿无复发。

例2：王某某，男性，70岁，因"反复胸闷、气短伴双下肢水肿2年，复发加重3天"于2018年03月19日入院。入院症见：胸闷、气短，活动后加重，夜间不能平卧，四肢乏力，上腹部闷胀，双下肢水肿，偶有咳痰，痰色白质稀，量少，食欲夜眠欠佳，小便色黄，大便干结。查体：BP 137/96mmHg。呼吸稍急促，双肺呼吸音低，双肺底可闻及湿性啰音，心浊音界有明显扩大，心率78次/分，心律绝对不齐，心音强弱不等，二尖瓣区、主动脉瓣区可闻及收缩期Ⅱ～Ⅲ级吹风样杂音。腹部膨隆，腹壁稍紧张，移动性浊音（+），双下肢中度凹陷性水肿。理化检查：①N末端B型脑钠肽：16443pg/ml。②肝功能：白蛋白28.9g/L。③心电图：心房颤动，ST-T改变。④心脏彩超：全心增大，升主动脉增宽；主动脉瓣退行性变并轻度反流；左室壁节段性运动异常；三尖瓣关闭不全，轻度肺动脉高压；二尖瓣、肺动脉瓣中度反流；左心收缩功能减低；心包积液。⑤超声：腹腔积液。

中医诊断：心水病，阳虚水泛证。

西医诊断：①慢性心力衰竭，心功能Ⅲ级；②扩张型心肌病；③心房颤动。

入院后西医治疗：静推呋塞米注射液，口服呋塞米片、螺内酯片，以利尿减轻心脏负荷，改善心室重构。治疗3天后，上腹部闷胀稍缓解，双下肢水肿稍减轻。

3月22日吕师查房：患者面色黧黑，舌淡暗、苔水滑，脉弦缓涩。治用茯苓四逆汤。方药用法见前，3剂。

3月25日第二次查房：患者服3剂后，胸闷、气短症状明显改善，夜间可平卧，上腹部闷胀较前缓解，双下肢水肿基本消退，尿量较前增多。守原方3剂巩固疗效。

3月29日第3次查房：患者无胸闷、气短，夜间可平卧，上腹部闷胀明显缓解，双下肢水肿消退。患者诉夜尿频，约10次/夜，面色晦暗，舌略暗、苔薄白，脉缓略弦而涩。本着"缓则治本"的法则，方以四君子汤合五子补肾丸益气健脾、补肾助阳。服药后，夜尿减少，双下肢无水肿，无不适。故续守原方5剂，出院巩固治疗。

例3：符某某，男性,72岁，因"气促间作3年多，再发伴双下肢水肿10天"，于2018年4月8日入院。3年多前出现气促，活动时明显，10天前无明显诱因气促逐渐加重，伴有双下肢水肿、胸闷、心慌、四肢乏力，伴有夜间阵发性呼吸困难，时有咳嗽、痰少色白。体重较前增加 2.5kg。有糖尿病病史，合并周围神经病变、糖尿病肾病 IV 期、糖尿病周围血管病变、陈旧性前壁心肌梗死。查体：BP：128/67mmHg。双肺呼吸音减弱，可闻及少许散在湿性啰音，心率 92 次 / 分，律齐，双下肢重度凹陷性水肿。理化检查：①N 末端 B 型脑钠肽：9530pg/ml。②肾功能示：肌酐 210.0μmol/L。③心脏彩超示：左心扩大，左室壁运动普遍减弱，以后壁、下壁为明显；主动脉瓣钙化并轻度反流；二尖瓣、三尖瓣轻度反流；心包腔少量积液；左心收缩功能差 EF32%，左心舒张功能差。④胸腔 B 超示：右侧胸腔积液（98mm）。⑤胸部 CT 示：右侧胸腔中大量积液，左侧少量胸腔积液，心影增大。

中医诊断：心水病，阳虚水泛血瘀证。

西医诊断：慢性心力衰竭，心功能 IV 级；冠心病，陈旧性心肌梗死；2 型糖尿病，糖尿病周围神经病变，糖尿病肾病 IV 期，糖尿病周围血管病变。

入院后西医治疗：给予利尿、改善心室重构、扩冠、降压、降糖、抗血小板聚集、稳定斑块治疗。4 月 10 日给予右侧胸腔穿刺引流。经治疗，患者气促较前略有改善，双下肢水肿用利尿药改善不明显。

4 月 11 日吕师查房：患者仍喘不得卧，胸闷，心慌，四肢乏力，双下肢中 – 重度水肿，小腿肤色青紫。舌淡、发青、苔少，脉浮取明显，中取弦象，沉取力量不足。吕师查看病人后说：《金匮要略·水气病脉证并治》篇曰"血不利则为水"。故双下肢肤色青紫并水肿。舌淡，脉沉取无力为阳气不足的表现，阳虚不能推动血脉运行而致瘀。该病为虚实夹杂，病位在心。治法予温阳利水，佐以活血化瘀。方以茯苓四逆汤加丹参 20g，赤芍 15g，白芍 15g（《本经》云芍药利小便），3 剂。患者服用上方 3 剂后，安静时无气促，双下肢水肿明显消退，为轻度水肿。继服上方至 5 剂，双下肢水肿基本消退。

4 月 18 日第二次查房：患者喘不得卧明显减轻，胸闷、心慌、四肢乏力均改善，双下肢水肿消退，肤色青紫略减轻，按压时有疼痛。舌淡紫、苔白微腻，脉弦细、重按少力。吕师说：患者心衰明显减轻，浮肿消退，上述方药得当，继守原方，但考虑患者小腿青紫为血瘀阻络，加地龙 15g 活血通络止痛。继续服用 2 剂后，患者病情稳定而带中药 7 剂出院。出院后门诊就诊：双下肢水肿无复发。

三、随诊心得

慢性心力衰竭急性加重，多伴有明显液体潴留。本文 3 例患者均为慢性心衰急性加重者，水肿明显，均合并胸腹腔积液。都是在先采用西医西药治疗而水肿消退不明显的情况下，吕师辨证采取茯苓四逆汤原方或适当加味治疗，在数日或十余日之内取得水肿消退、症状改善的良好疗效。这为中医治疗慢性心衰急性加重提供了成功的经验。

茯苓四逆汤证见于《伤寒论》第69条："发汗，若下之，病仍不解，烦躁者，茯苓四逆汤主之。"本条原文记述过于简略。故历代医家对本文见解不一。若以方测证，可知本方证为虚人外感，误施汗下而转属少阴。吕师编著的《伤寒杂病论研究大成》解释本条说："汗下后，病仍不解，反增烦躁，乃病已转属少阴。因误汗外虚阳气，误下内虚阴液，阴阳俱虚，水火不济，故生烦躁，治用茯苓四逆汤。本方功能回阳益阴，兼伐水邪。方用四逆汤回阳救逆，加人参、茯苓补气益阴，宁心安神。"并引录《医宗金鉴》之方解："茯苓感太和之气化，伐水邪而不伤阳，故以为君；人参生气于乌之乡，通血脉于欲绝之际，故以为佐；人参得姜、附，补气兼以益火；姜、附得茯苓，补阳兼以泻阴；调以甘草，比之四逆为稍缓和，其相格故宜缓也。"吕师更是结合临床独立思考，以茯苓四逆汤治疗重症心衰水肿，取得良效。首次治例载于吕师著《经方新论》。以下谈随诊心得。

1. 慢性心衰急性加重，以心肾阳虚为病机之关键

慢性心衰是心血管疾病的终末期表现，主要临床表现为乏力、呼吸困难、水肿，后期尿少、水肿明显。遍览古籍相关论述，《素问·水热穴论》云："水病，下为跗肿大腹，上为喘呼，不得卧，标本俱病，肺为喘呼，肾为水肿。"《金匮要略·水气病》篇第13条曰："心水者，其身重（按：《千金》卷二十一第四作'其人身体肿重'）而少气，不得卧，烦而躁，其人阴肿。"《中藏经》云："心有水气，则身肿不得卧，烦躁。"吕师认为：心力衰竭早期以心气虚为主，进一步发展，则心阳虚；心阳鼓动血脉，运行全身，有化气行水之功，若心阳不足，血脉运行受阻，水不化气，水饮凌心射肺，影响及肺则咳喘。心病日久，累及到肾，肾者主水，肾阳不足，水液内停，则尿少水肿。《金匮要略·水气病脉证并治》篇第17条曰："肾水者，其腹大，脐肿腰痛，不得溺……"郑钦安《医法圆通》说"真火与君火本同一气，真火旺则君火始能旺，真火衰则君火始衰。"总之，心肾阳虚，为慢性心衰而水肿的关键。

2. 慢性心衰急性加重性水肿的治疗关键，在于振奋心肾之阳气

水为阴邪，水肿既成，则遍伤阳气，阻遏阳气运行。如此病情，振奋阳气，特别是心肾之阳气的运行至为关键。谨遵《金匮要略》"温药和之"之大法，对于心衰性水肿，以茯苓四逆汤治主之。方中茯苓为君药，重用茯苓取其"抑阴邪伐水邪"之功效，吴谦说"茯苓感太和之气化，伐水邪而不伤阳"，故重用之，据临床报道与现代药理研究，茯苓用量大于30g有强心利尿的作用，随着用量的递增，其作用增强，用至100g强心利尿效果最强；附子配干姜补助心脾肾之阳气，以达温阳利水之效；附子配人参，以人参补后天之气，附子补先天之气，二药刚柔相济，相须为用，则能瞬息化气于乌有之乡；甘草调和诸药堪称"国老"，《本经》曰甘草"通经脉，利血气，解百药毒"，但水肿患者不可重用之。全方诸药合理配伍，振奋了周身之阳气，"大气一转，其气乃散"（《金匮要略》第十四篇），使心衰重症患者转危为安。

3. 茯苓四逆汤对心衰水肿而利尿剂抵抗的患者，有肯定疗效

目前还没有公认的利尿剂抵抗的定义。在已经提出的几个定义中，一个被广泛引用的定义是：急、慢性心衰患者应用利尿剂治疗时，尽管利尿剂的剂量递增，但仍无法控制水钠潴留的现象，被称为利尿剂抵抗。本文例举的三个治例，有一个共同的特点，即都是在应用西药利尿剂疗效不好，更确切地说，即几乎无效的情况下，也就是在发生利尿剂抵抗而束手无策之时，以茯苓四逆汤治之，均取得利尿消肿的肯定疗效。这就是中医药的神奇与优势！足应珍惜之，重视之，运用之，以补西医西药之不及，或可说是"短处"。茯苓四逆汤不仅仅是前文说的补助心肾之阳气，并可补脾气、补肺气。本方之茯苓、人参、甘草，都是甘味，甘味入脾，土能生金，故亦补肺气。如此，则补益心、肺、脾、肾四脏之阳气。肺主一身之气，为水之上源；脾主运化水湿，为水之中源；肾者主水，为水之下源；心为"阳中之太阳"，阳光普照，阴霾四散。如此补益"四脏"阳气之良方，补助三焦阳气之神剂，气行则水行，故可利水消肿，而水肿自消矣。（吕师对本文的撰写做出了具体指导与精心修改，深表敬意。）

王三虎主任医师以经方治疗肺结节的经验

（王欢、权鑫整理）

【简介】 王三虎，1957年7月生于陕西省合阳县。先后毕业于陕西渭南中医学校、南京中医学院（今南京中医药大学）、第四军医大学，医学博士。1998年在第四军医大学晋升教授。2008年获"广西名中医"称号，2018年获"陕西省名中医"称号，2022年成为"第七批全国老中医药专家学术经验继承工作指导老师"。现为渭南市中心医院中医专家、渭南市中医药事业发展高级顾问、深圳宝安中医院特聘专家、西安市中医院首席中医肿瘤专家。兼任中华中医学会中医药临床案例成果库专家委员会委员、欧洲经方学会顾问、瑞士华人中医学会顾问、美国加州中医药大学博士生导师等学术职务。先后招收、培养研究生及传承弟子300多人。多年来坚持理论与实践结合，继承与创新并重的治学观，提出了"燥湿相混致癌论""寒热胶结致癌论""人参抗癌论""把根留住抗癌论""肺癌可从肺痿论治""风邪入里成瘤说"等新论点。许多观点纳入报纸、教材、指南。年诊国内外患者2万人次。共发表论文230余篇，主编、参编书籍30余部，畅销5本独著专著。近年多次在国内外成功举办经方抗癌学习班。2017年获"最具影响力中医人奖"。《中医抗癌系列课程》2019年被北京中医学会评为第五批中医药传承精品课程。2020年获"全国患者信任的好医生"、2021年获"健康强国荣耀医者"等荣誉。已在北京、西安、渭南、深圳、淄博、台州、佳木斯、青海等地设立经方抗癌工作站（室）。

编者按： 我与王三虎教授认识不久（网上），互有但恨相识太晚之叹！我通读了王教授著作《经方人生》感想，收获良多。他于16岁卫生班毕业在卫生院工作时，受到良师启蒙，用了一年多时间背诵《伤寒论》，达到"在四个小时内一口气（将《伤寒论》）背完"。在攻读伤寒专业研究生期间，他不论"白天还是晚上"，有时间就在图书馆看书，记了2000多张卡片。如此坚实的功夫，是他日后擅用经方，以经方治疗肿瘤有所作为之基础。他与日俱进，应患者之所求，研究以经方治肺结节取得疗效，这为读者提供了思路。但是该文对肺结节与肺痿之关系的见解，笔者不能完全苟同，有待深入探讨之。

肿瘤是慢性病、多发病，当然也是疑难病。谁不想把它治好呢？中医西医都是在提高肿瘤治疗疗效的过程中发挥各自的优势。根据"治未病"的思想，我们今天探讨结节病的问题。如果说肺癌是发病率最高的癌症，那么肺结节就是发病率最高的结节。随着检测手段的提高，肺结节的发病率、就诊率特别高，那么怎么办？我想诊断不成问题，西医"有看法，没办法"，中医呢？中医是"谁都敢看病，谁都敢开方子"，名之曰我辨证论治了！

我说在某种意义上讲，辨证论治就是一块"遮羞布"，因为我们就想用最基本的医学知识解决最复杂肿瘤的问题。谁都能开出方子把病人推走，效果呢？却不知道辨证论治是有问题的，辨证论治是在辨病论治没有办法的前提之下的一种折中或不得已而为之。张仲景是太阳病、阳明病、少阴病、肺痿肺痈咳嗽上气病，是辨病！辨病是解决疾病的主要矛盾，辨证是在辨别疾病发展过程中不同阶段不同人的一些特殊问题。

就肺结节来说，中医是什么病？作为中医肿瘤科学科带头人，就要在这方面有所担当，有所作为。辨病的病名、病因、病位，疾病的早中晚，轻中重。同样一个病，早期是什么表现？用什么方法？中期是什么表现？用什么方法？晚期是什么表现？用什么方法？同样一个病，就用一个方子吗？我认为，肺结节就是肺痿的初期阶段。那么肺痿呢？肺痿是很早期的病名。据我所知，肺痿是中医内科教材之40多种疾病中，唯一一个没有写相当于西医学什么疾病的疾病。肺痿病的实质不清，为什么？既然不知道它是什么病，为何还要在中医内科教材中提出来呢？因为它很重要。从汉代张仲景始至历代中医学家都重视肺痿这个病，难道这个病突然消失了吗？没有，它的发病率很高，如果它的发病率不高的话，张仲景能将其作为杂病之一重点叙述吗?

在《金匮要略》中,肺痿就是非常重要的病,可以说,肺痿就是张仲景辨病论治的典范之一,也是中医理论体系上辨病成功的典范。为什么?古人对其临床经验丰富,就相当于我们现在所说肺癌发病率高,医生自然经验丰富一样。为什么我说他是辨病的典范,因其病名病因病机及基本的治疗方法皆具体,还有六七个代表方剂。我们大家耳熟能详的方剂有:射干麻黄汤、葶苈大枣泻肺汤、麦门冬汤、小青龙加石膏汤,都是治疗肺痿的代表方剂(编者按:上述4个方证的两个方证为"咳嗽上气病"的表现。当然,同一篇疾病,病机相同,方剂可以互用)。但实际上,我们中医漠然置之,视而不见,听而不闻。我们辨证论治了,开出方子了,有的还有效果,何必再在故纸堆里寻寻觅觅。

就以肺痿的病名来讲,真不知道古人是如何想出来的,现在肺癌也好,肺结节也好,都出现了肺痿,CT表现为肺实变、胸膜凹陷,却不知道古人是如何知道?从字面意思理解,虽然肺痿和肿瘤不太一样,但它就是这个病的特点。如何证明?我"以经解经"来阐述这个问题,《金匮要略·五脏风寒积聚病脉证并治》是不是与肿瘤有关,积聚中恰巧提到了肺痿,说明肺痿就是肿瘤,如"热在上焦者,因咳为肺痿"。为什么呢?因为古代没有X线,看不到摸不着,根据咳嗽就知道是肺痿。喉中有水鸡声,咽喉不净,咳咳咳……因咳为肺痿,根据症状,特殊的表现,断定为肺痿;关键为"热在中焦者,则为坚",坚硬的肿块,这恰巧证明了肺痿就是肿块,但外有胸骨包裹,摸不到;而到中焦上腹部了,可以摸到肿块,所以热在中焦者,就能摸到肿块了;那么"热在下焦者",在盆腔,早期也摸不到肿块,但是可以通过尿血、淋漓不通来判断。因此,肺痿就是肺肿瘤。我的博士学位论文就是《肺癌可以从肺痿论治》,在这里就不多述了。

现在西医对肿瘤还缺乏有效的治疗手段,主要是对病因认识不清楚,如果我们清楚病因了,倒好预防了。那么肺结节是怎么造成的?这个问题,其实张仲景早在近2000年前就已经提到了肺痿的病因病机,这才是关键。《金匮要略》:"肺痿之病,从何得之?师曰:或从汗出,或从呕吐,或从消渴,小便利数,或从便难,又被快药下利,重亡津液,故得之。"有的人汗出过多,这类人非常多见,汗多就是肺结节的原因;"或从呕吐",动不动就吐,当然伤津,汗多也伤津;"或从消渴",消渴有的即糖尿病,"循证医学"证明,肿瘤和糖尿病密切相关,所以很多肿瘤病人都有血糖问题;"小便利数",小便次数多可以造成肺结节。总之,上述诸多因素"重亡津液",津液损伤过多,肺失濡润,就会产生结节。

《金匮要略》第一条讲到肝病知传脾,上工治未病。第二条提到"邪风"致病,曰"客气邪风,中人多死。千般疢难,不越三条"。"风为百病之长",语重心长,只可意会。为什么肺癌是癌症中发病率最高的疾病?因为肺为娇脏。人体只有三个器官和外部直接相通：一是皮肤，可穿衣御寒；二是消化道，可饮食有节；三是呼吸道，肺与外界息息相关，和自然界的关系最密切，诸多外邪皆可伤肺，故肺病，包括肺癌的发病率最高。

从辨病论治的角度来讲，肺结节就是肺痿的早期病变，或兼夹外邪，以咳而脉浮为特征。实际上多为表寒内热，因此，"肺气不宣，津液不寻常道，而致凝聚"就是肺痿的初期或可见是肺结节。那么，张仲景"咳而脉浮者，厚朴麻黄汤主之"，脉浮即提示早期肺结节病变，外感早期并不一定脉浮，但脉浮就提示为早期。咳，"热在上焦者，因咳为肺痿"，这就是辨病。由此可见，肺结节的产生与外邪侵入人体，平素津液匮乏的情况下容易产生内热，外寒内热，阴虚痰浊，仲景以厚朴麻黄汤主之，这就是治疗结节的奥秘。

《医宗必读》中提到五个中医肿瘤的病名，拟定了五个代表方剂，其中不乏厚朴的出现，甚至有厚朴大剂量的使用，那么厚朴为什么值得我们如此重视？厚朴是味善于化凝结之痰的药，我们熟悉的半夏厚朴汤，理气的药物不少，为何用厚朴，难道只是理气吗？厚朴具有化结散凝，为化解凝结之痰气的特殊中药。正如达原饮，温病邪入膜原，由表及里，登堂入室，侵犯膜原，还是用厚朴散结化结的方法。善治者治皮毛，把疾病控制在初期，散结解结，化痰散结，而不是软坚散结。可见，达原饮中之厚朴化凝的作用非常重要。仲景用厚朴五两散结，用麻黄发汗驱邪，石膏不但清胃火，而且有散结作用。分化瓦解，分消走泄，分离正邪等诸多肿瘤治法之中，"散"常常被忽略。

石膏如何能有散结作用？从木防己汤中可以看出，曰"膈间支饮，其人喘满，心下痞坚，面色黧黑，吐下不愈者，木防己汤主之"。木防己汤就是治疗纵隔肿瘤，或是肿瘤的纵隔转移造成的上腔静脉综合征的，上腔静脉综合征是肿瘤科的急症之一。木防己汤方用了四味药，其中，石膏鸡子大12枚（编者按：原文曰"石膏十二枚，鸡子大"。如此用量太大，叶霖说"十二枚"三字为衍文。本书用石膏之方，并曰"如鸡子大"），大剂量使用石膏意在散邪，80g、100g、120g，我都用过，无副作用，但教材中未涉及石膏散结的作用。在实际临床过程中，我总结出了经验方海白冬合汤方〔组成：海浮石30g，白英30g，麦冬15g，百合12g，人参10g，生地黄20g，瓜蒌15g，玄参12g，半夏12g，穿山甲10g（国家保护动物，现已禁用），鳖甲20g，生牡蛎30g，灵芝10g，炙甘草10g〕作为肺癌70%证型的处方，其中海浮石几乎是神来之笔。海浮石为轻轻上浮的石，用于化解肺中顽痰，非它莫属。麦冬、百合就暗合了张仲景关于肺痿津液亏虚，肺失濡润的病机。我们在实际运用中，厚朴麻黄汤、海白冬合汤相须为用，但是思路方法非常重要。

举例说明，肺结节的发病率近年明显上升，之所以呈"井喷状"，与检查设备先进、体检人数增多密切相关。我从肺痿论治肺癌，张仲景肺痿条下的"咳而脉浮者，厚朴麻黄汤主之"，被我认定为这就是肺癌早期病变之一——肺结节的代表方剂。应用几年来，我与弟子不乏报道。

案例1. 赵女士，70岁，2018年9月在体检中发现右肺中叶多发磨玻璃样结节，最大2.1cm。2019年2月1日初诊，即用厚朴麻黄汤加味。方用：厚朴30g，麻黄10g，杏仁15g，石膏50g，射干15g，细辛3g，五味子10g，姜半夏15g，瓜蒌30g，干姜6g，紫菀12g，款冬花12g，海浮石30，白英30g，麦冬30g，百合30g，杜仲20g，夏枯草20g。25剂，水煎服，每日一剂。经6诊113剂，复查肺结节缩小到4.3mm，仍续断就诊18次，用药418剂。2021年10月27日CT复查，已无肺结节征象。听起来虽无惊奇，用药也蛮多，疗程也很长，实际上痰血、咳嗽、咽干、气短、高血压、冠心病、脑梗等，宿疾不少。现仅晨起有痰，耳热，鼻腔偶有血痂，舌红苔黄，脉滑。"炉烟虽熄，灰中有火"，以升麻鳖甲汤合千金苇茎汤与服：冬瓜子30g，桃仁15g，薏苡仁30g，芦根30g，升麻20g，鳖甲10g，当归10g，甘草10g。

案例2 成女士，62岁。西安市人。2021年11月30日初诊。主诉：体检发现肺结节一年余，怀疑为"原位癌"2个月余。2021年9月18日CT检查结果："右肺下叶外基底段见大小约0.6cm×0.8cm磨玻璃结节，边界清，可见微血流入，牵拉胸膜……"诊断意见："右肺下叶磨玻璃结节，"多考虑原位癌（AIS）"（需要说明：磨玻璃结节在影像学上，只有个别者提示考虑原位癌，但要确定诊断还要靠活检）。刻诊：形体精神尚可。自觉上火，目赤，咽上红，肛门灼热，颏颔干，偶干咳，喉痒，唇暗，唇肿胀，食可，眠可，大便已不干，不能食辛辣，血压偏低。舌红苔黄，脉滑。辨病：肺痿。辨证：痰热壅肺，脾与大肠湿热。治法：宣肺解表，化痰散结，清热解毒。选方：海白冬合汤、厚朴麻黄汤、泻黄散、泻白散合方。处方：海浮石30g，白英30g，麦冬30g，百合30g，姜厚朴20g，麻黄10g，石膏30g，炒苦杏仁12g，甘草10g，防风10g，栀子10g，广藿香10g（后下），桑白皮12g，地骨皮12g，黄芩12g，生地黄30g，苦参12g，桔梗12g，射干12g，炒牛蒡子12g，槐花20g。30剂，每日2次，水煎服。2022年1月28日CT检查，结果与2021年9月18日CT检查结果对比，原右肺下叶磨玻璃样结节较前吸收消失，二便可，纳眠正常。舌红苔黄脉沉。效不更方，原方30剂。2022年3月9日复诊：自述服药30剂后，症状大多消失。历时两个月，肺结节消失。

李际强主任医师用小柴胡汤治疗咳嗽的经验

【简介】李际强，1972年10月生，河北沧州人，主任中医师，医学博士，博士研究生导师。1998年毕业于河北中医学院。广东省中医院大学城医院综合三科（老年医学科呼吸专科）主任。广东省首届医学杰出青年人才。师从晁恩祥国医大师、李士懋国医大师以及广东省名中医刘伟胜教授、全国师承导师吕志杰教授。现任世界中医药学会联合会热病专业委员会副会长、世界中医药学会联合会呼吸专业委员会为常务理事、中华中医药学会肺系病分会委员；中国睡眠研究会睡眠呼吸障碍专业委员会委员；广东省基层医药学会中西医结合肺康复专业委员会主任委员；广东省中西医结合学会感染病专业委员会副主任委员。主要从事中西医结合老年病、呼吸病、急危重症、中西医结合热病（感染性疾病）、睡眠呼吸障碍疾病、肺康复等的临床、科研工作。

擅用小柴胡汤加减治疗咳嗽，取得较好效果，现将其经验介绍如下。

1. 小柴胡汤治疗咳嗽之机理分析

小柴胡汤由汉代张仲景所创，被称为"少阳枢机之剂，和解表里之总方"，为治疗少阳病的主方，少阳咳嗽则在咳嗽中占有一定比例。《伤寒论》96 条言："伤寒五六日中风，往来寒热，胸胁苦满，默默不欲饮食，心烦喜呕，或渴，或腹中痛，或胁下痞硬，或心下悸、小便不利，或不渴，身有微热，或咳者，小柴胡汤主之。"原文即描述到咳嗽是小柴胡汤的或然症。小柴胡汤原文加减法中曰："若咳者，去人参、大枣、生姜，加五味子半升，干姜二两"，这里记录了小柴胡汤治疗咳嗽的基本方为：柴胡、黄芩、半夏、甘草、五味子、干姜。

古今医家均有小柴胡汤治疗咳嗽的论述，如清代唐宗海在《血证论》中提到："五脏六腑皆有咳嗽，而无不聚于胃，关于肺……兹有一方，可以统治肺胃者，则莫如小柴胡汤。"此段提出:《素问·咳论》所述咳嗽"皆聚于胃，关于肺"者，首选小柴胡汤。《医学三字经·咳嗽》中论述咳嗽中提到"兼郁火，小柴清"，说明小柴胡汤是治疗郁火咳嗽的重要方剂。现代诸多医者也从文献或临床实践等方面将小柴胡治疗咳嗽的进展进行了论述。

《伤寒论》云："血弱气尽，腠理开，邪气因入，与正：气相搏……小柴胡汤主之。"从此条文可知，小柴胡证的病机为正气虚衰，外邪留恋少阳，兼有郁火。从小柴胡汤诸药合用，"上焦得通，津液得下，胃气因和"而言，上焦不通及津液运行不畅是小柴胡汤证重要的病机之一。上焦不通，则肺气不得宣肃，咳嗽应为小柴胡汤证的常见伴发症之一。郝万山教授即认为少阳病涉及三焦，三焦气机不畅，水道失调，水液代谢障碍，故致痰饮内生，痰饮犯肺，出现肺气宣发肃降失调的咳喘。

李士懋教授总结少阳咳嗽的病机主要有：少阳气郁，肺气失于疏泄，则肺气逆而为咳；少阳郁结热化，木火刑金，则肺气逆而咳；少阳郁结，三焦不利，水液停蓄，上干于肺而咳；少阳寒化，肺气虚或肺阳虚，肺失宣肃而为咳；久咳不已，三焦受之，上焦不通，肺气不得宣肃。少阳咳嗽为正虚内热，邪恋少阳，扰肺致咳。

总之，小柴胡汤有益气、调和枢机、疏畅气机之功。小柴胡汤不但可以治疗外感咳嗽，亦可治疗内伤咳嗽，其机理，无非是在外感咳嗽中，小柴胡汤条达枢机，邪气速从外解；在内伤咳嗽中，小柴胡汤和解少阳，使气机条畅，邪能在内平息，气血调和，邪气不生，逆气得降。

2. 小柴胡汤方药配伍特点探析

小柴胡汤为和法的代表方剂，方中以柴胡为君，味苦微寒，能疏达木气，使半表之邪气得从外宣；黄芩为臣，性味苦寒，能清解郁热，使半里之邪得从内而清；君臣相伍，一透一清，起到和解少阳之目的；佐以半夏性味辛温，豁痰逐饮，降上逆之气；人参益气健脾，以助生发之气；生姜佐半夏以降逆止呕治咳，甘草、大枣佐人参补益内虚，使邪不传里而从外解。本方诸药为伍，寒温并用，升降协调，扶正祛邪，有疏利三焦，宣通内外，调达上下，和畅气机的作用。虽不用汗、吐、下三法，而达到祛邪之目的。对于"咳"之或然证，尤在泾认为："咳者，肺寒而气逆也。经曰：肺苦气上逆，急食酸以收之。又曰：形寒饮冷则伤肺，故加五味之酸，以收逆气，干姜之温，以却肺寒。参枣甘壅，不利于逆，生姜之辛，亦恶其散耳。"

3. 结合原文，辨析临床应用要点

少阳咳嗽的特点，不分急性与慢性，外感与内伤，但见一证便是，不必悉具。李主任认为小柴胡汤治疗咳嗽的临床应用要点如下：①首辨是否伴口苦一症，尤其是晨起口苦者，刘渡舟教授临证时只要见到"口苦"一证，必用柴胡类方，曰"小柴胡汤，少阳病主方也。少阳诸证，以口苦为第一证"；②咳嗽并有"口苦、咽干、目眩；往来寒热、胸胁苦满、心烦喜呕、默默不欲饮食"等典型少阳证表现者，《伤寒论》少阳病总纲曰："少阳之为病，口苦，咽干，目眩"，小柴胡汤证，"但见一证便是，不必悉具"；③女子月事适来，血海空虚，此时外来邪气往往易乘虚而入，可直入少阳经或者太阳少阳经合病，此时咳嗽可伴或不伴热入血室症状，如身凉、胸胁下闷胀、白天神志清醒、夜晚则胡言乱语、神志异常等，正如《伤寒论》云"妇人中风，发热恶寒，经水适来，得之七八日，热除而脉迟。身凉、胸胁下满，如结胸状，谵语者，此为热入血室也"；④胃食管反流引起的咳嗽，常表现胸闷、胸痛、返酸、口苦、声音嘶哑、咽部不适或异物感，多为肝气犯肺证，故予小柴胡汤以和解少阳，清肝理肺；⑤晨起咳嗽咯痰明显者，加上有少阳病症状者，根据少阳病"欲解时"，可以考虑应用小柴胡汤。顾植山教授认为六经欲解时为六经当令之时，若气旺则正气得助，与病相争，病"欲解"，但亦有正虽得助，仍不敌邪的情况，多出现"欲解时"症状反而加重。"少阳病欲解时，从寅至辰上"。寅、卯、辰三个时辰，为凌晨3时至上午9时，正是少阳当令之时。⑥具有"阳微结"病证的咳嗽：少阳经腑同病，在经则经气郁结，表现微恶寒、头汗出、目痛等；在

腑为胆气不疏，则可见口苦、不欲食、大便硬等，胆郁则易乘胃犯肺，则见咳嗽。正如《伤寒论》所言："伤寒五六日，头汗出，微恶寒，手足冷，心下满，口不欲食，大便硬，脉细者此为阳微结，必有表，复有里也。脉沉，亦在里也。汗出为阳微，假令纯阴结，不得复有外证，悉入在里，此为半在里半在外也。脉虽沉紧，不得为少阴病，所以然者，阴不得有汗，今头汗出，故知非少阴也，可与小柴胡汤。设不了了者，得屎而解。"

4. 临证加减方法

对于小柴胡汤治疗咳嗽时临床加减如下：①对于人参的去留：认为少阳病热盛者而不虚者，可将人参改为玄参，少阳病而正虚明显者应继续应用人参，意在人参补益脾肺，达培土生金之功；②咳声连连，咽痒明显，属于过敏性咳嗽者，可应用小柴胡汤加荆芥、防风以祛风，再加桔梗、木蝴蝶、玄参等以利咽；③胃食管反流所致咳嗽，可酌加左金丸（吴茱萸、黄连）、海螵蛸、瓦楞子等；④若患者咳嗽、咳痰、痰色黄黏，则为痰热内蕴故可合用麻杏石甘汤清热解表、化痰止咳；⑤太阳表证未解，太阳与少阳合病，咳喘汗出者，加用桂枝加厚朴杏子汤；⑥少阳病咳嗽兼有水饮表现者，如咳声重浊，痰质稀量多，鼻涕清澈，面部虚浮或形体肥胖等，可加小青龙汤的核心药物干姜、细辛、五味子等；⑦喉源性咳嗽中，伴有胸闷、咽喉不利，咽中异物感等，可合用半夏厚朴汤，即柴朴汤。

5. 典型病案

卢某某，女，80岁，初诊时间：2019年11月21日。主诉为"反复咳嗽3年余，加重伴鼻塞流涕3天"。患者发现"间质性肺炎"3年余，反复出现咳嗽，自述最怕"感冒"，每次感冒均要咳嗽数月，而在外院就诊时，检查支气管激发试验为阴性。3天前因感寒而出现咳嗽加重，鼻塞流涕，咯痰难出，无咽痒、咽痛，无发热，自觉忽寒忽热，口干，口苦，胃纳一般，二便调，舌质红，苔黄稍腻，脉弦。中医诊断：咳嗽（少阳咳嗽）。西医诊断：急性上呼吸道感染，间质性肺炎。中药处方以小柴胡汤加减，处方如下：柴胡20g，党参10g，干姜10g，法半夏15g，炙甘草10g，大枣20g，黄芩10g，玄参15g，荆芥10g，防风10g，蝉蜕10g（水煎服，共5剂）。一周后（11月28日）复诊，患者咳嗽明显缓解，鼻塞及流涕均无，仍口干，口苦减少，舌苔少津。前方去蝉蜕加北沙参15g，再服7剂，后随访，述一日偶有两声咳嗽，疗效甚为满意。

原按：本病例患者年届八旬，既往有间质性肺炎病史，反复咳嗽，复习前医多用止嗽散及补中益气汤加减治疗，自述效果不佳。本次有感寒病史，咳嗽加重，并伴鼻塞流涕，咯痰难出，自觉寒热往来，口干口苦；加之脉弦，故诊为少阳咳嗽，病机为老年人本虚，感受外邪，邪气入里化变，留恋少阳，邪气犯肺，而咳嗽加重。处方以小柴胡汤为主方，加入荆芥、防风、蝉蜕祛风解表，玄参滋阴利咽。二诊时因鼻塞流涕等表证消失，而仍有口干，舌苔少津，加之深秋天气干燥，而祛蝉蜕，加用北沙参润肺止咳，收效佳。

6. 小结

无论是外感咳嗽，还是内伤咳嗽，无论是急性咳嗽，还是慢性咳嗽，凡是咳嗽兼有少阳证者均可大胆应用小柴胡汤。李际强主任推崇刘渡舟教授所倡"抓主症"，"病机辨析潜在于主症辨析"，熟练掌握小柴胡汤的各大主症（汤证辨证），随症灵活加减应用该方，以达到理想的治疗效果。

弟子蔡倩协助整理

李士懋先生用经方医案 3 则

编者按：李士懋、田淑霄二老"简介"见第一章第四节。两位先生脉学研究学宗仲景，师法历代名家，形成自己独到见解。李老临证诊病以脉诊为中心，治疗崇尚经方，旁及时方。举案例三则。

例 1：胡某，男，50 岁，连云港人。2004 年 4 月 19 日初诊。10 个月前突感胸痛、胸闷、短气、怵惕、惊悸，无力，畏寒，下肢凉。ECG：T 波广泛低或倒置。血压：170/105mmHg。脉沉而拘紧，舌尚可。诊为寒痹心脉。嘱停全部西药。方宗：小青龙汤主之。用药：麻黄 4g，桂枝 9g，细辛 4g，干姜 4g，半夏 9g，白芍 10g，五味子 4g，茯苓 15g，炮附子（先煎）12g，红参 12g，炙甘草 6g。

上方加减，共服 110 剂，至 8 月 9 日来诊，症状消失。ECG 正常。血压 130/80mmHg。10 月 4 日又诊一次，一直无任何不适，劳作如常人。

原按：为何诊为寒痹心脉？因脉沉紧，知为寒闭，出现胸痛、惊悸怵惕的心经症状，故断为寒痹心脉。何以知有内饮？因短气、惊悸，此乃阴盛，水液停蓄而为饮，或素有痰饮，外寒引动内饮，上凌于心而心悸怵惕。小青龙主"伤寒表不解，心下有水气"。若寒邪束表，麻桂自可解散表邪。而本案并无表证，小青龙尚可用否？俗皆以麻桂等为辛温解表之品，似无表本不当用。然寒凝于里，虽无表证，麻桂可照用。因麻黄解寒凝，发越阳气；桂枝解肌振心阳，通心脉，对寒凝于里者，用之何疑？《经》云："肾合三焦膀胱，三焦膀胱者，腠理毫毛其应。"三焦为原气之别使，腠理为元真通行之处。肾之阳气，通过三焦、腠理充斥周身，上下内外，阳气无处不在，犹天运朗朗，邪无可遁，何病之有？此即"天运当以日光明"。若阳虚而阴凝者，麻桂可用否？当阳虚时，虚阳易动，本不当再用麻桂升散，宜以干姜、附子辛热回阳。然又有阴寒凝泣，理应以麻桂解之。在姜附回阳的基础上，虽用麻桂，亦不虑其耗散，此亦扶正祛邪，麻黄附子细辛汤深寓此意。若阳虚而脉虚浮涌动者，乃虚阳浮动之象，此时不可再用麻桂辛，而用附子伍以山萸，防阳暴脱、脉暴起，成阴阳离决，格阳、戴阳。若阴血虚而兼寒凝者，麻桂可用否？在补阴基础上，亦可伍以麻桂，散阴凝而不伤阴，如阳和汤之麻黄配熟地、鹿角胶。血压高时，麻桂可用否？皆云麻黄升压，视为禁忌。脉沉而拘滞，乃寒邪凝泣之象，以麻桂剂发其汗，寒去脉可起，血压反可降下来。此例就是高血压患者在停用降压药后，血压反恢复正常水平且稳定。麻黄可提高心率，皆云心率快者禁用麻黄。脉拘紧而数，乃寒凝阳郁，不散寒则郁热不得透发，此时麻桂仍可应用，寒散热透，心率反可降下来。以脉象言；拘紧而数者，数脉从紧，麻桂不仅不忌，反而必用。

编者按：李老临证基于《内经》、仲景之学，善用汗法治病，他说："我在治疗冠心病、高血压、干燥综合征、类风湿及各种痛证等时，只要指征符合，就用汗法治之。我掌握的主要指征为脉沉而紧滞。寒主收引，寒主凝滞，寒邪羁留不去，故血脉拘紧凝泣。所以我将此脉作为汗法的主要指征。"以上案例可见一斑。

例2：杨某，女，23岁，社员。1987年7月23日诊。时值暑伏，酷热难耐，我正袒胸读书，汗流浃背，突来一农妇，身着花布棉衣裤，头裹毛巾，裤腿怕透风以绳系之，俨然一身冬装。诉产后患痢，周身寒彻，肢冷，厚衣不解，虽汗出亦不敢减衣。腹满不食，恶心呕吐，溲涩少，便垢不爽。曾用多种抗生素，输液打针，中药曾予补益气血、健脾止泻、温补脾肾、温阳固涩等剂，终未见效，羔已一月半矣。诊其脉沉滑数，舌红苔黄厚腻，面垢。此湿热郁遏，气机不畅而腹满、呕吐、便垢不爽；阳郁不达而肢厥身冷。予升降散合葛根芩连汤加味：僵蚕12g，蝉蜕4g，姜黄9g，大黄4g，葛根12g，黄芩10g，黄连10g，茵陈15g，石菖蒲8g，藿香12g，苍术12g，川厚朴9g，半夏9g。

7月27日二诊：服上药1剂即脱棉衣，又2剂腹胀、呕吐皆止。尚觉倦怠，纳谷不馨。予清化和胃之剂善后而愈。

原按：涩痢留邪，湿热蕴阻，阳气被遏而身寒肢冷。沉脉主气，气血被郁而脉沉有力。脉滑数为热郁，且苔黄腻舌红，据舌脉不难诊断为湿热蕴阻、阻遏不达之证。清化湿热，宣畅气机，透热外达，恶寒随之而解。肢冷、腹冷、周身冷等，乃临床常见之症。阴盛或阳虚固可冷，然阳郁而冷者亦不少见。若脉沉而躁数与舌红者，不论何处冷，甚至冷如冰，皆为阳郁所致，不可误用热药温阳。若脉虽沉数，然按之无力，当属虚寒。凡脉沉而无力者皆虚，且愈虚愈数，愈数愈虚，当予温补，不可误作火郁，犯虚虚实实之诫。

例3：姚某，男，21岁，学生。1982年6月4日诊。下利半月，日五六度，小腹冷如冰。曾以为寒利而服理中丸、四神丸等方无效。脉沉而躁数，此火郁迫津下泄而为利，予四逆散合葛根芩连汤，2 剂而愈。

原按：恶寒一症，寒袭者有之，法当辛温散寒；阳虚者有之，法当温阳；然火郁者亦有恶寒者。气机内闭，火热内伏，阳遏不达，亦必恶寒。凡此，不可不辨，且不可一见腹冷辄予热药，乃实其实也。肢厥身寒，或局部觉寒，皆可因火郁而致，如痛经之小腹冷，胃脘痛之脘腹冷，肢体痹痛之肢冷等等，皆可因火郁阳气不达所致，其脉当沉而躁数，或沉而滑数，郁遏重者，脉亦可沉伏细小迟涩，然必有奔冲躁扰不肯宁静之象，此是辨识火郁之关键。

编者按：李老对《内经》"火郁发之"之大法在温病中的运用有独到见解。他说："火郁的治疗，概括起来就是'清透'二字，有热固当清，有郁固当透。""清热透邪当贯彻火郁治疗的全过程"。上述两个案例以经方为主，或经方与温病方合用，以祛其壅塞，畅达气机，清透郁热（湿热），是对"火郁发之"大法的切实运用。

陈雁黎教授传承胡希恕先生对小柴胡汤应用的经验

【简介】陈雁黎，1938 年出生，河南开封人。主任医师，南京中医药大学国际经方学院客座教授。胡希恕先生嫡传弟子。1960 年考入北京中医学院中医系（本科六年制），1961 年见习、1963 年期中实习期间，摘录了 230 个胡老临证医案。主编《胡希恕伤寒论方证辨证》《胡希恕经方二百首辨析》《跟师胡希恕辨证五十证》。新书《胡希恕伤寒论带教笔记》近期付样。为纪念胡老 120 周年诞辰，填词《满江红》及视频，并撰《胡老的故事》一文，深受广大中医爱好者好评。

编者按：胡希恕先生提出的"虚人病表建其中"与活用小柴胡汤的经验，真乃名师良言，应学以致用。陈雁黎教授对小柴胡汤证的探讨与临床经验，同样弥足珍贵。本文录自《海南省中医药学会仲景学说专业委员会暨研讨会论文集》（2019年）。吕志杰对本文适当整理，加上标题。

一、从胡希恕先生讲"虚人病表建其中"论小柴胡汤证

胡希恕先生讲："虚人病表建其中"，在临床上是指桂枝汤证和小柴胡汤证。二方证都有草、姜、枣，补中养胃，后者再加人参，补虚作用加强。故胡老此论常指小柴胡汤方证。

"虚人"指体弱正气虚而胃气不足之人。"表"指虚人兼有表证，此"表"不是"脉浮，头项强痛而恶寒"之太阳病（1）。而是另一种表证，即"太阳病，过经

十余日……柴胡证仍在者……先于小柴胡汤"（103）；"伤寒十三日不解……此本柴胡证……先宜服小柴胡汤以解外"（104）；"阳明中风……外不解，病过十日，脉续浮者，与小柴胡汤。"（231）；"伤寒差以后，更发热，小柴胡汤主之"（394）。

上述所指的表证，此时病人正气已虚，不可更发汗（23）。因小柴胡汤有参、草、姜、枣，可达到"上焦得通，津液得下，胃气因和，身濈然汗出而解。"（230）故胡老称"小柴胡汤既可清解外邪，又可养胃扶正，在临床为常见病，多发病而常遭遇方证之一"。

《伤寒论》中关于小柴胡汤证的论述：①少阳病提纲有三证："口苦、咽干，目眩也"（263）。四个主症："往来寒热，胸胁苦满，嘿嘿不欲食，心烦喜呕"与七个或证："或胸中烦而不呕，或渴，或腹中痛，或胁下痞硬，或心下悸、小便不利，或不渴。身有微热，或咳者"（96）。还有"但欲眠睡"（268），"嗜卧"（37、231），一共有16个证和或证。②又可治：太阳与少阳并病（171）、合病（172）。③还可治坏病：上述103条、104条、231条、394条。④"妇人中风，七八日续得寒热，发作有时，经水适来或适断。"（143、144）⑤"产妇……大便反坚，呕不能食"（《金匮要略·妇人产后病脉证第二十一》）"妇人在草蓐，自发露得风，四肢苦烦热，头痛者"（同上之附方）。⑥"诸黄，腹痛而呕者"（《金匮要略·黄疸病脉证并治第十五》）。

《伤寒论》之太阳病、少阳病、阳明病、厥阴病、差后劳复病与《金匮要略》许多原文都有小柴胡汤的身影。

"伤寒中风，有柴胡证，但见一证便是，不必悉具"（101）。仲景本条进一步扩大了小柴胡汤的应用范围。

上述经文说明小柴胡汤在临床上应用极为广泛。近人魏菊仙等编《中国名方进展》（中国医药科技出版社1991年版），收集小柴胡汤加减应用，能治疗八十多种病证。

胡老讲："来门诊看中医的患者，原始病很少，继发病和久病较多，大多源于失治和误治。失治者多变证，误治者多坏病。传经不拘日数，坏病不管病因。坏病多在半表半里之少阳和厥阴。"大多数慢性病都羁留在胸腹腔诸多脏器的半表半里，所以胡老将小柴胡扩大应用于内科杂病、妇科病、儿科病。

二、胡希恕先生论经方合剂与应用要点

胡希恕老师强调："盖疾病万变，人体各异，稍有出入，即非原方所宜。而善用方者，随病症之出入变化，宜加减者，则加减之，宜合方者，则合用之，乃可应变无穷而广其用也。据我所知，用原方的机会，反不如合方的机会为多，但不能远

离本方方义。"故在临证时，小柴胡汤常随其兼症而合用一些方剂，列述如下。

（1）少阳证兼表证者，合用桂枝汤，即柴胡桂枝汤。

（2）少阳证热多寒少，发热，口渴，苔黄腻而干者，用小柴胡加生石膏汤。

（3）治腹胀，偏虚者，合厚姜半甘参汤；偏实者合半夏厚朴汤与橘枳姜汤。

（4）治胸脘痞闷有疾者，合小陷胸汤，亦名柴陷汤。

（5）血虚者合当归芍药散；血瘀者合桂枝茯苓丸。

（6）头痛吐涎沫合吴茱萸汤；眉棱骨痛合小半夏加茯苓汤。

（7）心中懊侬合栀子豉汤；小便不利，大便溏合五苓散。

（8）胃脘胀闷，停食腹痛者合枳实芍药散。

（9）血虚发热午后尤甚者合四物汤，有汗加地骨皮，无汗加丹皮，昼夜热不退者加黄连、栀子。

（10）咽痛咳痰不爽者加金银花、桔梗、贝母。

当你临证看病处方时，左也不是，右也不对，此刻要想到小柴胡汤。小儿脾胃虚弱，经常感冒，使用抗生素，病仍不见好，要想到小柴胡汤。咳喘病用过麻黄剂，病仍不见缓解，此时麻黄不可再用，可以小柴胡汤加味：咳多加杏仁、桔梗；痰多加茯苓、陈皮、贝母；有热加银花；口干口渴加生石膏；喉中水鸡声加射干；痉咳或妇人咳剧时遗尿加白芍。若辨证准确，加味得法，必能取效。注意：加味之品不能喧宾夺主，不能改变小柴胡汤方证之原义。小柴胡汤要用胡老的原方和原剂量，姜枣必用。成人退热柴胡用量15~18g，慢性病用合方时，柴胡用量12g即可。此凡，我多年临床之经验也。

三、当今"坏病"例举与我的小柴胡加味验方

基于上述经文的讨论，观察今日临床的实际情况，深知"坏病"何其多。例举如下：①患者来看病时很少见到麻黄汤证和大青龙汤证。②初得外感病时，自己买药吃而不愈者。③临床常见患有糖尿病、高血压、冠心病、脑梗后遗症、手术后综合征、化疗放疗后、月经期等慢性病之感冒已经不是体质健康之感冒。④经常使用抗生素之后的感冒。⑤经多方治疗后仍不见好转的感冒。凡此种种可称其为"林黛玉感冒"。仲景重视"人之胃气和与否"为第一要旨，治疗原则是"虚人病表建其中"。我做临床工作多年，有一张经常应用的小柴胡加味方，即小柴胡原方加金银花、牛蒡子、荆芥或荆芥穗、淡豆豉。若有热或渴或苔腻者再加生石膏。该方之用量与煎服法如下。

柴胡12~15g，黄芩10~15g，半夏10~12g，党参10g，炙甘草6g，鲜生姜3大片，大枣4~6枚，金银花12~15g，牛蒡子12~15g，荆芥或荆芥穗4~6g，淡豆豉

10~12g，酌加生石膏 30~40g。水煎 18 分钟左右，温服。遵桂枝汤服药法，服第一次药时，盖被出小汗，微微似汗出，服第二次药时不必取小汗。

四、医案 6 则

1. 胡老手记出诊病案

1962 年 10 月，我去四六六空军医院治一位 4 岁儿童，患儿患急性肺炎，用过麻杏石甘汤而病犹不解，大多适应小柴胡加生石膏治之。当时患儿已昏迷不醒，喘息气高，痰声如锯，状况极为险恶。该院认为极其危重，乃于晚九时派车接我前往会诊，问得治疗经过：先是西医治疗，嗣后重笃，西医用药我无法测知，后请中医治疗，服用麻杏石甘汤后，病情反而增剧。我详审患儿，唇焦欲破，面色枯燥，脉细数。因与该院中医大夫有师生之谊，乃真言相告曰：热已内陷，津液大伤，麻杏石甘汤最为宜禁，即予小柴胡汤原方用量一剂，加入生石膏二两（约60g）同煎，只煎煮一次。嘱以小匙频频灌之，一天一夜服尽全药为度。次日晚上该院大夫来告，患儿喘息大减，痰声消退，神识恢复，已能少进饮食，嗣后复与前方一剂，嘱二日内喂尽，遂获全活。

2. 陈慎吾 89 岁母亲感冒发热案

1963 年 7 月，陈慎吾老师在江西开全国中医工作会议，其 89 岁母亲突发感冒，孙志洁老师约我前诊，症见头晕且痛，胸胁逆满，心烦喜呕，但发热不恶寒，口干燥，脉数苔白，纯属温热证象，以柴胡汤证具，与小柴胡汤原方加生石膏一两半，服之，一付病愈。过十余日，因连进肉面食物，病复发，证情尤胜于初，大汗出，心烦躁，颇似虚脱景象，舌燥苔黄，脉弦细而数，再与小柴胡加生石膏汤，连进二剂，又复痊愈。（详见《胡希恕伤寒论方证辨证》）

3. 小儿感冒发热案

2016 年腊月二十九日，邻居家姐的小孙女一岁半，已发冷发热 2 天，静滴抗生素无效。邻居急来我家求治，通过电话问诊，孙女有往来寒热，发热时 39.8℃，汗出后仍有 38℃，时有恶心，纳食很少，不咳嗽，二便调，此证为太阳与少阳合病，与小柴胡汤加味二剂，一剂热退，二剂而愈。处方：柴胡 6g，黄芩 6g，法半夏 3g，党参 4.5g，炙甘草 3g，荆芥穗 3g，淡豆豉 5g，鲜姜 2 片，红枣 3 枚切开，水煎 15 分钟，取汁 200ml，日内分 3 次口服，药汁置室温，若药汁热易吐。

4. 感冒发热抽搐案

2018 年 5 月 30 日上午门诊，阿拉法，男，四岁 11 个月，维吾尔族。其母含泪而诉：孩子自年初至今，反复发热抽风，五个月内已住院四次，每次发热 39.5℃或 40℃时，手足发凉，随即面色灰青，咬牙很紧，两眼发直，抽搐数秒或十多秒钟，住院打针，汗出热退。第四次住我院小儿科，说是咽峡炎，但化验检查均属正常。昨晚深夜，先发冷后发热至 39℃，因害怕抽风，夜里 3 点来本院急诊科观察，血常规正常，肌内注射柴胡注射液一次出汗后热退至 38℃，早上我刚上班，即来求诊：患儿体瘦面黄，精神很差，有轻微恶心纳差，不咳嗽，脉浮细数，素有便秘史，已 2 日未大便，尿少，我建议收住院治疗，其母说才出院几天。于是给小柴胡加银牛荆豆方加生石膏，及王氏保赤丸。处方：柴胡 6g，党参 6g，法半夏 3g，黄芩 6g，炙甘草 3g，金银花 8g，牛蒡子 6g，荆芥穗 3g，淡豆豉 6g，鲜生姜 3 片，红小枣 4 枚（切）。3 剂。先服王氏保赤丸 30 丸，便通即停药。汤剂：每剂煎 2 次，每次水煎 18 分钟，混合，分 3 次口服，服第一次时，遵桂枝汤法，盖被，大人看着等待有小汗出。

6 月 2 日复诊，患儿当日便通，服中药后有小汗出，至今已三日，未再发热，进食尚可。又给上方 5 剂，嘱连服 3 剂，留下 2 剂，等有感冒时服之。

时过已 3 个月，回访诉患儿体健，全家甚喜。

5. 经期感冒案

杨某某，女，27 岁，汉，阿拉山口市工作。3 年来每到月经必有感冒。症见全身酸困，往来寒热，胸胁苦满，心烦恶心，困乏嗜卧，微热口渴，有轻微咳嗽无痰。月经量少色淡、并有痛经，经前双乳房胀痛。曾去多家医院诊治，服中西药及抗生素输液治疗，均无效果，影响上班，深感苦恼，经朋友介绍于 2017 年 2 月 18 日，来我院门诊就诊，症状如上所述，苔白脉弦，饮食二便正常，此证为经期感冒，与小柴胡加银牛荆豆方，再加生石膏。处方：柴胡 12g，党参 10g，半夏 12g，黄芩 12g，炙甘草 6g，金银花 15g，牛蒡子 15g，荆芥穗 6g，淡豆豉 10g，生石膏 40g，贝母 6g，自备鲜姜 3 大片，小红枣 6 枚。10 剂，日 1 剂，水煎服。桂枝茯苓丸，每次 9 丸，每日 2 次，每次月经前十天开始服药，经来停药。

2018 年 9 月 12 日，患者托人来门诊取药。得知患者上次看病后，回去坚持按时服药，经期感冒及痛经没有复发。近日因工作劳累，加班熬夜，天气骤凉，经期感冒又复发，诸证如前，还说喷嚏鼻塞比较明显，仍予上方加薄荷 6g。10 剂，水煎服。

6. 哮喘案

陈某某，男，59 岁，昌吉市人。患哮喘病十多年，服中西药无效，病情不能缓解。2015 年秋，经昌吉州医院、乌市新疆医学院附院诊断为支气管扩张，左下肺肺大疱、肺不张，建议做左下肺部分切除手术，患者不同意做手术，前来就诊。症见喘重咳轻，气急气短，面紫唇绀，汗多，手汗特别多，口干口渴能饮，必须随身带上水杯，饮食二便正常。初诊时，他在诊室门外，我在屋内能听见他的喘息，似喉中水鸡声，他坐下后仍可看到他张口抬肩的呼吸动作，有泡沫痰量不多，气短汗出，晚上有时不能平卧。予射干麻黄汤加金银花、贝母。连服 10 多剂后，咳喘减轻，但头痛汗多、口干口渴、口苦苔腻均加重，改服半夏泻心汤加生石膏、杏仁、银花、贝母等，又服 10 多剂，口干口苦、口渴苔腻减轻，但咳喘加重。仔细询问病情后得知，每次犯病时源于汗多，汗多就有感冒，后背发冷，全身酸困无力，紧接着哮喘发作，于是给小柴胡加银牛荆豆汤方，再加生石膏、贝母，7 剂，并嘱设法在家中小剂量吸氧，每次 1 个多小时，每日早晚各吸一次。近一年来，患者经常来门诊，要求索取上方 14 剂，还不叫我修改处方，稍觉要有感冒时，即服此方 3 剂，感冒即愈，哮喘发作的次数明显减少，发作时的症状亦明显减轻。

彭坚教授对桂枝茯苓丸与大黄䗪虫丸的临床新用

【简介】彭坚，1948 年 8 月生，湖南省长沙市人。出生于中医世家，20 世纪 70 年代为中医学徒，1979 年考取湖南中医学院（今湖南中医药大学）医学史硕士研究生。为湖南中医药大学教授，中医附一院门诊部特聘专家，湖南省政协第九届、第十届常委，湖南省文史研究馆馆员，知名医史文化学者，中医临床家。从事中医教学与临床近 50 年，主要著作有《我是铁杆中医》《铁杆中医彭坚汤方实战录》《坎坷与复兴——中医药文化论丛》等。曾经应邀在央视 10 台科教频道、深圳市民文化大讲堂、上海名家课堂、香港浸会大学中医学院等进行学术讲座，四次担任国家中医药管理局"优才班"主讲教师，多次参加北京、南京、广州、深圳、上海经方大会，并作主题发言，讲解经方思维在临床各科的运用，2019 年在湖南开办了基层医生大课堂系列讲座。擅长治疗多种内科疑难杂病、妇人常见病以及小儿感冒咳嗽等病。具有较高的理论造诣与临床经验，深受广大患者信任以及中医界同行和基层医生的推崇。

桂枝茯苓丸与大黄䗪虫丸是临床广泛运用的两首经方，分别见载于《金匮要略》的"妊娠病"篇与"血痹虚劳病"篇，用于治疗"宿有癥病"与"内有干血"。两者之间的区别，在于前者的主要作用是通阳活血，后者的主要作用是软坚散结；前者主治的病症较轻，后者主治的病症较重。我经常两方同用，借其通和散的作用，用于消除各种血行不畅导致的瘀阻、结节、肿块，临床十分有效。简述如下。

一、前列腺肥大

前列腺肥大是很多成年男性都有的病，与久坐不运动或年龄增大有关。主要表现为尿频、尿急、尿等待，会阴部胀痛不舒甚至滴白。治疗当温阳化气，利水通淋，久则活血化瘀，软坚散结。

案例 李某，男性，52 岁，前列腺肥大十余年，尿频、尿急、尿不尽，会阴部酸胀不舒，夜尿多，舌淡津液多，脉缓。处方：桂枝 10g，茯苓 10g，白术 10g，泽泻 10g，猪苓 10g，丹皮 10g，桃仁 10g，赤芍 10g，芡实 30g，淫羊藿 15g。7 剂。

二诊：服完后，症状明显减轻，改为药丸。处方：桂枝 50g，茯苓 50g，白术 50g，泽泻 50g，猪苓 50g，丹皮 50g，桃仁 50g，赤芍 50g，车前子 60g，川牛膝 50g，芡实 60g，菟丝子 60g，淫羊藿 60g，枸杞子 90g，五味子 60g，红参 90g，土鳖 60g，水蛭 60g，蛴螬 90g，鳖甲 60g。每天 2 次，每次 9g，服用 2 个月左右，服后痊愈。

用方思路：经方五苓散合桂枝茯苓丸，是治疗前列腺肥大的经典配合，一以温阳化气利水，一以通阳活血消瘀。加芡实、淫羊藿则固护肾气，避免通利太过；滴白则还要加龙骨、牡蛎、刺猬皮固涩。病久宜做药丸服，以上述两方为主，加五子衍宗丸补肾，人参益气，水蛭、土鳖、蛴螬、鳖甲软坚散结，前列腺肥大得以缩小、消除。此方普遍有效。

二、颈动脉斑块

颈动脉斑块形成，是中老年常见的一种病症，因血行不畅，瘀积成块，堵塞了颈动脉。患者经常头晕，头痛，头脑昏昏沉沉，不清醒，嗜睡，但也有的症状不明显。

案例 黄某，男性，61 岁，经常头晕头痛乏力，颈部酸胀疼痛，检查两侧均有颈动脉斑块，大小约 0.8cm×0.4cm，0.6cm×0.5cm，血脂偏高，舌淡，脉细缓，面色无华。处方：葛根 50g，桂枝 10g，茯苓 10g，丹皮 10g，桃仁 10g，赤芍 10g，黄芪 30g，蔓荆子 10g，川芎 10g，细辛 5g，苍术 10g，黄柏 10g，天麻 10g。

二诊：服上方 15 剂服后，所有症状减轻，做药丸长期服。处方：葛根 90g，桂枝 60g，茯苓 60g，丹皮 60g，桃仁 60g，赤芍 60g，苍术 60g，黄柏 60g，天麻 60g，水蛭 180g，土鳖虫 90g，三七 180g，黄芪 120g，高丽参 90g。做药丸，每天 2 次，每次 9g，饭后温开水送服。持续吃半年后，两侧斑块消失。

用方思路：葛根走太阳经，有升津达表，缓解颈肩部肌肉紧张的作用，《伤寒论》太阳病篇中的葛根汤、葛根加桂枝汤，治疗"项背强几几"，均以葛根为主药。现代研究，葛根有扩张血管，增加颈动脉血液流量的作用。本方取桂枝茯苓丸活血化瘀，加黄芪益气，加葛根引领诸药到颈部，成为一首治疗颈动脉血行不畅而出现各种病症的有效方剂。头痛加蔓荆子、川芎、细辛，头晕加天麻，肩颈部肌肉酸胀加苍术、黄柏去湿，故症状很快缓解。然而，其本在颈动脉斑块形成，必须做药丸缓消，故二诊以原方重用水蛭、土鳖虫、三七、高丽参为药丸，半年之后，斑块形成得以消除。

三、黑矇现象

黑矇现象是脑梗死等脑部血液循环障碍常见的病症，患者经常一过性的出现失明，时间有长有短，西医缺乏有效的治疗药物。

案例　沈某，男，68岁，17年前患脑梗，半年前发作倒地，极度乏力，难以行走，需要坐轮椅，视力模糊，视野缺损，每天早上八点左右开始发病，眼帘前逐渐变暗，乃至完全失明，一小时后慢慢恢复，舌淡，脉缓。处方：桂枝10g，茯苓10g，丹皮10g，桃仁10g，赤芍10g，葛根60g，柴胡10g，升麻10g，黄芪60g，高丽参10g，仙鹤草90g。15剂，每天早上7点左右服1次，11点左右服1次。

二诊：上方服至10剂时，黑矇现象完全消失，精神好转，腿脚有力，可以自由行走散步，建议原方至少服半年。

用方思路：本方的组合，除了桂枝茯苓丸加葛根外，还合用了张锡纯的升陷汤，大力提升阳气至脑部，以改善头部供血，使黑矇现象得以消除。其中仙鹤草的大剂量运用，是我近年来的心得。仙鹤草又称脱力草，有温阳、益气、止咳、止血、止泻等诸多作用，其药性类似于附子、人参、黄芪的综合效果，但剂量必须大，每剂至少90~120g，我用于治疗多种病，深感仙鹤草是一味物美价廉的良药，没有发现其任何副作用。

四、白塞综合征

白塞病以口、眼、生殖器溃疡，血管炎，毛囊炎反复发作为临床主要特征，与《金匮要略》中的"狐惑"病有部分症状相似，治疗十分棘手。西医的治疗药物有限，主要为激素、沙利度胺、白芍总苷等，需要长期服用，控制病情。中医认为此病发于中焦，以口腔溃疡为主，多为阴虚夹湿热。火毒上炎，则为眼溃；火毒下窜，则为下溃；火毒流散于头面四肢，则为毛囊炎、血管炎等。往往缠绵难愈，需要做药丸长期服用。

案例　陈某，女，39岁，诊断为白塞病十余年，反复口腔溃疡，偶尔下溃，视力下降，下肢酸胀，大便干结，容易上火，舌红、苔黄腻，检查双下肢血管炎，有栓塞形成。在我处服药一年多，基本方以甘露饮合四妙勇安汤加减，病情较稳定，但时常发作。

改用新方如下：生地90g，玄参90g，麦冬90g，石斛90g，忍冬藤90g，人中白90g，苍术60g，黄柏60g，川牛膝60g，大黄60g，水蛭90g，土鳖90g，蛴螬120g，蜣螂120g，丹皮50g，桃仁50g，赤芍50g，黄芪90g，三七60g。做药丸，每天 2 次，每次 9g，饭后温开水送服。

服一剂后，病情基本稳定，激素和沙利度胺等逐渐减少，乃至停服西药，一年后，停服中药，注意饮食、睡眠，三年来，未曾发作。

用方思路：在我的病友群中，患白塞综合征者颇多，我常用甘草泻心汤、甘露饮、泻黄散、白头翁汤、四妙勇安汤、五味消毒饮等加减，做药丸长期服用，对此病有一定疗效，但仍然容易复发。三年前，在广州召开的一次白塞病医患交流会上，我偶然听到一位患者说，根据浙江一个社区医生的经验，白塞病患者服大黄䗪虫丸有效。虽然始终没有联系到这个医生，但他的经验对我很有启发，我领悟到以前所用方剂，在活血化瘀这个环节上的确有所缺陷。古代医家常说："初病在经，久病入络。"治疗白塞综合征这种顽疾，需要用虫类搜涤之品。我查阅了大黄䗪虫丸中的几种虫类药，除了一般的活血化瘀作用之外，有强壮、补虚、明目、愈合口腔溃疡的作用，这对白塞氏病的治疗，提供了一个重要途径。

五、乳腺纤维瘤及甲状腺结节

乳腺纤维瘤与甲状腺结节，包括肺部磨玻璃样（指毛糙玻璃，其边缘不清楚，内部不透明）改变与结节，是近年来发病率很高的一类病患，大部分是良性的，西医一般不主张手术，但要定期观察。只有在结节长大到符合手术标准，出现血流丰富时，才用手术切除。然而，对于多发性结节，在切除大的结节之后，小的结节，有可能反而长得更快，一旦到了出现手术指征时，再一次进行切除。这给许多患者造成了极大的心理负担，而通过活血化瘀、软坚散结，缩小和消除结节，成了中医药治疗的一项重要选择。

案例 周某，女，47 岁，经 B 超检查，两侧乳腺多发性纤维瘤，左侧最大的 0.8cm，右侧最大的 0.4cm，同时有多发性甲状腺结节，最大的 0.6cm，月经时间正常，有血块，月经前乳房胀痛，其他尚可。

处方：柴胡 50g，黄芩 50g，半夏 50g，桂枝 50g，茯苓 50g，丹皮 50g，桃仁 50g，赤芍 50g，水蛭 90g，土鳖 90g，鳖甲 90g，牡蛎 90g，玄参 90g，浙贝 90g，天花粉 60g，猫爪草 90g，石菖蒲 90g，山慈菇 90g，三七 90g。做药丸，每天 2 次，每次 9g，持续服一年后，纤维瘤与结节均消失。

用方思路：结节与肿块，都是身体代谢排不出去的垃圾，长期凝聚而成痰核与瘀块。治疗以活血化瘀、软坚散结为主。因为结节所在之乳腺与颈部，正是少阳经络循行的位置，故选择小柴胡汤为主方，合桂枝茯苓丸、消瘰丸，加石菖蒲、山慈菇、天花粉、水蛭、土鳖、三七等，加强消散作用，更以丸剂缓图，积以时日，最终得以痊愈。

六、脑垂体瘤

脑垂体，是身体分泌激素的重要器官，特别是妇女的月经，是通过脑垂体参与调节的。一旦出现脑垂体肿瘤，则影响到月经失调和乳汁的异常分泌。

案例 兰某，女，32 岁，已婚，先天性闭经，子宫发育不良，检查有垂体瘤伴垂体囊肿，大小 3.2cm×3.9cm×4.0cm，服溴隐亭多年未改善。察之个子矮小，面色萎黄，皮肤粗糙暗黑，大便干结，容易上火，舌红，脉沉细无力。

处方：大黄 60g，土鳖 90g，水蛭 120g，干漆 60g，生地 90g，桂枝 50g，茯苓 60g，丹皮 90g，桃仁 90g，赤芍 60g，黄芩 90g，黄连 60g，郁金 90g，丹参 90g，琥珀 50g，麝香 3g，天然牛黄 3g。做药丸，每天 2 次，每次 6g，饭后温开水送服。一剂大约可以服 3 个月。服 2 剂药丸后检查，肿块为 1.5cm×2.1cm×1.4cm，显著缩小，患者面色、精神状态均有好转，但月经仍未至。

用方思路：患者面色萎黄，皮肤粗糙，大便干结，闭经，这些证候均符合《金匮要略》大黄䗪虫丸原文所述，为"内有干血"的病机。经过头部 CT 扫描，发现脑部有垂体肿瘤与囊肿，这可能是患者先天性闭经的主要原因之一，而《温病条辨》安宫牛黄丸可以透过血－脑屏障。故以大黄䗪虫丸、安宫牛黄丸、桂枝茯苓丸三方合用化裁，作为药丸，服用两剂。半年后检查，肿块显著缩小，症状也有改善，但患者因为经济条件所限，没有能够继续吃下去，半途而废，未免可惜。

编者按： 读罢彭坚教授对疑难杂病 6 种之诊治经验与用方思路，颇有收获。彭教授本文以经方桂枝茯苓丸、大黄䗪虫丸之临床新用为主题，并且将名医之时方（如升陷汤、消瘰丸、安宫中黄丸等）以及专药（如葛根、仙鹤草等）联合组方，以切合病情为要。其处方用药之方案：先以汤剂"探路"，取得疗效后，再以丸剂缓图。如此丸剂缓图之法，符合医圣张仲景运用"两方"之本义。彭教授于每种病之案例后所谈"用方思路"很好，这有利于读者学习其临证经验。

严季澜教授活用经方经验

（张洁瑜主治医师整理）

【简介】严季澜，男，1955 年 2 月生，上海市人。1978 年北京中医学院（今北京中医药大学）中医系毕业，1982 年北京中医学院研究生毕业（师从我国著名中医学家任应秋教授），毕业后留校从事中医教学、科研与临床工作。现为北京中医药大学教授、主任医师、博士生导师，并为全国名老中医及首都国医名师孔光一教授的学术经验继承人。历任北京中医药大学基础医学院医学人文系主任，中医医史文献学科（北京市重点学科）学科带头人、基础医学院学术委员会委员、学位委员会委员，北京中医药大学学术委员会委员，《北京中医药大学学报》编委，中华中医药学会医史文献分会副主任委员、名誉副主任委员，国家中医药管理局"中医药古籍保护与利用能力建设专家组"专家，文化部、国家中医药管理局《中华医藏》编纂委员会专家。

主要研究领域为中医文献学，主要研究方向为中医内科临床文献，临床擅长治疗内科心脑血管、呼吸、消化系统等疾病。先后3次主编全国"十五""十一五""十二五"全国中医药行业规划教材《中医文献学》，以及国家卫计委"十三五"研究生规划教材《中医文献学》，北京市精品教材《中医药信息检索》。先后主持与承担国家及省部级课题8项，合作主编《十部医经类编》《二续名医类案》《中国现代名医验方荟海》等多部大型中医文献著作。出版学术著作23部（其中独著、主编15部），发表论文90多篇。主要获奖成果有：获教育部自然科学二等奖一项，中华中医药学会科技进步二等奖一项，北京市高等教育教学成果二等奖一项，北京市高等教育精品教材奖一项等。

严师出身三代中医世家，深得家传。他在研究生期间师从著名中医学家任应秋教授，为全国名老中医与首届首都国医名师孔光一教授的学术经验继承人。从事中医药工作40年来，"勤求古训，博采众方"，不拘泥于一家一派之学，经方、时方、验方及西医学研究进展与药理研究成果等均活用。在经方方面，深谙仲景组方的规律性，对六经辨证的纲领，其主症主脉主方，谙熟其理，娴于其方。但又不拘泥于此，在辨证基础上，审时度势，知常达变，灵活运用。本人作为其弟子，在跟随严师学习过程中，深感其运用经方之神妙，故不揣愚陋，将其运用经方之经验拾其一二，简述如下。

一、明辨思维，合用经方时方贵灵活

经方思维是病证结合、方证相对，其中《伤寒论》以六经病证为纲以方证为目，《金匮要略》以几十种杂病为纲以方证为目。时方思维特点是根据患者的临床症状，判断其气血阴阳盛衰及脏腑虚实等，辨出其相应的病机，进而确定治法，拟定方药。经方强调病证结合、方证对应，但并不是对否定时方思维的方法。二者不是对立的非此即彼关系，而是互相补充，相兼而行，结合使用。

严师临床经常两套思维并用，根据实际病情灵活施治。如2016年1月24日诊一老年女性发热十日，严师辨证为气虚外感＋少阳病。针对气虚外感严师用参苏饮，又考虑有外感少阳证，严师用小柴胡汤，处方以参苏饮合小柴胡汤加减，其方药为：太子参6g，苏叶10g，陈皮10g，炒枳壳10g，前胡10g，法半夏10g，葛根15g，桔梗10g，茯苓15g，柴胡10g，黄芩10g，生姜3片，大枣3个，生甘草

6g，防风 10g，黄连 3g，服药 3 剂而痊。

又如曹某案，2016 年 2 月 10 日诊，胆管腺癌，胃、十二指肠、胰腺、淋巴均有转移。主诉腹胀、大便难行、后背痛，肚脐以上胀，有腹水，不借助药物无法排便，后背疼痛难忍需注射吗啡等止痛。严师施以大柴胡汤、四逆散、大承气汤合增液汤加减治疗，二诊时腹胀已消，腹水大有减轻，后背痛减轻（严师考虑后背痛是胰腺炎导致）。严师使用经方时方常依据具体病情、病人体质巧妙合用。如，用半夏厚朴汤合银翘散治疗风热外感痰气滞咽证；用半夏厚朴汤合麻杏石甘汤治疗肺热咳喘憋气；用桂枝汤合玉屏风散治疗常易感冒或汗出症；用理中汤合封髓丹加减治疗脾阳虚腹胀、复发性口疮；用麻杏石甘汤与止嗽散治疗上呼吸道感染之咳嗽；用麻杏石甘汤合定喘汤治疗风寒外束，痰热内蕴之喘症；用麻杏石甘汤合泻白散清泻肺中伏热等。

二、广博化裁，加减取舍重中和

严师强调用药力避其偏，应尽可能选取滋而不腻、补而不滞、温而不燥、凉而不寒、化瘀而非攻破之品，以利于久服而无流弊，邪去正复而病得愈。严师处方用药也非常注重寒热并用、攻补兼施、升降有序、行守兼顾等辩证思想的运用。其处方看似繁杂，实则井然有序，全方相辅相成、相反相制而一气呵成，形成其独特的用药风格。

如严师常用射干麻黄汤合小青龙汤治疗寒饮伏肺之咳喘，其方药为：射干 10g，麻黄 6g，桂枝 6g，白芍 12g，细辛 3g，干姜 6g，法半夏 10g，五味子 10g，炙紫菀 12g，炙冬花 12g，炙甘草 6g。该方散收同用，燥润相兼，寒温并施。方以麻黄、桂枝散风寒止咳平喘，细辛、干姜、半夏温肺化饮；二组药物皆为温散之品，为避免发散太过，故用白芍、五味子酸以收之，且白芍又可养阴液以防温燥伤阴，五味子敛肺气以止咳，此为散收同用；方中款冬花、紫菀皆用炙品，既可化痰降气，又可润肺，有利于痰浊排出，以防干姜、半夏温燥伤阴，此为燥润相兼。方中射干，历代注家多释为化痰散结，严师认为射干药性苦寒，而诸药大多温热，若服热药过量，势必伤阴而引起鼻干、咽痛等上火症状，故用射干苦寒佐制他药温热，兼可利咽，此为寒热并施。若有化燥倾向，则酌情减少温化寒饮之细辛、干姜的用量，且增入润肺化痰止咳的川贝粉、地骨皮等。

严师思维细腻，对药物寒热温凉颇为讲究，经常强调："对药物必须有一个精确的把握，既要熟悉每个药物的作用特点，还要知道每个药物使用后容易出现的弊端。"如人们临床上经常使用半夏厚朴汤治疗慢性咽炎（梅核气），严师认为法半夏、厚朴偏燥，病人服用后，多会出现咽干等不适症状，因此严师常在此基础上加用玄参、浙贝、桔梗等润燥利咽之品。又如治疗胸阳不振、痰瘀阻滞之胸痹心痛证，严师以瓜蒌薤白半夏汤合桃红四物汤加减。考虑瓜蒌性寒，而心脏病患者阳虚者居多，恐瓜蒌滑肠腹泻，故合二陈汤和胃调中，另外二陈汤还具有燥湿化痰之功效，从而加强瓜蒌、薤白化痰之力。

严师常言，即使看似简单的疾病也应细致对待，何况复杂的疑难疾病。因此看似繁杂的处方，实则体现了严师细腻的思维以及深厚的功力。

三、广用经方，拓展变通讲实效

经方药简效宏，为众多医家所喜用，但面对复杂多变的疾病和症状，则需要充分发挥经方疗效。要想拓展经方的应用，赋予其全新的生命力，则必须在充分谙熟经方、谨守病机、明晰配伍的基础上，针对具体情况，活用之。下面以半夏泻心汤为例，简述严师拓展经方思路。

半夏泻心汤是医圣张仲景《伤寒杂病论》治疗寒热错杂痞证的代表方剂，主治寒热互结、胃气不和之气痞证。《难经·六十六难》曰："三焦者，原气之别使也，主通行三气，经历于五脏六腑。"《素问·灵兰秘典论》曰："三焦者，决渎之官，水道出焉。"说明三焦既是气机升降出入的通道，也是运行水液的通道。严师认为人体阴阳水火气机升降必以三焦为通道，而半夏泻心汤的组方配伍，半夏、干姜、黄芩、黄连、人参、甘草、大枣，全方治疗法则为辛开、苦降、甘补，恰为调补中焦的法则。严师主抓寒热错杂这一病机，将半夏泻心汤广泛用于三焦诸症。

上焦郁热、中焦湿热与寒热错杂诸证，如不寐、眩晕、咳嗽等症，治病求本，解决中焦脾胃问题，选用半夏泻心汤，再酌加上焦对症药，往往取效。中焦除了痞证以外，其他如胃寒、胃痛、烧心、反酸、食欲不振、胃糜烂、胃溃疡、食管炎等症，符合寒热错杂者，均可用半夏泻心汤治疗。他如各种肝胆脾胃引起的胁痛、黄疸等属于中焦寒热错杂者，也可用半夏泻心汤。严师对于寒热错杂的判别方法也较广泛。如以胃寒为主诉，察其舌尖红者，严师认为是寒热错杂证。又胃脘怕冷，但胃镜下显示胃糜烂或胃粘膜红白相间以红为主者，严师也认为属寒热错杂证。又如有些病人以后背痛而伴有反酸者为主诉就诊，严师亦四诊合参施以半夏泻心汤化裁活用。下焦不通可见便秘、腹痛等证，也用半夏泻心汤使脾之清阳得升，胃之浊阴得降，中焦气机调畅，三焦通畅，则诸证可愈。

严师用三焦理论认识和阐释半夏泻心汤，打破了其专治中焦痞证的局限，开拓了半夏泻心汤的辨证思维和应用范围，为临床经方活用提供了较好范例。

四、验案举例

王某，男，59，初诊2017年12月24日。左侧胸痛、憋闷日久，加重3个月，走路不到100米即感胸痛憋闷厉害，遇寒加重，伴神疲乏力，心悸气短，下肢冷，舌苔薄白，脉细。曾心脏搭桥术一次，并做过支架4个，患糖尿病20年，处方：瓜蒌15g，薤白10g，化橘红10g，法半夏10g，茯苓15g，当归10g，赤芍10g，丹参30g，红花10g，川芎10g，三七粉3g，川楝子10g，延胡索15g，生黄芪30g，太子参10g，生地20g，淫羊藿8g，7剂水煎服。

二诊，2017年12月31日。胸憋闷痛、心悸气短等症状均大减，上方去淫羊藿、太子参，化橘红改为橘络10g，加鹿角霜15g，黄精15g，桂枝10g。14剂。

随诊心得：此病人是久患胸痹患者，既有心血瘀阻，又有痰浊闭阻，寒凝心脉，心气虚，心肾阳虚的情况，且又因久患糖尿病，血管状况较差。严师以瓜蒌薤白半夏汤合二陈汤、参芪桃红四物汤加减治之。

《金匮要略》认为胸痹之主要病机为"阳微阴弦即胸痹而痛"由于上焦阳气不足，阴邪上乘，正虚邪壅而成。严师继承了这一观点，并在治法上进一步引申，加强化痰之力，又防辛滑太过，故用瓜蒌薤白合二陈汤。严师认为心绞痛直接发病原因，心肌供血绝对或相对不足，故活血化瘀固然重要，然血瘀只是病理产物，也要注意益气养阴或补气养血以改善心肌供血，故合参芪桃红四物汤加丹参。

具体用药方面，严师认为熟地比较滋腻，使用时还要加木香、砂仁、陈皮等，使之补而不滞，而生地能补肾补血，且生地还有降糖的作用，故选用生地。严师考虑黄芪蜜炙以后对糖尿病不利，容易升高血糖。故对于有糖尿病的冠心病患者，以生黄芪为宜。党参为桔梗科植物党参的根，现代药理研究党参中含多量糖分，对兔腹部皮下注射党参浸膏，可使血糖升高，故对糖尿病患者，严师尽量不用党参。太子参（甘、微苦，平。归脾、肺经。体润性和、补气生津）性情温和，较西洋参温一些，故选用太子参。川楝子、延胡索活血散瘀，理气止痛，二药再与红花、赤芍、川芎等合用则心肝同治，从而使肝气平而心痛可止。胸痹心痛多发于久劳体虚之人或中老年人，病机多属本虚标实，本虚以脾肾阳虚为主，故加淫羊藿。

二诊中，改用橘络，因考虑化橘红化痰力量强，而橘络有通络作用。鹿角霜较淫羊藿温肾助阳功效更强一些，将淫羊藿换用鹿角霜还可防止耐药。用黄精代替参类，因为黄精有降糖作用，能养肝、脾、肾之阴，还能健脾补气。加桂枝以加强温阳通脉，与温肾药鹿角霜相伍，上通心阳下温肾阳。

全方配伍谨遵"圣人杂合以治，各得其所宜"（《素问·内法方宜论》）之旨意，故取得了很好疗效。

张建荣教授临床应用经方举隅

【简介】张建荣，1951 年 10 月 17 日生，陕西省彬州市人。陕西中医药大学教授，硕士研究生导师，前陕西中医学院经方研究室主任。1977 年毕业于陕西中医学院并留校任教，曾在陕西中医学院青年教师培训班与成都中医学院（今成都中医药大学）主办的全国金匮要略师资班学习。主要承担《金匮要略》医、教、研工作，临床工作四十余年，擅长灵活运用经方治疗内伤杂病与妇人病。个人专著有《金匮证治精要》（第 1、2 版）《金匮妇人三十六病》《经方观止》；参编著作有《金匮要略讲义》等本科生、研究生教材及参考书十余部；发表中医学术论文 50 余篇；主持《复方桂枝茯苓丸治疗脑缺血再灌注损伤大鼠的实验研究》等厅局级科研课题 4 项；培养硕士研究生 17 名，曾被评为陕西中医药大学"教书育人先进个人"、被学生评为"我最喜爱的老师"。

经方特点是药精方简、配伍得当、方证对应。根据经方的基本特点，结合张仲景随证治之，随机用药的精神，临证时或用经方，或经方加味，或经方加时方，或依据经方所包含的治法而自立新方，皆能取得满意疗效。但经方拓宽应用在于随症加减化裁，经方药物组成虽然较为固定，但可灵活变化应用。经方加减应用，包含在原方药基础上加量与减量，加药或减药，或多方组合等。凡经加减变化的经方，其所治病证均有所变化，亦反映了药随证变，随证组方的配伍方法。

临床病与病相对独立，但不同疾病可见相同证候，所以用一方便能治多病，如桂枝汤既能治外感病，又能治内伤病、妊娠病、产后病，因其营卫不和的证候相同；小柴胡汤是《伤寒论》少阳病主方，《金匮要略》又用于治黄疸、热入血室、产后郁冒等，因此类病均有邪入少阳与枢机不利的病理机制；肾气丸治脚气冲心、虚劳腰痛、痰饮、消渴、女子转胞五种不同疾病，其原因即肾阳亏虚的证候相同。一方治多病，一病用多方，亦即异病同治，同病异治，其取效之关键决定于证候的相同与不同，即所谓"随证治之"。

从临床医家用经方案例看，大体也有三种用法。一是用经方原方或稍作调整，采用方证对应法，如曹颖甫、刘渡舟等医家；二是以经方为基本方，随机加减化裁，或经方合用，或用经方加时方的灵活应用法，如何任、郭子光等医家；三是"但师其法，而不泥其方"，临证用什么方，可发挥医生的创造思维，或在辨证施治前提下，随机择方，或根据仲景对疾病所提示的治法，或某类方，灵活选方，或自拟方药。经方并非不可加减，张仲景结合临床病情变化，创制了许多加减变化方，如桂枝汤、小柴胡汤等，今人完全可效仿，继承创新。东汉末年《神农本草经》仅载有 365 味药，而明清后发现了大量中草药，时方也快速增长，其中不乏疗效较好的药材与方药。因此，临证用经方也可加用同类药以增效，或用同类药替代经方中短缺药，以及结合有些时方的组方特色与优势，以补充经方之不足。《经方观止》指出："用药如用兵，用兵作战，首在知兵之组合变化，其次才能运筹帷幄，谋局布阵，临阵作战；用方治病，首在知方药之性能与配伍变化，其次才能临证活用。胸中自有百万兵、百万方，若不知其性能变化，不知择长而用，不知随机应变，犹如无兵、无方，用之反为害。"

下面举几例经方临证验案。

例一：黄芪桂枝五物汤治血痹

郑某某，女，51岁，郴州市新民镇，农民。初诊2019年11月23日。左上肢麻木1年余，伴左手指僵硬冰凉，有蚁行感，腰痛，项不强，肩胛及双上肢不痛，有颈椎病史。舌淡苔薄，脉沉缓。检查：颈椎按压疼痛不明显，双手握力均等，血压120/80mmHg。

诊断：血痹。

处方：黄芪桂枝五物汤加味。黄芪20g，桂枝10g，赤芍15g，炒白芍15g，当归10g，川芎10g，丹参15g，葛根15g，焦杜仲15g，续断15g，怀牛膝15g，鸡血藤15g，地龙10g，土鳖虫10g，生姜15g，大枣4枚。10剂，日1剂，水煎，分2次服。

2019年12月3日复诊：服上药有效，舌脉同前。继用上方10剂。2019年12月18日，因失眠来诊，告知左上肢麻木等症已愈。

原按：黄芪桂枝五物汤具有益气温阳，调养营血，通利血脉之功，作用缓和，治疗血痹麻木重症，临证尚需加当归、川芎、丹参、鸡血藤等养血活血药，并用地龙、土鳖虫等虫类药通行脉络，方能取得满意疗效。

例二：**栝楼瞿麦丸治寒痹**

郭某某，女，47岁。2019年9月17日初诊。双膝关节以下发凉2个月余，无任何原因，起初双下肢小腿肚发生过两次抽筋，继见双膝关节发凉，触摸亦凉，晨起下床时下肢强硬不灵活，活动后即好转。饮食二便正常，口干舌燥，舌质稍暗苔薄，脉沉细滑。诊为寒痹，证属肾气虚寒，气化障碍。方用栝楼瞿麦丸加味：天花粉12g，制附子8g（先煎），熟地15g，山萸肉15g，怀山药20g，枸杞10g，丹皮10g，瞿麦15g，炙草8g，生姜3片，大枣4枚。10剂，日1剂，水煎，分2次服。

10月16日复诊：初服药有轻度腹泻，无其他不良反应，药尽双膝关节以下即不发凉。现腰困，晨起活动下肢轻度发软。续用上方加焦杜仲15g。10剂病愈。

原按：栝楼瞿麦丸是肾气丸的变化方，治疗下寒上热证，其病机之关键在下焦，是因肾阳亏虚，气化功能障碍，寒湿下注，故腰以下寒湿尤重，又因肾虚不能化生津液上濡，故上焦有燥热之象。本案治疗结合肾气丸的阴中求阳法，用制附子温肾阳，加入熟地、山萸肉等滋养肾阴；用瞿麦利水通阳，用天花粉润养燥热，此二味俱为顾标之药。诸药配伍，治本兼顾，疗效满意。

例三：桂枝茯苓汤治下肢静脉曲张

王某某，男，76岁，初诊：2018年7月13日。下肢静脉曲张1年余，没有明显感觉，但曲张度显著。血压稍偏高，已7年有余，不服降压药一般在150/90 mmHg，血糖、血脂正常。检查：双下肢脉管色青屈曲暴起有结节。舌淡胖苔略腻，舌下络脉色紫迂曲隆起，脉沉细。

证属痰瘀阻塞脉络，治宜活血通脉利浊。

处方：桂枝茯苓汤加味。桂枝10g，茯苓10g，桃仁10g，丹皮10g，赤芍15g，三棱10g，莪术10g，丹参20g，王不留行15g，木通10g，益母草20g，泽兰20g，土鳖虫10g，蜈蚣1条。10剂，日1剂，水煎，分2次服。服药后静脉曲张外观有明显改善，血压较平时也有下降。

原按： 桂枝茯苓丸是经方治疗痰瘀的代表方药，此方既能活血通脉，又能化痰浊通利水湿。下肢静脉曲张属痰瘀阻塞脉络者，用此方较为恰当，将丸剂变为汤方，并随症加减，可增强治疗效果。

例四：射干麻黄汤治慢性气管炎

杨某某，男，65岁。初诊：2019年10月8日。咳嗽气短，咯痰泡沫状，有痰鸣声，咳引腰痛，咳则遗尿。有慢性气管炎病史，受寒易犯。舌淡胖苔薄，脉弦细滑。

辨证：肺实肾虚。

治宜：宣肺化痰，温补肾阳。

处方：射干麻黄汤加温补肾阳药。射干12g，炙麻黄12g，干姜12g，细辛6g，五味子10g，姜半夏15g，紫菀12g，款冬花10g，杏仁10g，厚朴15g，炙甘草10g，菟丝子10g，益智仁10g，炙淫羊藿20g，莱菔子15g，炒六曲20g。7剂，水煎服，一日2次。

患者用药5剂，来门诊告知服药疗效很好，诸症均有改善。

原按： 射干麻黄汤治疗咳嗽上气、哮喘疗效满意，但宜于治疗寒饮郁肺或表里俱寒的咳喘实证，临证若肺实肾虚者，须配伍温补肾阳药，肺肾俱治，方能取得满意疗效。

例五：甘草泻心汤治狐蜮病

乔某某，男，49岁。2018年12月21日初诊。患口腔溃疡、龟头溃疡2个月余。此期间牙痛曾犯3次，牙痛时口腔溃疡即明显加重，龟头溃疡与口腔溃疡几乎同时发生。龟头外皮溃疡较重，两大腿股内侧病发初期呈片状泛红，继见轻度溃烂。胃脘硬满，口干，饮食一般，但饮水量多，夜间三四点即醒，难入睡。血脂稍高，血压不稳定，有时偏高。检查：牙龈与舌体发红，有多处溃疡面，舌苔略黄腻，脉沉细，龟头与外皮有多处溃疡面。诊断狐惑病，证属湿热熏蒸。

处方：甘草泻心汤加味。生甘草15g，黄连10g，黄芩10g，黄柏10g，姜半夏12g，干姜10g，党参15g，板蓝根15g，土茯苓20g，丹参20g，赤芍15g，牛膝15g，升麻10g，蒲公英20g，大枣2枚。10剂，一日2次，水煎服。

2019年1月3日复诊：服药疗效满意，口腔溃疡与阴茎外皮溃疡好转，阴股部溃疡面已结痂，胃脘硬满痊愈。现症：没精神，头闷，舌木，大便初头干，舌红苔黄，脉沉细弱。继用上方加黄芪15g，10剂，水煎服。

2019年1月16日三诊：狐惑病痊愈，仍感没精神，双下肢发软，要求继续服药，治宜补肾益气扶正，佐以祛湿浊，处10剂药，以作善后。

原按： 狐惑病是典型的寒热错杂证，如口腔与龟头的溃疡面中心发白（寒湿）而外周泛红（实热），即是寒热夹杂之征象。本证除口腔与龟头溃疡外，脘硬满亦反映中焦脾胃有湿热。本案甘草泻心汤，重用生甘草，加用板蓝根、升麻、蒲公英、土茯苓加大清热解毒与除湿；加丹参、赤芍以活血凉血，促使血脉通行，利于湿热毒邪排泄。

例六：麻仁丸治便秘

孙某，女，31岁，住咸阳市某医院家属院，初诊2019年11月26日。便秘6年，腹不胀，4~5天解1次大便，大便干燥量少，小便量多，便秘时常伴有出血，初血色鲜红，后血色紫瘀，西医检查有混合痔。末次月经11月18来潮，至22日干净。舌红苔薄，脉沉细缓。诊断为便秘、痔疮，证属脾虚肠燥。

处方：麻仁丸合赤小豆当归散加味。火麻仁20g，杏仁10g，栝楼10g，厚朴15g，炒枳实15g，大黄10g，炒白芍15g，生地30g，当归15g，赤小豆15g，槐米10g，焦地榆15g，蒲公英20g。10剂，水煎服，一日2次。

2019年12月7日复诊：服药后，每日解便1~2次，便成形，腹不痛，无出血（服药前便时有血）。舌红苔薄，脉沉缓。继用上方10剂，治疗并巩固疗效。

原按： 治疗便秘不能单纯采用通泻法，要深悟麻仁丸所包含的润肠宣肺之法，润肠可除肠道燥热，尤其宣肺可使全身津液协调布化，上下气机通畅，临证运用此方此法标本俱治，可取得远期满意疗效。

例七：大柴胡汤治胆结石

杨某某，男，64岁。初诊：2018年9月9日。9月7日因急性脘腹疼痛住咸阳市某医院普外科，B超检查：胆囊结石、胆囊炎、胆囊积液。主管医生告知必须手术切除胆囊，患者因惧怕，不愿手术治疗，医生要求患者写出书面保证，后果自负。患者出院后请余用中药排石治疗，因与患者较熟悉，故一再强调用中药恐难排除结石，患者执意要服中药。现症：腹痛较轻，口苦，大便2日一解，舌淡胖苔中较厚腻，脉弦滑。

处方：大柴胡汤加味。柴胡 12g，黄芩 12g，半夏 10g，厚朴 15g，枳实 15g，大黄 12g，木香 15g，炒枳壳 15g，川楝子 15g，木通 12g，海金沙 15g，鸡内金 15g，金钱草 30g，炙甘草 10g，大枣 2 枚。10 剂，水煎服，一日 2 次。

服完 10 剂药后，腹痛等症状消失，找原诊医院医生复查 B 超 2 次，未见结石。因第一次复查无结石，医生认为不准确，又行 2 次检查，仍未见结石。

原按： 此案例本不抱多大治疗希望，结果却出乎意料。但处方时选用大柴胡汤加减，对其配伍是作了认真考虑。因舌淡胖、苔中厚腻，大便 2 日一解，考虑胆胃实热而浊邪重，当时腹痛不甚，故去芍药，重用柴胡、厚朴、枳实、大黄，配用木香、炒枳壳、川楝子以加强疏肝胆，利肠胃；加木通、海金沙、鸡内金、金钱草以消石利浊。诸药合用，腑气畅通，气行石走而病愈。

张永杰主任医师用真武汤治疗特发性水肿案

【简介】 张永杰，山东省海阳市人，1982 年毕业于山东中医药大学。主任中医师，教授，首届全国名中医，国务院政府特殊津贴专家，海南省有突出贡献优秀专家，第四、五、六批全国老中医药专家学术经验继承工作指导老师，全国中医（临床、基础）优秀人才研修项目指导老师，广州中医药大学硕士研究生导师。中华中医药学会常务理事，海南省中医药学会常务副会长、海南省药学会副理事长，海南省委、省政府直接联系重点专家等。所获荣誉称号有："中国首届百名杰出青年中医""全国中青年医学科技之星""中国医师奖"、首届"全国名中医"、海南省"十佳好医护""中国好医生"等。擅长运用辨证与辨病方法治疗内科多种疑难病症，尤其对冠心病、心律失常、高血压、糖尿病及其并发症、急慢性支气管炎、风湿性疾病、痛风以及神经内分泌失调、亚健康综合征等多种疑难杂证的治疗与调理具有丰富的临床经验。以第一作者或独著在国家核心期刊及统计源期刊发表学术论文百余篇，主编出版专著 6 部。

闫某某，女，68 岁，2014 年 8 月 2 日初诊。患者自述 20 年前无诱因出现全身水肿，诊断不明，经治疗后症状消失。20 年未复发，近半年来无诱因出现全身水肿、肿胀，以右半身明显，曾到海南省人民医院及海南农垦总医院住院检查，排除肝源性、肾源性、心源性及甲状腺疾病等原因，且四肢血管检查未见病变。给予利尿剂可缓解，但停药又复发，持续半年时轻时重，给患者心理造成极大负担，自以为患不治之症。现全身浮肿，以右半身明显，四肢僵硬，双下肢膝关节以下指凹陷性水肿，怕冷，全身困倦乏力，舌淡暗苔薄白，脉沉细。血压正常。诊断：水肿 - 阴水。辨证：脾肾阳虚，水湿内停，瘀水内阻。治则：温肾化气，活血利水。

处方：真武汤加减。附子 20g（先煎 1 小时），茯苓 20g，白术 20g，白芍 10g，桂枝 15g，泽泻 30g，猪苓 20g，益母草 50g，泽兰 20g，牛膝 20g，丹参 20g，蝉蜕 10g，防风 10g，苍术 10g，甘草 5g。3 剂，水煎服，日一剂，并给予心理疏导，增强信心，嘱患者治疗前后称体重。

二诊：2014 年 8 月 7 日。患者服药 3 剂后，全身浮肿明显减轻，精神好转，全身轻松，尿量增加，怕冷好转，但稍感腹胀。体重减轻 2.5kg 左右，信心大增。守原方加莱菔子 10g，茵陈 20g。

三诊：2014 年 8 月 19 日。再服药 10 剂后，颜面水肿消失，双上肢关节活动轻松，双下肢踝关节以下轻度水肿，困倦乏力改善，无怕冷，舌质转为淡红。仍守首方，略微加减，继服 15 剂以巩固疗效。电话随诊无复发。

原按： 水肿病治疗方法颇多，而发汗、利尿、泻下三大法则为其治标的基本治法。这三法源于《素问·汤液醪醴论》中所谓的"平治于权衡，去菀陈莝……开鬼门、洁净府"。张仲景《金匮要略·水气病脉证并治》第 18 条曰"诸有水者，腰以下肿，当利小便；腰以上肿，当发汗乃愈。"第 11 条曰："……病水腹大，小便不利，其脉沉绝者，有水，可下之。"这是对《内经》三法的发挥论述。后世医家又不断充实和发展，如朱丹溪将水肿分为阴水、阳水；唐容川认为："须知痰水之壅，由瘀血使然，但祛瘀血，则痰水自消。"张景岳说"治水者必先治气"。先贤所论使治疗水肿的方法日臻完善。该患者的治疗，就是以先圣后贤的理论为指导，方选真武汤加减，配合健脾、祛湿、活血之品治之而取得肿消病除。

编者按： 本案例突出的学术价值，是在辨证以真武汤温阳健脾利水的基础上重用活血药。这里涉及一个很值得重视的理论之解析，即《内经》所谓的"去宛陈莝"。《内经》之最早注本是隋·杨上善《黄帝内经太素》，若据《太素》之文，则应在"去菀陈"（菀，通郁，郁结；陈，陈久）处断句，"莝"（斩草）字疑为衍文。《太素》注云："菀陈，恶血聚也，有恶血聚刺去也。"那么要问：血与水是何种病理关系呢？仲景书曰"血不利则为水"（《金匮要略·水气病》篇第 19 条），是讲女子经水不通可致水病。引申其义，凡血分病日久可演变为水气病，而水气病日久也可造成血分病。再联系本病案，患者乃阳虚水停，影响血分而致瘀。故以真武汤为主方治本，加入益母草、泽兰、丹参、牛膝等药以活血化瘀，特别是益母草与泽兰二味，即活血又利水，一药两用，并切合病情，再重用之，疗效更著。如此方证相对之方，治必取效也。

刘保和教授"抓主症"、重腹诊用经方

（曹丽静教授整理）

【简介】刘保和，男，1941 年生，天津市人。河北中医学院教授、主任医师。中国共产党党员。1962 年本科毕业于河北中医学院。1980 年全国首届中医研究生毕业于北京中医药大学。河北省名中医，全国老中医药专家学术经验继承指导老师，全国优秀中医临床人才研修项目学员指导老师。从事中医教学与临床工作已 60 年。对中医基础理论有独到见解。指出"阴阳五行学说是中国传统文化的时空观，是宇宙间一切事物的总模型"。提出"人体气运动的基本模式是'枢轴－轮周－辐网'协调运转的圆运动（后天）"以及"人体先后天气运动模式如同陀螺运转"的理论，使中医基础理论上升到一个更高水平。阐明"'抓主症'体现了中医治病求本的宗旨，是方剂疗效可以重复的前提和诀窍"，重视脉诊与腹诊，较大程度地提高了中医辨证论治水平。尤其阐明了"奇恒之府"与"奇经八脉"属于先天，"奇邪"是先天致病因素，"奇病"是先天性疾病，以此为理论基础，深入研究癌症的治疗，遵循《金匮》"大气一转，其气乃散"的指示，采取斡旋气机，升降阴阳的方法，取得了显著疗效。专著《刘保和〈西溪书屋夜话录〉讲用与发挥》得到了读者的广泛好评。

曹丽静，女，1974 年生，山西大同人。河北中医学院教授，临床医学博士，第四批全国名老中医药专家学术经验传承优秀继承人，刘保和全国名老中医药专家传承工作室主任。自 2001 年 7 月硕士研究生毕业后从事中药学教学及中医临床工作已 20 年。精研脉诊、腹诊，擅长应用气机升降理论及抓主症的方法治疗各种内科、妇科疑难病症。主编《刘保和抓主症用方传承录》、编著《刘保和中医学术体系图解》。

编者按：刘保和教授是编者吕志杰在接受继续教育之经典学习班的授课老师之一。编者三十多年来与刘老师交往较多，是探讨经典、经方的知音。刘老师讲课声如洪钟，娓娓动听，深入浅出的精彩演讲令人叫好！刘老师一直坚持临床，他对《难经》腹诊理论的研究及其相应经方的临床应用颇有独到之处，很值得学习。在此强调说明，刘老师说腹诊对于血分病证的诊断更有价值。

一、什么是抓主症

抓主症就是抓住主要的症状，这个症状并不是患者感觉最为痛苦、最需要解决的症状，而是存在于证候的始终，并决定证候本质的症状。在一个疾病的过程中，可以出现很多症状，只要在这些症状中抓住 1 个或 2 个、最多不超过 3 个主要症状，就可断定这个疾病的证候，从而采取相应的治法，达到治愈疾病的目的。

《素问·阴阳应象大论》说："治病必求于本。"《素问·至真要大论》说："夫标本之道，要而博、小而大，可以言一而知百病之害。"抓主症的目的就在于治病求本。所谓"本"，就是疾病的本质，它体现在3个方面：病因、病位、病性。临床只要抓住体现病因、病位、病性的症状，就是抓住了体现疾病本质的"主症"。这也是主症不能超过3个的原因，因为1个说明病因、1个说明病位、1个说明病性，3个症状也就足够了。

二、抓主症、重腹诊而用经方

1. 桂枝茯苓丸证 本方见于《金匮要略·妇人妊娠病脉证并治第二十》。由桂枝、茯苓、芍药、丹皮、桃仁组成。主症：①脐左下外陵穴（前正中线脐下1寸，向左旁开2寸）压痛；②脉右寸浮而涩，左关弦细涩。据刘师临床体会，桂枝茯苓丸证多见于妇产科病。凡月经不调、痛经、不孕、习惯性流产、死胎不下、产后胎盘残留、人工流产后遗症而见上述主症者，以本方治疗，效果殊佳。曾问其："为何痛在左，而不在右？"答曰："以左主血，右主气也。"

（1）呕吐案 周某，女，36岁，河北省四建职工。1990年2月19日初诊。

23岁始即发呕吐，至今仍时发不断。心悸，不能右卧，卧则右胸不适，呕吐酸苦水。两腿胀重，腰痛，卧重起轻。拍按其脘腹有振水音。带清稀而多，月经25日一次，多血块。左少腹压痛。予桂枝茯苓丸加半夏、白术各10g，炙甘草6g。2剂。

2月21日二诊：未呕吐，带见少，未感右胸不适，心悸未发，已能右卧。脘腹振水音未闻及。诉药后觉矢气多。按其左少腹压痛明显减轻。再予原方化裁，继服15剂，诸症均愈。

原按： 本病虽以呕吐为主要痛苦症状就诊，但左少腹压痛明显则证明乃久瘀血所致。以其兼有脘腹部振水音，乃水停心下，故以桂枝茯苓丸合苓桂术甘汤加味而效。

（2）头颤案 杨某，女，39岁，河北省藁城县农民。2009年2月15日初诊。

头一往左转，头即颤动，头向右转时则不颤动，已10年。头往左转时，觉颈部筋肉僵硬板滞。左少腹压痛。予桂枝茯苓丸（含赤白芍）各10g。7剂。

2月22日二诊：似好一点。原方15剂。

3月8日三诊：头左转颤已大减，减一半以上，转头时颈筋似痛。上方加葛根10g。15剂。3月23日四诊：头颤消失。停药。

原按： 叶天士曰："人身左升属肝，右降属肺，当两和气血，使升降得宜。"肝藏血，主血的运行，故肝气从左而升。本患者左少腹压痛，血瘀于左，而不能升于上，不能营养颈左之筋脉，故头向左转则颤动不止，并伴颈筋僵硬板滞不舒。今以桂枝茯苓丸化其左少腹瘀血，则正常血液可升达于上而诸症均愈。

2. 栀子豉汤证 本方见于《伤寒论》，由栀子、淡豆豉组成。主症：①按压剑突下（胸骨剑突至鸠尾穴间）有明显的憋闷感或兼有不同程度的疼痛感；②脉寸关之间尤以右脉寸关间浮滑而数。

（1）甲疽案 张某，女，35岁，1989年10月20日诊。

患者半年来在手10指端反复出现脓疮。初起疼痛，继则肿而成脓，破溃而流脓水，虽服大量抗菌消炎药不愈。近3个月以来，脓疮更发生于每个手指的指甲下，以致疼痛难忍。患者去某医院治疗，医生先将手食、中指指甲拔掉，脓液得以排除，疼痛暂减；但当指甲长出后，脓疮又复发如前。继转请中医予清热解毒药治疗亦无效果，遂来我院就诊。

患者体质尚好，面色发红，性情急躁。切其脉，觉寸关间浮滑数而有力；再按其剑突下部位，果诉憋闷及疼痛明显；继询其睡眠必经1个多小时反复辗转始能入睡，心胸间亦觉烦闷不舒。遂疏栀子豉汤：栀子、淡豆豉各10g。3剂，每日1剂，水煎服。

10月23日复诊：见患者10指脓疮已减少三分之一，肿痛明显减轻，睡眠已转正常，心烦懊憹之感消失。嘱其继服5剂。

10月28日再诊：见患者手指脓疮已全部消失，触按其剑突下，已不觉憋闷及疼痛。随访至今，未见复发。

原按：本病为甲疽，乃因热郁胸膈，邪热欲向外发越而不畅，反而进一步郁阻于上肢末梢所致。以其病本在于胸膈之郁热，故一般清热解毒之方无效，而栀子豉汤宣散透泄反而收功，足见《内经》所谓"治病必求于本"的正确性。这里顺便提出，热邪郁于胸膈，不仅欲向外发越，而且亦欲向上发越，从而引起头面部的痤疹、酒渣鼻、粉刺等多种皮肤病。由于热郁于内而发越不畅，故此类疾病常缠绵难愈，审主症如上所述者，投栀子豉汤，多能取得满意的疗效。

（1）失眠、心悸、鼻不闻香臭案 张某，女，53岁，农民。1998年3月28日初诊。

近日感冒后难入睡，躺1~2小时始睡。每躺下必心悸，心中扑腾。西医诊其患冠心病。胸闷，当胸骨至剑突透不过气来，生气时天突至上脘闷甚，烦甚，每天阵发烘热汗出。面、手、足肿均已20年。此皆由生二胎后引起。此外，鼻不闻香臭已4~5年。脉弦细涩，寸关间滑数。舌红苔腻。剑突下及脐上压痛甚。予栀子豉汤加枳壳、香附、柏子仁、丹参各10g，三七粉3g（分冲）。10剂。

4月7日二诊：心烦大减，已能睡觉，鼻已知香臭，诉吃饭闻味"香得不行"，已能打喷嚏了。"心里闷得慌"等症均大减。继以上方加减治疗，诸症渐愈。

原按：本案虽然主治其冠心病胸闷、心悸等症，但附带更将已达4~5年的鼻不闻香臭顽疾治愈，可见栀子豉汤宣透力之强大。

3. **当归芍药散证**　本方见于《金匮要略》，由当归、芍药、茯苓、白术、泽泻、川芎组成。主症：①脐中（神阙穴）压痛；②小腹脐周怕凉；③育龄期妇女兼见经行脐腹喜暖及经行腹泻。《金匮要略·妇人妊娠病脉证并治》曰："妇人怀妊，腹中疗痛，当归芍药散主之。"《金匮要略·妇人杂病脉证并治》曰："妇人腹中诸疾痛，当归芍药散主之。"据临床体会，本证不论男女均可出现。就妇人妊娠而言，亦与孕妇在怀妊前的体质有关。此类患者大多在平时即当脐压痛，但并不自觉。由于脾虚而血瘀、湿阻，患者每于行经时虽瘀血得下，但脾虚尤甚，故多见经行腹泻一症。湿阻亦与阳气不运、不通有关，故患者平时即觉脐腹间喜暖而畏寒，经期尤甚。

总之，运用当归芍药散方并非仅限于怀妊之妇女，而是广泛用于男、妇具备脾虚、血虚、湿阻、血瘀证候者。其主症即为脐中压痛。育龄期妇女，并可兼见经行脐腹喜暖畏冷及经行腹泻。均不以是否腹痛为辨证要点。换句话说，只要具有上述主症，不论男女，亦不论患者是否自觉腹痛，皆可用之。

4. **奔豚汤证**　《金匮要略·奔豚气脉证并治》曰："奔豚，气上冲胸，腹痛，往来寒热，奔豚汤主之。"本方甘李根皮药房不备，可以桑白皮代之。主症：脐右肓俞穴（脐右旁开0.5寸）处压痛。对于本方证病机，古今医家多认为乃肝气上逆。刘师认为对本方的认识还应当深化。《神农本草经》曰葛根"主消渴、身大热、呕吐"，证明本方重用葛根是清胃热、降气逆。本方黄芩与桑白皮相伍，有清肺热、降肺气作用；与白芍相伍，具有黄芩汤意，有清胆热，从而使胆气下降的作用。总之，本方葛根、桑皮、黄芩、白芍四味药，其实是清肺、胃、胆热，使肺、胃、胆气从右而降，从而抑制肝气从左之过升，并有归、芎行血，半夏、生姜化痰行津液，甘草和中，廓清气机升降的道路，以疏利肝气，使其上逆之气分散于周身。由此佐金制木，则肝气上逆引起的奔豚自愈。以其病本在肺，而肺气及胆气、胃气均从右而降，故其主症应是脐右肓俞穴压痛。依此主症，临床不论何病，均能以奔豚汤取得良好疗效。

5. **四逆散证**　《伤寒论》曰："少阴病四逆，其人或咳，或悸，或小便不利，或腹中痛，或泄利下重者，四逆散主之。"本方由柴胡、枳实、芍药、炙甘草组成。主症：①脐左肓俞穴（脐左旁开0.5寸）处压痛；②急躁易怒；③脉沉弦偏细，舌中裂纹。四逆散是治疗肝气病的最主要方剂，《难经·十六难》说："假令得肝脉……其内证脐左有动气，按之牢若痛……有是者肝也，无是者非也"，故脐左肓俞穴处压痛是四逆散证的必备主症。

6. 金匮肾气丸证　主症：①脐下气海穴压痛；②腰膝酸软；③左尺脉沉而无力。肾气丸一方，在《金匮要略》中凡五见，其中在《中风历节病脉证并治》篇有"崔氏八味丸，治脚气上入，少腹不仁"；在《血痹虚劳病脉证并治》篇有"虚劳腰痛，少腹拘急，小便不利者，八味肾气丸主之"。这两条原文中最需要重视的症状就是"少腹不仁"与"少腹拘急"。证明肾气丸主治的原发病位在于"少腹"。那么，应当在少腹何处呢？《难经·六十六难》曰："脐下肾间动气者，人之生命也，十二经之根本也，故名曰原"，可见，此脐下肾间动气即为肾的原气，联系《难经·十六难》"假令得肾脉……其内证脐下有动气，按之牢若痛……有是者肾也，无是者非也"，此处应在"气海"穴。"气海"者，原气之海也，乃肾原之气的发生地，于此处按之痛，是辨病位在肾的主症。刘师在临床中，查知此处压痛，予肾气丸加减治疗，常获良效。并且发现，由肾气丸变化而来的六味地黄丸，其应用范围更为广泛。用六味地黄丸进行加减，较应用《金匮》肾气丸的机会更多。

三、笔者运用刘师抓主症重腹诊经方验案

（1）妇人面鼻黑案　马某，女，50岁，河北工院职工。2015年12月19日初诊。患者鼻头皮肤颜色黑暗已半年余，且颜色越来越深。晨起眼睑稍发红，有时晨起眼睛发干。仍未绝经，周期规律，经期1~2天大便不成形，日2~3次。腹诊：脐中压痛。予当归芍药散诸药各10g。7剂，每日1剂，水煎服。

二诊：12月26日。自觉鼻头发亮了，颜色黑也减轻了，本周未出现晨起眼睑红及眼睛干。脐中压痛消失。继服7剂，诸症消失。

原按：面部五行分区鼻头部位属脾土。本患者鼻头皮肤发黑，且具脐中压痛之当归芍药散证主症，故用之有效。

（2）痤疮案　陈某，男，17岁，石家庄市十七中学生。2015年10月17日初诊。

在7月暑假期间，面部及前胸、后背长痤疮，时轻时重。现前额及双颊较多，前胸、后背满布如米粒大小红疙瘩，局部不痒不热。晨起口干、口苦。舌质稍红，薄白苔。脉弦。腹诊：脐左右压痛明显。予奔豚汤合四逆散：当归、川芎、白芍、桑白皮、半夏、黄芩、柴胡、枳实各10g，葛根15g，生姜3片，炙甘草6g。7剂，每日1剂，水煎服。

二诊：10月24日。痤疮减轻，渐见消退，没有新出的。前额处痒。晨起口干、口苦除。上方加白鲜皮、白蒺藜各10g。7剂。

三诊：10月31日。其母来述，痤疮消失大半，没有新出的。继服14剂。后未再诊。其母12月来看病，诉患者痤疮已愈。

原按：本患者脐左右均有压痛，同具奔豚汤、四逆散证主症，乃肝肺同病，故

两方合用疗效显著。

结　语

刘师常说："要想提高中医辨证论治水平，要想方剂的疗效具有可重复性，抓主症是必须的。"因此，潜心经典，指导临床，经多年摸索，在《难经·十六难》之腹诊理论指导下，形成自己抓主症，重腹诊而用经方的经验，归纳有六：①桂枝茯苓丸证：脐左下2寸处压痛。②栀子豉汤证：剑突下按压憋闷感或兼疼痛感。③当归芍药散证：脐中（神阙穴）压痛。④奔豚汤证：脐右0.5寸（盲俞穴）处压痛。⑤四逆散证：脐左0.5寸（盲俞穴）处压痛。⑥金匮肾气丸证：脐下1寸半（气海穴）处压痛。抓住上述方证之腹诊特点，再熟悉原文，明确其病因、病位与病性，善于抓主症，方证相对（应），既用原方，随兼症不同，适当加减。如此扎根临床，善于总结经验与教训，坚持数年，必有长进而不断提高。欲为良医，"大器晚成"矣。

用大承气汤治疗高龄宿食病之思考
（王勉主任医师整理）

【简介】王勉，1969年生，海南琼海人，毕业广州中医药大学中医系，海南省中医院老年病科全科医学科主任，主任中医师，硕士研究生导师，国家中管局中医药重点学科中医老年病学学科带头人。第四批全国老中医药专家学术经验继承人，第三届海南省医师奖获得者，"海南省拔尖人才"。中华中医药学会老年病分会委员，中国民族医药学会老年病专业委员会常务理事，海南省中医药学会老年病学专业委员会名誉主任委员，海南省医学会老年医学专业委员会副主任委员，海南省中西医结合学会老年病学专业委员会第二届委员会主任委员。

吕志杰教授是我们海南省中医院特聘专家。他自2012年退休应邀来我院工作，至今每周来我们老年病区查房。他查看病人望闻问切耐心认真，分析病情引经据典侃侃而谈，应用经方之良效令全科医生受益匪浅。吕志杰教授既严于律己，又严格要求规培生及实习生，他常说一句话："教不严，师之惰"。如此敬业精神，令人敬重！下面，仅列举一个案例，即可了解吕志杰教授研究经典经方之功夫与学以致用之水平。

谭某某，女，95岁，2017年2月18日初诊。主诉：腹胀、腹痛半月余。患者于半月前过食鸡肉、年糕后出现腹胀腹痛，大便不解。患者家属遂将患者送至海口市人民医院住院治疗，查全腹 CT 未见明显异常，予口服乳果糖口服液、肛塞开塞露等治疗后，患者上述症状未见缓解，为求中医治疗，来我院门诊请吕志杰教授诊治。症见：患者表情痛苦，以手抚摸腹部，诉大便仍需开塞露后方可解出，解后腹胀腹痛无缓解、尿频、尿急、无尿痛。舌脉：舌暗红、苔黄，脉中取略滑、沉取少力。腹诊：全腹胀满、膨起，腹软，全腹轻压痛，无反跳痛，腹围 89cm。既往史：2017 年 2 月在海口市人民医院诊断为"高血压病 3 级，高血压性心脏病，心功能 Ⅱ–Ⅲ级"。根据"急者先治"的法则，患者当前以"宿食病"为急，先拟通腑泄热，佐以缓急止痛法。以厚朴三物汤合芍药甘草汤治之。

处方：厚朴 40g，枳实 10g，枳壳 10g，大黄 5g（后下），白芍 30g，炙甘草 10g。3 剂，日 1 剂，水煎分 3 次温服。

分析：根据患者发病的起因是过食鸡肉、年糕等难消化的食物，尔后出现腹胀腹痛、大便不通等症状，为食物隔宿不化，可诊断为"宿食病"。如何治疗？《金匮要略》原文第 22 条曰："脉数而滑者，实也，此有宿食，下之愈，宜大承气汤。"提示实证的宿食病，可采用通腑泄实之法。结合患者的症状及舌脉，属于阳明腑实证，但考虑为高龄患者，不宜大承气汤峻攻之法，故使用厚朴三物汤着重行气除满以通便，合用芍药甘草汤缓急止痛，芍药量大又有通便的功效。

因患者家属要求住院治疗，入院后急查血常规：白细胞计数 18.4×10⁹/L，中性粒细胞比 77.94%，中性粒细胞计数 14.31×10⁹/L。尿常规：白细胞 1730 个 /ul，红细胞 38 个 /ul，白细胞脂酶 3+。结合患者之前住院有插尿管的病史，以及尿频、尿急的症状，考虑"泌尿系感染"，予静滴左氧氟沙星注射液抗感染，大黄外敷神阙穴促进排便。

2017 年 2 月 22 日二诊：患者收入老年病区后，吕志杰教授查房时看了病人。症见：服前方 3 剂后仍未解大便，已 3 日未解，仍有腹胀，腹痛稍减轻，纳少，尿频尿急症状减轻。舌脉：舌暗红、苔黄，脉中取略滑、沉取少力。患者为宿食病无疑，服上方不效，考虑为药力不足，故用大承气汤加味。

处方：厚朴 50g，枳实 20g，芒硝 6g（烊化），大黄 10g（后下），莱菔子 30g，山楂 20g，肉苁蓉 30g。日 1 剂，水煎分 3 次温服，大便得下止后服。

分析：为何服首诊方后大便不通呢？考虑为患者病情较重，虽为 95 岁的高龄患者，属阳明腑实重证，前方药力不足，故不能解大便。改用大承气汤峻下之剂，方中的芒硝乃渗透性的软坚濡润燥屎之药，大黄通腑泄实，大量的厚朴、枳实行气推动之，再加莱菔子行气消食，山楂可消油腻肉积，肉苁蓉补肾温润通便。服法谨遵仲圣"得下止后服"，即患者大便通了以后不能再服，再服就会损伤脾胃正气。

2017 年 2 月 25 日三诊：患者服二诊方第 1 剂后自有便意，大便难解，予开塞露，解两块大便如枣大、质干硬。服第 2 剂后患者解大便 5 次，前 2 次大便质硬量多盈盆，后3次大便不成形夹有不消化的食物和黑色的液体，量明显减少。患者今早再解两次稀便，之后停药观察。症见：患者表情自然，腹胀明显缓解，无腹痛，纳食增加，小便通畅，无尿频尿急。吕志杰教授查房问过上述情况后，改用厚朴生姜半夏甘草人参汤。

处方：厚朴40g，炮姜20g，姜半夏30g，炙甘草10g，党参10g。3剂，日1剂，水煎分3次温服。

分析：患者服2月22日方后解出的燥屎即半月前吃的大量不消化的食物所形成，即《伤寒论》所说的"胃中有燥屎五六枚也"，中医所说的胃包括了肠。通过服用大承气汤后患者腹胀减轻、腹痛消失，燥屎已下，解决了患者的宿食病。伤寒论第66条曰"发汗后，腹胀满者，厚朴生姜半夏甘草人参汤主之"。吕志杰教授说此方主要是善后调补。考虑患者因宿食病损伤脾胃，致脾虚气滞，宜行气健脾，故选用之。本方厚朴、生姜（因药房无生姜，故用炮姜）、半夏用量较大，人参、甘草用量较小，此谨守原发剂量大小之义。重用厚朴为君是消除胀满，少用参、草，是恐其助满碍中。

2017年3月1日四诊：患者服上述三诊方前两剂未解大便，第三剂自解大便一次，质软成形。症见：患者腹胀减轻，无腹痛，诉右侧胸胁闷痛，尿频，尿急，尿量正常，纳眠尚可。舌脉：舌暗红、苔黄少津，脉弦。腹诊：腹软，轻度压痛，无反跳痛。吕志杰教授查房改用枳实薤白桂枝汤与小柴胡汤化裁，以新病与痼疾兼顾，善后调理。

处方：瓜蒌50g，薤白20g，枳实20g，厚朴40g，桂枝30g，柴胡15g，黄芩15g，西洋参6g，党参15g。6剂，日1剂，水煎分3次温服。

分析：现患者大便基本正常，仍有腹胀，又新增了胸胁闷痛的问题，考虑与患者既往的高血压性心脏病有关。根据患者脉弦，舌暗红、苔黄少津，考虑还是有瘀热，结合患者的体质较好（平日胃纳佳，且久病后精神状态尚可），辨证为瘀热气滞，故选用枳实薤白桂枝汤，该方源于《金匮要略》，主治"胸痹，心中痞气，气结在胸，胸满，胁下逆抢心"。具有宽胸理气、行气消胀之效，可同时兼顾腹胀和胸胁闷痛两个方面。方中枳实、厚朴泄其胁下之气，桂枝通心阳降逆气，瓜蒌、薤白宽胸通阳，西洋参、党参扶助正气，柴胡调肝气，黄芩清郁热。

患者服药后病情稳定，大便一二日一次，至今日8天期间用了2次开塞露，如此高龄患者，必须时只能权宜用之。吕志杰教授告诫家属：出院后多关心老人，节制饮食，对老人应如同婴儿一样爱护。

原按：对上述高龄患者宿食病的诊治过程，笔者认为患者疾病向愈的转折点在于吕师使用了攻下法的代表方剂大承气汤，有峻下热结、通腑逐邪、推陈出新之功。此方为寒下峻剂，一般医生对年老患者或者产妇时我们不敢使用。究其原因，一是对经方认识不深，临证经验不足；二是怕承担医疗风险，明哲保身，不敢尝试。吕师认真的运用中医四诊："望"患者的表情、舌象；"问"患者起病的诱因、诊治过程；"切"包括脉象与腹部的触诊；"闻"患者所受疾病之苦。抓住了该患者"痞、满、燥、实"之主症，又心系患者受疾厄之苦，胆大而心细，当机立断而选择大承气汤，又谨遵仲景"得下止后服"之法。整个诊治过程，对条文信手拈来，辨病辨证准确，用法用量得当，论证有理有据，注重善后调养，疾病疗效显著，令人十分信服！

编者按： 此例患者95岁高龄，敢于用泻下峻剂大承气汤之气魄，其底气是谨遵医圣张仲景，"观其脉诊，知犯何逆，随证治之"之大经大法。先后五诊，先是以攻法为主，继则行气补虚，终为善后调治。前后四诊之方，皆以经方为主，医贵变通，以切合病情。一个高龄宿食病患者，病经15日后才攻除宿食燥屎，转危为安。可以推断，若宿食不除，不能进食，久而久之，胃气日虚，势必生变，甚至危及生命。总之，治病求因，治病求本，学宗仲景，胆大心细，这是诊治如此高龄宿食病患者的经验心得。

王霞教授运用经方治疗痰饮病验案举隅

【简介】王霞，女，1976年1月1日出生，河北涿州人，2000年毕业于河北医科大学中医学院，现为医学博士、教授，担任河北中医学院基础医学院中医诊断学教研室副主任。从事教学、科研、临床工作18年。主持、参研省级教学改革课题2项，获得河北省教学成果奖三等奖1项。承担、参研国家级、省部级科研课题13项，获河北省中医药学会科学技术奖三等奖1项。发表教学、科研论文20余篇，参编出版医学著作6部。临床致力于运用经方治疗脾胃病、心脑血管病、慢性肾病等内科杂病以及月经不调、子宫肌瘤、乳腺增生、围绝经期综合征等妇科疾病。

痰饮病是中医的疾病名称。何谓痰饮？痰饮是体内水液代谢障碍所形成的病理产物。《金匮要略·痰饮咳嗽病脉证并治》篇是论述痰饮病之专篇，对其理法方药论述精细，被后世所宗。痰饮产生以后，可以随气流行，脏腑、经络、骨骼、皮肤等等无处不至。痰饮病临床表现复杂多变：痰饮停肺会引起咳嗽、气喘；痰饮阻胃出现恶心、呕吐；痰饮凌心会造成心悸、昏迷；痰饮蒙蔽清窍会引起头晕、健忘；痰饮停居肠道会出现肠鸣、腹泻，排便不爽等等。因此痰饮病包含了现代临床的很多疾病在内。

《伤寒杂病论》中的方剂因其组方严谨，疗效确切，为后世所尊崇，被称为经方。笔者在临床实践中，常运用经方辨治痰饮类疾病，多获良效，举验案如下。

1. 小半夏加茯苓汤治疗呕吐验案

韩某，女，9岁，河北师大附小学生，2015年11月7日初诊。国庆节期间随家人外出旅行，返家后出现食入即吐症状，就诊于河北省级某医院，遵医嘱服用进口止吐药无效（具体药名不详）。现患儿嗳气频发，呕吐每于进餐后立即发生，呕吐物多为当餐食物夹白色痰涎。吐声壮厉，吐后无任何不适，可正常学习、玩耍。大便每日一次，质稀不成形。舌淡嫩、苔薄白，左脉弦细、右脉细滑略数。

处方：姜半夏10g，茯苓10g，陈皮10g。3剂，水煎服，1剂/日。另备生姜捣汁，每次服药时，兑入姜汁1/2汤匙。

二诊：家属高兴地反馈：服尽上方1剂，呃逆及呕吐均止；9岁儿童亦惊叹："中药真管用！"竟然主动服完全部药物。家属要求继服几剂调理脾胃，遂以六君子汤加炒麦芽10g，5剂善后。数月后偶遇其母，知孩子一切安好。

原按：本案患儿素体康健，外出返家后突发呕吐，吐声壮厉，吐后无虚弱表现，显系实证呕吐，结合嗳气频发及呕吐物夹白色痰涎，考虑为痰饮停胃，胃气上逆所致，取小半夏加茯苓汤降逆止呕，祛邪和胃。4味小药，1剂呕止，亦出乎笔者意料，可见只要辨证准确，选方恰当，经方治病确实具有药简力宏的特点。

2. 小青龙加石膏汤治疗咳嗽验案

吴某，女，19岁，河北中医学院学生，2016年6月1日初诊。笔者授课时闻及该同学剧烈咳嗽不止，遂于课间为其诊治。询其病史，自幼咳嗽频发，初时冬重夏轻。每次咳嗽发作时间较长，经中、西药治疗可短时缓解，不久再发。近两年咳嗽愈加频繁，春夏无度，常自服蛇胆川贝液等清热化痰药。此次咳嗽月余，加重一周。夜间咳甚，胸闷气喘，恶心欲吐。痰白黏难咳，偶见少量黄色痰块。患者形体稍胖，精神疲惫（自述因夜间咳嗽无法入睡，白昼大脑昏沉，难以学习），面色暗淡少泽，眼胞轻度浮肿。舌淡嫩稍胖、苔薄白，脉沉稍弦。此为寒痰内伏，肺失宣肃，当以《伤寒论》小青龙汤温化寒痰，宣肺平喘。但痰质黏稠，偶见黄色痰块，考虑病久郁热内生，故拟小青龙加石膏汤再加味：麻黄10g，桂枝6g，白芍15g，细辛5g，清半夏10g，五味子10g，干姜10g，炙甘草6g，生石膏30g，杏仁9g，海浮石15g，款冬花15g，荆芥10g，防风10g。

二诊：服用3剂，夜间咳止，可安然入睡，白天精神较前明显好转。原方麻黄改为炙麻黄，细辛减至3g，继服3剂。

三诊：咳嗽基本不发，眼胞浮肿消退，头目清爽，可正常学习，遂停药。时值夏月，嘱其注意饮食起居，切忌贪凉饮冷。至笔者7月上旬结课，患者状态良好，咳疾未发。

原按：小青龙汤治疗咳喘常获奇效，取效关键在于辨证准确。中医大家刘渡舟先生提出的"辨色、辨舌、辨脉、辨痰涎、辨咳喘、辨兼症"等，确为临床应用本方的宝贵经验。本案患者面色暗淡，眼胞浮肿，舌淡胖嫩，脉沉弦，咳喘夜甚均为寒痰、水饮伏肺的明证，结合病程日久，痰黏难出，色黄成块判断痰饮已有化热之象，故取《金匮要略》之小青龙加石膏汤为主治疗，取得较为理想疗效。

3. 泽泻汤治疗耳石症头晕验案

张某，女，47岁，2020年9月5日初诊。一过性眩晕反复发作6个月。自述半年前因"耳石症"曾发生剧烈眩晕，发作时天旋地转伴恶心呕吐，右侧卧位眩晕感加重，走路时头重脚轻，偏向一侧，不能直线前行。经耳石复位治疗后眩晕感明显缓解，但未能痊愈。此后经常发生一过性眩晕，且头部混沌不清（自述为絮絮囊囊之感）。刻下症：头晕、头蒙，胃中轻度呕恶不适，舌淡暗、苔白腻，脉沉弦稍滑。本证为水停心下，清阳不升，浊阴上冒，治宜利水化饮，升发清阳。处方：苍术10g，炒白术10g，泽泻30g，茯苓15g，柴胡8g，升麻6g，葛根10g，川芎10g，生姜10g，炙甘草10g。服药3剂，眩晕不发，且自觉头部异常清爽，眼睛明亮，继服3剂停药。

原按： 中医本无"耳石症"相关记载，但本案患者眩晕、头蒙等症与《金匮要略》所述"心下有支饮，其人苦冒眩，泽泻汤主之"之方证表现甚合。眩晕发作时伴见胃中呕恶与舌脉之特点提示该病与水饮内停相关。《内经》云"阳气者，精则养神，柔则养筋"。水停心下，阳气被遏，浊阴上犯，故头晕、头蒙反复发作。泽泻汤配茯苓、生姜、炙甘草意在利水除饮，培补中土；升麻、柴胡、葛根升发清阳；川芎引血上行，务使饮去阳升，头目得养，取效甚捷。

4. 五苓散治疗水逆证验案

田某，女，47岁，医生。2020年12月15日初诊。

胃脘胀满不适，每次饮水后饱胀支撑感尤甚（饭后不显），因此，虽然口渴欲饮，但不敢多饮。晨起眼睑浮肿，双手、肘亦常因关节积液憋胀、疼痛。平素脾胃虚弱，稍进冷凉食物则矢气频发。大便黏腻不爽，2~3次/日，小便不畅。舌淡红、边布齿痕、苔白腻水滑，脉沉细弦。曾服参苓白术散汤剂罔效。此为水饮停胃，气不化水的水逆证，以五苓散化气行水为主，兼以健脾祛湿。

处方：茯苓20g，猪苓10g，泽泻15g，炒白术10g，桂枝10g，陈皮10g，党参10g，白扁豆12g，炒薏米30g，干姜10g，防己10g，清半夏10g，生姜10g，炙甘草10g，大枣3枚。

二诊：服前方7剂后眼睑浮肿基本痊愈，大便黏滞感减轻，矢气减少。胃脘仍有胀满感，但饮水后已不加重。本次服药期间未发生痛经为意外收获（出诊时未言及痛经病史）。舌淡红、苔白稍腻。

处方：茯苓20g，桂枝12g，干姜10g，炙甘草10g，清半夏10g，陈皮10g，砂仁6g（后下），炒枳壳10g，党参10g，白扁豆12g，炒薏米25g，生姜10g，大枣 3 枚。

三诊：服上方 7 剂，患者胃胀、矢气频发痊愈，大便顺畅，1 次/日，不甚成形。已无明显不适。舌淡红、苔中部稍厚，二诊方桂枝改为 10g，加焦神曲 10g，继服 7 剂巩固疗效。

原按： 五苓散主要为治疗蓄水证、水逆证而设，临床广泛应用于治疗水液代谢失常引发的病证。《伤寒论》第 71 条："若脉浮，小便不利，微热消渴者，五苓散主之。"第 74 条："……渴欲饮水，水入则吐，名曰水逆，五苓散主之。"这概括了五苓散的主要脉症。本案胃脘胀满、口渴思饮，虽未见水入则吐，但饮水后胃胀加重（饭后则不明显），其"水饮内停"本质已露；小便不畅进一步揭示气化不利，水湿内停病机；眼胞浮肿、关节积液，大便黏腻不爽与舌脉特点亦为佐证。水饮为患，变动不居，患者可表现为全身上下诸多不适，抓住核心病机，予以温阳化气行水，则气化复司，饮邪得去，诸症得愈。

后记： 不论何种医学，疗效才是硬道理！15 年前我有幸随吕志杰老师临床侍诊，亲眼看见很多疑难杂症以方药精简的经方治愈，从而初识经方的魅力，心向往之。然我生性愚钝，又缺乏坚毅精神，幸得老师耳提面命，悉心指导，才将我逐步引入经方临证之门，始终感激于心！在不断的探索学习中，我更加深刻地体会到仲景医学的伟大和自己知识的浅薄。对我而言，学用经方，还在路上。

马洪仕医师对仲景和法探微与临床应用

【简介】马洪仕，男，1972 年出生，河北省平泉市人，现定居邢台市清河县。1993 就读于"河北国医学院（私立）"，1995 年获得由河北医科大学主考、河北省自学考试委员会颁发的中医专业专科毕业证，2000 年考取执业医师资格证书。学承母校恩师张鸿声、吕志杰二位教授，言传身教，受益颇多，并师从邢台市临西县名医徐德润先生，深得其传。毕业后自营诊所至今，在省级医学杂志上发表论文 2 篇、国家级医学杂志上发表论文 1 篇。参编吕志杰教授主编的《仲景方药古今应用》与《海南医论医案选集》。临床崇尚经方，不薄时方，以实践为主。中西互参，将西医学对病的微观认识和中医学的宏观辨证有机结合，以提高临床疗效为首务。

编者按： 马洪仕是我受聘于"河北国医学院"授课的学生。该生品学兼优，尊师重道，谦逊好学，爱好古诗词；毕业后自办诊所，悬壶县城，其医德医术深受患者好评。我为有如此德艺双馨的弟子而自豪。

一、和法之广义与狭义析义

《素问·生气通天论》云："凡阴阳之要，阳密乃固，两者不和，若春无秋，若冬无夏，因而和之，是谓圣度。"老子《道德经·第四十二章》云："万物负阴抱阳，冲气以为和。"前者是讲调和阴阳的重要性，后者是讲万事万物皆为阴阳的统一体，以合和为贵。仲景则从临床实践的角度阐述病理状态下阴阳合和的重要性，比如《伤寒论》第58条云："凡病，若吐，若下，若亡血，亡津液，阴阳自和者，必自愈。"从治疗上来讲，《素问·至真要大论》告诫"谨察阴阳所在而调之，以平为期"。意即一切治疗方法都以达到阴阳平衡为目的。本篇又云"治诸胜复，寒者热之，热者寒之……"华佗《中藏经》亦云："虚则补之，实则泻之。"以上论述了和法之广义，即阴阳合和既为人体的最佳状态，则不论哪种方法都是为了复归机体阴阳之平衡，气机升降出入之有序，脏腑功能之协调。因此，中医治疗的终极目的，就是"求和"。

从狭义上讲，和法是针对病因、病位、病性以及病变所涉及的脏腑为两种或两种以上的情况而采取的一种治法。多年临床体会到，病情单一者少，而许多慢性疑难病，常见所患的病邪性质不同，所涉病位非一脏一腑，也不是非表即里，病变多为两种或两种以上因素叠加而影响机体。对于这种虚实寒热错杂，表里上下同病的情况，如不谙和法，治疗极易顾此失彼，难取佳效。因而，整理总结医圣有关和法的经验和规律，具有特殊意义。

二、和法之经方解析及治例

1. 桂枝汤为调和阴阳、营卫之主方

桂枝汤治中风表虚证，为医所共知，柯韵伯盛赞其为"滋阴和阳，调和营卫之第一方"。其中，桂枝与甘草相配，辛甘化阳；芍药与甘草相伍，酸甘化阴；生姜助桂枝之辛，大枣助甘草之甘，五味相汇，具有阴阳互根互长之意，自有滋阴和阳之功。阳气偏虚者，加桂则为桂枝加桂汤，加附子则为桂枝加附子汤；阴血不足，腹满时痛者，加芍药则为桂枝加芍药汤；桂枝汤倍芍药加饴糖，则为小建中汤。凡此种种，不一而足，足见仲景以之调和阴阳，颇为得心应手。

治例：曲某某，女，72岁，县城运河街人，主因烘热汗出1周加重3天，于2020年12月26日就诊。自诉1周前不明原因，自觉体内烘热向外蒸迫，辄欲减衣，继之通身汗出。汗出后又畏寒，以为是感冒，自服感冒冲剂，不仅无效，且近三日加重。刻诊：谈笑自若，无流涕鼻塞咽痛，询问亦无其他不适，舌淡苔薄白，脉浮缓。《伤寒论》第53、54条分别阐述了营卫不和导致的自汗及机理。予桂枝汤

原方，特嘱"先其时发汗"，如法取微汗，3剂而瘥。

2. 小柴胡汤为扶正祛邪和中法之总方

欲明小柴胡汤扶正祛邪、和中的功能，须首明少阳病的病理。少阳胆居胁下，与肝互为表里。邪结于胆，必然影响肝之疏泄功能，胆汁疏泄失常，上泛则口苦，影响脾运则不欲饮食；气郁化火伤津，加之三焦气化受影响，津液输布不利，则咽干。故小柴胡汤用柴胡疏解郁结肝胆之邪，黄芩清邪郁所化之热；半夏配生姜辛散降逆开郁化痰和胃；参、草、枣实寓"见肝之病，知肝传脾，当先实脾"之意，冀脾运正常，化生气血。如此，自有扶正祛邪，调理枢机，通畅三焦，安和脾胃的作用。小柴胡汤之类方证包括柴胡桂枝干姜汤证、柴胡加龙骨牡蛎汤证。

治例1：孙某某，女，62岁，居县城嵩山路。主因右胁肋胀痛伴嗳气脘痞3周，于2020年12月21日就诊。细询因生气而得，曾服舒肝丸有小效，近3日又现纳呆，头晕，兼咽干、口干苦，试进生冷以图缓解，但服之腹胀益甚，大便三日未行，舌质红，苔薄黄微腻。以胆郁化火，克犯脾胃论治。方用：柴胡桂枝干姜汤加减。

处方：北柴胡20g，桂枝20g，干姜20g，天花粉20g，炙甘草10g，生牡蛎30g，黄芩20g，黄连10g，姜厚朴20g。3剂而痊。

治例2：计某某，男，34岁，本县西张古村人。2020年12月27初诊。主诉：血压增高伴失眠1年余，加重5天。自诉一年前因工作紧张而失眠，重时一夜仅能朦胧一小时，且噩梦纷纭。伴倦怠乏力，纳呆，头晕，心烦易怒，小便黄赤。就诊于西医，时测血压为150/110mmHg，心率110次/分。经治（用药不详），心率已正常，睡眠无明显改善。拒服西药降压药，血压波动于150~140/110~105mmHg之间。就诊时测血压为：150/105mmHg。面目微赤，形体适中，询之大便干结，舌红，苔黄厚腻，脉弦滑。以肝郁化火克脾，脾失运化，酿生痰湿，痰热互结，扰动心神论治。方用：柴胡加龙骨牡蛎汤加减。

处方：北柴胡20g，黄芩20g，党参20g，姜半夏20g，生姜20g，大枣20g，桂枝20g，赤茯苓20g，生龙牡各30g，珍珠母30g，石决明30g，大黄20g，炒山栀20g。7剂，日1剂。

复诊时血压降为：140/95mmHg。前方加龙胆、苦参各10g，夏枯草20g助清肝胆湿热。又服7剂，血压降至120/85mmHg，睡眠随安。

3. 半夏泻心汤为辛开苦降、和中法之首方

半夏泻心汤为治"心下痞"之痰气偏重者，其特点为"但满而不痛"；结合《金匮》所述，其主症为心下（胃脘部）痞闷不舒，或呕吐肠鸣；其病机为胃热脾寒，升降乖逆。本方实为小柴胡汤去生姜、半夏，加黄连、干姜而成。其辛开苦降，寒温并用之法开启了调和脾胃的先河，为后世治疗寒热虚实错杂的慢性疑难病

提供了范例。

治例：吴某某，女，54 岁，辽宁朝阳市人。主因口腔溃疡时愈时发十余年发作 1 周，于 2020 年 11 月 25 日在初诊。发病伊始，自以为是"上火"所致，但服黄连上清丸不仅无效，胃脘更加不适。始约一月一发，近年十余天辄发一次，且难愈合。观其舌象，质红，苔黄厚而腻。细询发作时总伴脘胀，嗳气吞酸，牵扯后背作疼，伴大便黏滞不畅。以胃热脾寒，湿热中阻论治。方用：东垣热胀中满分消丸。

处方：黄芩 20g，黄连 10g，麸炒枳实 20g，姜厚朴 20g，清半夏 10g，陈皮 10g，知母 20g，赤茯苓 10g，泽泻 10g，佩兰 20g，干姜 10g，党参 10g，苍术 20g，大黄 10g，生甘草 5g。10 剂，日 1 剂。

药尽诉口腔溃疡已愈三分之一，未愈处疼痛不明显，已不碍饮食，脘胀亦明显好转，食纳增加，大便易解，舌苔转薄。以之加减，又调理一月，沉疴终得痊愈。东垣热胀中满分消丸（组成：黄连、枳实、半夏、黄芩、砂仁、干姜、白茯苓、厚朴、陈皮、泽泻、知母、猪苓、人参、白术、姜黄、炙甘草）是在半夏泻心汤的基础上，增加健脾理气、祛湿化浊药而成。本案以之加减，重在取其调和脾胃、祛湿化浊之力。

4. 当归芍药散为治肝脾不和之祖方

《金匮要略·妇人妊娠病脉证治》篇云："妇人怀妊，腹中疞痛，当归芍药散主之。"其特点是补肝体以遂肝用，故其治不在疏肝，而在养肝。妇人妊娠，血聚养胎，肝血易虚，其气则易郁，进而克犯脾土。重用芍药并辅佐当归以养肝之体，当归养血活血，川芎行血中之气，另以酒为引，助其行血理气之功；白术健脾化湿，既有实脾之意，辅以茯苓、泽泻淡渗利湿，又可消除脾运失常所生的病理产物，以治湿瘀互结，阻滞经络之标。

治例：白某某，女，40 岁，本县许家那村人。主因半年来经量渐少，于 2020 年 12 月 25 日就诊，自诉无明显诱因而现此症，初未在意，近 3 个月不仅经量越来越少，且伴右胁肋疼痛，询之平时带下量多，色白而浊稠，余无不适。本月 3 天前值经期，阴道虽见红，但量甚少，1 天即净，伴右胁肋隐痛。望之形瘦，面色晦暗不泽，舌淡苔白厚，脉沉细。以肝脾不和，痰湿瘀阻论治。方用：当归芍药散加味。

处方：当归 20g，川芎 20g，苍术 20g，白术 10g，茯苓 10g，泽泻 20g，白芍 20g，熟地 20g，益母草 20g，醋香附 20g。5 剂，日 1 剂。

9 天后复诊，诉服前药第 3 天经复来，量较上月多，胁肋已不疼，小腹凉冷，舌转红而苔转薄。前方加盐小茴香、桂枝各 20g，柴胡 10g，续服 5 剂，以巩固疗效。

5. 乌梅丸为辛甘酸苦相和之妙方与治久利之解析

《伤寒论》第 338 条言乌梅丸"又主久利"。考其机理，深蕴《素问·脏气法时论》所云"肝苦急，急食甘以缓之……肝欲散，急食辛以散之，用辛补之，酸泻之"之旨。以方测证，知其病本在肝，兼及脾肾，故用甘味人参，"甘以缓之"，伍以姜辛附椒诸辛味，"以辛散之"，以补肝用；乌梅味酸入肝，相须以当归而补肝体，乃借酸以泻其用之意；辛酸共用，平衡肝之体用，况酸味主敛，合以清热燥湿之味苦坚阴的连柏，不仅清肝郁所生之热，还可厚肠胃；妙在桂枝"通阳、利水、补中"（《本经疏证》），"利小便即所以实大便"也；人参大补元气，下助附子温肾，取少火生气之功，恢复肾主二便，司开阖之职。综观全方，温与清，散与敛，通与补共治一炉，甚合肝热脾寒，肾阳不足之久利。

治例：杨某，女，51 岁。河北省清河县王化庄村人。主诉：发作性腹泻 3 年加重 1 周伴大便色黑 1 个月余。患者自诉 3 年前因过食生冷而出现腹痛腹泻，经治好转（用药不详），其后略食生冷食物则发作，服用治疗肠炎药（药名不详）可缓解，缓解后则时有便秘，甚时大便干如羊屎。1 个月前未明原因发现大便色黑，1 周前因晨起受凉而腹痛欲泻，泻后痛减，再服以前常服之药效果不显，故来就诊。刻诊：形体瘦弱，面色晦暗，纳呆，口苦，心烦易怒，腹痛欲泻，泻后痛减，喜温喜按；触之腹壁紧张，小腹、少腹有压痛，无反跳痛，舌红，苔黄腻，脉沉弦。诊为：肝热脾寒，脾失运化。治以：柔肝清热温脾，方用乌梅丸加味。处方：乌梅 10g，党参 20g，细辛 6g，干姜 20g，黄连 10g，黄柏 10g，黑顺片 10g，当归 10g，花椒 10g，桂枝 20g，伏龙肝 60g。7 剂，每日 1 剂，用开水溶解后，分 2 次温服。

二诊：2021 年 4 月 7 日。自诉服前药后，腹泻由原来的 3~4 次／日，变为 2~3 次／日，大便较前成形，急迫感好转，颜色淡黄，便前腹痛转轻，近 3 日觉咽干，仍口苦，舌质转淡，舌苔转为薄黄，脉沉细。药已中病，因诉口干苦，故宜减少辛温药的比例，前方去花椒，又因大便颜色已正常，故去伏龙肝，并加苍术、山药各 20g 以燥湿健脾。后又守二诊方巩固治疗 2 周，诸症皆除。

乡医张顺启师经方合方之法治验 4 则

【简介】张顺启，1973 年 9 月出生，河北省任丘市人。1992 年毕业于河北中医学院。师从吕志杰教授侍诊抄方，学问崇仲景之术，临证处长沙之方。随后独自致力于基层医疗诊治工作，开办"中西医卫生所"。后有缘接触和学习胡希恕"六经 – 八纲 – 方证"学术体系，并广泛应用于临床，诊治临床各科常见病、多发病及部分疑难杂症。

《汉书·艺文志》曰："经方者，本草石之寒温，量疾病之浅深，假药味之滋，因气感之宜，辨五苦六辛，致水火之齐，以通闭解结，反之于平。及失其宜者，以热益热，以寒增寒，精气内伤，不见于外，是所独失也。"《伤寒论》经方组方严谨，配伍精当，药简力宏，出神入化，方证病机针对性强，思路缜密而又圆机活法，久经临证考验而疗效不衰，被历代医家辨证施治奉为圭臬。笔者临床施治以经方或合方加减，其疗效卓著，兹举隅如下，望同道斧正。

1. 经行头痛（经行前期紧张综合征）

任某某，女性，41 岁，已婚，教师。2020 年 5 月 31 日初诊。主诉：每逢月经前期或期中头痛，以两侧太阳穴或眉棱骨处疼痛明显，痛甚则恶心欲吐，行经期伴腰痛、乳房胀痛，颈项僵硬疼痛，口干口渴，口苦、早晨明显，心烦，气短，饮食正常，睡眠正常，大便正常，夜尿 2~3 次，月经量少，经色紫暗、夹瘀块，舌淡苔白腻，边尖瘀点，脉弦缓尺弱。

西医诊断：经行前期紧张综合征。

中医诊断：经行头痛。

辨证：病位归属半表半里阳证，六经分类为太阳阳明少阳太阴合病、血虚夹瘀证，为小柴胡汤合当归芍药散合桂枝茯苓丸合吴茱萸汤加葛根方证。

处方：柴胡 10g，姜半夏 15g，党参 10g，炙甘草 10g，黄芩 10g，生姜 12g，大枣 10 枚，当归 10g，川芎 10g，白芍 10g，桂枝 10g，茯苓 10g，白术 10g，泽泻 10g，丹皮 10g，桃仁 10g，吴茱萸 10g，葛根 30g。10 剂，日 1 剂，水煎两遍合汁，早晚饭后温服。

10 日后复诊：头痛，口干口渴，口苦，颈项不利，心烦气短……等症缓解，腰痛、夜尿均减，月经量少，色暗瘀块如前，舌脉同前，效不更方，上方继服 10 剂。

原按：患者初诊时两侧头痛，痛甚则恶心欲吐，口干口渴，口苦，心烦气短为少阳阳明共证。《伤寒论》263 条："少阳之为病，口苦，咽干，目眩也。"96 条："伤寒五六日，中风，往来寒热，胸胁苦满，默默不欲饮食，心烦，喜呕，或胸中烦而不呕，或渴……小便不利……小柴胡汤主之。"头痛欲吐为太阴饮逆，《伤寒论》378 条："干呕，吐涎沫，头痛者，吴茱萸汤主之。"《金匮要略·呕吐哕下利病脉证治》第 8 条："呕而胸满者，吴茱萸汤主之。"腰痛，夜尿为下虚。本案少阳阳明郁热，太阴饮逆，血虚夹瘀，属太阳阳明少阳太阴合病，投以小柴胡汤合当归芍药散合桂枝茯苓丸合吴茱萸汤加葛根，药证合拍，故取佳效。

2. 睑弦赤烂（眦角性睑缘炎，白内障）

家母，76 岁，农民。2020 年 3 月 26 日初诊，主诉：5~6 年前出现眼角潮红，刺痒微痛，喜频频揉擦，结膜充血，畏光流泪，眼睛分泌物多，视物模糊，有黑点样物，像苍蝇乱飞乱撞，眼睑水肿下垂等症状，于当地卫生院及任丘市人民医院、华北石油总医院等多家医院诊治，遍服诸多中西药物，如肾上腺皮质激素类、抗过敏类、抗生素类等西药；清热解毒，健脾利湿，祛风止痒等中药内服加熏洗均无明显效果。诊断：眦角性睑缘炎，老年性白内障。行白内障"超声乳化＋晶体植入"手术，手术恢复后看东西清晰，眼睑水肿恢复较差，需每日滴吡诺辛钠滴眼液、妥布霉素滴眼液，外涂白敬宇眼膏，且静卧休息方缓解，活动后加重，病情反复发作，颇以为苦。刻诊：双眼睑水肿，外眼角红肿，刺痛感，分泌物较多，喜闭眼休息，无头痛，向左侧睡卧多发头晕，无汗出和怕冷，耳聋，口中和，无口苦，饮食正常，无胸闷心慌，平常矢气较多，受凉明显，无臭，无腹胀，大便不成形，日1次，睡眠正常，舌质红苔少白腻，脉弦缓尺弱。

西医诊断：眦角性睑缘炎，白内障。

中医诊断：睑弦赤烂。

辨证：病位为半表半里阴证，六经归类属厥阴太阴合病，血虚水盛，为柴胡桂枝干姜汤合赤小豆当归散加茯苓苍术泽泻地肤子炒蒺藜方证。

处方：柴胡10g，桂枝10g，干姜10g，黄芩10g，天花粉10g，生牡蛎10g，炙甘草10g，当归15g，赤小豆50g，茯苓15g，苍术10g，泽泻15g，地肤子15g，炒蒺藜15g。7剂，日1剂，水煎两遍合汁，早晚饭后温服。

2020年4月2日复诊：服药7剂后眼睑水肿、眼角红肿、刺痛感均消失，眼分泌物减少，头晕，便溏等症缓解，效不更方，守方继续调理。

原按：眦角性睑缘炎，是睑缘表面、睫毛毛囊及其腺体组织的亚急性或慢性炎症，发病率高，老年人多见，可引起复杂症状和体征。具有睑缘红赤、糜烂、刺痒为特征的眼病。中医称之为睑弦赤烂，病因总由风、湿、热三邪结于睑缘为病，常双眼发病，病情顽固，缠绵难愈。家母眼睑水肿，眼角红肿、刺痛感，分泌物多，头晕为上热；平常矢气较多，大便溏泻为下寒，本证为上热下寒，寒热错杂的柴桂桂枝干姜汤证。柴胡、黄芩清解半表半里未尽之邪热；桂枝、干姜、天花粉、牡蛎温阳生津；桂枝、干姜温通化饮；炙甘草调和诸药。《金匮要略·百合狐惑阴阳毒病脉证治》第13条："病者脉数，无热，微烦，默默但欲卧，汗出，初得之三四日，目赤如鸠眼……赤小豆当归散主之"。当归活血养正，祛血中之风而止痒；赤小豆渗湿清热，利水消肿；茯苓、苍术、泽泻健脾利湿，治水湿停留而消肿；地肤子清热祛湿，利尿消肿，祛风止痒；炒蒺藜祛风止痒，诸药合用，药证合拍，故取捷效。

编者按：上述案例是笔者大姐。大姐是典型的贤妻良母，心地善良，和蔼可亲。大姐之眼病，外甥顺启曾讨教于我，出过方子，疗效不佳。在多种中西药无效的情况下，如上辨证准确，方药得当，疗效甚好！吾心欣慰也。仲圣书"原序"曰："上以疗君亲之疾……"贤者孝子之所为也。

3. 泄泻（肠炎，胃肠功能紊乱）

高某，女性，21岁，未婚，学生，任丘市梁召镇辛安庄村人。2020年5月26日初诊。主诉：大便不成形，日2~3次，清稀无臭，腹胀，心慌，胸闷，气短，口干口渴，喜热饮，无口苦，饮食正常，睡眠正常，周身怕冷，手脚冰凉，经带正常，外阴瘙痒，舌淡胖苔白腻齿痕，脉沉弦尺弱。西医诊断：肠炎，胃肠功能紊乱。中医诊断：泄泻。辨证：病位归属里阴证，六经归类为厥阴太阴合病，津虚水盛，为柴胡桂枝干姜汤合理中丸加附子枳壳地肤子炒蒺藜方证。

处方：柴胡10g，桂枝10g，干姜10g，黄芩10g，天花粉10g，牡蛎10g，炙甘草10g，党参10g，炒白术10g，附子10g，枳壳10g，地肤子15g，炒蒺藜15g。7剂，日1剂，水煎两遍合汁，早晚饭后温服。

2020年6月3日复诊：腹胀缓解，口干口渴、心慌、胸闷、气短均减轻，大便已成形，日1次，手脚凉、外阴瘙痒如前，舌脉如前。上方附子改15g，余药如前，继服7剂。

2020年6月10日三诊：口干口渴、心慌胸闷缓解，手脚凉、外阴瘙痒减轻，效不更方，二诊方继服7剂。

原按：初诊患者腹胀，大便不成形，手脚凉，为下寒；外阴瘙痒为津血不足，血虚失荣；舌淡胖苔白腻齿痕为水盛。总为寒热错杂，津虚水盛，属厥阴太阴合病，所处方药证合拍，故取佳效。

4. 闭经（继发性闭经）

吕某某，女性，26岁，幼师，未婚，河北省文安县大留镇镇石桥村人。2020年4月14日初诊。主诉：月经不潮3个月，平常月经周期35天左右，经期6天，经色暗夹血块，口中和，睡眠正常，饮食正常，四肢常冷，双脚明显，腰痛，长时间站立或久坐明显，二便正常，舌淡苔薄白腻，脉沉弦尺弱。

西医诊断：继发性闭经。

中医诊断：闭经，月事不来，女子不月。

辨证：病位归属半表半里阴证，六经分类为厥阴病，寒凝血瘀，为温经汤合桂枝茯苓丸加附子白术麻黄方证。

处方：吴茱萸10g，桂枝10g，川芎10g，当归15g，赤芍10g，丹皮10g，生姜10g，半夏10g，麦冬10g，党参10g，炙甘草10g，茯苓10g，桃仁10g，附子6g，白术10g，麻黄6g。7剂，日1剂，水煎两遍合汁，早晚饭后温服。

2020年4月21日复诊：服药后症无改善，乃详察病机，细审脉证，上方加附子10g，麻黄6g。7剂，日1剂，水煎两遍合汁，早晚饭后温服。

2020年4月28日三诊：服二诊方5天后，月讯如期来潮，经量正常，经色暗块少，腰痛减缓，舌淡苔薄白腻，脉弦略滑尺弱。

原按： 温经汤为妇科调经的常用方，《金匮要略·妇人杂病脉证并治》篇第9条温经汤证方后注曰："亦主妇人少腹寒，久不受胎，兼取崩中去血，或月水来过多，及至期不来。"腰痛是寒湿凝滞，为附子证；白术治腰痛，《名医别录》曰白术"利腰脐间血"。麻黄催经，乃效法黄煌教授之宝贵经验，《本经》说麻黄"破癥坚积聚"。《日华子本草》说麻黄"通九窍，调血脉"。麻黄发散风寒，激发阳气，阳气一通，月经自然能够按时而至。汗腺与子宫卵巢，同为人体腺体，麻黄既然能发汗，也就能通经。本案证属厥阴病，寒凝血瘀，投以温经汤合桂枝茯苓丸加附子、白术、麻黄，药证合拍，故取佳效。

编者按： 本案辨证入理，处方切中病机，故取得温经和血以通"闭经"之良效。本案特别值得称道的是"效法黄煌教授宝贵经验"以麻黄催经。《别录》曰麻黄治"字乳余疾"（泛指月子病，可引申理解为妇人病）。历代本草学家对麻黄功用解释最为精辟者是邹澍，他在《本经疏证》说："麻黄气味轻清，能彻上彻下，彻内彻外，故在里则使精、血、津液流通，在表则使骨节、肌肉、毛窍不闭，在上则咳逆、头痛皆除，在下则癥坚积聚悉破也。"

结　语

上述以经方或合方加减，所取得的良效，正如《伤寒论》第317条方后注曰："病皆与方相应者，乃服之。"林亿《金匮要略方论·序》说："尝以对方证对者，施之于人，其效若神。"中医治病是否有效，关键在于方证对应。胡希恕先生谓：《伤寒论》的"六经来自八纲，治病先辨六经，继辨方证，做到方证对应治愈疾病"。"方证是六经八纲辨证的继续，亦即辨证的尖端"。鄙人醉心于经方，志做一代经方传人！

编者按： 本文师经方合方之法所取得的良效，值得肯定。合方之法之源本自医圣张仲景之书。简要探讨之，有利于传承之，弘扬之。

仲景书合方之"明方"有4方，而"暗方"者则难以计数。若师其合方之法而扩大应用者，更是善悟善用者也。

所谓"明方"，是指仲景书原文明确者有4方：①第23条主治太阳病八九日，邪虽衰减而表邪未解之桂枝麻黄各半汤；②第25条主治发汗后微邪郁于肌表之桂枝二麻黄一汤（解肌发汗之力较桂麻各半汤更微）；③第27条主治外感温邪初起（卫分证）之桂枝二越婢一汤；④第146条主治太阳与少阳并病之柴胡桂枝汤。

所谓"暗方"，是指经方中虽然没有合方之名，却有合方之实。经方中合方之"暗方"，仅以太阳病篇为例：①桂枝汤，为辛甘化阳的桂枝甘草汤与酸甘化阴的芍药甘草汤加生姜、大枣而成。②葛根汤，即桂枝汤合麻黄汤去杏仁加葛根而成。

③大青龙汤，即麻黄汤与越婢汤（麻黄、生石膏、生姜、大枣、甘草）合方而成。余如少阴病篇、阳明病篇、三阴病篇与杂疗 22 篇之合方的"暗方"不再列举。

至于师合方之法而扩大用之，千言万语难以穷尽！讲个原则：一经一脏一腑单纯之病证，则以相对应的一方治之；两经之病证并病，则师柴胡桂枝汤之法，选择相对应的两方治之；三阳经并病，或某阳经病与三阴经之某阴经之病并病，或三阴经病之某二经病，甚至三经病并病，则应选取相对应的二方、三方等合方治之，或适当化裁，以切合病情。欲将上述原则落到实处，必须熟读仲景书。本文案例取得良效，即师经方合方之法，善学善用之实例，不可因其为乡村医生而轻视之。

李振洁主任医师用经方治疗皮肤病的经验

【简介】李振洁，1973 年 4 月生，河北邢台人，1998 年毕业于河北中医学院，现为广州市皮肤病防治所分门诊部主任。主任中医师、暨南大学硕士研究生导师。"广东省医学杰出青年人才"、李振洁广州市名中医传承工作室项目负责人、"广州市皮肤病防治所优秀科技人才"、广州市皮肤病防治所毛发专科负责人。主要兼职：担任中国整形美容学会中医美容分会色素疾病美容专业委员会常委、世界中医药学会联合会热病专业委员会常务理事、广东省中西医结合学会医学美容专业委员会委员、广东省医学会皮肤性病学分会美容学组成员兼秘书、广州市医学会医学美学与美容分会副主任委员、广州市医学会激光医学分会常委兼秘书。

1. **酸枣仁汤合二至丸治疗斑秃**　患者黄某，男，42 岁，因"头部出现脱发区 1 年"。于 2019 年 9 月 4 日至广州市皮肤病防治所门诊就诊。该病人曾因"斑秃"辗转在各大医院皮肤科就诊。曾用过"复方倍他米松"肌内注射、"卤米松"外涂封包、"米诺地尔酊"外擦、口服"复方甘草酸苷片"、口服中药等均未收到满意效果。查体：头部可见 5 处核桃大小类圆形脱发区，边界清楚，局部脱发区皮肤光滑，无毳毛生长。其余症状体征均未见异常。经详细询问病史，发现该患者长期失眠，口干，腰酸，舌质暗红，苔薄白，脉弦细。中医辨证为肝肾不足，拟"酸枣仁汤合二至丸加味"治疗。具体组方如下：酸枣仁 15g，甘草 6g，知母 10g，茯苓 10g，川芎 10g，女贞子 10g，墨旱莲 10g，决明子 10g，丹参 10g，生地 10g，熟地 10g，厚朴 9g。

2 周后患者复诊，诉睡眠明显改善，局部脱发区有少量毳毛生长。遂继续守上方治疗。4 周后复诊，睡眠基本正常，脱发区有更多毳毛生长，生长较均匀。

原按：斑秃为一种头发突然呈斑片状脱落的慢性皮肤病。常无自觉症状。在中医辨证论治方面，一般分为血热风燥、气滞血瘀、气血两虚、肝肾不足等四型。而笔者根据病人伴随长期失眠的发病特点，另辟蹊径，从肝血不足，不能濡养入手，以酸枣仁汤为主方，配合二至丸养阴补肾。方中酸枣仁、决明子养血补血，宁心安神；茯苓、知母宁心安神，滋阴清热；川芎、丹参活血补血；女贞子、墨旱莲、生地、熟地滋养肾阴；厚朴行气，防止滋腻太过；甘草调和诸药。诸药同用，共奏滋阴益肾，养血安神之效。酸枣仁汤于《金匮要略·血痹虚劳病脉证并治篇》用于治疗"虚劳虚烦不得眠"，该方具有养血安神，清热除烦之功，根据异病同治的法则，以该方适当加味，用于治疗斑秃取得良效。

2. 当归四逆汤合木防己汤治疗过敏性紫癜　李某某，男，9岁，该患儿因"双下肢起瘀点伴关节疼痛1个月"，于2019年9月26日门诊就诊。来诊前曾于外院诊治，诊断为"过敏性紫癜"，曾口服"泼尼松"治疗，皮疹以及关节疼痛反复出现，效果欠佳。外院查血常规、尿常规未见明显异常。刻下见：患儿双下肢皮肤可见针尖至黄豆大小紫红色瘀点、瘀斑，压之不褪色，不突出皮面。双踝关节肿胀，压痛（＋）。手足冷。舌淡红、胖大，苔白，脉弦细。

辨证为寒湿瘀阻，热郁血分，予以当归四逆汤合木防己汤治疗。

处方：当归15g，芍药20g，防己15g，石膏50g（先煎），炙甘草20g，桂枝15g，细辛3g（先煎），通草5g，党参20g。7剂，水煎服。患儿服用1周后，皮疹消退，关节肿胀、疼痛的症状亦基本消退。

原按： 过敏性紫癜是儿童时期最常见的血管炎之一，以非血小板减少性紫癜、关节炎或关节痛、腹痛、消化道出血及肾炎为主要临床表现。本病常发生于10岁以下儿童，但部分患儿疗效不理想或紫癜反复发作，属于中医"紫癜""葡萄疫"范畴。该患者关节肿胀、疼痛为主要症状，四诊合参，应为寒湿瘀阻，热郁血分之证。《外科正宗》云："葡萄疫，其患多生小儿，感受四时不正之气，郁于皮肤不散，结成大小青紫斑点，色若葡萄，发在遍体头面，乃为腑证。"既为腑证，用药就不宜用表药。该病患者虽无明显寒凝表现，但舌象显示胖大，手足冷，关节肿胀、疼痛为主要症状，且疼痛日久，辨证当属寒、瘀证候，当归四逆汤为《伤寒论》方，用于治疗"手足厥寒，脉细欲绝者"。该方以桂枝汤去生姜，倍大枣，加当归、通草、细辛组成，具有温经散寒，养血通脉之功。而木防己汤在《金匮要略》中用于支饮之证，方中防己，辛苦大寒，性险而健，善于下行，长于祛湿、通窍、利水道，能泻下焦血分湿热，为疗风水之要药。取之一可祛风湿止痛，治疗风湿热痹；二可除湿清热，治下焦湿热之证。尤在泾指出"木防己、桂枝一苦一辛，并能行水气而散结气"；方中重用石膏清气分波及血分之热，并防桂枝、细辛等辛燥；党参益气，气足则血行。因此，本病案以木防己汤与当归四逆汤相合，减轻了当归四逆汤的温热之性，加强了祛湿宣痹止痛之功。辨证准确，用药恰当，收效自然明显。

编者按： 对于处方之两味"先煎"之说谈谈见解。先说石膏，仲景无先煎之文，而是要求打"碎"，不然，颗粒或小块状，先煎也煎不透，如何取效？此外，石膏用量大，则煎药之水也应适当加多。再论细辛，其有毒成分"黄樟醚"用之过量，则会导致中毒反应，甚至死亡。因此，自古有"细辛不过钱"之说，须知"不过钱"指"单用末"，若用于复方汤剂，则不再受"细辛不过钱"之限制。以细辛之有毒成分不耐高热，故水煎30分钟以上，用细辛10g或再多点也不会中毒。详见笔者编著的《伤寒杂病论研究大成》第90页"细辛用量考究"一文。

侯仙明教授升阳通玄思想指导经方治疗荨麻疹

【简介】侯仙明，1976年出生，河北泊头市人。2003年毕业于河北医科大学中医学院。现为教授，医学博士，硕士生导师，河北中医学院基础医学院副院长。主讲《内经选读》《中医基础理论》《河北医家学术思想与临床研究》，并长期从事医疗、科研工作。荣获首届"河北省杰出青年中医"称号，获得河北省科学技术进步二、三等奖多项，发表中文核心及CSCD期刊学术论文数十篇，重视经典研究，参与编译多部经典著作《黄帝内经灵枢译注》《中医十大经典——金匮要略》《脉经译注》《中医经典名医心悟选粹》等，并参编普通高等教育十二五规划教材《内经选读》。临床上以内经气化思想为指导，将燕赵医学代表学派河间与易水思想相融合，提出升阳通玄治疗思想，广泛用于许多外感、内伤类疾病的治疗之中，充分展示了传统思维在疾病治疗中的核心价值与作用，同时主张博采众家，杂合以治，将中医养生思想融入治疗中，强调养与治结合，固本培元。

众所周知，中医诊疗的优势和特色之一即辨证论治。但辨的前提是知常，常中有变，明变才可谈辨。因此治疗疾病前应先知人之常，才能在此基础上进一步探讨辨治问题。何谓常？这在《黄帝内经》（以下简称《内经》）中虽有明确表述，但未能集中而全面的呈现，故使后学者对常的理解有管中窥豹之感，容易形成片面性认识。

下面依据《内经》理论，从气化角度对"常"进行一个较为全面的解读。

《内经》强调气化正常是人健康的基本保障。气化的核心是气的运动。对于气运动的基本形式，《素问·六微旨大论》概括为升降出入。气的运动形成了有形与无形两种存在，故而对气化的描述必须引入阴阳概念，即"阳化气，阴成形"。对此句话既可以从静态角度理解，谈阴或阳的单独作用，又可以从动态角度理解，谈阴阳综合作用下的变化，即反映了人体的动态气化过程。具体言之，气时刻处于升降出入聚散的运动变化之中，即有阳升阴降、阳散阴藏，同时阴阳之间又时刻保持相互维系、平衡的状态，正如《内经》所述"阴在内，阳之守也；阳在外，阴之使也""阴平阳秘""阴者，藏精而起亟也；阳者，卫外而为固也"。

另外，气化思想指导下的治疗目的是"谨察阴阳之所在而调之，以平为期"。《内经》亦将正常人称为平人。何为"平"？据《内经》之旨，"平"有三层意思，一为充足，二为和畅，三为平衡。所谓充足，原文即有明示："阴者，藏精"需达"阴平"状态。此平乃平满之义，强调了精气的充足。所谓和畅，强调了处于升降出入状态的气必须平和通畅，无有滞碍。"喜则气缓"即反映了此意。清周学海在《读医随笔》中更明确指出："凡脏腑十二经之气化，皆必借肝胆之气以鼓舞之，始能调畅而不病。"所谓平衡，即升降出入聚散之平衡，可概括为两个方面，即升降衡、敛散衡。升降衡，如脾胃为气机升降之枢、心肾相交、肝升肺降等均是升降衡的具体表现，升降相因，相互促进。升降衡则头脑清晰，睡眠安和，纳化有度，二便通调，全身舒畅。一旦失衡则常见"清气在下，则生飧泄；浊气在上，则生䐜胀"。敛散衡，即《内经》所谓"阳化气，阴成形""精化为气""气生形""阴者，藏精而起亟也；阳者，卫外而为固也"等，强调了气化过程中阴阳二气凝散的转化关系。在升降衡与敛散衡的基础上还可引申出寒热衡。气分阴阳，各主寒热，阴阳之气各守其位，相互制衡，则人无寒热之偏。升降衡、敛散衡、寒热衡在人体的综合表现就是通透，通即全身气道畅达，无有障碍，透即所有孔窍开阖有度，无有闭塞。通透从天人一体的整体观角度反映了人体的功能状态，即人的体内之气通过升降出入聚散与自然之气进行交通，保持着生理功能的正常。一旦人体通透失常，则诸病峰起，如便秘、外感等便是。

综上，《内经》以气化思想对健康人（平人），即"常"进行了界定，标准是足、畅、衡。具体言之，平人需要气血充足、流行通畅，且时刻保持与外界交流的通透状态。

《内经》倡导了气化思想，为后世医家应用中医药提供了理论依据与应用思路。但讲授内容有许多缺陷，如概念不清，理论不完善，谈理多、谈用少等，具体而言，比如气化的场所并未明确；方药涉及太少，无法广泛指导临床实践。至河间学派提出了玄府理论，确定了气化的场所，补充了方药的应用，使气化思想的应用变得具体而翔实。如防风通圣丸即是典型应用。河间学派虽然在方药应用上已开始弥补《内经》气化思想之不足，但仍不够全面与完善。易水学派的兴起进一步弥补了这一缺陷，使《内经》的气化思想日益完善，最终形成了理法方药齐备、对外感内伤均具有指导价值的实用体系，摆脱了"其论迂远，然称述多，而切事少"的尴尬局面。

通过细细品读《内经》的气化思想，参合河间、易水之说，在知常的基础上，可将古代圣贤的治疗思想概括为"升阳通玄"，其目的就是恢复人体的"足、畅、衡"状态。升阳是以"阴平"为前提，通玄是以气血充足为基础。具体言之，升阳主要强调了气化的升降，欲求阳气之升，必先有阴精之足，阴精上承化生阳气，阳布周身气化乃行，升降相因，五脏协同。通玄主要强调了气化的出入，人体气血、浊邪由内而外达，气血通达，浊邪外出；外界之精气由诸窍内入，助气血之充旺。不论升降出入都以玄府通透为前提，体现了精气的升降聚散，实现了人体的阴阳平衡。

案例举隅

齐某某，男，59 岁。2020 年 8 月 16 日初诊。自述荨麻疹数月，久治不愈，发作时周身痒甚，突起皮肤色淡红，并伴有肛门痒，右脉沉滑，左脉浮缓，舌质淡苔白，大便日多次但成形。

处方：桂枝 10g，茯苓 15g，白术 15g，猪苓 10g，泽泻 10g，麻黄 8g，杏仁 10g，炙甘草 6g，防风 10g，荆芥 10g。服药一周后，复诊时自述症状明显改善，效不更方，剂量略作变化，继服一周。数月后因他病再诊时，述二诊服药后，症状消失。未再发作。

按： 治病之前，当须先明"通透"之常，知常方能达变。以常为依据可对所见之变的成因明晰于心、了如指掌，才能取得良好的疗效。以荨麻疹为例，就其表现看，病发于表，局部出现风团样突起，乃是玄府不透所致。故总体治疗思想就是恢复其透达之常。至于导致不透的原因，可进一步根据皮肤异常处的外观表现、感觉，舌脉等全身症状、体征进行分析判断。荨麻疹所表现的风团或血管性水肿可因风、寒、湿、热单因素或叠加所形成，身痒常因热、风、湿单因素或叠加为患。因此，荨麻疹在临床虽属常见之病，但因致病因素众多，常因考虑不周，未能将药物与病机丝丝入扣，所以治疗结果并非均效如桴鼓。另外，患者之所以发病，并非只是透上出了问题，邪气不是只阻于表，可能亦影响于里，致在内之玄府失于通达，从而导致气机升降出入异常，故病情反复难愈。本例从症状表现上看，突起皮肤色淡红，说明热邪不明显，参合舌脉亦可证之。因其痒甚，又见脉象浮缓，可断为风湿偏盛所致。肛门痒亦是因风湿之邪阻于玄府，碍其通透之性所致。纵观本案病机是风湿之邪阻于玄府，碍其通透。故以五苓散温化其湿复玄府之通，麻黄汤加防风、荆芥外散其风，复玄府之透。邪气尽除，玄府通透，故病去甚速。

编者按： 荨麻疹之类似证候，在仲景书有记述，于《金匮要略·中风历节病脉证并治》篇第 3 条曰："寸口脉迟而缓，迟则为寒，缓则为虚，营缓则为亡血，卫缓则为中风。邪气中经，则身痒而瘾疹；心气不足，邪气入中，则胸满而短气。"《广韵·十九隐》："瘾胗，皮小起也。"为略高于皮肤之斑疹而痒甚。古人又称之为"痦瘤""风疹块"及"瘾疹"。由于"瘾疹"来去无定时，类似中风的发病特点，故列于此篇。

秦扬主任医师用半夏厚朴汤治疗瘿瘤验案

【简介】秦扬，1971年3月生，重庆人。主任中医师，海南省中医院科教部主任，广州中医药大学及海南医学院中医内科学教授。毕业于广州中医药大学中医专业，广州中医药大学中医内科学硕士研究生课程班结业。兼任中华中医药学会老年医学分会委员，中华中医药学会仲景学说分会委员，海南省中医药学会老年医学专业委员会主任委员，海南省医学会科研管理专业委员会副主任委员等职。从事中医内科临床工作28年，在运用中医经典理论指导治疗内分泌疾病、老年疾病等方面积累了丰富的临床经验。主持研究海南省自然科学基金资助项目3项，参与省厅级科研课题5项，发表学术论文20余篇，参与编撰论著4部。

案例：林某，男，25岁，自由职业。因"发现颈部肿大、咽喉不适半年，加重2周"于2019年7月31日至我院门诊就诊。患者于2019年1月出现颈部肿大，咽喉不适，偶伴吞咽不利，患者未予重视。2周前上述症状加重，遂至我院门诊就诊。刻下症见颈部肿大，咽喉不适，如有物阻，偶伴吞咽不利，胸膈满闷，时咳白痰，胃纳可，二便调，舌质红苔白润，脉弦滑。经查甲状腺B超提示"甲状腺左叶大小约62mm×27mm×22mm，甲状腺右叶大小均68mm×24mm×21mm，峡部约5.4mm。甲状腺增大，腺包膜光滑。腺实质回声不均匀，内见稍丰富彩色血流信号。甲状腺左叶见多个低回声结节，较大的位于中极，约15mm×11mm，边界清，内回声不均。CDFI：结节周边及内部见短杆状彩流信号。另甲状腺左叶下极见一囊性结节，约7.6mm×5.8mm，内透声好，囊壁见二个强光点。甲状腺右叶见数个低回声结节，较大的位于于下极，约13.3mm×7.7mm，边界清，内回声不均。CDFI：结节周边及内部见短杆状彩流信号。双侧颈部未见明显肿大淋巴结。检查提示：甲状腺多发结节，考虑结节性甲状腺肿。甲状腺左叶囊性结节伴囊壁钙化，建议复查。甲功七项均正常。

中医诊断：瘿瘤，痰气互结型。西医诊断：结节性甲状腺肿。治以半夏厚朴汤加味。

处方：清半夏15g，茯苓20g，厚朴15g，生姜10g，苏叶15g，柴胡10g，青皮10g。

服药2周后，咽喉不适，如有物阻，偶伴吞咽不利，胸膈满闷均明显减轻，余症亦好转。继用前方出入2个月余，颈部肿大较前缩小，咽喉不适、如有物阻、胸膈满闷、时咳白痰等症基本消失，舌质红苔薄白，脉弦。患者复查甲状腺B超提示：甲状腺左右叶对称，形态正常，多发结节较前缩小，未见甲状腺左叶囊性结节伴囊壁钙化。病情明显向好，但患者复查后未再继续治疗（自述一是因工作忙碌，二是因经济原因，三是自觉无不适症状之故），稍有遗憾。

原按:《金匮要略·妇人杂病脉证并治》篇第5条曰:"妇人咽中如有炙脔，半夏厚朴汤主之。"该方由半夏、茯苓、厚朴、生姜、干苏叶组成。方中半夏辛温，化痰散结。厚朴苦辛性温，下气除满，助半夏散结降逆；茯苓甘淡渗湿健脾，以助半夏化痰；生姜辛温散结，且制半夏之毒；苏叶芳香行气，理肺舒肝，助厚朴行气宽胸，宣通郁结之气。全方辛苦合用，辛以行气散结，苦以燥湿降逆。治例处方加柴胡、青皮疏肝理气，使郁气得行，痰涎得化。本案患者颈部结节，咽喉不适如有物阻，胸膈满闷，时咯白痰等诸症得减，提示痰气郁结之瘿瘤好转。

第六节　经方治疗妇科病经验

　　仲景书关于妇人病的脉证并治，已有妇人妊娠病、产后病、杂病之三篇，创立了卓有疗效的方法，为后世诊治妇人病奠定了基础。徐大椿说："妇人一切外感内伤等症，与男子同，无庸另立治法。惟经、带、胎、产、癥等疾，病变多端，必从调经、种子等法，探本索源而后可施用。今因《金匮要略》有治妇人方论一卷，故亦略载妇人常用之方数十首，至其全体，仍当取唐宋以来专门之书详考之。"（《兰台轨范·卷八·妇人》）汉代以后，历代医家论治杂病著作，几乎都有妇人病部分。唐代已有妇人病诊治的专著问世，即昝殷所撰《经效产宝》，而最早系统性的妇产科著作是陈自明著的《妇人良方大全》，又名《妇人大全良方》。时至明代，妇科病专著有薛己的《女科撮要》和《校注妇人良方》、万全的《广嗣纪要》和《万氏妇人科》、张景岳的《妇人规》、王肯堂的《女科证治准绳》等，而清代创新精神的临床妇产科专著是《傅青主女科》，比较完整的妇科教科书为《医宗金鉴·妇科心法要诀》，并有通俗的产科专书《达生篇》。上述既传承，又发展完善的妇科学专著，都值得下功夫博览，以提高专业诊治水平。笔者从事内科临床几十年，就诊者基本上男女各半，而女性患者应问及经、带、胎、产之事。中医治病强调整体观念，内科病与妇人病难以截然分开，在治内科病的同时，有意无意地兼治了妇人病，久而久之，对妇人病的证治也就积累了一定经验。因此，笔者近二十多年来，以治疗内科病为主，并兼治妇人病。本节收录妇科专家杜惠兰教授、林晓华、谭展望、班光国博士与笔者治疗妇人病的经验。

杜惠兰教授用经方大法治疗妇人杂病的经验

　　【简介】杜惠兰，1960 年出生，甘肃省永昌县人。医学博士，二级教授、主任医师，博士研究生导师。享受国务院政府特贴专家，第二届全国名中医，第六批、第七批全国老中医药专家学术经验继承工作指导老师，全国首届"杰出女中医师"，"河北省名中医"，获第二届岐黄中医药传承发展奖传承人奖、第四届国之名医·卓越建树奖。分别于 1982 年、1988 年、1993 年毕业于河北医学院中医系、天津中医药大学和成都中医药大学的中医妇科学专业，获医学学士、硕士、博士学位。师承全国著名中医妇科专家顾小痴教授、哈荔田教授和国医大师刘敏如教授。2000~2001 年在日本做访问学者研究生殖内分泌。担任中华中医药学会妇科分会主任委员、世界中医药学会联合会妇科专业委员会副会长、中国民族医药学会妇科专业委员会副会长、国际传统与现代生殖医学协会副主席等。国家中医药管理局和省级重点学科、一流学科带头人，河北省中西医结合肝肾病证重点实验室主任，河北省中西医结合生殖疾病协同创新中心负责人。"十二五""十三五""十四五"规划教材《中西医结合妇产科学》的主编。四十余年来，一直从事中医妇科、中西医结合妇科的临床、教学及科研工作。深入研究妇科疑难病症，积极探寻有效的治疗途径和治疗方法，对排卵障碍性异常子宫出血、不孕症、子宫内膜异位症、多囊卵巢综合征、盆腔炎性疾病及其后遗症、母胎血型不合、外阴白色病变等疑难病及妇科寒证进行了深入系统的研究，有独特的疗效及治疗心得。

笔者从事中医妇科之临床、教学与科研四十余年，注重经典，研究经方，在审病辨证论治的基础上，以经方大法治疗妇人杂病，常能取得较好疗效，举例如下。

例 1. 温经汤治疗经行腹痛（卵巢子宫内膜异位囊肿）

患者王某，女，33 岁。2018 年 9 月 5 日初诊。主诉：经行腹痛 14 年，腹痛伴发热 2 个月。患者 15 岁月经初潮，月经规律，30 日一行，带经 7 日，月经量色正常，无经行腹痛。14 年前因冬日饮冷后出现经行第一天小腹痛，喜按揉。检查妇科超声未见明显异常，未予重视。2018 年 5 月，因学习游泳，出现经期第 1~2 天小腹剧烈绞痛，服止痛药后缓解。2018 年 8 月 26 日（月经干净后 2 日）于河北省某医院查妇科超声提示：右卵巢内暗区待诊（考虑巧克力囊肿）。LMP：8 月 18 日，月经量偏少，暗红色，无血块，经期第 1~2 天小腹绞痛，畏寒喜暖，得热则舒。现症：性急易怒，怕冷，乏力明显，口腔溃疡，带下可，纳寐可，二便调，舌淡尖赤，苔薄白，脉弦细。

西医诊断：卵巢子宫内膜异位囊肿。

中医诊断：痛经。

辨证：阳虚寒凝证。治宜温阳散寒，化瘀止痛。予温经汤合失笑散加减。

处方：吴茱萸 10g，桂枝 10g，当归 10g，川芎 10g，赤白芍各 10g，柴胡 10g，丹皮 10g，清半夏 6g，黄连 6g，党参 15g，小茴香 15g，生蒲黄 15g（包煎），五灵脂 10g，延胡索 20g，制没药 20g，炙甘草 6g，14 剂水煎服，日一剂，饭后温服。

药后行经，LMP：9 月 16 日，经量较前增多，色红，腹痛较前明显减轻，今为经行第 5 日，经将净。纳寐可，小便调，大便 2 次 / 日，不成形，舌质淡红苔少，脉弦滑。上方加木香 10g，砂仁 6g（后下）以理脾和胃。后以上方加减化裁治疗 3 个月余，遇冷偶有经行腹痛。

原按：中医对痛经的记载，最早见于汉代张仲景《金匮要略·妇人杂病脉证并治第二十二》第 10 条，曰"经水不利，少腹满痛"。隋代巢元方在《诸病源候论·妇人杂病·月水来腹痛候》提到："妇人月水来腹痛者，由劳伤血，以致体虚，受风冷之气客于胞络，损伤冲任之脉。"这详细论述了痛经的病因病机。笔者认为

"妇人以血为本"，经期、产后，外感寒邪，或过食寒凉，寒搏于血，血为寒凝，运行涩滞，冲任受阻，不通则痛，为痛经的基本病机。因寒得温热则散，血得温热则行，故以温经散寒为治疗大法，选用《金匮》温经汤主之。温经汤首见于《金匮要略·妇人杂病脉证并治》篇第 9 条，方中吴茱萸、桂枝旨在温经散寒，通利血脉共为君药；臣以当归、川芎以养血活血，祛瘀生新；蒲黄、五灵脂、小茴香、制没药以温通经络，化瘀止痛；佐以党参、甘草扶正益气，调和诸药；因患者虚热上扰致口腔溃疡，加黄连配伍半夏以清热消疡。全方温中寓养、温中寓通，共奏温经散寒，化瘀止痛之功。

例 2. 桂枝茯苓丸治疗癥瘕（备孕）

患者王某，29 岁，2017 年 11 月 22 日初诊。主诉：右附件区囊肿，欲调理自然怀孕。患者 25 岁结婚，G1P0，2016 年 8 月在当地妇幼医院检查发现"左侧卵巢巧克力囊肿"；2016 年 10 月 17 日于当地市中心医院行"腹腔镜下左卵巢囊肿剥除术 + 宫腔镜检查 + 子宫内膜息肉电切术 + 输卵管通液术"，术后肌内注射亮丙瑞林 3 针。2017 年 7 月自然怀孕，孕 8 周时胎停育而自然流产。后于当地医院妇科超声提示：①子宫前壁低回声结节（考虑肌瘤）；②宫颈纳囊；③右附件区囊肿。平素月经规律，7~8/25~28，量色可，有少量大血块，巧克力囊肿剥除前，经期小腹疼痛剧烈，现经期无明显不适。LMP：10 月 17 日。现症：带下正常，畏寒，四末不温，左侧腰酸痛，时有右侧少腹部疼痛，纳寐可，小便调，大便 3~4 次 / 日。舌红苔薄白，脉沉细无力。

西医诊断：子宫肌瘤；卵巢囊肿。

中医诊断：癥瘕。

辨证：寒凝血瘀证。

治宜：温经活血，软坚散结。予桂枝茯苓丸加减。

处方：桂枝 10g，茯苓 10g，桃仁 10g，赤芍 10g，丹皮 10g，艾叶 10g，桑寄生 20g，川楝子 12g，牡蛎 20g（先煎），夏枯草 10g，炒薏苡仁 15g，泽泻 10g，荔枝核 10g，炒山药 15g，炙甘草 6g，14 剂，水煎服，日一剂，饭后温服。

癥瘕难去，守方治疗 2 个月余，2018 年 1 月 16 查血 HCG331.7，孕酮 25.78，予寿胎丸加减保胎治疗。1 月 29 查 B 超：子宫体增大，子宫内见类圆形光环，直径 1.8cm，内有液性暗区，未见小胎芽及原始心管搏动，附件区未见明显异常。继予寿胎丸加减保胎治疗，超声提示宫内孕，保胎至孕 3 个月停药。

原按：桂枝茯苓丸首见于《金匮要略·妇人妊娠病脉证并治第二十一》第 2 条，曰："妇人宿有癥病，经断未及三月，而得漏下不止，胎动在脐上者，为癥痼害……所以血不止者，其癥不去故也，当下其癥，桂枝茯苓丸主之。"后世医家遵循经义，将桂枝茯苓丸多用于经、胎、产病引起的癥瘕积聚。笔者认为，本例患者子宫肌瘤、卵巢囊肿之病机为：寒气客于子门，子门闭塞，气血不行，瘀积日久而为癥瘕。治疗既要温散陈寒痼冷，又要温透血分寒凝，祛寒化瘀后诸症豁然。治之基本方为：桂枝辛散温热之性，善于去痼冷沉寒而止痛，且能温通血脉，促血运行，消散瘀滞为君药；桃仁、赤芍、牡丹皮活血化瘀，为臣药；佐以牡蛎、荔枝核、夏枯草以散结消癥，茯苓、薏苡仁、泽泻健脾利湿，导邪下行，共为佐药。诸药共奏活血化瘀、消癥止痛、调理气血之功效。上述患者以基本方适当加味治之，取得成功怀孕之目的。此外，基于异病同治理论，笔者还以桂枝茯苓丸为主方治疗输卵管不通、盆腔炎性疾病后遗症以及子宫内膜异位症等疾病。

例3. 大黄牡丹汤合薏苡附子败酱散治疗少腹痛（盆腔炎性疾病）

患者陈某，43岁，2016年3月3日初诊。主诉：间断性小腹疼痛半年。2016年2月18日患者因颈肩部疼痛于河北省某医院针灸科住院治疗（使用红花黄色素氯化钠注射液、脑苷肌胎注射液、甘油果糖氯化钠注射液），2月20日因恶心，畏寒，左侧少腹坠胀，撕裂样疼痛，少量阴道出血，服止痛药无效于省中医院妇科会诊，诊断为盆腔炎性疾病。给予抗感染治疗后（具体药物不详），疼痛缓解，2月24日出血止。平素月经规律，5/28，量偏少，色暗红，行经第1~2天小腹疼痛明显。2015年始，经净后有少量血性分泌物，4天净。LMP：2016年2月11日，5天净。现症：少腹酸胀，轻微疼痛，腰酸痛，纳眠可，小便调，大便黏腻。舌质淡苔黄腻，脉弦滑。

西医诊断：盆腔炎性疾病。

中医诊断：少腹痛。

辨证：湿热瘀阻证。

治宜：清利湿热，散瘀止痛。予薏苡附子败酱散合大黄牡丹汤加减治疗。

处方：薏苡仁30g，败酱草20g，酒大黄10g，赤白芍各10g，黄柏10g，公英30g，丹皮10g，红藤20g，山慈菇10g，夏枯草10g，柴胡10g，桃仁10g，艾叶6g，桑寄生20g，续断15g，炙甘草6g。7剂，水煎服，饭后温服。上方加减治疗近3月，患者腹痛未发作，自行停药。

原按： 盆腔炎性疾病属于中医的"妇人腹痛""带下病"等疾病的范畴。笔者认为，盆腔炎性疾病多为湿热胶结，灼伤血络，血脉凝涩，运行不畅，日久胞络瘀阻不通，形成粘连包块，而产生不通则痛之症。治宜清利湿热，祛瘀散结。治以大黄牡丹汤合薏苡附子败酱散为主方。两方分别见于《金匮要略》第十八篇第3、第4条，均为治疗肠痈名方。基于辨证论治与异病同治理论，笔者将其用于盆腔炎性疾病的治疗。上述治例处方以大黄、败酱草、红藤，清利湿热，逐瘀通经，并通过缓泻作用导湿、热、瘀下行，共为君药；黄柏、蒲公英、薏苡仁以清热利湿；夏枯草、山慈菇、桃仁、丹皮以散结消肿，共为臣药；佐以柴胡调畅气机。全方共奏泻热破瘀，散结消肿之功。

例 4. 甘麦大枣汤合百合地黄汤治疗脏躁（抑郁症）

患者牛某，女，39 岁。2016 年 2 月 28 日初诊。主诉：精神紧张 10 年余，加重 2 年。患者于 10 年前因家庭因素遭受打击后，心情抑郁，于北京军区医院诊断为中度抑郁症，经治疗后轻微缓解，近 2 年来，精神紧张状态加重，目光呆滞，双肩不自主耸起，悲伤欲哭，自觉生活无望。平素月经正常，受打击后经期提前，4/23，经量可，色暗红，经前一周双侧乳房胀痛。LMP：2 月 8 日，4 天净。现症：精神紧张，牙齿不自觉咬合，双眼圆睁，咽部悬空感，畏寒，四末冷，纳可，入睡难，二便调。舌质淡苔薄白，脉沉细弱。

西医诊断：中度抑郁。

中医诊断：脏躁。

辨证：肝郁气滞，心神失养。

治法：疏肝理气，养心安神。

处方：浮小麦 30g，大枣 5 枚，生甘草 10g，百合 10g，熟地 20g，柴胡 10g，香附 10g，郁金 10g，当归 10g，远志 10g，丹参 10g，茯苓 10g，柏子仁 20g，炒枣仁 30g，桂枝 10g，白芍 10g。10 剂，水煎服，饭后温服。

3 月 10 日二诊：药后入睡较前明显转易，精神紧张及畏寒肢冷亦较前减轻，上方加服琥珀粉 0.5g（冲服）。继服 14 剂，嘱停药。

原按： 甘麦大枣汤出自《金匮要略·妇人杂病脉证并治第二十二》第 6 条，曰："妇人脏躁，喜悲伤欲哭，象如神灵所作，数欠伸，甘麦大枣汤主之。"原方由甘草三两，小麦一升，大枣十枚组成，功效：补益心脾，宁心安神。主治：脏阴不足，虚热躁扰所致脏躁。方中小麦（为成熟之小麦，可用浮小麦代之）甘凉，归心肝二经，《金匮要略心典》言"小麦为肝之谷，而善养心气"，故重用为君以养心补肝，安神除烦；臣以甘草，甘平性缓，与小麦配伍，可补养心气，和中缓急，以资气血生化之源。大枣甘平质润，既可协助甘草缓急柔肝，又助甘草补中益气，益生化之源。共为臣药。甘麦大枣汤全方药仅三味，甘润平补，养心缓肝，和中安神。正如唐宗海在《血证论》中提出："三药平和，养胃生津化血。津水血液，下达子脏，则脏不燥，而悲伤太息诸证自去。"叶天士亦提到："本方药似平淡，可愈疑难大症。"百合地黄汤出自《金匮要略》第三篇第 5 条，为百合病之主方，具有清热养阴功效。笔者应用甘麦大枣汤合百合地黄汤以补养心肺，和中缓急；配伍柴胡、香附、郁金以疏肝理气，调畅气机；佐以酸枣仁、柏子仁、远志、茯苓宁心定志，安神除烦；因患者畏寒肢冷，故效法桂枝汤之意，加桂枝、白芍以和营卫。全方共奏养心安神，除躁烦之功。

林晓华、谭展望博士论滑胎成因与用当归散治滑胎的体会

【简介】林晓华，1979 年生，内蒙古赤峰人。毕业于北京中医药大学，医学博士。现任职于河北省中医院妇科，副教授、副主任医师，博士研究生导师，从事中西医结合妇产科学专业。中国中药协会女性生殖健康药物研究专业委员会青年委员会副主任委员，中华中医药学会妇科分会第六届委员会青年委员，河北省中医药学会第三届妇科专业委员会常务委员。主持及参加科研课题共 10 项，其中 2014 年获国家自然科学基金青年项目，2017 获河北省中医药学会科学技术二等奖，发表学术论文十余篇。

谭展望，1979 年生，河北石家庄人。毕业于湖南中医药大学，医学博士。现任职于河北医科大学中西医结合学院，副教授、主治医师，从事中西医结合生殖医学专业。中国中医药信息学会妇幼健康分会理事，河北省生殖健康学会常务理事，河北省中西医结合学会妇产科分会常务委员。主持省级、厅局级及校级科研课题各 1 项，发表学术论文十余篇，主编、参编学术论著各 1 部。

滑胎指堕胎、小产连续发生 3 次或以上者，亦称"数堕胎"。滑胎临床上以自然性和连续性即所谓"屡孕屡堕"为特点，且每次发生堕胎、小产的时间多在同一妊娠月份。本病相当于西医妇产科学所说的"复发性流产"，定义为连续 2 次及 2 次以上的自然流产。中医学认为，肾藏精，主生殖，胞络系于肾，妇女孕育是否正常与肾气盛衰有直接关系。因此，传统观点多从先天不足，复损肾气，以致不能荫胎系胎着眼，治疗本病主要采取补益肾中精气，培养孕育之源的法则，寿胎丸是最常用的代表方剂。

与此同时，滑胎与气血失和、肝脾不调也有很大关系，在治疗该病时应给予充分重视。妇女妊娠后，气血聚于胞宫以滋养胎儿，若肝血亏虚而生内热，脾虚不运而生内湿，湿热内阻，影响胎儿的正常发育，则表现为胎动不安，甚至堕胎小产。针对这种情况，应治以调肝健脾、养血清热，当归散为首选方剂。当归散一方见于张仲景《金匮要略·妇人妊娠病脉证并治第二十》篇，曰"妇人妊娠，宜常服当归散主之。当归散方：当归、黄芩、芍药、芎䓖各一斤，白术半斤。上五味，杵为散，酒饮服方寸匕，日再服。妊娠常服即易产，胎无疾苦，产后百病悉主之。"方中当归、芍药、川芎养血柔肝，白术健脾祛湿，黄芩清热燥湿，酒饮以行药力。以方测证，患者除胎动不安外，还可见倦怠乏力、腹痛腰酸、带下黄稠、尿黄便干、舌苔黄腻等症状。当归散主要针对胎动不安之肝血亏虚、湿热内蕴证者。此方药性平和，为古时妇女胎前产后所常用。

当归散加减用治复发性流产效果颇佳，纵观近十年医学文献，有几百例的临床

报道。例如：周氏观察加味当归散合寿胎丸对复发性流产患者抗磷脂抗体异常的影响。纳入抗磷脂抗体异常的复发性流产患者 80 例，随机分为治疗组 40 例和对照组 40 例。治疗组予加味当归散合寿胎丸治疗，对照组予阿司匹林治疗。治疗 3 个疗程后，治疗组的临床疗效优于对照组（$P < 0.05$）。妊娠后 3 个月中，治疗组患者的 D- 二聚体、血浆纤维蛋白原水平均显著低于对照组（$P < 0.05$，$P < 0.01$）。治疗组的妊娠成功率明显高于对照组（$P < 0.05$）。李氏观察加味当归散合寿胎丸治疗复发性流产抗磷脂抗体异常的疗效。选取 108 例复发性流产患者，随机分为研究组和对照组，每组 54 例。对照组予以阿司匹林治疗，研究组予以加味当归散合寿胎丸治疗。结果显示，研究组治疗有效率显著高于对照组（$P < 0.05$）。治疗 2 个周期及 3 个周期后，研究组抗心磷脂抗体、抗 β_2-GP-1 抗体转阴率显著高于对照组（$P < 0.05$）。研究组妊娠成功率显著高于对照组（$P < 0.05$）。朱氏采用当归散合用寿胎丸治疗复发性流产，选取 80 例复发性流产患者，随机分为观察组和对照组，每组各 40 例。对照组采用黄体酮胶囊口服，观察组采用当归散合用寿胎丸，依据病人临床表现随症加减，均连续服用 12 周。结果显示，观察组临床总有效率为 92.5%，高于对照组的 77.5%（$P < 0.05$）。治疗后 2 组患者的中医证候积分均较治疗前降低，观察组低于对照组（$P < 0.05$）。朱氏用当归散合寿胎丸防治习惯性流产 11 例，均获满意效果。11 例患者中 5 例于末次流产后即开始服药，服药期间采取避孕措施，服药 3 个月后取消避孕，一旦妊娠亦再服药。6 例于妊娠 40 天左右开始服药，每周 2~3 剂，一般超过既往流产期或妊娠 3 个月时停药。结果 11 例经随访均足月分娩，胎儿存活，发育正常。

西医妇产科学认为，复发性流产的病理涉及底蜕膜出血、蜕膜海绵层出血坏死或有血栓形成，或由于底蜕膜反复出血造成胚胎的绒毛与蜕膜层分离，刺激子宫收缩而引起流产。随着西医学的不断发展，血栓前状态这一病因越来越受到临床的关注和重视。血栓前状态是指由多种因素引起的凝血、抗凝和纤溶系统功能失调或障碍的一种病理过程，有易导致血栓形成的多种血液学改变。血栓前状态与中医学的"血瘀证"相似。妊娠期处于生理性高凝状态，凝血功能增强和纤溶降低可导致子宫螺旋动脉或绒毛血管血栓形成，使子宫血流灌注低下及胎盘灌注不良，增加血栓形成而导致流产。从中医学角度来看，滑胎可因先天禀赋不足，后天房劳过度或外伤损及经络，导致精血不足，气滞血瘀，冲任不畅，新血不生，胎失所养，引发该病。王清任在《医林改错》中也提出："不知子宫内先有瘀血占其地，胎至三月再长，其内无容身之地，胎病靠挤，血不能入胞胎，从旁流而下，故先见血。血既不入胞胎，胎无血养，故小产。"瘀血既是一种病理产物，也是一种致病因素，故滑胎基本病机与瘀血密切相关。

血栓前状态与复发性流产的关系是当前妇产科临床研究的热点，抗凝治疗被公认为有效的方法。西医通常采用小剂量阿司匹林、低分子肝素或两者联合应用，但西医抗凝药物的使用仍存在很多不足。中医药对血栓前状态导致的复发性流产具有独特的疗效和优势，当归散就是其中代表方剂之一。本方除能调肝健脾、养血清热之外，尚有明显的活血功效。现代药理研究表明，当归具有兴奋和抑制子宫平滑肌的双向调节作用，改善微循环以及血流动力学异常，抗血栓形成；芍药降低血液全血黏度，改变血液流变性，延长凝血酶原时间、活化部分凝血酶原以减少血栓的生成；川芎可降低血小板表面活性，抑制血小板聚集，且能使已聚集的血小板解聚，具有抗血栓作用。方中黄芩、白术，一般不作为化瘀药物使用，但《本经》曰黄芩"下血闭"，《名医别录》曰黄芩治"女子血闭"；《名医别录》曰白术"利腰脐间血"。由此可以推断，黄芩苦寒清热燥湿，白术苦温健脾祛湿，两味药物亦可间接通利血脉，调达冲任。因此，当归散全方具有养血化瘀、清热除湿功效，对孕妇因血虚湿热而胎动不安者可起到良好的补血活血作用。血盛脉畅，胎有所养，则胎自安，而无"疾苦"，常服且能"易产"。产后常见之证亦为血虚夹瘀，故《金匮要略》还记载本方"产后百病悉主之"。

当然，复发性流产的治疗，还是应该注意扶正药物的配合应用。可在当归散的基础之上，酌加菟丝子、桑寄生、川续断、炒杜仲等以补肝肾、固胎元。该方长期服用散剂为佳，短期服用则汤剂为宜；血虚内热，胎动不安明显者，本方可加生地、麦冬、阿胶、地骨皮等以加强养血清热功效；气血俱虚，胎动不安者，本方合用四君子汤或补中益气汤加减化裁。需要注意的是，朱丹溪有"黄芩白术乃安胎圣药"之说，张仲景当归散原方并无突出黄芩、白术为安胎主药之意，用之只在于除湿热，湿热去则胎自安。故治疗胎动不安甚至滑胎等自然流产，当辨其因、审其证，随证施治，方能奏效。

治例：康某，女，26岁。2018年10月10日初诊。结婚3年已自然流产3次，均于妊娠2个月左右堕胎，外院行优生优育全套检查未见异常，经多次医治无效。本次月经逾期，2018年9月18日停经35天自测尿HCG（+），恐又流产，9月19日于当地医院中药（寿胎丸）保胎及黄体酮肌内注射治疗。至10月8日停经56天，因负重行走，当夜即发现阴道有少量出血，伴头晕、气短。查盆腔彩超示：宫内孕囊16mm×14mm×13mm，见卵黄囊，未见胚芽。今晨诸症加重，经朋友介绍前来诊治。现症见：阴道出血量不多，呈淡红色，夹有小血块，腰酸，腹部隐痛，面色萎黄，乏力倦怠，纳呆口苦，大便偏干，小便略黄，舌红苔薄黄腻，脉弦滑。

西医诊断：复发性流产。

中医诊断：滑胎。

辨证：肝郁血亏，脾虚湿热。

治法：调肝养血，健脾清热。

方药：当归散加味。当归 10g，白芍 20g，川芎 6g，炒白术 20g，黄芩 10g，苎麻根 15g，杜仲炭 10g，荆芥炭 10g，3 剂，水煎服。

二诊（10 月 13 日）：上药服完 2 剂，出血即止。现小腹隐痛，腰酸乏力，舌红苔薄黄腻，脉弦滑。守初诊方去荆芥炭，加桑寄生 10g，3 剂，水煎服。

三诊（10 月 16 日）：昨天复查彩超示：宫内孕囊 25mm×16mm×24mm，头臀长 13mm，胎心（＋）。无阴道出血，无腹痛，腰酸，舌红苔薄黄腻，脉弦滑。守二诊方减白芍量为 15g，加川续断 10g，3 剂，水煎服。

四诊（10 月 19 日）：患者无阴道出血，无腹痛，无腰酸，无其他明显不适，舌红苔薄黄，脉弦滑。治法得当，巩固疗效，处方：当归 10g，白芍 10g，川芎 6g，炒白术 10g，黄芩 10g，炒杜仲 10g，桑寄生 10g，川续断 10g，菟丝子 20g，7 剂，水煎服。

五诊（10 月 26 日）：患者无任何不适，精神纳眠均无异常。上周复查彩超示：宫内孕囊 43mm×27mm×40mm，并见胚芽及心管搏动，头臀长 40mm，估测胎龄 80 天。嘱其将 10 月 19 日方 6 剂量制成散剂，每次 10g，1 日 2 次口服，至妊娠 3 月后停药。期间忌房事，少劳作，戒怒静养。后随访足月顺产一健康女婴。

原按： 笔者近年来应用当归散加味治疗滑胎，多能取得满意疗效。该例患者连续自然流产 3 次，且均在孕 2 月左右，符合西医"复发性流产"的诊断，中医则称之为"滑胎"。本次妊娠后，虽经中西医预防性保胎治疗，但仍在孕 56 天时出现阴道流血、腹痛、腰酸等先兆流产的症状，说明既往所用中药寿胎丸保胎效果不佳。刻诊详细询问病情，患者阴道流血但血量不多，且血色淡红，并伴有面色萎黄、倦怠乏力、纳呆等，显系肝血不足、脾气亏虚之征；同时小腹隐痛，所出之血夹有小血块，说明胞脉胞络尚有轻微郁滞之证；更为重要的是，患者口苦、便干、尿黄，热象明显；查舌脉可见舌红苔黄腻、脉弦滑，提示内有湿热蕴结，兼夹气血不畅；虽有腰酸，但并不突出。综合该患整体状况，证属肝郁血亏，脾虚湿热。因此，既往当地医院所用补肾中药寿胎丸，有失中医辨证论治之原则，药证不符，效果不著。本案初诊以当归散加味，调肝养血，健脾清热，兼以行郁。因患者当时阴道出血为急，日久则必损及胎元，故在当归散的基础上加苎麻根、杜仲炭、荆芥炭以止血安胎，标本同顾。服完两剂，出血即停，但仍有小腹隐痛、腰酸乏力等症状。所以二诊、三诊逐渐减轻止血药物的使用，酌加桑寄生、川续断补肝肾，强筋骨，和血络，固胎元。四诊患者无阴道出血，无腹痛，无腰酸，黄腻苔变薄，可见使用当归散加味治疗后，肝血得养，脾气得健，湿热得除，郁滞得解，达到治病求本之目的。肾藏精，主生殖，胞络系于肾，妇女孕育与肾气盛衰有直接关系。遂以当归散合寿胎丸加减调理，加强补肾填精、固摄冲任的作用，使胎元得养，胞胎得固。五诊患者已无任何不适，但仍需巩固治疗，守方制成散剂，每次 10g，日 2 次，一般服用超过既往流产日期或妊娠3个月时停药。值得一提的是，气血郁滞是导致滑胎的因素之一，瘀不去则冲任不通，瘀不散则新血不生，此时适当活血是非常必要的。总之，滑胎的治疗应该遵循中医辨证论治的原则，不能因为妊娠而绝对避免活血药物的使用。

参考文献

［1］余豆豆，付小忍，沈涛．辨《金匮要略》中当归芍药散与当归散异同［J］．中医中药，2019，17（1）：106-107．

［2］周琦，宋丽娜，唐丹艺，等．加味当归散合寿胎丸对复发性流产患者抗磷脂抗体异常的影响［J］．上海中医药杂志，2020，54（10）：68-71．

［3］李国馨．加味当归散合寿胎丸治疗复发性流产抗磷脂抗体异常的疗效观察［J］．内蒙古中医药，2020，39（4）：20-22．

［4］朱曙明．当归散合用寿胎丸治疗复发性流产40例临床观察［J］．中国中医药科技，2018，25（5）：741-742．

［5］朱宜．赵荣胜治疗滑胎经验［J］．中医药临床杂志，2015，27（4）：479．

［6］张潇潇，吕群．复发性流产的病因研究［J］．现代临床医学，2017，43（5）：394-396．

［7］杨元娟．血栓形成倾向与自然流产［J］．中国优生与遗传杂志，2005，13（6）：119-121．

［8］李曦，张丽宏，王晓晓，等．当归化学成分及药理作用研究进展［J］．中药材，2013，36（6）：1023-1028．

［9］陆小华，马骁，王建，等．赤芍的化学成分和药理作用研究进展［J］．中草药，2015，46（4）：595-602．

［10］马静，马玲．中药川芎中有效成分及药理作用研究进展［J］．中国民族民间医药，2009，18（19）：9-10．

班光国副教授诊治子宫肌瘤述要及用半夏泻心汤
特效案例的思考

【简介】班光国，1978年12月出生，河北省盐山县人。医学博士，副教授。硕士师从吕志杰教授，博士师从杜惠兰教授。河北中医学院基础医学院《金匮要略》教研室教师，中医临床技能中心副主任，国医堂主任。兼任中华中医药学会仲景学说分会委员，世界中医药学会联合会妇科分会理事，河北省中医药学会青年中医专业委员会常务委员兼秘书长。

以第一作者或通讯作者发表论文近20篇，主编参编著作10部，主持或参与科研课题6项。荣获河北省高等学校青年教师授课比赛一等奖，全国高等学校青年教师授课比赛三等奖，第七届"中医药社杯"全国高等中医药院校青年教师授课比赛综合成绩二等奖、最佳现场教学演示奖。临床注重平脉辨证，以经方为主治疗内科、皮肤科、妇科、儿科等临床常见病与多发病。

西医学与现代检测方法为妇人病的诊治开拓了新的思路。子宫肌瘤是妇科常见病之一，现将其诊治与特效案例的思考简述如下。

一、子宫肌瘤中西医诊治述要

子宫肌瘤又称子宫平滑肌瘤，是女性生殖系统中最常见的良性肿瘤，多见于育龄期女性。资料显示≥30岁女性20%~50%患有子宫肌瘤，作为一种激素依赖性肿瘤，绝经后肌瘤会逐渐缩小。临床上按子宫肌瘤与子宫肌壁的关系进行分类，可分为肌壁间肌瘤、浆膜下肌瘤、黏膜下肌瘤等三类。

中医学认为，子宫肌瘤属于"癥瘕"范畴，其病机为正虚邪实，即正气虚弱，邪毒内侵，或七情不遂、房事不节、饮食不调，脏腑功能失司，气机阻滞，加之瘀血、痰饮、湿浊等有形之邪阻滞冲任胞宫而成。治疗首先要明确良性与恶性，然后分辨虚实，选择攻补兼施，或先攻后补，或先补后攻之治则，随证施治。其次，治疗应当谨记"衰其大半而止"的原则，勿使过之，伤其正也。其辨证分型及主方为：气滞血瘀证，用《济生方》香棱丸加减（木香、丁香、京三棱、枳壳、青皮、川楝子、茴香、莪术）；痰湿瘀结证用《叶氏女科》苍附导痰丸（苍术、香附、陈皮、南星、枳壳、半夏、川芎、白茯苓、神曲）合《金匮要略》桂枝茯苓丸（桂枝、茯苓、桃仁、芍药、丹皮）加减；湿热瘀阻证用《金匮要略》大黄牡丹汤（大黄、牡丹皮、芒硝、桃仁、冬瓜仁）加减；肾虚血瘀证用李祥云经验方补肾祛瘀方〔三棱、莪术、土鳖虫、水蛭、淫羊藿、肉苁蓉、夏枯草、穿山甲（已禁用，以他药代之）、苏木、败酱草、杜仲、党参、黄芪〕加减。临床亦可配合使用中成药（如血府逐瘀胶囊、宫瘤宁胶囊、大黄䗪虫丸、少腹逐瘀胶囊、小金丸、经带宁胶囊等）与针灸疗法。

从中西医结合治疗角度，可以分为两种方法，即辨证论治联合子宫肌瘤剔除术；辨证论治联合西医西药治疗。需要指出，子宫肌瘤剔除术可能残留小肌瘤，腹腔镜处理无法触摸，即使开腹手术也难以摸清，容易出现术后"复发"现象。西药的选择：包括促性腺激素释放激素激动剂、选择性雌激素受体调节剂、芳香化酶抑制剂、米非司酮、孕三烯酮、甲睾酮或丙酸睾酮等。西药作用机制大都从雌、孕激素调节入手，或致假绝经，或拮抗雌、孕激素，或影响雌、孕激素受体。上述西药疗法，会对机体产生一系列反应。

临床有部分患者坚持选择中医药进行治疗，尤其对于良性子宫肌瘤、有生育要求者，或处在围绝经期而不愿接受西药与手术者，或没有生育要求亦不愿接受西药与手术者。临床运用上述辨证分型及方药治疗子宫肌瘤，确能取得逐渐消失之疗效。

二、子宫肌瘤、卵巢囊肿特效案例

笔者于2017年7月曾治疗一位子宫肌瘤、卵巢囊肿患者，服用中药7剂，子宫肌瘤与卵巢囊肿随月经的排出而消失，节育环亦随之脱落，自觉功效奇特，其中机理难以琢磨，特整理如下。

张某某，女，35岁，工人，2017年7月14日初诊。主诉：月经淋漓不断51天。诉2017年4月30日孕40天时行药物流产，复查宫内胎盘残留，行刮宫术，并放置宫内节育器。5月23日月经来潮，至今未净。2017年7月3日于当地县医院彩超检查显示：子宫后壁低回声团，大小5cm×3cm×4cm；宫内节育环；宫颈纳囊多发、右侧附件区囊性团块，大小5.3cm×3.3cm。腰腹痛，舌质淡暗齿痕苔薄白腻而润，脉滑。

处方：半夏泻心汤加味。清半夏30g，黄芩8g，黄连15g，干姜20g，党参30g，大枣3枚，炙甘草10g，丹参10g。7剂，水煎服，日1剂，分早晚两次服用。

二诊：2017年7月21日。服用上方5剂后，7月15日、16日、17日、18日、19日白天月经量少，呈黑色膏状，7月19日晚上开始下红色血块，但量不多。7月20日下午血块增多，夜间1小时换1片卫生巾。小腹稍痛，胃脘胀至两胁，自诉似胎动感。今日血块较昨日稍有减少。嘱其先将以上余药服完。

三诊：2017年7月28日。7月21日晚上发现节育器脱落，7月22日出血停止。7月27日患者复查彩超：子宫肌瘤、卵巢囊肿、节育器均消失，宫颈纳囊亦明显减小。舌质淡暗苔薄白腻，脉滑。以半夏泻心汤合温胆汤善后，守初诊方，加入陈皮10g，茯苓30g，枳壳10g，竹茹15g。7剂，服法同上。

三、疗效机理思考

以上验案之疗效，若非亲身经历，自己亦不敢相信。从半夏泻心汤方思考其可能的机理，乃通过补益中气，辛开苦降，清泄胃热，温脾散寒；从丹参分析，"一味丹参饮，功同四物汤"。笔者曾在《脾主肌肉的理论内涵及其在妇科中的应用》中提出："脾主肌肉，是健脾中药治疗妇科疾病取效的重要机理之一。"子宫乃肌性器官，中医学认为脾主肌肉，通过调理中焦脾胃，可以使子宫平滑肌收缩，排出经血，经尽自止。丹参的活血化瘀作用亦可以刺激子宫平滑肌收缩，但本方中丹参量少力薄，仅仅作为辅助用药，而半夏泻心汤才为治疗主方。本案虽为个例，但偶然之中存在着必然性。关于为何子宫肌瘤随子宫平滑肌收缩而脱落？卵巢囊肿为何亦随之消失？这很有必要待进一步临床观察与机理研究，以期在中医药治疗子宫肌瘤方面开创新的思路。

当归四逆汤治疗痛经案例与其脉证方药辨

例1　唐某某，女，17岁，2018年2月23日复诊。患者痛经间作5年。于2013年3月2日因痛经就诊于笔者，当时用当归四逆汤加味（当归20g，桂枝15g，白芍30g，甘草10g，大枣10g，细辛10g，木通10g，香附15g，益母草15g，桃仁10g，红花10g）。服3剂后因药味难闻而停药，但此后两三个月痛经基本消失。近2年痛经又甚，呈绞痛感，喜温喜按，兼有手足厥冷，因服用其他中药疗效不佳，故又来复诊。舌质略暗红苔白，脉沉细。

既往史：患者既往从6岁开始出现阵发性心慌，曾有一次心慌时出现口唇苍白，平卧后心慌逐渐好转，心慌好转后曾行心电图检查未见明显异常。每次心慌持续约5分钟左右，平时是一年发作一二次，近半年患者发作有三四次。

辨证分析：患者辨证为肝经虚寒，寒凝痛经，治法为温经散寒止痛。给患者开了两个处方：一是治痛经方，即当归四逆加吴茱萸生姜汤，去木通加鸡血藤，将细辛减量，大枣加量，从而改善药的口味。二是防治心悸（炙甘草汤加减）。治痛经方如下：当归30g，桂枝15g，白芍30g，炙甘草15g，鸡血藤20g，吴茱萸10g，细辛5g，大枣30g，生姜20g。7剂，水煎服，日1剂。于月经前二三日与经期服用。

4月12日三诊：家属代述说，患者于2月23日就诊，根据医嘱服药以后痛经明显减轻。守方取7剂备用，于下次月经前二三天服。

例2　邱某，女，20岁，2017年11月22日初诊：痛经三四年。月经周期正常，月经之前3天腹痛，经量少，有血块，色暗，小腹胀痛，喜温喜按，经期四五天。脉沉偏细，舌淡略暗少苔而润。辨为血气虚寒证。治疗方案：平时服人参归脾丸与乌鸡白凤丸。经前五六天与经期服当归四逆加吴茱萸生姜汤，去木通，加鸡血藤。处方：当归20g，白芍20g，桂枝20g，鸡血藤20g，细辛10g，吴茱萸10g，炙甘草15g，生姜20g，大枣30g。7剂，日1剂，水煎分日3次温服。

2018年3月25日复诊：患者历经4个月来复诊。询问上次就诊情况，说按照医生告诉的，月经来之前五六天服用汤药，经期前与经期未再出现腹痛。因近二三个月停药，本月来月经之前又腹痛较重，故来复诊。脉沉缓少力，舌淡红苔白。再守去年11月22日原方治之。

编者按： 当归四逆汤本为治疗血气虚寒所致的"手足厥寒"证，而当归四逆加吴茱萸生姜汤为治疗"其人内有久寒者"。由此受到启发，血气虚寒所致的痛经，该方养血温经止痛之功正好切合（方中吴茱萸是一味良好的"止痛"药）。故临床用之治血气虚寒性痛经，疗效肯定，上述案例便是明证。为了深入理解该方之脉证方药，详见下列"附录"。

附录　当归四逆汤与加味方"脉证方药辨"

当归四逆汤与当归四逆加吴茱萸生姜汤二条方证之脉、证、方、药等四个方面，都值得深入探讨，将笔者编著的《伤寒杂病论研究大成》相关研究转录如下。

1. **辨脉**　本条方证的脉象特点是"脉细欲绝"。少阴病提纲证的脉象是"脉微细"。微脉与细脉主病如何区别呢？"微脉主于阳气微"；"细脉萦萦血气衰"。"脉细欲绝"之脉与微脉确实有点儿相类，沈文彭细致入微的分析可以帮助我们辨别微脉与细脉，他说："叔和释脉云，细极谓之微，则此之脉细欲绝即与微脉混矣。不知微者薄也，属阳气虚；细者小也，属阴血虚。薄者未必小，小者未必薄也。盖营行脉中，阴血虚，则实其中者少，脉故小；卫行脉外，阳气虚，则约乎外者怯，脉故薄。"（《伤寒论读·辨厥阴证》）王丙对细脉的分析对我们也有启发，他说："脉细非必全是血虚，总因邪并于荣，闭而不通，遂致细而欲绝耳。血凝脉绝，陷入肝藏，故须当归四逆入荣以泄邪也。"（《伤寒论注》卷五）

2. **辨证**　以脉测证，以方测证，本方证为血虚寒厥证，这是可以肯定的。那么，血虚何以致"手足厥寒"呢？人体经脉流行，环周不息，则人体健康。若经血虚少，不能流通畅达，则手足为之厥寒，脉细按之欲绝也。更确切地说，本方证是血虚及气，气虚生寒的血气虚寒证。"人之所有者，血与气耳"（《素问·调经论》）。"气主煦之，血主濡之"，血为物质，气为动力，血之与气，相互资生，相伴而行。病之始生，或先病于气，或先病于血；病之较久，则气病及血，血病及气，相互影响。故治法既应"治病必求于本"，又要标本兼治。当归四逆汤以和血治本为主，以温经通脉治标为助。"若其人内有久寒者，宜当归四逆加吴茱萸生姜汤"。所加二味药，以加强温通阳气之功。

3. **辨方**　古代有的注家据当归四逆汤之名，推测其方药组成应当是四逆汤加当归。例如，柯韵伯说："此条证为在里，当是四逆本方加当归，如茯苓四逆之例。若反用桂枝汤攻表，误矣。既名四逆汤，岂得无姜、附？"（《伤寒来苏集·伤寒论注》）钱天来亦认为："四肢为诸阳之本，邪入阴经，致手足厥而寒冷，则真阳衰弱可知……当以四逆汤温复其真阳，而加当归以荣养其阴血，故以当归四逆汤主之……方名虽曰四逆，而方中并无姜、附，不知何以挽回阳气……是以不能无疑也。"（《伤寒溯源集》卷十）有的注家针对以上两位注家的见解提出了不同见解，例如，许宏说："四逆汤加减者共七方，皆用干姜、附子为主，独当归四逆汤不用姜、附，何耶？答曰：诸四逆汤中用姜、附者，皆治其阳虚阴盛之证，独当归四逆汤治阴血虚甚，手足厥寒，脉微欲绝者，故用当归为主，不用姜、附。"（《金镜内台方议》卷七）章楠分析的更为具体，批评的更为有力。他说："柯韵伯不明此理，言既名四逆汤，岂得无姜、附……何不思之甚哉？且如同名承气，而有大、小、调胃之不同，同名泻心，而有五方之各异，法随病变，因宜而施者也。若凭粗疏之见而论仲景之法，非但不能发明其理，反致迷惑后学，无所适从，每尝王叔和编辑之哀，而不自知其谬也。"（《伤寒论本旨》卷十）需要说明的是，柯氏后来已经认识到自己以前的误解，并加以修正，他说：当归四逆汤"不须参、术之补，不用姜、附之燥，此厥阴之四逆与太、少不同。"（《伤寒来苏集·伤寒附翼》）总之，"当归四逆汤，调补血气，通脉活络之方也，凡血脉虚而寒厥者用之。"（陈恭溥《伤寒论章句》卷五）

4. 辨药 以上辨方，集中分析了厥阴病血虚寒厥证及"内有久寒者"为何不适合附子、干姜为主组成的方子，而适宜用当归、吴茱萸等组成之方。附子与吴茱萸之功效虽然相似，但各有专长。《本经疏证》分析的十分精辟，引述如下："据仲景之用吴茱萸，外则上至巅顶，下彻四肢，内则上治呕，下治利，其功几优于附子矣。不知附子、吴茱萸功力各有所在，焉得并论？附子之用以气，故能不假系属，于无阳处生阳；吴茱萸之用以味，故仅能拨开阴霾，使阳自伸阴自戢耳。"这就是说，附子辛热燥烈，为纯阳之品，善于治疗一切阳气衰微之证；吴茱萸虽同为辛热之药，而兼有苦味，长于调理一切阴阳阻隔之患。如果把附子、吴茱萸这二味药的功效引申一下，联系到少阴病与厥阴病的用药特点，刘渡舟先生《伤寒论讲稿》做了以下总结："少阴以阳虚为主，阳虚的寒证是水中的火不足了，可以用干燥之药如干姜、附子；厥阴是个体阴而用阳的脏，肝藏血，所以它怕燥药劫阴，虽然是有久寒了，也只用吴茱萸、生姜，不用附子这一类药。为什么乌梅丸里有附子？因为乌梅丸是以酸敛的乌梅为君药，可保肝之体，是个有制之师。临床治肝经之寒的时候，要注意燥药的运用。如果血虚有寒，光知道祛寒，不知道血虚，用燥药就伤血，这就得不偿失了。《伤寒论》六经为病的治疗各有特点，和相关的生理病理是分不开的。"

第七节　经方治疗儿科病经验

仲景没有儿科病专篇，但通读全书，在《金匮要略》第二篇第 15 条、第七篇第 14 条、第二十二篇最后一条却有小儿方面的内容。其具体内容与笔者分析，详见下面张奇文老之文"编者按"。纵览中医儿科史，其历史悠久，源远流长。中医儿科在古代亦称小方脉、幼科、哑科。据《史记·扁鹊传》记载，早在春秋战国时期，名医扁鹊就曾在秦国做儿科医生；《仓公诊籍》中记载了儿科医案。我国最早的目录学专著——《汉代·艺文志》中记载了《妇人婴儿方》有关儿科著作。汉代之后，唐代已有《颅囟经》专著，提出"纯阳"理论。到了宋代，北宋医学家钱乙著作《小儿药证直诀》，可谓儿科经典，钱乙也被誉为儿科之圣、幼科之鼻祖。随后儿科专著不断问世，如《幼幼集成》《幼科发挥》《医宗金鉴·幼科心法要诀》等，足供博览。笔者临证几十年，主要从事内科，后则兼治妇科，近些年也时而治儿科病。如儿科病之外感发热、厌食症等，诊治得法，疗效又快又好！本节收录当代儿科名医张奇文教授、傅延龄教授、乡医孙有广老中医、吴灿医师师法胡希恕经验心得，以及笔者治婴儿"不治之症"奇效。

张奇文主任医师用经方治小儿三阳病验案 3 则

【简介】张奇文，1935 年生。主任医师、教授。现任世界中医药学会联合会儿科分会名誉会长、中国中医药促进会名誉会长。历任潍坊市中医院院长、山东中医学院（今山东中医药大学）中医系主任、山东省中医药研究所所长、山东中医学院党委书记、山东省卫生厅副厅长。出身于中医世家，从 10 岁始跟祖父学习中医，毕业于潍坊医校，为中华中医药学会儿科分会创始人之一。临证 50 余年，笔耕不辍，发表学术论文 81 篇；主编的《幼科条辨》，获得山东科技进步一等奖；主编的《实用中医儿科学》，获全国"康莱特杯"全国中医药优秀学术著作评选一等奖；主编的《实用中医保健学》，获全国"康莱特杯"全国中医药优秀学术著作评选三等奖；主编的《中医养生法》，获首届中医科普图书评选二等奖；主编的《中国灸法大全》，获北方十一省市优秀科技图书一等奖。

张奇文始终坚持"为医者，临床乃第一生命，不可一日无临床"的信念，体恤患者，与患者交朋友，"见彼有疾，如己有之"，为群众所爱戴和拥护，被评为全国劳动模范、全国卫生科技先进工作者，受到党和国家领导人的多次接见。1996 年被英国剑桥名人中心收录于《世界名人辞典》；2003 年被评为山东省名中医药专家；2011 年被评为中华中医药学会终身理事并获得中华中医药学会特殊贡献奖；2013 年 3 月被公布为全国名老中医药专家，成立传承工作室，广收弟子；2014 年被评为"山东省十大名老中医"；2022 年被评为第二届"全国名中医"。20 年前，辞去正厅级行政职务，回到故乡潍坊，先办"本草阁""慈幼堂"，后办"百寿堂"。他心系民生，治病救人，经常废寝忘食，通宵达旦；著书立说，孜孜不倦，可谓著述等身；深入社区，问病乡里，被群众称为"厅级郎中"。

为使中医药走向世界，先后 7 次应邀去澳大利亚讲学，被澳洲全国中医药针灸联合会聘为名誉会长及学术顾问至今，被誉为"澳洲中医药立法的有功之人"。

编者按：笔者与张奇文老初次相识是在 2001 年，中华中医药学会主办的"全国中医药优秀学术著作评选"会上，我主编的《仲景方药古今应用》与张老主编的《实用中医儿科学》均获奖。在北京颁奖会期间，和张老相识，互赠主编之书。此后不久，张老与我的通信中专门咨询：仲景书有儿科内容吗？经方的小儿剂量如何掌握为好？我对张老这种干到老、学到老的求知欲及谦逊精神十分敬重。回复说，《金匮要略》有三篇中 3 条论及小儿相关内容：①第二篇第 15 条之升麻鳖甲汤方后注曰："……顿服之，老少再服，取汗。"即该方"煮取一升"，一次服完，而老人、小儿则减半分两次服。②第七篇第 14 条之小青龙加石膏汤方后注曰："……煮取三升。强人服一升，羸者减之，日三服。小儿服四合。"是说小儿患咳喘病，亦可辨证选用该方，但服用剂量应适当减少，可服成人量的十分之四（汉代一升约折合现今 200ml，"四合"约 80ml）。③第二十二篇，即妇人杂病证治之最后载有"小儿疳虫蚀齿方"，但"疑非仲景方"。上述可知，仲景书相关原文虽仅仅两条，但十分重要，这足以说明：小儿患病，辨证治之，经方适合者，皆可应用，但由于小儿年幼质薄，应适当减少服用量。之后二十多年来，我与张老交往不断，他虽年事已高，但壮心不已，心系中医事业的传承与发展，在 20 世纪《名老中医之路》第三辑的基础上，又主编《名老中医之路续编》，其一至四辑于近年来陆续出版。笔者有幸被列入其《续编》第四辑。我把这看成是激励、是鞭策，努力为之。

小儿属"稚阳、稚阴"之体，伤寒论中多用温热药，故世人多不敢用。伤寒论方不独治伤寒，还可扶阳，比如四逆汤之类方。对其扶阳抑阴、中气升降等法则，同样用于小儿疾病的治疗。余与卢崇汉、李可等"火神派"名家过从甚密，精研刘止唐、郑钦安、颜龙臣等学术著作，改变着当前的一种不良倾向，即治疗小儿病盲目地用寒凉药，将清热解毒与灭菌消炎画等号。如此这般，势必挫伤小儿稚阳之体，后患无穷！余针对小儿的生理病理特点，结合自己的临床经验，提出"阳主阴从"的观点，并以此为指导思想，贯穿于临床实践之中。重视阳气，在人身各种阳气中，又特别推重肾阳，对小儿病的治疗中，结合温病学说，循天之道，治伤寒与温病于一炉，融扶阳气、存阴液于一体，取得显效。

余专重儿科病的研究，临床中深深体会到，经方治小儿病，方证相对，疗效快捷。这足以与当今盛行滥用的西医疗法"三素一瓶"相争雄！以下将小儿三阳病验案 3 则，由弟子协助整理，供同道参阅。

1. 感冒发热 李某，男，9 个月。2015 年 6 月 9 日诊：主诉发热 3 天。从前天下午发热，不流鼻涕，发热上午轻，下午 3~5 点时体温高，体温最高达 39.7℃，今天上午 38℃，呕吐，大便稀，指纹青紫。张老辨为少阳阳明合病，用小柴胡汤加石膏汤加减。处方：柴胡 10g，酒黄芩 6g，薄荷 6g（后下），法半夏 6g，焦山楂 10g，炒谷麦芽各 10g，生石膏 25g（先煎），甘草 3g，生姜 2 片，大枣 2 枚。水煎服，3 剂而愈。

原按： 此患儿发热下午体温最高达 39.7℃，呕吐，大便稀，此为少阳阳明合病。用小柴胡汤加石膏汤清除少阳、阳明之热。指纹青紫是患儿有食积之象，故用焦山楂、炒谷麦芽消食化积，生姜、大枣调和脾胃，因方与证合，故 3 剂而愈。

2. 发热咳嗽 侯某，女，4 岁。2015 年 4 月 15 日初诊。主诉发热、咳嗽 1 天。患儿昨天下午开始发热，体温最高达 39℃，咳嗽，有白痰，咯痰困难。患儿家长诉说患儿自 1 岁以来经常反复咳嗽、发热，一发热就到 39℃。平时不欲饮食，大便干，二三天一次。舌质红，脉数。张老辨证为少阳阳明合病，以小柴胡汤合调胃承气汤加减。

处方：柴胡 6g，酒芩 10g，法半夏 6g，焦三仙各 15g，炒杏仁 10g，炙枇杷叶 10g，炙冬花 15g，炙紫菀 10g，酒大黄 9g（后下），芒硝 3g（分 2 次冲服），甘草 3g。6 剂，日一剂，水煎服。

2015 年 4 月 19 日二诊：药后体温在 37.5℃ 左右，咳嗽大减，大便每天 2 次，舌质红，脉缓。再以小柴胡汤加减。

处方：柴胡 15g，酒芩 10g，荆芥穗 10g，炒杏仁 10g，生石膏 30g（先煎），小松贝 10g，法半夏 6g，青蒿 10g，焦三仙各 15g，甘草 3g，生姜 3 片，大枣 2 枚。水煎服，服 5 剂而愈。

原按：《伤寒论》第 96 条小柴胡汤证方后注加减法曰："……若咳者，去人参、大枣、生姜，加五味子半升、干姜二两。"此患儿自 1 岁以来经常反复咳嗽、发热，平时不欲饮食，此为少阳病，大便干，二三天一次，此为阳明病，辨证为少阳阳明合病。小柴胡汤合调胃承气汤加减治之，加焦三仙增强消食之力，患儿反复咳嗽、发热，有白痰，咯痰困难，故用炒杏仁、炙枇杷叶、炙冬花、炙紫菀来润肺化痰止咳。二诊后病大减，故用小柴胡汤去人参加合石膏清少阳阳明余热，加炒杏仁、小松贝止咳化痰，加青蒿、芥穗增强清透之力，再服 5 剂而愈。

3. 泄泻腹痛 李某，男，8 个月。2013 年 5 月 4 日就诊：主诉泄泻一周。大便先是绿色，后变黄，质黏，一天六七遍，味臭。指纹青紫。张老辨为太阳阳明合病，与葛根黄芩黄连汤加减。

处方：①小儿止泻暖脐贴 6 贴。②葛根 10g，川连 4.5g，酒芩 6g，茯苓 10g，焦山楂 6g，炒谷芽 10g，白芍 10g，甘草 3g。水煎服，3 剂泻止。

原按： 第 34 条："太阳病，桂枝证，医反下之，利遂不止，脉促者，表未解也，喘而汗出者，葛根黄芩黄连汤主之。"表证未解，邪陷阳明而引起热利。张老辨为太阳阳明合病，用葛根黄芩黄连汤解表清热；加芍药调和营血，配甘草缓急止痛；指纹青紫可见食积之象，加茯苓、焦山楂、炒谷芽健脾消食化积。

傅延龄教授谈桂枝汤证在儿科病中的应用

【简介】 傅延龄，1959 年 5 月出生，湖北人。医学博士，北京中医药大学教授，主任医师，博士研究生导师，继续教育学院院长，享受国务院政府特殊津贴专家。兼任中华中医药学会方药量效研究分会副主任委员、中华中医药学会对外交流分会副主任委员、世界中医药学会联合会方药量效专业委员会副主任委员、世界中医药学会联合会经方专业委员会副主任委员、中华中医药学会仲景学说分会常委、世界中医药学会联合会考试与测评委员会常委、北京市中医药学会对外交流委员会副主任委员、中国科普作家协会会员、中国老年保健学会理事、英国密德萨斯大学客座教授、欧洲中医基金会执行委员、马来西亚英迪大学客座教授等。

傅延龄出生于中医世家，为我国著名中医学家刘渡舟教授的学术继承人，获得国家人事部、原卫生部和中医药管理局颁发的出师证书，是我国少数既有中医家学，又接受了从本科到硕士和博士完整大学教育，并且完成国家级师徒式培养的中医专家，长期从事中医临床医疗、科学研究及教学，具有近 30 年的临床诊疗经验。曾主持多项国家级、省部级科研课题，编写出版 50 多部医学论著、译著，发表论文 150 多篇，包括主编的我国第一部《伤寒论》研究辞书《伤寒论研究大词典》，我国第一套全面反映张仲景医学研究成果的《张仲景医学全集》共 10 册 500 万字。培养了近百名硕、博研究生和徒弟，桃李遍布世界各地；先后到 30 多个国家和地区进行中医药学术交流。

编者按： 傅延龄教授为我国现代研究伤寒的著名专家李培生、刘渡舟先生的硕士、博士研究生，并为刘老高徒。笔者十分羡慕！但机会已失，时不再来，只能发奋自强。人们常说"名师出高徒"。用这句话评价傅教授恰如其分。傅教授的成就于上述"简介"中历历在目。屈指算来，我与傅教授相识二十多年，密切合作是始于协力编著《仲景方药古今应用》，本书"下篇"参考了他主编的《伤寒论研究大辞典》。傅教授擅长运用经方治疗各科病证。本文收录他用桂枝汤治疗儿科病的经验。

上海的董廷瑶先生，他被人们称为上海的"小儿王"，他治疗儿科疾病就喜欢用桂枝汤。我师承、效法刘老、董老等先师前辈以桂枝汤治疗各科病的经验，确有良效。下面着重谈谈我用桂枝汤治疗儿科病。

一个周姓男孩，5岁。咳嗽3日。这个孩子虽然这次的咳嗽只有3天，但是长期以来，他总是不断咳嗽。近2年来反复发生上呼吸道感染，伴有咳嗽、流涕、发热、不食、腹痛，夜寐出汗等症状，每一次发作的症状都是大同小异。面色黄白不华。舌苔白，脉小数。我给他的诊断是："脾胃虚弱，营卫虚弱，外感风邪"。用桂枝汤补益脾胃，增强营卫，患儿吃了3剂，不仅仅咳嗽好了，而是身体状况也得到改善，夜汗少了，饭量也增加了。

再就是一个小女孩，发热近10日，伴自汗，头痛，身体疼痛，饮食、二便、睡眠无异常，脉缓、舌白、面无热色。此风邪袭表，营卫不和。无里证，用桂枝汤。处方：桂枝10g，白芍10g，生甘草6g，生姜10g，大枣20g。3剂，水煎服，每日1剂。初服3日无效，仍然发热，小姑娘很胖，体重是同龄孩子的二倍，觉察到药量不够，我就用《伤寒论》桂枝汤用量控制方法，加大药量，让她一天吃3剂药，结果当天就好了。

大家注意了没有，为何"加大药量"就很快好了？这就是桂枝汤"方后注"的奥妙，我称之"桂枝汤用量控制方法"。我把桂枝汤的用量控制总结了一下，可以称之为"桂枝汤服量控制三法"。

第一法：不要过量，汗出愈，停后服。如果已经出汗了，热也退了，就不要服药了。如果还有些发热、低热，也可以减量再服，这是张仲景桂枝麻黄各半汤、桂枝二越婢一汤、桂枝二麻黄一汤三个小方子所体现的原则。

第二法：增加服药次数。如果服了一剂药以后，没有见到效果，而我们在分析了情况以后，认为诊断和辨证是正确的，那就可以通过增加服药次数来增加药量。这是一个很有智慧的办法。张仲景并不是把桂枝汤单剂药量增大，而是增加一剂、二剂。我再说得具体和清楚一些，张仲景为什么不是把桂枝、芍药、生姜、甘草和大枣的用量分别增大二倍甚至三倍，分为3服，而是仍然采用原方剂量，增加服药次数，缩短服药间隔时间呢？这是因为，如果单剂药量大幅度提高，药物的不安全性也增加了。而采用增加服药次数的办法，便把药物安全性和有效性牢牢把握在医生手中。

第三法：缩短服药间隔时间。缩短服药间隔时间与增加服药次数密切相关。增加服药次数的时候，服药间隔时间也缩短。间隔多长时间呢？最短可以每两小时服一次药。我最近治疗了一位老年患者，肺部感染，发热，用抗生素无效，我用中药给他治好了。我采用的就是缩短服药间隔的办法，每隔两个小时就给一次药。希望大家今后在临床上碰到重症病例时，好好学习应用张仲景的这个方法。

乡医孙有广医师对儿童宿食病误诊以经方救治的反思

患儿，蒲某某，男，10岁，三亚市凤凰区芒果村人。2015年2月28日，春节过后正月初十上午9点就诊。

父亲代述，小孩大年初五早上开始出现腹痛而到三亚一家医院检查，没有查到病因，体温正常，血常规正常，医生说腹部疼痛可能是肠痉挛引起抽痛，肌内注射一支解痉止痛针，再开点药吃他就会慢慢缓解，吃了2天药都不管用。大年初七又到三亚另一家大医院再次检查，彩超显示急性肠系膜淋巴结炎，门诊用药，针剂以抗菌消炎为主，佐以通便、解痉止痛。2天的输液和吃药都没有效果，大便难，仍腹痛。大年初九上午直奔海南省人民医院，通过一番的全面检查，也未查出病因。医生说现在查不到病因只能开腹探查。家属惊恐之余拒绝开腹探查，经过五天的检查、打针、吃药，最后已经是束手无策。

问起病史，了解到春节期间，大鱼大肉比较丰膳，患儿胃口很好，只管大吃贪吃，食积太多、不排便引起腹痛。《伤寒论》第239条曰："病人不大便五六日，绕脐痛，烦躁，发作有时者，此有燥屎，故不大便也。"241条曰："大下后，六七日不大便，烦不解腹满痛者，此有燥屎也，所以然者，本有宿食故也，宜大承气汤。"

我对患者的父亲说，要排出大便才能解决问题。诊其脉，脉弦有力，察其舌，舌苔白黄厚干燥。方药：大黄4g（后下），厚朴6g，枳实6g，芒硝3g（冲服），莱菔子9g，火麻仁9g，玄参7g，生地5g，麦冬5g，麦芽5g，二剂，一剂药煎2次分2次服。下午3点钟，患者的父亲打来电话说：儿子服用第一剂药即排出很多大便，腹痛消失，刚才吃了一碗稀饭后可能上街去玩了。中病即止，我嘱第2剂药不需再服，恐伤患儿脾胃。

原按： 饮食不节，暴饮暴食，食积太多引起腹部胀满、腹部疼痛，大便不通，是人们在生活中的常见病，在古代医家往往以承气通腑，荡涤积实，排出大便为正治。但西医学检查不出病因，而在治疗方面感到束手无策，唯一的办法还是采取开腹探查，这样一来不只是误诊，而且造成不必要的皮肉之痛，甚至治疗上的失败。中医治病讲究整体辨证论治，用药讲究君、臣、佐、使的配伍，还有药的分量搭配适当才能药到病除。此病例主要以食物停于肠道滞而不化，腑气阻滞不通，腹中燥屎停积，六天没有大便。此属气滞与燥屎内结引起腹满实证，则当用大承气汤加味，攻下里实，排出燥屎病当自愈。

编者按： 此案例疗效之关键，体现了中医治病的两大理念：一是治病求因；二是治病求本。此案例病之因一问便知；病之本一通可除。就是这么简单的病因，先后三家西医大医院的大夫们就是只管仪器检查，这难道不值得深刻反思吗？如此一问便知的暴饮暴食之宿食病，却检不出原因而欲"剖腹探查"！如此大夫再不知反省，自以为是，则只能是苍生之悲哀矣！值得庆幸的是，古老的中医药学传承至今日，继续起到治病救人的天职与良效！倘若中医失传了，人民患了病，就只能依靠西医任意处置了。笔者呐喊，为了维护苍生，中医当自强！

师医圣之经方，究神农之本草——治婴儿梗阻性黄疸奇效分析

（朱小静副主任医师整理）

【简介】朱小静，河北中医药大学第二附属医院（河北省第七人民医院）副主任中医师。目前为第七批全国名老中医专家学术经验继承人，师从吕志杰教授。2011年至今，参编著作6部，发表学术论文6篇，荣获河北省科技进步奖二等奖一项。

吕志杰老师从事临床、教学40余年，学验俱丰，著作等身。吕师潜心仲景医学研究，善用经方治病，尤其是疑难杂症，多获奇效。我攻读硕士学位期间，与导师朝夕相处，建立了亦师亦父的关系。老师退休后受聘于海南省中医院，他虽然身在海南，但心系河北，每年都要回到河北中医学院（今河北中医药大学）讲授选修课等工作。老师为了督促我们成长，近七十高龄仍使用微信，建立学习群，把他的临床经验、心得体会毫无保留地传授于我们，犹如侍诊在侧，如沐导师教导之春风。近日吕师在微信群里讲述了他用经方治愈一例婴儿梗阻性黄疸，其疗效之奇特，令弟子们震撼不已！惊叹之余，将案例汇报如下，以飨读者。

一、病案分享

患儿陈某，男，8个多月。2019年12月8日初诊：患儿为早产儿（32周）。出生半个月后出现黄疸，大便色白。曾先后3次住院，一次手术，黄疸一直不退。西医已束手，遂来门诊求治于中医。

1. 住院诊治过程摘要

患儿出生前其母即入住海南省某医院，出生后于2019年3月13日至5月14日在该院住院62天；2019年7月20日至8月16日在广州某大学附院住院27天；2019年11月18日至12月10日又在海南省某医院住院22天。现将3次住院近4个月的诊治摘要如下。

（1）第一次住院诊治摘要（小儿内科1个月，转入外科1个月）　入院诊断：①早产儿、极低出生体重儿（1.16kg）、小于胎龄儿；②新生儿低血糖症。诊疗经过摘要：住院期间出现梗阻性黄疸，经反复会诊，内科保守治疗效果欠佳而入外

科，在全麻下行剖腹探查＋胆囊造瘘＋胆道造影，术中可见肝内外胆管显影良好。术后予保肝、退黄、抗感染、胆道冲洗等治疗。出院诊断：①梗阻性黄疸；②胆汁淤积；③早产儿、极低出生体重儿、小于胎龄儿；④新生儿低血糖症；⑤心肌酶谱异常；⑥新生儿视网膜出血（右眼）；⑦新生儿低钾血症；⑧新生儿结膜炎（医院感染）；⑨左肾积水（动态复查）；⑩房间隔缺损。出院后带口服药治疗。

（2）第二次住院诊治摘要　入院情况摘要：因"身目黄染4个月"入院。查体：全身皮肤黏膜、巩膜黄染。肝右肋下3cm，质韧；脾肋下2cm，质韧。腹部彩超示：胆囊呈无功能状态，肝脾肿大。入院诊断：婴儿肝炎综合征。住院经过：多科检查与治疗基本同前。

（3）第三次住院诊治摘要　主因高热就诊。入院诊断：①脓毒血症；②支气管肺炎；③婴儿肝炎综合征；④中度贫血；⑤营养不良。诊治经过：血常规五分类提示：中度贫血。生化全项提示：电解质代谢紊乱、肝损害、心肌酶谱异常。凝血四项提示：凝血障碍。彩超检查：肝脾肿大；胆囊未充盈，呈无功能状态；少量腹水。住院对症治疗。出院诊断：①脓毒血症；②支气管肺炎；③婴儿肝炎综合征；④中度贫血；⑤营养不良；⑥凝血障碍；⑦电解质代谢紊乱；⑧心肌酶谱异常；⑨梗阻性黄疸；⑩胆汁淤积；⑪高氨血症；⑫低血糖。出院情况摘要：全身皮肤黏膜黄染、巩膜黄染。肝肋下4cm，质韧；脾肋下约3cm，质中。出院医嘱：上级医院继续治疗。……

2. 中医诊治经过

2019年12月8日首诊：身形瘦小，精神萎靡，周身、巩膜黄染，舌略红苔薄白。闻诊：哭声不够响亮。问诊：母乳喂养，住ICU时停母乳10天，每日使用开塞露才能大便1次，便质干结。切脉：寸口脉不清晰（心率130次/分），指纹紫暗。腹诊：望之膨隆，按之柔软伴痛苦面容，右肋下可触及肝脏。根据前述病史及主症特点，诊断为黄疸，方用茵陈蒿汤，处方：茵陈15g，栀子5g，大黄3g。3剂，日1剂，水煎分四五次温服。

12月15日二诊：服药期间大便变软，色灰黄，黄疸未见明显改善。考虑患儿体虚，遂改用茵陈五苓散加味治之，处方：茵陈15g，桂枝2g，茯苓3g，猪苓3g，泽泻5g，白术3g，栀子3g。6剂，日1剂，服法同前。

12月23日三诊：服药期间大便一日1~2次，黄疸仍无变化。守二诊方加大黄3g，取茵陈蒿汤与茵陈五苓散合方。6剂，日1剂，水煎服。服药后大便日3~4次，遂改两日服药1剂。

12月29日四诊：患儿大便一日2次，略干，色黄，黄疸如前，但精神尚可，配合良好。前三诊疗效不佳，沉思良久，遂处以柴胡加芒硝汤。处方：柴胡9g，黄芩3g，法半夏4g，人参3g，党参3g，生甘草4g，生姜3g，大枣6g，芒硝3g

（烊化）。7 剂，日 1 剂，以水约 400ml，煮取约 150ml，去滓纳芒硝，煮沸烊消尽，分日 3 次温服。嘱其根据大便次数适当调整芒硝用量。

2020 年 1 月 5 日五诊：四诊当日 13 时、15 时各服药 1 次，20 时至次日清晨，大便 6~7 次，为不成形黏稠便。第 2 剂芒硝减为 2g，服药当日无大便。此后 5 剂恢复原量，大便日 3~4 次。服至第五剂，手心、巩膜黄染开始变淡。母乳喂养同前，精神状态尚可。守方继服 7 剂，服法同前。

2020 年 1 月 12 日六诊：服药期间大便每日 1 次，质干。调整药味与剂量，处方：柴胡 6g，黄芩 3g，清半夏 3g，人参 4g，生甘草 3g，生姜 3g，大枣 10g，芒硝 3g（烊化），白芍 5g。7 剂，服法同前。

2020 年 1 月 19 日七诊：服药期间大便日 2~3 次，量少，呈条状或球形，周身黄疸变淡，精神尚可，舌淡红、苔白，寸口脉模糊不清（心脏听诊约 130 次 / 分，律齐），指纹略暗。守六诊方加秦艽 5g，黄精 5g。7 剂，煎服法同前。

2020 年 4 月 5 日八诊：服上方 7 剂，因不可抗因素停药 2 个月余。观察其黄疸基本消除，精神较好。诉说近 10 天大便干燥，2~3 日一次，再以小柴胡加芒硝、白芍、枳壳，3 剂以善后。

2020 年 5 月 9 日电话随访：患儿黄疸完全消失，一切正常。

2020 年 5 月 17 日九诊：患儿因大便日五六次，黏腻难下就诊。精神活泼，体重增加。脉滑数，心率约 120 次 / 分，舌淡红苔薄白中稍腻。询问病因，与喂食青菜瘦肉粥致消化不良有关。治以健脾消食，嘱其饮食禁忌。

二、医案思考

新生儿梗阻性黄疸，是小儿外科常见的严重疾病，无论手术与否，均有一定的病死率。多见于先天性胆道闭锁和婴儿肝炎综合征。胆道闭锁预后差，Kasai 手术远期存活率低，对该病的治疗首选肝移植。新生儿肝炎综合征中的特殊类型即梗阻性新生儿肝炎，又称胆汁黏稠症，其临床表现与先天性胆道闭锁相似，预后较前者为好，但治疗仍颇为棘手。对于西医束手之病，吕师采用经方专药治疗大显神效，故有必要深入分析其取效机理，以与同道交流。

1. 沉思所想

患儿首诊、二诊、三诊之处方，都是依据仲景书治黄疸之经方，为何无效呢？《金匮要略·黄疸病脉证并治》篇治疗湿热黄疸有四方：茵陈蒿汤为治疗黄疸病湿热俱盛之主方；茵陈五苓散为治疗湿重热轻之方；栀子大黄汤（栀子、大黄、枳实、豆豉）为治疗湿轻热重轻症之方；大黄硝石汤（大黄、硝石、黄柏、栀子）为治疗湿轻热重重症之方。前三方均针对无形疫毒（病毒）而设，第四方之用硝石，目的何在？有注家考证硝石即"芒硝"。《本经》曰芒硝治"六腑积聚""能化石"。即能治有形之积滞阻结。首诊、二诊、三诊所用之方，均用于治疗无形疫毒，从黄疸未见改善可推知，该患儿之疾乃有形之积滞所致。但患儿早产，必先天不足，四诊表现亦为虚象，治之大法，应以扶正与祛邪兼顾之方。遂以小柴胡汤调理枢机，通畅三焦，扶正祛邪，配合芒硝开有形之积滞阻结，正为《伤寒论》之柴胡加芒硝汤也。

2. 小柴胡汤详解

从仲景书而论，小柴胡汤是主治少阳病正虚而邪入（97条曰："血弱气尽，腠理开，邪气因入……小柴胡汤主之。"）之主方，具有祛邪（柴胡、黄芩）、扶正（参、草、枣）、和胃（半夏、生姜）三大功效。少阳主胆，又主三焦。推而广之，小柴胡汤不但主治少阳胆病，而且可治少阳三焦之病（230条曰："……可与小柴胡汤。上焦得通，津液得下，胃气因和……"），具有条达人体气机（方中主药柴胡，《本经》曰其"推陈致新"；《别录》曰其主"五脏间游气"）与补益周身正气之功。另据研究小柴胡汤能促使胆汁分泌，使血中高胆红素含量降低。小柴胡汤上述诸多功用，十分切合本案患儿。以其先天不足，发育不良，具有全身病变，而病之主要症结在胆也。

3. 芒硝详解

《神农本草经》曰："朴硝，味，苦寒，无毒。治百病，除寒热邪气，逐六腑积聚、结痼、留饮，能化七十二种石。炼饵服之，轻身，神仙。"《名医别录》曰："芒硝，味辛，苦，大寒。主治五脏积聚……推陈致新。生于朴硝。"关于芒硝之性味《本经》曰"苦寒"；《别录》曰"辛苦大寒"；唐代甄权《药性论》言"味咸"。总之，芒硝当为辛苦咸而寒之品，《本经疏证》言其"辛能散结，咸能软坚，苦能下泻"，以味咸及其功用为突出特点。还需要明确，古今所用芒硝，有朴硝、芒硝、元明粉之分：芒硝为朴硝之加工品，《别录》曰"芒硝……生于朴硝"也。而芒硝再加工，经风化去结晶水，则名元明粉。其中朴硝杂质最多，泻下之力最强，芒硝次之，元明粉更次之。三者之用，可以冲服，可以烊化，亦可以入煎剂或入丸散。

患者病情复杂，全身病变与局部病变夹杂，而局部病变以"梗阻性黄疸"与"胆汁淤积"为主。与此局部病变相对应，取芒硝"逐六腑积聚、结痼"与"治五脏积聚……推陈致新"之功用正相切合。查阅相关文献，王德君等以芒硝为主药救治急性梗阻型化脓性胆管炎、胆源性败血症、胆源性中毒性休克与急性出血性坏死性胰腺炎等胆道、胰腺危重症，大大减少了手术率、死亡率，尤其对老年体弱、病情危重者330例，更显示出明显的优势。王氏强调了芒硝救治老年人危重者之优势，而笔者治此患儿疗效，亦彰显其奇效！

综上可知，对于本案婴儿所患顽疾，小柴胡汤为扶正祛邪之良方，芒硝是攻坚之良药。前者侧重全身调治，后者侧重局部治疗，两者有机结合，协同增效，缺一不可，真良方也。

结　语

林亿等在《金匮要略方论·序》中说："尝以对方证对者，施之于人，其效若神。"小柴胡加芒硝汤治愈了西医治疗有所掣肘的新生儿梗阻性黄疸，即佐证了林亿等对仲景方的评价。所住医院医生在应用各种治法乏效后曾断言，患儿黄疸很难消除，可能会终身携带。还有的建议患儿择期去北京、上海等地大医院行换肝手术。患儿父母面对如此之断言，竟然没有放弃，转而将希望寄托于中医治疗。婴儿稚子，只喜母乳，不食五味，但治之所用方药，辛甘酸苦咸五味俱全，竟然喝药不惧，可见冥冥之中自有注定。小柴胡加芒硝汤治愈了西医西药与手术不能治愈的黄疸顽疾，也佐证了《灵枢·九针十二原》的论断："……言不可治者，未得其术也。"若不师医圣之经方，不究神农之本草，不审病辨证论治，则难以取得经方之功，祖药之效。

参考文献

［1］李昭铸，孙岩，任宪忠，等. 胆道无扩张的新生儿和婴儿梗阻性黄疸的治疗［J］. 医学研究通讯. 2000，（3）：10-12.

［2］福州市人民医院. 脉经校释［M］. 北京：人民卫生出版社，1984：527.

［3］张印生，韩学杰. 孙思邈医学全书［M］. 北京：中国中医药出版社，2015：202.

［4］夏正，孙建强. 小柴胡汤加味治疗胆囊切除术后胆道功能障碍45例临床观察［J］. 江苏中医药. 2014，（11）：32-33.

［5］王德君，王淑云. 芒硝抢救胰腺、胆道危重症的体会［J］. 中医杂志. 1993，（9）：517-518.

师法胡希恕先生经验治疗小儿发热心得

【简介】吴灿，1982年生，海南琼海人，海南省琼海市中医院副主任中医师，经方研究室主任、治未病中心副主任，为海南省中医药学会仲景学说专业委员会副主任委员、海南省中医药学会膏方专业委员会副主任委员、海南高层次人才、南海乡土人才等。

2014参加全国经方大师冯世纶教授"经方医学传承班"学习，2015年在北京中医药大学附属中西医结合医院脑病科进修并跟随冯世纶教授抄方三月，2018年曾短期跟随黄煌教授抄方学习，曾参加王宁元教授伤寒腹诊学习班。临床擅长运用经方治疗内、外、儿、男科等疾病。

发热是非常常见的临床症状之一，很多疾病都可能出现发热。退热往往是临床治疗疾病首先要解决的问题，随着热退其他问题会迎刃而解，或者为其他治疗创造条件。经方退热疗效显著，但关键是要方证对应，方能效如桴鼓！本人有幸参加冯世纶老师经方传承班（三期），并跟随冯老抄方学习，对经方退热有一段逐步认识的过程，特别是对小柴胡汤合葛根汤方证，从开始的抵触，逐渐认识，到熟练掌握，从而进一步提高临床疗效。

一、胡希恕先生相关论述

因为整部《伤寒论》没有柴胡剂与麻黄剂的合方，而且受"病在少阳不可发汗"的影响，认为柴胡剂与麻黄剂本就不该合方运用。但是，现代著名经方大师胡希恕先生对此合方运用多有论述，现整理如下。

胡老讲关于感冒证治中提到："也有感冒、流感初起，一来即不是纯表证，而是表与里或表与半表半里的合病证者，即应合方治之。其中葛根汤合小柴胡汤合方的两解之法最为常见。其症为恶寒发热，呕，不欲食，或呕而头痛，流感期小儿多病此证；口干舌燥者加石膏更妙。有很多病人发高热，已进到柴胡证阶段而医生想不到这儿，这是应予以注意的。"

胡老运用大柴胡汤合桂枝茯苓丸治疗咳喘的经验丰富，但这不是全部，他在讲咳喘证治中提到："外感诱发之喘，随外感而发。有痰黏着于咽、声如水鸡的射干麻黄汤证；有表邪内饮的小青龙汤证；有风寒诱发而喘并有项背拘急的葛根汤证等等。但是特别指出的是，喘由外感诱发，同时有柴胡证者，以大柴胡汤与葛根汤的合方证最为多见。此合方多用，也最稳妥，咳痰困难者有时加石膏。"

胡老还提出："葛根汤与小柴胡汤证常常并发的，尤其是多见于小孩的感冒。病起表证很轻，同时有半表半里证，胸胁满，呕吐，有时甚至下利，如果有这种情况，就把治表证、半表半里证的方子一起用，是不会错的。""研究这个合方也有引申的意思：有小柴胡汤与葛根汤的合方，也有柴胡汤与桂枝汤的合方，也有柴胡汤与麻黄杏仁石膏甘草汤的合方，都可以"，特别是提出"葛根汤与小柴胡汤合方用，比单纯发汗好得多"。

胡老在讲授柴胡剂与麻黄剂合方运用时，用"最为常见""小儿多病此证""最为多见""此合方多用，也最稳妥""常常并发""是不会错的""合方用，比单纯发汗好得多"等表述，言语肯定，可见临床体会之深！

二、胡希恕先生案例介绍

本人查阅有关胡老学术的书籍，发现小柴胡汤合葛根汤的案例几乎没有留存下来，甚是遗憾。但是，通过对大柴胡汤合葛根汤案例的学习，对指导小柴胡汤合葛根汤的运用，亦有裨益。部分案例如下。

案例1　田某，女，20岁，本院学生，住院病号129。初诊日期：1959年1月15日。主诉：哮喘、咳嗽5天。自1956年冬受风寒后，常发作哮喘、咳嗽，本次发作重而住院治疗，诊断支气管哮喘。已服中药3剂未见效而请会诊。现在症状：哮喘咳嗽，端坐抬肩，不能平卧，喉中痰鸣，住病房楼三楼，在一层即能闻其声，哮喘多由一阵咳嗽后加重，自感胸闷憋气，呼气易而吸气难，声音嘶哑，咳嗽吐白泡沫痰，鼻塞流清涕，喷嚏，胃口不好，厌食油腻，大便干少，肘膝关节痛，舌苔薄黄，脉细数，双肺满哮鸣音。证属太阳阳明少阳合病，与大柴胡汤、葛根汤、大青龙汤三方合方治之：柴胡12g，枳实9g，白芍9g，黄芩9g，酒大黄9g，生姜9g，大枣12g，半夏9g，麻黄9g，葛根9g，苦杏仁9g，桂枝9g，炙甘草3g，生石膏45g。

二诊：1月16日，上药服1剂，哮喘平，声嘶哑也减，仍感胸闷气憋，咳吐白痰。易医开方：旋覆花9g，紫苏子9g，半夏6g，橘红3g，苦杏仁9g，紫菀6g，桑白皮9g，炙甘草3g。

三诊：1月17日，咳喘又作，喉间痰鸣，咳嗽吐白泡沫痰，声音嘶哑，自觉胸胁疼痛，喉中发紧，舌苔薄黄，脉小数。证仍属太阳阳明合病未解，与大柴胡汤合大青龙汤加减：柴胡12g，枳实9g，白芍9g，半夏9g，生姜9g，大枣4枚，麻黄9g，桂枝6g，杏仁9g，炙甘草3g，生石膏45g，山栀9g，厚朴9g。

四诊：1月21日，上药服3剂，喘平。昨日感受风寒，今早又感喉部发紧，轻度作喘，咳嗽吐白痰，两下肢起荨麻疹作痒，小便短赤，大便干，纳差，舌苔薄黄腻，脉细数。刻下外邪盛，里热轻，故重在解表化饮，佐清里热，与小青龙加石膏：麻黄9g，白芍9g，桂枝6g，半夏9g，细辛6g，炮姜6g，五味子9g，炙甘草3g，生石膏45g。

五诊：1月22日，上药服一剂，咳喘皆平。改专方治荨麻疹，调理胃口，两日出院。

另：胡老自诉，83岁时，冬月发热39.7℃，症见胸满、恶寒、鼻塞、苔白腻、脉浮弦，因是三阳合病，故服大柴胡汤合葛根汤加生石膏，一剂而愈。

案例2　李某，男，32岁。于1962年晚秋在南苑稻田拔草受凉，发咳喘，以后每个秋天都发作。1965年秋入院以西药治疗，只能缓解一时之苦。1965年10月

9日请胡希恕先生会诊。症见：咳喘短气，胸胁胀满且痛，心中悸，背发紧酸楚，口干苦，大便正常，小便赤。苔黄。有少量黄痰。与大柴胡汤合葛根汤加生石膏。服药后立效，一周后痊愈出院。

案例3　易某，男，19岁，军人。入伍前每外感则发喘息，同时恶寒、发热。现症：除上症外，时自汗心悸，头痛，不思食，口干，便秘，脉数。与大柴胡汤合葛根汤加石膏。数剂而愈。

案例4　王某，男，47岁。每年天气大凉必发喘咳，呼吸困难，昼浅夜重，咳逆，依息不得卧，便干，白痰，病史已七年。病发时或与大柴胡汤合葛根汤，或与大柴胡汤合小青龙汤，或与小青龙汤加味，辄数剂而愈。

通过以上案例不难看出，柴胡剂与麻黄剂合方并非禁忌，关键是"有是证用是方"，以求方证对应。

三、个人运用小柴胡汤合葛根汤加石膏治疗小儿发热案例

本人治疗外感发热，不少患者疗效显著，但有些失败案例，未得其要。遂向胡老书中学习，方恍然大悟，胡老早已明言："葛根汤与小柴胡汤证常常并发的，尤其是多见于小孩的感冒。"于是在临床中仔细体会葛根汤与小柴胡汤方证，下面两则医案首诊无效，二诊及时调整方证，取得满意疗效，胡老所言非欺人也！

案例1　梁某某，男，5月27天，病历号：901905782。初诊：2017年03月1日，16:23，患儿于2月28日下午出现发热，T38.6℃，18点49分急诊查血常规正常，考虑感冒，予对乙酰氨基酚混悬滴剂对症处理。3月1日上午9点儿科门诊考虑急性上呼吸道感染，予头孢克肟干混悬剂0.1g×6袋/盒×3袋，用法：0.25袋，每日2次口服。体温波动在38.3~39.7℃之间，已服泰诺林3次，美林1次，服药后汗出热稍退，但旋即再高热。刻下症见：发热38.7℃，无鼻塞流涕，无咳嗽，发热时手足凉，无汗，大便稍稀烂，日1~2次，精神差，舌淡红、苔薄白。考虑少阳阳明合病，予小柴胡汤加石膏苍术：柴胡18g，黄芩10g，法半夏10g，党参10g，炙甘草3g，生姜3g，大枣10g，石膏15g，苍术15g。1剂，用法：一天3次，开水冲服，每次1/3剂。

二诊：3月2日15:42，昨晚体温最高39.7℃，未用西药退热，坚持灌服中药，体温稍降，今早体温38.3℃，现体温39.3℃，呕吐，发热无汗，无鼻塞流涕，无咳嗽，今日大便3次，稀溏，舌淡红、苔薄白。建议停抗生素，尽量不用西药退热。服药后仍高热无汗，虽经反复西药发汗，但表证仍在，故予小柴胡汤合葛根汤加石膏、苍术：麻黄15g，桂枝10g，白芍10g，炙甘草5g，葛根30g，石膏45g，柴胡25g，黄芩10g，党参15g，苍术10g，生姜5片，大枣5枚。1剂，用法：先泡1

小时，煎开 15~20 分钟，少量频服，如汗出热退，停药观察。5 日回访：2 日晚服药半剂，即微微汗出，体温逐渐下降，3 日早体温正常，午后出疹，持续微汗出，稍腹胀，大便稀溏，日 2 次。

原按：首诊考虑反复运用西药发汗，反而热不退，故而从少阳阳明治疗，但是疗效不佳，说明方证不对！二诊重新审症处方，考虑三阳合病夹饮，予小柴胡汤合葛根汤加石膏、苍术，服药后"汗出热退疹出"而愈。小儿疾病，不能问诊，只能通过观察和家长代诉，临床经验至关重要。胡老认为"葛根汤与小柴胡汤合方两解之法最为常见"，此乃经验之谈。

案例 2 周某某，男，4 岁半，初诊：2017 年 3 月 20 日。昨日下午发热，体温 37.4~38.9℃，现 37.4℃，发热无汗，无鼻塞流涕，无咽痛，眼睛不适稍瘙痒（爱眨眼睛），无红肿热痛，无腹痛，偶咳嗽，偶咯痰，盗汗，踢被，纳差，大便成形，日一次，舌淡红、苔微黄。考虑"三阳合病治从少阳"，处以小柴胡汤合半夏厚朴汤祛痰止咳。柴胡 24g，黄芩 10g，法半夏 10g，党参 10g，炙甘草 3g，生姜 3g，大枣 10g，石膏 30g，厚朴 6g，紫苏子 10g，茯苓 10g，桔梗 10g。3 剂，用法：开水冲服，每次 1/2 剂，间隔 2 小时服药一次，汗出热退则停药观察。眼科就诊，考虑结膜炎，予眼药水对症处理。

二诊：3 月 21 日 09:12，昨日服药后汗出不畅，体温波动在 37.4~38.7℃，今早 37.6℃，发热无汗，仍咳嗽，无鼻塞流涕，无咽痛，无腹痛，眼睛不适稍缓，纳差，精神差，大便 2 天未解，舌淡红、苔微黄。双肺呼吸音清。六经辨证认为三阳合病夹饮，处方予小柴胡汤合葛根汤加石膏、苦杏仁、白术：葛根 45g，麻黄 10g，桂枝 6g，白芍 10g，炙甘草 3g，生姜 3g，大枣 10g，柴胡 18g，黄芩 10g，法半夏 10g，党参 10g，石膏 30g，苦杏仁 10g，白术 10g。3 剂，用法：开水冲服，每次 1/2 剂，间隔 2 小时服药一次，汗出热退则停药观察。

3 月 22 日下午三诊：服药后下午体温逐渐下降，今早体温正常，微汗出，唯咳嗽，无鼻塞流涕，无咽痛，无腹痛，今日大便，舌淡红、薄苔根腻。表邪不明显，唯咳嗽，故予半夏厚朴汤加味：法半夏 10g，厚朴 6g，紫苏子 10g，茯苓 10g，炙甘草 3g，生姜 3g，苦杏仁 10g，白术 10g，枇杷叶 10g，桔梗 10g。3 剂，用法：一天 2 次，日 1 剂，开水冲服，每次 1/2 剂。27 日回访，服药后，无明显症状，已痊愈。

按：首诊发热，眼睛痒考虑太阳表证；踢被，说明阳明里热；盗汗，胡老认为是三阳合病。冯世纶教授认为也可能是太阳阳明合病。结合纳差，我认为此为三阳合病之盗汗。咳嗽、咯痰，乃太阴里虚夹饮之表现，故六经辨证为三阳合病夹饮。根据"三阳合病治从少阳"，故予小柴胡汤合半夏厚朴汤加石膏、桔梗。但是，服药后仍发热，二诊时仔细分析，眼睛痒仍是太阳表证未解，改用葛根汤合小柴胡汤加石膏、杏仁、白术，服药后当日下午即汗出热退，夜间睡眠安稳，第三天体温正常。治疗过程说明，首诊眼睛痒属表证，当用葛根汤合小柴胡汤，但因识证不清，首诊无效。所以，胡老说："病起表证很轻，同时有半表半里证，胸胁满，呕吐，有时甚至下利，如果有这种情况，就把治表证、半表半里证的方子一起用，是不会错的。"

这两则案例是首诊无效，二诊调整处方后当晚体温即下降，第二天恢复正常。因为这些患者都是依从性相当高的，首诊无效，仍坚持中药治疗。但大部分因为无效，放弃了中医治疗，而寻求西药治疗，有些人可能就因为这次治疗效果不理想，从而对中医产生怀疑！因此，必须提高首诊治愈率，必须不断进行总结反思。经过这两例失败之教训后，每遇发热患者都仔细甄别，从而提高临床中药退热效果。

四、临证之思考

通过以上医案，可以看到合方治疗的疗效，但是有几个问题需要明确，本人通过临床观察与不断反思，现总结如下。

1. 为什么要合方治疗？可不可以单用葛根汤？或者单用小柴胡汤？

首先，非纯为表证，单纯解表是肯定不行的。因为邪传少阳，单纯解表是万万不可的，伤寒条文多有告诫，而且这类患者常常表证也不太明显，无鼻塞流涕，无恶风恶寒，或者年龄太小，根本问不出来。单用小柴胡汤行不行？在大部分患者身上是没问题的，临床确实如此。排除表证，排除里证，或者说表证不明显，再加上无里证，基本就是小柴胡汤。还有一种就是"三阳合病治从少阳"，大部分患者都能药到病除，汗出热退。但是有些没有复诊的，电话回访知道，效果不理想，已经输液治疗，刚开始并不重视，我想可能就是患者依从性差，药量不够等等原因。随着这种情况的不断出现，特别是一诊效果不好，再次复诊的时候，处方葛根汤合小柴胡汤，往往当晚体温就逐渐下降，第二天早体温正常。所以，该合方治疗时，单用小柴胡汤，效果不理想。

2. 既然应该合方治疗，为什么是葛根汤合小柴胡汤，不是麻黄汤、麻杏石甘汤、大青龙、小青龙等麻黄类方呢？或者是柴胡桂枝汤呢？

陆渊雷认为：葛根汤为发热、头痛、脉浮、无汗之主方，应用最广，不必见显著之项强也。其异于麻黄汤证者，麻黄证有喘，葛根证无之；麻黄证身疼、腰痛、骨节疼痛，葛根证纵有骨楚，亦颇轻微；病有汗者，麻黄汤绝对禁用，若有咳嗽，或肠胃证时，虽有小汗，葛根汤尤为可用。若不咳，汗较多者，当然属桂枝加葛根汤。又云：流行性热病，流行性感冒为最多，其证三类，若发热，若咳嗽，若吐利，葛根汤皆治之。故临床施治，葛根汤之应用最广。胡老运用小柴胡汤合葛根汤经验丰富，而且对其论述较详，上文已经介绍，不再赘述。

个人认为，因为"血弱气尽，腠理开"，正气不足，邪传少阳，单用小柴胡汤和解少阳，势单力薄，不能胜任，必须合用葛根汤协同作战。因为葛根汤中有桂枝汤健胃生津，可以加强柴胡汤中党参、半夏之药力不足，麻黄配桂枝解表，配合小柴胡汤，乃太阳少阳双解之法。可不可以用麻黄汤或大青龙汤合小柴胡汤？个人认为还是葛根汤合方效果最佳，因为麻黄汤、大青龙汤发汗力量较大，当正气不足，邪传少阳时，不可大发汗。但是，如汗出而兼见咳嗽、哮喘时，可予麻杏石甘汤合小柴胡汤，若无阳明里热时，当是柴胡桂枝汤方证。

3. 如何运用小柴胡汤合葛根汤？

整部《伤寒论》没有柴胡剂与麻黄剂的合方，只有从柴胡桂枝汤之侧面进行探讨，《伤寒论》146条："伤寒六七日，发热，微恶寒，肢节烦痛，微呕，心下支结，外证未去者，柴胡桂枝汤主之。"如果肢节烦痛得厉害，又没有汗，不是桂枝汤证而是葛根汤证了，就可以考虑小柴胡汤合葛根汤治疗，认识到这一点，应用起来应该不难。但是，胡老认为葛根汤与小柴胡汤证常常并发的，尤其是多见于小孩的感冒。那么对于婴幼儿，没法知道他肢节烦疼、恶寒等。但是，可以从以下细节处考虑：首先看鼻塞，如果鼻塞得厉害可以考虑麻黄类方，这是冯世纶老师的经验。在《类聚方广义》中提到"初生儿，有时时发热，鼻塞不通，不能哺乳者，用此方（麻黄汤）即愈"。注意他这里提到是鼻塞不通，所以鼻塞和鼻鸣不同，鼻塞不通是麻黄证，原文第12条"鼻鸣"则是桂枝证，如结合汗出与否，就更见明确了。第二看出汗，发热哭闹时都没有汗，服退热西药仍没有汗，或者只是微微汗出，都可以考虑应用麻黄类方，如果服西药退热即大汗淋漓，体温降至正常，而后再次反复发热的，就要注意是不是少阳为主。第三看穿衣，稍微大一点的小孩，衣服的多少，可知道他有没有恶风恶寒。第四看发热时间及体温，发热第一二天，高热不退，也是可以作为参考的，但是不是绝对的。高热第一天，病在表应当发汗时，中药发汗相对西药更加安全可靠，不容易反复。而且胡老认为：葛根汤证的恶寒比麻黄汤还要甚一些，是特别怕冷的表实证，并不见得有项背强几几。只要能否定此恶寒不是大青龙汤证，便是葛根汤证，临床外感病初起常见。若见麻黄汤证，还是葛根汤较好。

4. 为什么常加石膏？

在《伤寒论》中石膏的作用主要是除烦，所有关于口渴的条文都是用的人参，这是不争的事实。但是，并不是说口干渴就不能用石膏。陆渊雷认为："麻黄汤证加烦躁口渴者，为大青龙汤证。烦躁与否，常因病人之性情而异，不如口渴为确。"这是真正尊重临床实际的看法。特别是在婴幼儿发热时，如何判断口干渴、心烦？如何使用石膏？何时当用？何时不当用？这些都需要在临床中仔细观察体会。

总之，小柴胡汤合葛根汤加石膏治疗发热只是众多经方退热之一法，当用则用，但不可滥用，不可不知也。

编者按：读了吴灿医师之论文，全文层次分明，首先探讨了胡希恕先生的相关论述，继则引述胡希恕先生的相关案例，这为个人临证案例之得失提供了依据。其中个人临证之思考，尤其精彩！思考以问与答的方式展开谈论，确有许多发人深省，是启发读者用好"小柴胡汤合葛根汤加石膏治疗小儿发热"之宝贵经验。本文特别有价值者有三：一是如何才能用好柴葛合方加石膏。二是该方治小儿发热在辨证准确的前提下，其用量之大，可谓惊人！如此则避免了"药量不够"而影响疗效，且"少量频服……"也是服法之巧。三是对小儿感冒之"细节处观察"的四点经验之谈，甚为可贵。评论至此，笔者想起《论语·子罕》曰："后生可畏，焉知来者之不如今也？"吴灿医师，"后生可畏"者也。

参考文献

［1］段治钧等．胡希恕医论医案集粹［M］．北京．中国中医药出版社，2014：46．

［2］冯世纶．中国百年百名中医临床家丛书（第二卷）经方专家胡希恕［M］．北京．中国中医药出版社，2013：27．

［3］陈雁黎．胡希恕伤寒论方证辨证［M］．北京．中国中医药出版社，2015：140．

王云亭副主任医师用术附汤加味治疗儿童视神经减弱举隅

【简介】王云亭，1966年11月生，内蒙古赤峰市人。现工作于内蒙古赤峰市中医蒙医医院，任脑病科针灸科主任、学科带头人。早年毕业于滨州医学院，后继毕业于内蒙古医科大学本科。2002年4月至2003年3月在中国中医科学院西苑医院进修学习。荣获"赤峰市第五届名中医"。从事临床工作30余年，擅长运用中西医结合方法及经方治疗心脑血管疾病。采用中医方法治疗风湿病、类风湿关节炎、骨性关节炎、结节性红斑、痛风、脉管炎、慢性结肠炎、不孕不育症等一些疑难杂症。

术附汤为《金匮要略·中风历节病》篇之附方，方药组成：白术二两，附子一枚半，甘草一两炙，"治风虚，头重眩，苦极，不知食味，暖肌补中、益精气"。《济生方》中云：中湿脉细，自汗体重。《古今医统大全》中言术附汤治疗：小儿身冷，泄泻慢惊。《保命歌括》中讲术附汤可治疗寒厥暴痛。故医家在临床上多用于治疗风湿痹痛、头眩肢重及中湿泄泻。然笔者于门诊曾治疗儿童视神经减弱一例，而获痊愈，特与同道分享。

　　常某某，女，8岁，2019年11月7日初诊。畏光，在正常光线下视物为白色和黑色，见明亮的光刺激则觉头晕欲跌倒1个月，曾就诊于赤峰市第二医院眼科，诊断为视神经减弱，治疗效果不显，遂于我院邀余诊治。症见其舌质淡红，苔薄白，脉沉。

　　诊断：视赤如白症。

　　辨证：肝经虚寒证。

　　治法：温里补中明目为法，方以术附汤加味。

　　处方：附子10g，白术15g，菊花15g，蝉蜕15g，木贼15g，乌药6g，炒白芍20g，炙甘草5g。

　　二诊：服上方4剂后畏光及视物为黑白色减轻，仍有苔白，脉沉，在上方中加入杜仲40g，桑寄生10g，枸杞子15g，菟丝子6g。

　　三诊：服上方4剂后症状又减。患者出现不欲饮食，大便干，予上方中加入炒麦芽15g，炒鸡内金5g，吴茱萸2g，柏子仁5g，7剂。诸症好转，守方再进13剂后视物如常及诸症消失痊愈。

　　按语：本患者主症视物黑白色，属于色觉障碍，中医上属于"视赤如白症、瞀视"范畴。中医眼科专书《证治准绳》中云"视赤如白症"，"谓视物却非本色也，因物着之病与视瞻有色，空中气色不同，或观太阳若冰轮，或睹灯火反粉色，或视粉墙如红如碧，或看黄纸似绿似蓝"。而《亢仓子全道篇》中"夫瞀视者，黄为赤，以苍为赤"则对色觉障碍有了直观的说明。

　　《灵枢·大惑论》说："五脏六腑之精气皆上注于目而为之精。"此处的"精"指的是精明，即为眼的视觉功能。一旦脏腑功能异常，目中精气不足，眼的正常功能势必会受损。而五脏之中又以肝肾两脏对视觉尤为重要。肝为风木之脏，藏血，主疏泄。肝开窍于目，眼为肝之外候，足厥阴肝经连目系，且黑睛属肝。《素问·五脏生成》有"肝受血而能视"，《灵枢·脉度》说："肝气通于目，肝和则能辨五色矣"。故肝气升清调达，肝血滋养充盈，目才能有主宰，眼才能分辨色彩，若肝气、肝血不至，纵然能视物，也不能辨别色彩。《素问·上古天真论》谓"肾者主水，受五脏六腑之精而藏之"。《审视瑶函·目为至宝论》言："真精者，乃先后二天元气所化之精汁，先起于肾……而后及乎瞳神也。"肾精的盛衰直接影响到眼的视觉功能，正如《素问·脉要精微论》所谓："夫精明者，所以视万物、别黑白、审长短。以长为短，以白为黑，如是则精衰矣。"五轮学说中瞳仁属肾，且肾为先天之本、系水脏，先天亏损则不能养木、木失养则肝血虚，精微不能注于目。所以肾精的不断上承使眼能视万物。

　　本案患者视觉障碍主要责之于肝肾两虚，处方以术附汤加味。方中附子补火助阳,《证治准绳杂病·七窍门》认为瞳神"乃先天之气所生,后天之气所成,阴阳之妙用,水火之精华……"说明瞳神内含阴阳是产生视觉的基础,故命门之火的温煦是视觉产生的条件。白术、炙甘草健脾,配附子之辛热,能内温脏腑。加入菊花、蝉蜕、木贼等明目,白芍养肝血,可收奇功。二诊加入杜仲、桑寄生补肾,枸杞子、菟丝子,补肾益精明目。三诊加炒麦芽、炙鸡内金着重消食,并加入吴茱萸,既可散肝经之寒,又可疏肝气之郁滞。诸药合用,共奏补肾暖肝健脾明目之功而使患者痊愈。

第三章 祖药运用思辨录

治病的起源与中药学的发展经历了长期的实践过程。原始时代，人们在日常生活中由于采食植物和狩猎，逐渐了解到某些动、植物对人体产生的良好作用以及中毒的遭遇，逐步对所寻觅的食物有所辨别和选择。为了同疾病做斗争，上古智者开始注意到某些自然产物的治病作用和毒性。经过无数次有意识地试用和观察，积累了日益丰富的用药知识。又通过长期的反复实践、不断地交流和总结经验，从而形成了早期的药物疗法——单味药治病。所谓"神农尝百草之滋味，水泉之甘苦，令民知所避就，当此之时，一日而遇七十毒"之神话传说，正说明了托名为"神农"的上古劳动人民长期同疾病做斗争所经历的艰辛实践过程。

到了西周（约公元前 1046~771 年），已经有了专业的医生"聚毒药以供医事"，采用汤液、药酒等剂型以疗病。随着社会的发展，人们对药物的认识和需求与日俱增，药物应用的经验与知识也日趋丰富，而传播这些知识的方式，也由最早的口耳相传，发展到文字记载。在先秦时期（公元前 221~206 年），已有不少关于药物的文字记载。现存最早的中药学典籍《神农本草经》载药 365 种，书中简要地记述了中药学的基本理论，如四气五味、有毒无毒、功效主治、采收季节、生存环境、配伍法度、服药方法以及丸、散、膏、酒等各种不同剂型，对汉以前的药学知识和经验作了总结，为中药学的发展奠定了基础。其记载的药物疗效，如常山抗疟、黄连治痢、苦楝子驱虫、麻黄定喘、当归调经、阿胶止血、乌头止痛等，反映了汉以前劳动人民在中药学方面的成就。正如徐大椿所说："医道起于神农之著本草，以一药治一病。"（《慎疾刍言·用药》）

纵观历史，上古治病，始于单方（单味药）。古人在单方治病的过程中进而发现，将数味药合在一起治疗比较复杂的病情，其疗效优于单方，这就是复方的由来。中医治病从单方过渡到复方，这是经验的丰富，科学的发展，历史的必然。但应特别注意，不要因此就否定了单方的实际用途，必须以历史、辩证的眼光看待单方与复方的关系。客观地讲，在一般情况下，临证对于病症单纯者，则应以单方治之；病症复杂者，则应以复方治之。在特殊情况下，对于复杂的病症亦可酌情采用单方治之，即以单方小剂，或先治其标，或先治其本，先解决主要矛盾，再各个击破。其间奇巧之法，用药之妙，全在临证变通，师古善变也。

本章收录朱良春先生、李培生先生、许占民先生、吴凤全先生以及畅达主任医师、刘文汉与程肖芳副主任医师之论文各 1 篇，笔者 3 篇。

国医大师朱良春先生谈《内经》《伤寒杂病论》用动物药经验及其对后世的影响

朱良春先生（简介）见前第一章第一节。中医学对动物药的应用，始于《内经》。张仲景更是一位善于运用动物药的大师。纵观《内经》《伤寒杂病论》中运用动物药的方剂，可谓理法俱备，法度严谨，寓意良深。这些宝贵的经验，对后世医学的发展，影响极为深远。兹撮其要，简述于此。

一、填精补虚，调理冲任

【原文】帝曰："有病胸胁支满者，妨于食，病至则先闻腥臊臭，出清液，先唾血，四肢清，目眩，时时前后血，病名为何？何以得之？"岐伯曰："病名血枯。此得之年少时，有所大脱血，若醉入房中，气竭肝伤，故月事衰少不来也。"帝曰："治之奈何？复以何术？"岐伯曰："以四乌鲗骨一藘茹，二物并合之，丸以雀卵，大如小豆，以五丸为后饭，饮以鲍鱼汁，利肠中及伤肝也。"（《素问·腹中论》）

【阐释】此为《内经》关于血枯经闭之论治。其血枯之由，一是由于"年少时，有所大脱血"；二是因醉后入房，伤精耗气之故。夫精伤血去，肝肾亏矣，故经文将"肝伤"特意点出。月经之生理，在于任脉通和太冲脉盛，而奇经八脉隶于肝肾，冲任二脉又起于胞中，肝肾精血亏耗，则冲任虚衰，安望其经行？治疗经闭，大法有二：血滞者通之，血虚者补之。今肝伤血虚，故当填精补虚，润枯泽竭。四乌鲗骨一藘茹丸旨意深矣！乌贼骨咸温下行，主女子赤白漏下及经闭血枯，又能涩精秘气；茜草既能止血治崩，又能补益精气；雀卵气味甘温，为补益精气之妙品；鲍鱼能通血脉，益阴气。于是精血得以滋填，化源不绝，冲任脉盛，经事自潮矣。

【浅识】我认为《内经》此方，实际上是一张通补奇经之组方。一般说来，奇经病变都是大病、久病所累及；冲任二脉的病变，除因直接损伤（如手术）所导致外，大多起于慢性久病之后，所谓肝肾损伤，累及奇经。《内经》此证，亦由肝伤所致，这一认识，先圣后贤，都是一致的。需要着重说明的，此方之组成，有两大特点：其一，选用了雀卵、鲍鱼等动物药来填补精血，既是养肝肾，又是益冲任。后世医家所谓"味腥气秽，善走奇经"，即是受其启示。其二，以补涩为主，涩中寓通。乌贼骨、茜草不仅能固涩下焦，而且能通利血脉，所以说二味能行能止。为何要通？盖非通经气不能行，非通不能入脉，这是调理奇经的一个重大法则，足以启迪后人。

《内经》此方之应用十分广泛，除用于伤肝经闭外，还适用于崩漏，特别是暴崩。盖暴崩冲任失守，下焦不固，证情最急。个人认为，尽管在辨证上可以分为肝不藏血、脾不统血等多种类型，但治肝、治脾总有鞭长莫及之虞，莫若固摄冲任为先，待崩止后，再调肝脾，以治其本。雀卵不易得，鲍鱼价昂，可取其意，代之以鹌鹑蛋、鹿角胶、龟甲胶、紫河车、淡菜、阿胶之类，但需根据证候阴阳之偏颇，随证选药。用茜草、乌贼骨固摄下焦，加入紫石英、龙骨、牡蛎等以补其不逮，可以收效。此方还适用于带下病，近代名医张锡纯善用之。张氏谓："带下为冲任之证，而名为带者，盖以奇经带脉，原主约束诸脉，冲任有滑脱之疾，责在带脉不能约束，故名为带也。"制"清带汤"（生山药、生龙骨、生牡蛎、海螵蛸、茜草）治"妇女赤白带下"。单赤带，加白芍、苦参；单白带，加鹿角霜、白术。张氏此方，即从四乌鲗骨一藘茹丸引申而来。假使既有下元不足之见证，又有湿热瘀浊逗留之带下，张氏此方即欠熨帖。沪上名医朱小南先生对久病秽带用清润法，即以《内经》本方为主，除鲍鱼、乌贼骨、茜草炭外，加入味浊之品，如鱼腥草、墓头回、败酱草等，直达病所，殊堪效法。

此方合而观之如此，若就单味药而言，后人也不断扩大其应用范围。例如乌贼骨，不仅能收涩止血，而且能潜消宿瘀，是一味具有"通"与"涩"双重作用的良药。今人还用治咳喘，如姜春华教授用此药就有很多宝贵的经验。个人认为，乌贼骨治咳喘不仅取其能敛肺，同时还有溶痰之作用。但需注意，咳喘初期，表证较重者需慎用，否则应配合宣肺开表之品，方能无弊。

二、攻逐瘀血，荡涤邪热

【原文】太阳病六七日，表证仍在，脉微而沉，反不结胸，其人发狂者，以热在下焦，少腹当硬满，小便自利者，下血乃愈。所以然者，以太阳随经，瘀热在里故也。抵当汤主之。（124）

太阳病，身黄，脉沉结，少腹硬，小便不利者，为无血也；小便自利，其人如狂者，血证谛也。抵当汤主之。（125）

伤寒有热，少腹满，应小便不利，今反利者，为有血也，当下之，不可余药，宜抵当丸。（126）

【阐释】以上为《伤寒论》三条原文。前二条，均冠以"太阳病"三字，其有恶寒、发热等表证，不言而喻。后一条曰"伤寒有热"，则其表证当不及抵当汤证为重。蓄血证的成因，论中点出："以太阳随经，瘀热在里故也。"当以热邪煎迫，引起络伤血溢而瘀结。瘀血证的临床表现，就论中所云，有发狂、少腹硬满、小便自利、身黄、脉沉结等，为瘀热互结，证情不轻。就瘀血与表证二者之轻重来权衡，当破瘀为急，下其瘀结，则郁于里之热邪自有出路，表证亦自解也。此所以有取于水蛭、虻虫、桃仁、大黄之属也。唯抵当丸较抵当汤为轻耳。

【浅识】《伤寒论》从小便利与不利，作为蓄水与蓄血辨证之重要标志。盖蓄水者，病在气分，气化不行，故小便不利；蓄血则病在血分，并不影响气化功能，所以小便自利。个人认为，这仅仅是言其常，而未能尽其变。假使瘀血阻滞，影响气化功能，不仅可见小便不利，还可见肿满之疾。从临床实际来看，风湿性心脏病、肝硬化腹水、肾衰竭等，均可见小便不利，或腹水，或肿满等证候。而此等疾患，均有不同程度之瘀血表现，假如仅就小便不利这一症状，从气分来处理，就难收到预期之效果，而有时采用破瘀药后，则可获得明显的功效，这是发人深省的。个人尝用水蛭粉治疗"风心病"症见心下痞坚、腹水、小便不利者，及"肺源性心脏病"而面浮、喘促、足肿、小溲短少者，其效较佳，可以佐证。

瘀血证可见"发狂"之神志症状，后世医家积累了不少用逐瘀活血法治疗癫狂、狂犬病之治验，就是受了仲景之启示。瘀血可致"身黄"，这是一个非常深刻的认识。《伤寒论》既阐明了"瘀热在里""寒湿在里"可致发黄，又指明了"瘀血"致黄，三者鼎足，成为黄疸辨证的重要纲领。所谓瘀血发黄，是指瘀血内阻，致使胆失通降而言。经验证明，凡瘀血发黄，用茵陈则无效，非活血化瘀不能奏功。当然，在药物的选用上，并不拘于抵当汤、丸。《备急千金要方》治身寒热发黄，用大黄、芒硝、归尾、桃仁、人参、桂心为末，酒服二方寸匕。此方很有特色：其一，治黄不用茵陈；其二，攻下化瘀，辅以益气扶正，庶几攻不伤正。凡瘀血发黄，此方可作借鉴。如瘀热较重，可去桂心加丹皮，余如三棱、莪术、刘寄奴等，均可因证而施。

水蛭是一味具有逐恶血瘀血、破血癥积聚之良药。现代药理研究证明，水蛭主要含有蛋白质，其新鲜唾液中含有水蛭素，水蛭素能阻止凝血酶作用于纤维蛋白原，阻碍血液凝固，每20mg水蛭素可阻止100ml人血之凝固。水蛭分泌的一种组胺样物质，能扩张毛细血管，缓解小动脉痉挛，降低血液黏着力。其活血化瘀作用，殆与此药理机制有关。可用于消癥瘕积聚，如张锡纯之"理冲丸"（水蛭、生黄芪、生三棱、生莪术、当归、知母、生桃仁），对于一切脏腑积聚及妇人血瘀经闭不行，或产后恶露不尽而结为癥瘕者，有比较显著之疗效。还可用于冠心病之心绞痛。个人体会，凡证属气滞血瘀，经脉挛急，血运不畅之心绞痛，甚则心肌梗死，而舌与口唇有明显瘀斑时，在一般活血化瘀、理气通阳之剂中，加用水蛭粉1g（胶囊装，分2次吞服），每获佳效。此外，对门静脉高压脾切除后血小板增多症、食道癌等，也有不同程度的效果。虻虫破瘀之力尤著，对癥瘕积聚、血瘀经闭、跌仆瘀结有效。但服后易引起暴泻，停药即止，虚人宜慎用之。

三、缓中补虚，逐瘀生新

【原文】五劳虚极羸瘦，腹满不能饮食，食伤、忧伤、饮伤、房室伤、饥伤、劳伤、经络荣卫气伤，内有干血，肌肤甲错，两目暗黑。缓中补虚，大黄䗪虫丸主之。（《金匮要略·血痹虚劳病脉证并治》篇第18条）

【阐释】虚极羸瘦，虚劳成矣；腹满不能饮食，则后天生化无权，虚劳一时难复。推究病因，盖因饮食失调，或忧思过度，或饮酒过量，或房事不节，或饥饿劳伤，或外邪损伤正气等，病始则伤气，继则血瘀，经络营卫因之湮塞，"肌肤甲错，两目暗黑"，即是瘀血之明征。宿瘀不去，则新血不生；经脉不通，则脏腑失荣。于是取干地黄、白芍等润剂以润血之干，以大黄及蠕动唼血之水蛭、虻虫、蛴螬、䗪虫等以行死血，俾宿瘀得去，营卫周流，虚劳渐复矣。

【浅识】仲景用虫类药治瘀血，《伤寒论》有抵当汤丸，《金匮》有下瘀血汤，二者均系内有瘀血，身体未虚，故纯用攻逐，取其急治；此系五劳虚极，内有干血，故宜攻补兼施，徐图效机。䗪虫具有活血散瘀、消癥攻坚、疗伤定痛等多种功效，其特点是破而不峻，能行能和。《长沙药解》说它"善化瘀血，最补损伤"，故虚人亦可用之。如仲景治疗产后腹痛之"下瘀血汤"，以及治疗疟母痞块之"鳖甲煎丸"，均用之，可资佐证。大黄䗪虫丸以破瘀药为主，养血之润剂为辅，虽云"缓中补虚"，但毕竟是以祛瘀为主之方剂，此方之应用，关键在于审证要明确，但虚劳羸瘦确属瘀血为患者方可应用，否则每致偾事。故前人谓此方是治疗干血劳之良剂，当三复斯言。应用大黄䗪虫丸之标准，必具备肌肤甲错，两目暗黑，腹满不能食这三症，方不致误。许州陈大夫之"百劳丸"（当归、乳香、没药、虻虫、人参、大黄、水蛭、桃仁），治一切痨瘵积滞，立意与此方仿佛，均为祛瘀生新，治虚劳因干血为患之良剂。

吾师章次公先生对仲景之学有很深的造诣，善用虫类药治疗沉疴痼疾。如对慢性肝炎和肝硬化之肝脾肿大、腹胀等，善用攻补兼施之法，尝取䗪虫、蜣螂虫、蝼蛄、将军干等，配合益气养血、补益肝肾之品，多能迅速控制症状。姜春华教授亦喜用下瘀血汤治疗肝硬化，屡奏殊功。个人曾根据章师之经验，制订"复肝散"（红参须、鸡内金、紫河车、广郁金、广姜黄、参三七、土鳖虫、炮山甲）治疗慢性肝炎及早期肝硬化，大能消癥破积，缩小肝脾，改善肝质，恢复肝功，增加食欲，并有提高血浆蛋白、纠正白蛋白/球蛋白比例倒置之功。

以上仅就《内经》《伤寒杂病论》中运用动物药的部分方剂作了粗略探讨，不尽全面，如治疗疟母之鳖甲煎丸，治疗阴狐疝气之蜘蛛散，即未道及。但从上述举例，我们仍然可以从古人那里学到不少宝贵经验，对提高我们的辨证论治水平，丰

富治疗手段，有着重大的现实意义。(《朱良春医论集》)

李培生先生漫谈一药之师

李培生先生（简介）见前第一章第二节。昔人评议文章，有增移一字而词句清顺，气势陡振，琅然可诵，即所谓"一字之师"。吾谓中医治病，若辨证既明，立法、遣方亦不误，惟用药不能丝丝入扣，设有贤达为之指点一二，加入对证之药，则疗效卓著，其作用当不亚于一字之功，此即吾所谓"一药之师"也。

忆余幼年学医时，此类事实而不能忘怀者有二。其一，某年端午后，同湾刘培义之弟患湿温，延龚某诊治，服药至十余剂而无效，刘来县请吾父一决，并度父年老而病不能远行，先请龚医将病情，脉象，舌苔经过一一笔录，请为斟酌。父审视毕，谓余曰："照龚方（内有芩、连、半夏等药）加干姜一味可也。盖湿温痞、呕、泻利，有同于伤寒胃不和。湿郁热蒸，中焦不和，则湿热二者，愈益纠缠不解，故前人有抽茧剥蕉之喻。仲景半夏泻心汤，用芩、连清热，姜、夏燥湿，借用于湿温，可谓面面俱到。若今人只敢用寒凉药而不用辛热药，未免遗却一面，遂至不效矣。"刘持方归，服此方数剂，竟愈。以后愚临证时，对于湿温，有时施用此法亦有效验。然而患者舌苔黄燥，或中心带剥，或舌质红绛，应谨防胃阴受损，干姜辛热，仍不可用。清代张聿青《医案》治湿温，有此类型一案，可作殷鉴。至于人参、甘草、大枣等药，助湿酿热，如遇湿热蕴隆，亦宜斟酌。

其二，是岁秋，余由县回乡，探视三叔之疾，其人素嗜酒，其证有腹满时痛，不食而吐，大便溏泻，日行三五次，小便清白，脉缓弱，苔白厚，是太阴脏寒脾不健运，寒湿凝滞致病，当与温中之法，进理中汤二剂，无效。又加熟附子，服二剂，亦无显效。急归持方示父，父审视毕，谓余曰："方尚与证相合，惟宜加理气药一两味，必有大效矣。""前人如朱丹溪用参芪补药，必佐以橘皮。张石顽于理中汤内加青陈二皮，方名治中汤，甚有巧思。盖气行则水行，气为血之帅，故治疗水血痰食诸病，苟能于对证方中，加入行气散结之品，殊有加强疗效作用。"余遵其说，遂于前方加砂仁、煨木香、川朴、炒建曲等药，又服二剂，果愈。

自抗战爆发后，余避难回乡，悬壶于官桥李家集，适福兴杂货店店东李某某老丈，体素弱，素有咳喘之疾，某年冬天大发，延愚诊治。审视前方，均为疏肺化痰之剂。其证面部浮肿，恶寒腰痛，呼吸迫促而不能平卧，少腹部拘急不舒，大便尚可，小溲短少，舌质淡苔白，脉沉细而弱。断为久病咳喘，势必及肾。肾为真阳真阴之本，肾虚而不能温煦摄纳，故出现上列种种症状。《内经》谓"肾者水脏，主津液，主卧与喘"(《素问·逆调论》)，是其明证。故从前治肺、治脾无效，此时当用温肾益阳固本补虚之法为宜。遂用八味肾气丸方作汤与服。数剂后，诸症少减，惟喘息仍存。又仿都气丸之意，将前方去肉桂，加五味子，服五剂，药有小效。又参都气丸合观音应梦散复方之意，用六味地黄汤加五味子、盐水炒补骨脂、胡桃肉、炒杜仲、煅磁石、怀牛膝、车前子与服。十剂后，患者精神渐振，诸症减轻，惟稍一动作仍感喘息不支。适老中医李某某在集上开位育堂药店，余持方请教。彼谓：此方温镇固摄，与证甚合。惟建议加沉香一味，以加强理气平喘作用。余从其说，将前方煎汤后每次用沉香粉数分，随药汤吞下。又五剂，喘息渐平，时至新春，已能起床，随即告愈。盖沉香一物，李时珍谓"治上热下寒，气逆急"。用于此证，自有良效。

某年秋，余暑假回乡休假，适邻村刘湾一吴姓壮年，患疟疾兼旬不愈。持前服方示之，为草果、黄芩等味。愚曰：间日疟发过多次，症状典型，可用截法。此方当加酒炒常山，疟发前两小时服，必效。服后，果愈。乡间医生以常山为下品毒药，不敢贸然轻用也。李士材云："世俗畏常山发吐，不知其（治疟）有神功，但炒透则不吐耳。"可谓知言。昔清·康熙帝与曹寅书，推重金鸡纳治疟有神效，谓中土无治疟效药，并有疟疾不可妄服人参之说（见《红楼梦》附录）。愚谓金鸡纳一名金鸡勒，清代赵学敏据慎行《人海记》所载，已收入在《本草纲目拾遗》卷六木部下，此药治疟有效，自是事实。惟中医治疟效方，如汉代张仲景之《金匮要略》用蜀漆散治牝疟、温疟，唐《备急千金要方》《外台》以下方书用常山、蜀漆治疟之方，不胜枚举。因忆往时汉川县（今汉川市）某小镇一药店，有治疟方多验。时至暑月，每日卖药数百剂，其药经铡过，不传方。愚托人购其药，细为检视，知为常山、草果、槟榔、乌梅、川朴、半夏、黄芩、陈皮等味，是从达原饮、截疟七宝饮诸方变化而来。故愚采用上法，泛治截疟，随证增损，极有效验。至于人参可否治疟，愚谓疟疾如挟暑湿纠缠，病邪势盛，虽露虚象，自不可服。曾见疟疾有误服人参补益，酿为臌证，以至不救者。若谓疟疾一概禁用人参，亦不尽然。曾治塾师李澍村，年逾花甲，患疟疾，服截疟药即好，但不断根，遇风冷即作，如是者两年。延诊：时方仲秋，衣尚重棉。愚视其舌苔白滑，脉象濡缓无力，肢冷恶寒，稍食生冷或油腻食物即腹痛吐泻。断为久疟中虚，虚多邪少之证。宜用露姜饮加味，治以温中固本为主而微兼散邪之法。遂与高丽参 6g，苏红皮 5g（愚在临床中凡用参芪白术等甘温补益中焦之药，必佐以陈皮、枳壳等理气快膈之品，如异功散用陈皮，枳术丸用枳实之例，则补而不滞，补而受益）。药炖好后，合入鲜生姜汁一匙，露一宿，服前加温，分两次服。服后精神即振，以后连服数次，疟不再作。是治虚疟久疟，人参间亦可用。故人参治疟之说，必须运用辨证的方法，审证而定，并非一概禁用。

中医治病，应以辨证论治的原则为指导，而其重要的一个环节，又在遣方用药方面。但时下风尚，多重医而轻药。岂知投剂不准，用药不当，不仅影响病情向好的方面转化，甚至能危及患者生命，是知一药之微，关系于临床至大。

许占民先生论《神农本草经》对我国药物学的贡献
——兼论经方用药遵于《本经》

【简介】 许占民（1939~2009），出生于中医世家，天津人。1963年天津中医学院（今天津中医药大学）本科毕业。河北医科大学中医学院教授、主任医师，曾任河北中医学院副院长，兼任中国中医药学会中成药分会副主任委员、中国中西医结合学会中药专业委员会委员、中国药学会河北分会理事、《河北中医》及《河北中医药学报》常务编委等。1993年获国务院颁发的有突出贡献专家证书，并享受国务院政府特殊津贴，全国老中医药专家学术经验继承指导老师。长期致力于中药学及方剂学的教学与研究工作，对中医经典著作——《神农本草经》深入研究，颇有造诣。在中医内科临床方面，继承了其父许子文及天津名医董晓初、邢锡波的学术思想及临床经验，以治疗心血管及消化系统疾病见长。同时，又长期从事中医药文献的研究工作，担任《中国药物大全·中药卷》主编、《中医药高级丛书·中药学》副主编、《中国医学百科全书·中医学》及《中医大辞典》编委，为编纂具有中国医学特色、代表中国医学水平的大型工具书做出了贡献。1995年1月13日《河北日报》"燕赵之星"专栏，介绍了他的先进事迹，题为《让古医书走向春天》。他主编或参编著作12部，公开发表学术论文22篇。

编者按：许占民教授是编者读大学时的《中药学》教师。许老师治学严谨，为人谦和，作风正派。他担任《中药学》教研室主任多年，并担任过河北中医学院副院长，做领导没有架子，深受师生们爱戴。我几十年与许老师保持密切的师生关系，曾辅助他立题对《神农本草经》进行研究。许老师一生从事中药教学与研究。以下选录的论文，体现了他对《中药学》典籍《本经》之精深研究。他不幸患了绝症，能坦然对待，仍不忘关心中医事业。

《神农本草经》为我国最早的药物学专著，大约成书于西汉至东汉时期。它总结了两汉以前药物学的成就，为我国药物学的发展做出了巨大的贡献，至今仍具有很大的实用价值。

一、《神农本草经》对我国药物学的贡献

1. 奠定了我国药物学总论的基础 《神农本草经》（以下简称《本经》）的"序录"部分，完整地反映了最早药物学总论的内容，为我国药物学奠定了理论基础。

在《本经》的"序录"中，首先提出了上、中、下三品药物的分类法。它将

365 种药物分为上、中、下三品，并指出：上品药物"主养命"（"命"指人的寿命而言，上品药物能使人强壮，延长寿命。这里也有发挥病人自愈力的意思）；下品药物"主治病"，"多毒，不可久服"；中品药物介于二者之间。这种比较原始的中药分类法，虽然还很粗略，但在当时起到了一定的作用。

"序录"并指出了君、臣、佐、使的方剂配伍原则，在文中谈到"药有君、臣、佐、使，以相宣摄（'宣'有药物互相配合，起协同作用，以增强疗效的意思；'摄'有起制约作用的意思）。"这说明方剂按君、臣、佐、使的配伍原则组合，可以更好地发挥其治疗作用，克服其毒性、烈性、不良反应或副作用等。

"序录"且创立了"七情"，阐发"七情"药物的配伍规律。指出：药物"有单行者，有相须者，有相使者，有相畏者，有相恶者，有相反者，有相杀者。"在这 7 种不同的药物配伍情况中，相须、相使是常用的配伍方法，故文中提出"当用相须、相使者良"；相畏，相杀是应用毒、剧药物的配伍方法，故文中提出"若有毒宜制，可用相畏、相杀者"；相恶、相反是属于用药禁忌，故文中提出"勿用相恶、相反者"。

"序录"还完整的提出四气五味的药性理论。指出："药有酸、咸、甘、苦、辛五味，又有寒、热、温、凉四气，及有毒无毒。"这里提出了有关四气五味及有毒无毒等药性理论，成为历代指导中药应用的原则。

关于剂型，"序录"中谈道："药性有宜丸者，宜散者，宜水煮者，宜酒渍者，宜膏煎者。"这里指出了在制剂时，应根据药性及病情，而采用不同的剂型。

关于辨证用药的原则，"序录"中谈道："疗寒以热药，疗热以寒药，饮食不消以吐下药……"这就揭示了在临床选药时，应以辨证为主。

关于服药的时机，"序录"中又指出："病在胸膈以上者，先食后服药；病在心腹以下者，先服药而后食，病在四肢血脉者，宜空腹而在旦；病在骨髓者，宜饱满而在夜。"这里主要阐明了先食而后服药，使药效在上焦；先药而后食，使药效在下焦。清晨空腹服药，使药效迅速发挥作用；夜晚饭后服药，使药效徐缓发挥作用。

从"序录"中提出的以上论述，则不难看出，《本经》对我国药物学总论的贡献是很全面的，从分类、配伍、药性、剂型、用药原则，一直到服药方法，都一一论及，从而奠定了我国药物学总论的基础。

2. **奠定了我国药物治疗学的基础** 《本经》所载药物的功效，为两汉以前用药经验的总结，为后世药物治疗学打下了基础。上、中、下三品药物，除有些药物所载功效存疑待考外，多数药物的记载，至今对临床用药，均具有重要的指导意义。如麻黄"发表出汗""止咳逆上气"；大黄"荡涤肠胃"；吴茱萸"主温中下气止痛"；水蛭"主逐瘀血"；甘草"解毒"；黄连治"肠澼腹痛下利"；茵陈治"热结黄疸"；海藻"主癭瘤气"等，不仅为历代临床所沿用，并发挥了良好的疗效，有些也被现代药理实验所证实。

《本经》对我国汉代以后的药物学的发展产生了极为深远的影响。如南北朝时期的《神农本草经集注》、唐代的《新修本草》、宋代的《证类本草》、明代的《本草纲目》等重要著作，均是以《神农本草经》为基础而发展起来的。它奠定了我国药物治疗学的基础，同时对药物学的发展，起到了承先启后、继往开来的作用。

3. 为研究我国制药化学的滥觞　《本经》所载的无机药物的化学知识，当时已具有一定水平，成为我国制药化学的滥觞。如丹砂，历代应用甚广，《本经》早就记载"能化为汞"。丹砂是硫化汞（HgS），加热则发生化学变化，最后生成二氧化硫和汞。当时，对丹砂加热分解出汞的认识是很可贵的。

再如石胆（即胆矾），《本经》记载"能化铁为铜"，"成金银"。石胆系含水硫酸铜（$CuSO_4 \cdot 5H_2O$），如将铁片放到硫酸铜溶液中，少许时间铁片就镀上了一层黄色的铜，这是铁离子把铜离子从硫酸铜中取代出来所致，故"能化铁为铜"。进而铜离子又可把金、银离子取代出来，故又能"成金银"了。

又如铅丹，历代应用亦多，《本经》也早记载它能"炼化还成九光"。即铅经过炼化，在不同的反应条件下（如不同温度），而生成各种不同颜色的铅的氧化物（如红色的 Pb_3O_4，橘黄色的 Pb_2O_3，深棕色的 PbO_2，黄红色的 PbO，灰色的 Pb_2O 等。所谓"九光"，乃泛指各种氧化铅的不同颜色，并非固定的九种）。

此外，《本经》还记载有空青"能化铜铁铅锡作金"，曾青"能化金铜"；石硫黄"能化金银铜铁奇物"；水银"杀金银铜锡毒，溶化还复为丹"；铁精"化铜"等等。从以上经文可以看出，《本经》对制药化学的认识，虽然较为原始，但确实为我国制药化学的起源。

二、《神农本草经》的实用价值

1. 对研究经方的指导价值　张仲景的经方，历代使用极为广泛，在临床上占有极为重要的地位。但在分析经方用药规律时，往往忽视《本经》对经方用药的指导作用。现论述如下。

经方用药，遵于《本经》。张仲景的《伤寒杂病论》（后经整理分为《伤寒论》与《金匮要略方论》二书）为东汉时期的作品，而《本经》成书则早于《伤寒杂病论》，故张仲景的经方用药之义必遵《本经》。徐大椿说："汉末张仲景《金匮要略》及《伤寒论》中诸方……其用药之义，与《本经》吻合无间。"如大黄，《本经》载："主下瘀血，血闭寒热，破癥瘕积聚，留饮宿食，荡涤肠胃，推陈致新，通利水谷，调中化食，安和五脏。"在经方中，桃核承气汤、抵当汤、抵当丸、下瘀血汤中用大黄，即取"下瘀血"之功；鳖甲煎丸中用大黄，即取除"血闭寒热"之效，以治疟母；大黄䗪虫丸中用大黄，即取"破癥瘕积聚"之力；己椒苈黄丸中用大黄，即取祛"留饮"之义；大、小、调胃承气汤中用大黄，即取祛"宿食，荡涤肠胃，推陈致新，通利水谷"的作用。以上不难看出，仲景经方用药，悉遵《本经》。

《本经》对研究经方的指导价值在于：以《本经》原文去分析经方，则可深入了解经方用药的准确含义。如人参，《本经》原文首提"主补五脏"，五脏属阴，其意思是主养阴。张仲景在《伤寒论》中用人参的方剂，多用于汗、吐、下后阴伤之症，以救津液。而回阳方中，如四逆汤、通脉四逆汤等均不用人参。但其中回阳方中也有用人参者，如四逆加人参汤用人参，这是用于利止而亡血者；茯苓四逆汤用人参，这是用于汗、下之后而阴液受伤者。这说明上述经方中用人参，是取其养阴的作用，而并非取其回阳的功效。

再如知母，具滋阴清热作用，而《本经》原文又指出："除邪气（这里指湿热水气而言），肢体浮肿，下水。"张仲景的桂枝芍药知母汤（治"诸肢节疼痛，身体尪羸，脚肿如脱"）中用知母，即取《本经》上述"下水"的作用，而并非单纯取其清热的功效。我们在临床中，治疗历节病日久，正虚较甚而湿热痹阻，其关节肢体浮肿者，选用该方往往获效。

又如干地黄，《本经》指出能"逐血痹"，《名医别录》载能"通血脉"，徐大椿在《神农本草经百种录》中指出：干地黄性质"滑利流通"，而有"行血之功"。故张仲景的大黄䗪虫丸及炙甘草汤中均重用干地黄，绝不是单纯取其滋阴的作用，而更重要的是取其行血、逐血痹的功效。上述方义的内涵，如不以《本经》原文去分析，则难以得到准确的解释。

我们在研究《本经》原文时，如用经方辨证用药的规律去印证，则又能进一步理解有关原文的准确含义。以厚朴为例，《本经》说"主中风伤寒，头痛寒热"，根据有关经方的治症和方义分析，对上述原文不能理解为厚朴治伤寒中风之主症，而应是治疗伤寒中风之变症。也就是说，应用于伤寒中风，头痛发热之表证未解，且脾阳不振，湿阻气滞而致的其他变症。故用厚朴行气燥湿，以助其他解表药宣散邪气。如厚朴麻黄汤，为伤寒表邪不解，水饮上迫，导致"咳而脉浮"而设，方中用厚朴以降逆燥湿，顺气宣表，而助麻黄发散寒邪。再如桂枝加厚朴杏仁汤，为中风误下，表邪未解，肺气不宣而设，方中用厚朴行气降逆而平喘，以温通之性，并助桂枝解肌疏风。由此可见厚朴虽无发散作用，但在特定的条件下，能助解表药发散表邪。故周岩在《本草思辨录》中指出："厚朴苦温散寒满，其气向表。"邹澍在《本经疏证》中谈道："此厚朴不必治伤寒中风，而伤寒中风内外牵连者，必不可无厚朴，此所以推之为首功欤。"因此，根据上述经方加深对厚朴原文的理解，以治伤寒中风之变症（即表证未解，而内有湿阻气滞等变症）为准确。

再举白术为例，《本经》载能"止汗除热"。根据有关经方的治症和方义分析，此处所论汗出发热，绝不是桂枝汤证的自汗出发热，而应是治风湿相搏的发热汗出。属于后者才用白术以蠲除湿邪，而止汗除热。如防己黄芪汤，治风湿或风水，身重汗出恶风；甘草附子汤，治风湿相搏，骨节烦疼，汗出短气。根据上述经方的治症，对白术原文的理解，以白术治风湿相搏的汗出为准确。

再如麦门冬，《本经》主"胃络脉绝"。此处"胃络"应为胃之大络，名"虚里"；"脉绝"应指脉有间歇状。周岩在《本草思辨录》中谈到"窃谓胃之大络，内通于脉，脉绝乃胃络不贯……麦冬补胃阴以通络，而脉得所资则有之。"邹澍在《本经疏证》中也说："盖麦冬之功，在提曳胃家阴精，润泽心肺（心主血脉，百脉皆朝于肺），以通脉道。"《珍珠囊》言麦冬"生脉保神"。炙甘草汤主治心动悸，脉结代，方中用麦冬即证实了主"胃络脉绝"之原意，确有"生脉"之功。

以上可以看出，经方用药遵于《本经》，二者关系极为密切。在研究经方或《本经》时，如将二者互相印证，就能加深对经方及《本经》原文的理解，这对于临床辨证用药是具有指导意义的。

2. 对临床用药的实用价值　研究《本经》原文，掌握古代的用药特点，对深入了解一些药物的功效特长，有很大的临床实用价值。如元参，具有清热养阴、解毒散结的作用，而《本经》又指出主"女子产乳余疾"。这里所谈的"产乳"，是指妇女产后的哺乳期；所谓"女子产乳余疾"，是指妇女产后多见的血虚有热等余疾。陈修园在《本草经读》中指出："以产后脱血，则阴衰而火无所制。治之以寒凉，既恐伤中；加之以峻补，又恐拒隔。唯元参清而带微补，故为产后要药。"张锡纯通过临床实践，认为使用本品时，于"产后血虚生热，及产后寒温诸证，热入阳明者，用之最宜。"他又谈道："愚生平治产后外感实热，其重者用白虎加人参汤，以元参代方中知母；其轻者拙拟滋阴养胃汤（元参、当归、白芍、甘草、茅根）亦可治愈。诚以产后忌用凉药，而既有外感实热，又不得不以凉药清之，惟石膏与元参《神农本草经》皆明载治产乳，故放胆用之。"张锡纯在《本经》原文的指导下，在临床上治疗产后热证，进一步发挥了元参的特长，故取得了很好的疗效。

研究《本经》原文，有必要提起对被忽视的功效的再认识。如麻黄除"发表出汗""止咳逆上气"等作用外，还有"破癥瘕积聚"的功效，这是不被人们所重视的。徐大椿指出本品既"能透出皮肤毛孔之外，又能深入积痰凝血之中。凡药力所不到之处，此能无微不至。"故《外科全生集》的阳和汤，用于治疗阴疽等症，方中用麻黄，即取其"破癥瘕积聚"之意，并散寒通滞。再如大戟，功能泻火逐饮，《本经》"主蛊毒"，《百一选方》的紫金锭中用大戟，即取其解毒消肿的功效。因此，通过学习《本经》原文，全面发挥药物原有的功效，充分利用其应有的作用。

结　语

综上所述可知，《神农本草经》对我国药物学的创立，做出了巨大的贡献，为经方用药之源本，至今仍具有很大的实用价值。因此，我们在系统研究中药学时，决不能忽视对《本经》的研究工作。在高层次的中医教育中，如开办研究生班，即应开设有关《本经》选读的课程，为进一步继承和发展中医药学做出贡献。

吴凤全先生对章次公运用附子经验的探讨

（柯向梅副教授整理）

【简介】吴凤全先生（1944~2018 年），河北省石家庄市人。1969 年毕业于天津中医学院，先后在河北省赞皇县、石家庄地区卫校从事临床及教学工作。1979 年考入北京中医学院（现北京中医药大学），师从著名中医学家刘渡舟教授，1981 年毕业获硕士学位（首届）。河北医科大学中医学院教授、硕士生导师，曾任中医临床基础教研室主任。首届河北仲景学说研究会副主任委员兼秘书、河北省第二届高徒指导老师。从医从教 30 多年来，发表论文 40 余篇，主编和参编专著 8 部，获省厅级科技进步奖三项。

【简介】柯向梅，1969 年出生，河北保定人。1993 年本科毕业于北京中医药大学中医系中医专业，同年分配至河北中医学院（今河北中医药大学）伤寒教研室。师从吴凤全教授，获医学硕士学位。现为中医临床基础教研室副主任，副教授，为硕士生导师，主讲《伤寒论》课已 28 年。发表论文 20 余篇，论著 6 部。

读完《章次公医案》后，掩卷深思，觉得章次公先生在临证中，擅于运用附子。据初步统计，《章次公医案》中使用附子者 141 案，占全部医案 723 案的 20%。所用病种包括：内科的感冒、湿温、暑温、温热、温疫、咳喘、肺痨、血证、胸痹、头痛、肝风、肝阳、痹证、腰痛、胃痛、泄泻、痢疾、肿胀、失眠、虚劳、疟疾、黄疸、疝气，妇科之月经不调、痛经、崩漏、胎前、产后，儿科之温病、惊厥、麻疹、泄利，外科之流注、阑尾炎、腹膜炎等，涉及内、外、妇、儿诸科，病种达 35 种之多，充分发挥了附子一药多用的功用。对其运用附子的经验探讨如下：

一、助阳散寒

张元素说附子"大辛大热，气厚微薄，可升可降，阳中之阴，浮中有沉，无所不至。"章氏用附子配伍不同的药物，用以驱逐表里之寒。

1. 助阳解表　章氏用附子解在表之寒，用于治疗阳虚感冒。其经验是无汗配麻黄，以麻黄细辛附子汤为基础；有汗配桂枝，以桂枝加附子汤为基础，扶阳解表。

感冒案（1）：女，形寒骨楚，一身拘急不舒，此风寒外束之象；胸闷，喜太息，舌前光红，虽渴欲冷饮，而脉不见洪大，仍用温散。麻黄2g，荆芥5g，紫苏叶6g，川芎5g，枳实9g，神曲9g，全栝楼12g，晚蚕沙9g，杏仁泥12g，甘草3g。

二诊：药后渴喜冷饮转为思沸饮，此露真寒之本质矣。可见胸闷，喜太息与两脉软数，皆寒为之也。生麻黄3g，炮附片5g，细辛3g，白芷9g，羌活6g，荜澄茄9g，晚蚕沙9g，生姜5g。

原按：二诊病机明朗，遂投以麻黄附子细辛汤加味治之。对于感冒风寒汗出而冷者，则宜用桂枝加附子汤治疗。

感冒案（2）：男，老年人各部功能皆形衰减，稍有感冒，遂困惫异常，冷汗如渖。与桂枝汤加附子，咳加紫菀，苔腻加草果。

方用：桂枝5g，炮附子5g，白芥子5g，杭芍12g，炙紫菀9g，煨草果6g，粉草3g，羌活6g，桑寄生12g，香白芷9g，生姜5g，大枣10g。

原按：此案运用附子治感冒，完全取法于张仲景，又不拘泥于仲景方，能够针对具体病人的情况灵活加减，故能效如桴鼓。

2. 驱上中下三焦之寒　《本草正义》记载附子"外则达皮毛而出表寒，里则达下元而温痼冷，彻内彻外，凡三焦经络，诸脏诸腑，果有真寒，无不可治"。因此，章氏除用附子助阳解表以除表寒外，已用于除内脏上、中、下三焦之寒。

（1）散三焦之寒　治肺寒咳喘。例：咳喘案。女，肺主皮毛，咳喘而恶寒特甚；肝失调达，因拂逆而右胁作痛。炮附子4.5g，醋炒柴胡4.5g，北细辛1.8g，旋覆花9g，青皮6g，白芍9g。

（2）温散中焦之寒　主要用于胃寒泛酸证、胃寒脘痛证以及心下痞证。

胃痛案（1）：男，非溃疡性疾患，以吐酸为主症者，附子粳米汤、吴茱萸汤皆其选也。炮附子9g，吴茱萸2.4g，半夏12g，党参12g，炙甘草2.4g，粳米12g，生姜3g，大枣10g。

原按：此例为胃寒泛酸证。以附子、吴茱萸温胃散寒，不治酸而酸自止。

胃痛案（2）：女，离药则胃部依然攻筑上下作痛，此气体也。阿魏9g，附块9g，荜茇9g，川芎9g，当归9g，黑丑、白丑各9g，五灵脂15g，沉香曲12g，延胡索12g，甘松6g，川朴3g，莱菔子9g。

原按：此为胃寒脘痛证，寒则气凝而不通，不通则痛。用附子温散寒凝，配行气和血之品，寒凝得散，气血流畅，则疼痛自止。

胃痛案（3）：男，进芳香挥发之属。心下痞满者，自觉有攻筑之状，大便秘结，此五泻心汤之一也。炮附块 6g，姜川连 1.2g，乌药 9g，生枳实 9g，蓬莪术 9g，熟锦纹 9g，炒黄芩 5g，槟榔 9g，莱菔子 9g，谷芽麦芽各 9g。

原按：心下痞乃寒热互结之邪，单用芳香之品，但升无降，故无效。本方取附、姜、乌药之辛，芩、连、大黄之苦降，清者得升，浊者得降，寒热上下分消，痞满可除。

（3）散下焦之寒　章氏主要用于寒凝痛经。

痛经案：女，经将行，腹必痛，量多更痛。炮附块 4.5g，全当归 9g，川断肉 9g，金毛脊 9g，菟丝子 9g，生艾叶 9g，延胡索 9g，生麻黄 4.5g，全蝎 3g。

原按：本案为寒凝留瘀而致，章氏经验是以附子配麻黄散寒解痉，加全蝎镇痛。

二、温经止痛

中医学认为"不通则痛""通则不痛"。附子辛温走窜，可温通经脉而止痛。章先生用附子温经止痛主要有三个方面。

痹证案（1）：男，先是颈项酸楚，而后关节疼痛，天气阴寒，所苦益甚。生麻黄 9g，川桂枝 6g，独活 9g，西河柳 30g，细辛 4.5g，炮附块 9g，白芷 9g，川芎 6g。

原按：章次公先生认为麻黄、西河柳含有水杨酸，可祛风湿，故用附子温经止痛，配大剂量之麻黄与西河柳散寒温经止痛。二诊"痛大定"。去附子，用祛风湿之品收功。可见附子在此方中，重点在于止痛。

痹证案（2）：男，左臂经脉疼痛，上及肩胛，下达肘部。五十以后有之，多属血虚不能营养经脉。附块 6g，川芎 9g，羌独活各 9g，当归 9g，秦艽 9g，海风藤 9g，防风 9g，细辛 2.4g，鸡血藤 12g，桑枝 15g，豨莶草 12g。亦有配补肾之品的。其次，还可用于神经痛。

腰痛案：男，久坐则腰痛如折，多走则腰酸难禁，行走太快则跌。西医诊断为坐骨神经痛。附块 9g，丹皮 18g，当归 18g，全蝎 6g，臭梧桐 12g，小金丹 2 粒（每服 1 粒）。再次，还可用于头风，取附子辛窜上行而止痛。

头痛案：女，头痛达 10 年之久。作辍无常，痛剧则呕吐频作，彻夜不寐，痛苦不可名状。治风先治血，古有明训，但追风通络之品仍不可少。炮附块 30g，全当归 30g，大川芎 18g，大蜈蚣 18g，炙全蝎 18g，制半夏 18g，绵黄芪 30g，炒枣仁 18g，茯苓 18g，生白术 18g。上药共研细末，3 次／天，每服 3g，饭后服。

原按：附子尚可用于内脏寒凝气滞之疼痛，如胃寒脘痛、寒凝胞宫之痛经，例案见前。现代药理学亦证明，附子确有镇痛作用。

三、强心救急

《本草经读》说附子为"回阳救逆之第一品"，章先生多用附子强心救急，用于热病过程中热毒伤及心脏，以及杂病过程中气随血脱、阳随液亡，出现厥脱之危时。在热病过程中，章先生突破了一定到阳亡液脱大汗淋漓时方用附子的惯例，凡见脉来忽数，或极细极软，或面色黄晦暗淡，神疲迷蒙，或体温骤降，汗多而冷者，即用附子。见微知著，防止发展到阳亡的地步。

温热案：男，体弱之人，而病及严重之温邪，缠绵时日，正气更伤。今二候终了，转入极期，高热不退，耳聋、谵语，脉微欲绝，此生死关键系焉。夫正气旺则生，衰竭则死。纯用清温开泄，祸不旋踵。昔张景岳治京师一少年，舌焦神愦，以大剂温补回生，有其书在。炮附块 9g，连翘 15g，郁金 4.5g，鲜石菖蒲 30g，鲜生地 30g，党参 12g，麦冬 15g，五味子 9g，黑大豆 30g（煎汤代水）。

原按：本例高热而脉微欲绝，以心阳受伤不能鼓脉，故以附子配生脉散强心复脉；高热不退，阴液受伤，不能上奉而耳聋，故配大剂生地补津；窍闭神昏，故用菖蒲、郁金开窍。热势较盛，深入营血，气血两燔，可与石膏、至宝丹，或牛黄抱龙丸同服。

麻疹案：男，麻疹将回之际，看护失当，变证蜂起，今高热不退，气急鼻煽，而面色灰败。生麻黄 2.4g，生石膏 15g，鲜生地 18g，石菖蒲 6g，炮附块 5g，远志 5g，炙紫菀 9g，胆星 6g，连翘 12g，甘草 1.5g，杏仁泥 15g，牛黄抱龙丸 1 粒（化服）。

原按：麻疹患儿高热、气急鼻煽，说明邪热亢盛；面色灰败，又露出脱象，故用附子配石膏等。一方面泄热祛痰开肺，一方面强心救逆。在杂病中用附子强心固脱，章先生主要用于大出血、严重泻痢有厥脱之证者。

崩漏案：女，面容与舌皆呈严重贫血，此交行经大量如冲，以致发生脑贫血而厥。炮附片 6g，苎麻根 12g，潞党参 9g，熟地 18g，生黄芪 9g，生艾叶 6g，仙鹤草 18g，炮姜炭 3g，肉桂末 1.2g（分 2 次吞），生阿胶 24g（烊化）。

痢疾案（1）：女，下腹痛颇剧，汗多肤冷，呕恶频频，舌红，脉沉细。次数者乃为痢疾所忌，高年有此，虚脱之变，指顾间耳。炮附片 9g，潞党参 9g，全当归 9g，杭白芍 12g，杏仁 18g，延胡索 9g，马齿苋 9g，苦参片 4.5g，旋覆花 9g（包），伏龙肝 90g（煎汤代水）。

泻痢案（2）：男，泄泻次数少，但经过一星期之久，四肢厥冷，已属严重，何况又见高热，而脉沉细，心力大衰，非温药不能拨乱反正。潞党参 12g，生白术 9g，炮姜炭 3g，炮附块 9g，炙甘草 3g，扁豆衣 9g，绿升麻 3g，陈红茶 6g，焦六曲 9g，川连 1.8g。

四、安神镇惊

失眠、惊厥多属热证实证，但亦有属于阳虚不运，虚阳外扰者。章氏于此多采用附子运阳化湿，或温阳潜镇之法。

失眠案：女，病失眠已久，最近时时作哕，苔白腻满布。因其以往叠用滋阴安神无效，《内经》有云"胃不和则卧不安"，当先从治胃入手。炮附块 9g，大川芎 9g，姜半夏 24g，北秫米 12g，香干松 9g，炙甘草 3g，肉桂末 1.8g（分 3 次吞）。

惊厥案：男，受惊，入寐惊惕，因汗多而小便少，手足不温，予温潜法，此徐小圃法也。淡附片 5g，杭白芍 9g（炒），云苓 9g，煅牡蛎 18g（先煎），灵磁石 12g（先煎），生白术 9g，山萸肉 6g，浮小麦 9g，细辛 1.8g，淡干姜 2.4g，炙甘草 3g，肉豆蔻 5g。

原按： 此两案一为失眠，一为惊惕，均用附子温阳。"失眠案"配和胃化痰的半夏秫米汤，"惊厥案"配重镇的牡蛎及磁石，盖因病机不同也。前者苔白腻，作哕，是中阳不振，痰湿为患也；后者因惊惕汗多，是阳气浮越也。章氏认为有些失眠患者，单纯用安神药效果不佳时，适当加入桂、附之类兴奋药，每可取效。《章次公医案》失眠共 8 案，其中四案加用了附子。这个经验是值得吸取的。

五、温阳补虚

凡阳气虚损者，章氏均用附子以温阳。现举二案为例。

肺痨案：女，肺结核如见面浮足肿，表示心脏衰弱，例属难治，加以肌热恶汗，表示毒素弥漫，除甘温外无别法。附块 4.5g，黄芪 9g，白术 12g，山药 12g，巴戟天 9g，炮姜 1.2g，当归 9g，山萸肉 9g，肉豆蔻 6g，益智仁 9g，甘草 4.5g。

肿胀案：男，因心脏衰弱而水肿，因肿而心脏更衰，往年白昼肿入夜消，今则浸夜益肿不消。如不积极治疗，将来肿势弥漫于腰部，即难根治矣。熟地 18g，山药 9g，肉桂 0.9g（分 2 次吞），炮附块 6g，山萸肉 9g，丹皮 9g，茯苓 9g，泽泻 9g，补骨脂 9g，葫芦瓢 18g。（原载于《时珍国医国药》2005 年第 12 期 1319~1320 页）

畅达主任医师临证重用芍药验案 10 则

【简介】畅达，1944 年生，山西运城人。主任医师，第二批全国老中医药专家学术经验继承人指导老师，"山西省名中医"。从医六十余年，先后从事临床与教学。于临床长于内科与妇科疾病治疗。于理论专于仲景学说研究，提出汤方辨证的概念，并系统整理与研究。在中医传承方面重视中医思维方法的研究和培养。发表论文 70 余篇，出版《中医临床思维要略》《汤方辨证与临床》《畅平医论医案选》《脐疗法》等专著。

芍药是应用最早的植物药物，也是临床极为常用的药物之一，具有养阴平肝，缓痉止痛的作用，不仅一般滋阴养血平肝方剂中不可或缺，还经常在急重症患者的救治中突显奇功。余临床上治疗疑难病症时常辨证重用芍药屡获佳效，今举验案如下。

1. 呃逆案 闫某某，男，70 岁，2005 年春节后三日。患者 4 日来呃逆不断，未有休止，神情疲惫，胃脘不适，经中西医多法治疗，未见缓解，心烦急躁，大便干燥，夜眠不安。病发前因于劳累，情绪不定。查：呃声频频，声高而亮，舌红少津、光红无苔，脉弦滑。证属肝阴不濡，经脉拘急。治以养阴柔肝缓急。处方：白芍 30g，炙甘草 15g，水煎后加蜂蜜 30g。服用一剂后呃逆即明显缓解，大便亦通，又予 2 剂，复常。

2. 三叉神经痛案 乔某某，男，64，忻州人，2016 年 12 月 5 日就诊。左侧面部阵发性、烧灼样、电击样疼痛 2 年余，不能咀嚼，不能大声说话，甚至走路时都会诱发疼痛发生或加重。多地治疗取效不著。甚或痛不欲生。查：舌红少苔，脉弦，面色泛红，扳机点位于左侧上唇鼻旁。证属：阴虚风动，治以平肝息风。处方：白芍 45g，炙甘草 15g，天麻 15g，钩藤 20g，地龙 15g，白芷 15g，延胡索 15g。水煎服，服前加蜂蜜。上方服 7 剂后疼痛明显减轻，可以吃东西、咀嚼，走路时都不甚疼，但说话时还能诱发疼痛。上方加蜈蚣 1 条。上方又进 7 剂，已可谈笑不受影响。

3. 腹痛案 某某，男，12 岁，运城，学生。2007 年 9 月急诊室会诊。患者一周来腹部疼痛，阵阵发作，呈绞疼状，发作时，哭号不止。发作过后饮食如故，大小便正常。经腹部透视、B 超及 CT 检查，均未见异常。拟诊为腹痛型癫痫，经中西药治疗病情不见缓解，疼痛发作如故。会诊时正值病发，其状如上所述。查脉见沉紧，舌质淡红、苔白薄，唇舌干而少津。诊其腹虽肌卫紧张，压之呼疼，但压之稍久，则肌卫渐缓而呼疼渐止。

辨证：寒滞肝脉。

治法：疏肝理气，散寒缓痉止痛。

处方：白芍 30g，炙甘草 15g，柴胡 9g，枳实 12g，川椒 6g，蜂蜜 30g。水煎服。上方服 1 剂后，疼痛大为缓解，2 剂后则不再发作。出院后 1 个月再次随访病未再发。

4. 重症疝嵌顿案 景某某，男，76 岁，安邑南街农民，1992 年 4 月 22 日急诊。患者素有疝疾十余年，于 24 小时前因大便努责突然疝气发作，疝囊坠出，经手法复位，不能还纳，疝肿青紫渐重，疼痛坠胀剧烈，某院急诊科诊为嵌顿疝，嘱其住院即刻手术。家属虑其年高，且有高血压，左前壁心肌梗死病史，转求中医会诊。查：舌质淡苔白厚，脉沉弦而紧。血压 170/106mmHg，右腹股沟部可见一 8cm×15cm 之大囊肿，色青紫，痛不可触。心电图示：陈旧性左前壁心肌梗死，左心室肥厚伴劳损。

证属：气滞肝脉。

治法：疏肝行气，缓急止痛。处方：柴胡 12g，白芍 45g，枳壳 15g，炙甘草 9g，乌药 10g，小茴香 15g，川楝子 15g，橘核 15g，荔枝核 12g。水煎急服，并以药渣热敷疝肿，2 小时后，疼痛坠胀缓解，疝肿渐趋缩小，又守方继进 2 剂，病情完全缓解。

5. 疝瘕案　徐某某，男，43 岁，运城市八里铺人。1997 年 4 月 8 日初诊。患者 1 个月来每于夜间则见左上腹部鼓起有形，时现时消，发作时腹中辘辘有声，无疼痛，饮食欠佳，大便通畅。舌红、苔根部黄腻，脉沉弦。

证属：中阳不振，寒凝气聚之聚证。

治法：温中散寒，缓急降气。

处方：炒白芍 60g，川椒 9g，生姜 15g，蜂蜜 30ml，炙甘草 15g，木香 9g。3 剂，水煎服，留渣敷左上腹部，每次 15~20 分钟，日 2 次。

4 月 11 日二诊：服药期间，聚瘕未作，大便溏稀，日 2 次，仍不思饮食，舌质红，苔根部稍黄而腻，脉沉而略弦，上方加白术 12g，白蔻仁 6g，鸡内金 9g，以健脾化湿，助运消食。4 剂水煎服。

4 月 15 日三诊：药后病情未再发作，饮食较前改善，大便仍溏，予以附子理中丸，每次 9g，日 2 次，口服。

6. 胁腹痛案两则

例 1　胆囊术后胆汁瘀积症　陈某某，女，36 岁，1988 年 9 月 20 日会诊。患者因胆囊结石五日前行胆囊切除术，术后前 2 日病情尚平稳，自第 3 日始右上腹剧烈疼痛，虽用多法疼痛无法缓解，昼夜均如是，伴大便不通，恶心呕吐，冷汗溱溱。自一天前右上腹手术切口处可触及鸡蛋大小之包块，拒按，压之甚痛，腹部 B 超提示为液性包块，考虑为"胆总管胆汁瘀积症"。查舌红少苔，脉弦滑有力，患者情绪焦躁不安，巩膜及皮肤轻度黄染。

辨证：热瘀胆腑，腑气不通。

治法：清泻少阳阳明，缓痉止疼。

处方：白芍 80g，炙甘草 15g，大黄 12g，柴胡 15g，枳实 15g，延胡索 15g，蜂蜜 50g。水煎急服。患者服上方一剂后症状随即缓解，疼痛明显减轻，呕吐止，大便通，腹部包块明显变小变软，继以上方去大黄，加茵陈 15g，日一剂，3 剂后病情完全缓解。

例2 胆囊术后综合征 张某某，女，65 岁，临猗县机关退休干部，1994 年 7 月就诊。患者 1 个月前因胆石症行胆囊切除术，术后右胁下疼痛一直未能缓解，且时有剧烈发作，呈现痉挛性疼痛，食欲不振，大便不畅，曾在当地做各种检查，未能查明疼痛原因，用各种治疗也未能缓解疼痛，且有日益加重之势。查：舌质红，苔淡黄厚，脉弦。

辨证：湿热瘀阻，胆腑气机不通。

治法：清利肝胆，缓痉止痛。

处方：柴胡 15，白芍 60g，枳实 15g，生甘草 15g，金钱草 30g，郁金 15g，内金 15g，茵陈 15g，大黄 10g，延胡索 15g，蜂蜜 50g。上方服用 2 剂后疼痛即明显缓解，大便通畅，又继本上方服一周后各种症状均缓解。

7. 石淋案 胡某，男，45 岁，1993 年 4 月 5 日初诊。患者于 2 日前突发右下腹阵发性绞痛，上牵腰背，下放射至右大腿内侧。用哌替啶可缓解一时，但旋即复发如故。B 超提示右侧肾盂有一直径 1cm 左右结石声影，伴肾盂积水。查：形壮气盛，腹平软，无压痛，右肾区叩击痛（＋），舌质红，苔白厚，脉弦滑。证属：湿热瘀积，炼液成石。治法：清热利湿，排石通淋。处方：柴胡 15g，白芍 45g，枳实 12g，炙甘草 10g，金钱草 30g，王不留行 15g，川楝子 15g，延胡索 10g，泽兰 10g，益母草 30g。药服一剂疼痛缓解，3 剂尽，疼痛止，未再发作。继服自拟排石汤调治半月结石排出而愈。

8. 胃脘痛（十二指肠球部溃疡）案 杨某某，男，40 岁，市公交公司职工，1998 年 10 月 20 日就诊。上腹部疼痛 5 年余，每于空腹时及夜间加重，夜间 2~3 点甚至痛醒，一般痛势不重，隐隐作痛，进食生冷后加重，伴乏力，食欲不振，时时烧心反酸，大便溏秘不调。柏油样便史（＋）。一年前胃镜提示"十二指肠球部溃疡"。查：舌淡红边有齿痕、瘀斑，苔白薄，脉沉缓弱。

辨证：脾胃虚寒，兼有瘀滞。

治法：温中散寒，兼化瘀止痛。

处方：黄芪 15g，白芍 30g，炙甘草 10g，桂枝 10g，丹参 15g，香附 10g，延胡索 12g，生姜 10g，大枣 4 枚，蜂蜜 15g。

二诊：上方 7 剂服后，腹痛已明显缓解。继服上方 1 个月后，疼痛基本缓解，其他症状也相继消失。之后又以上方调养月余，完全康复，胃镜复查溃疡已经愈合。

9. 阳强易举 胡某，男，66 岁，运城解放北路，职工，2013 年 10 月 28 日就诊。阴茎时时勃起伴脐周抽痛 4 个月。近 4 个月来时常于梦中阴茎勃起，每因脐周疼痛和勃起不适而醒，伴胸闷、头闷、腰痛、血压偏低。素有冠心病史。查：舌红苔白，脉弦数。

证属：气机逆乱，相火妄动。

治法：疏肝理气，敛阳降火。

处方：柴胡 10g，白芍 45g，枳实 10g，生甘草 12g，知母 10g，黄柏 10g，茯神 15g，锁阳 10g，川楝子 15g。

上方 7 剂后夜间阳举及脐周痛减轻，但夜夜仍作，上方白芍加至 60g，黄柏加至 20g，生甘草加至 15g，又服 7 剂遂愈。

小 结

上述 10 个病案病种不同，所用方剂也各相差异，所同之处，都用白芍，其用量都较大，都和甘草相配合。

病症特点与机理，大抵有以下几点：一是疼痛；二是拘急；三是舌红；四是脉弦。

上述病案受启于《伤寒论》芍药甘草汤、四逆散、建中汤。这三方芍药均为重用。《伤寒论》中芍药用于缓痉止痛，复阴和营。方证共有症状为拘急、疼痛。急与痛是既相关又不同的两个概念。急的本义是狭窄，有紧缩之意，在此是拘急、挛急、抽搐、挛缩；痛则为疼痛。有刺痛、绞痛、隐痛、胀痛、拘急疼痛之分。方证病机相合，故效如桴鼓。

刘文汉副主任医师用单方专药临床经验

【简介】刘文汉，1949 年出生于河北省平山县。1977 年毕业于河北新医大学中医系。副主任医师。获河北省科技进步二等奖 2 项，石家庄市科技进步三等奖 1 项。参编《仲景方药古今应用》第 1 版，自著《糖尿病防治新论》一部，发表学术论文 70 篇。多年来一直埋头基层医疗工作，自嘲为"乡土医生"。退而不休，坚持临床。几十年来，对糖尿病、心脑血管病、退行性骨关节病等多种疑难杂病的诊治积累了点滴经验和注重经方与专方专药的研究。

编者按：笔者与刘文汉是大学同窗，性格相投，几十年来交情日厚。文汉同学生在山区，天生淳朴，外表土气，内里才秀。他为了研究中医不遗余力，不惜生命，曾亲尝"中药十八反"而中毒。文汉同学对疑难杂病的研究见解独到，疗效奇特。

志杰同窗挚友主编的《仲景方药古今应用》，我为本书第一版副主编。准确的角色，我是此书虔诚地读者、学者、崇拜者。如此挂名参与，不难理解是老同学为了提升我的专业水平，再给我戴上斯文学者的桂冠，以提高我在学术上的知名度的特意安排。对此用心良苦深表感谢。

志杰与我说，本套丛书是脱胎于《应用》。翻阅之后，我的评价是：本书可谓"临床备查手典"，适合临床医生备用，更适合基层医生。我自己作为基层医生，深知基层医生没有条件借助这么多古今文献，更无机缘得到真才实学的名师指点。基层医生面临的病人不分科别，任何病种都能遇到，故称全科医生。拥有了本书后，见病可查，见证、见症均可查，可随心所愿，解决很多工作中的问题。

笔者对此有切身体会，并曾经试用、验证过本书之单方，治验颇多，其中也有个人心得。随举几例于下。

1. **水蛭** 治慢性前列腺炎、前列腺肥大，以单味水蛭粉 10~15g 连服 1 个月左右可愈。但必须生用，且用臭氧机（果蔬解毒机）消毒。若水蛭用量 2g，疗程太长。此药多用无毒副作用，毋虑。急性发作期，生蒲黄冲服或王不留籽均有可靠疗效。

2. **矾石** 治疗胃炎、胃溃疡及出血。还对胃癌有实验性诊断意义，即用药 3 日无效，便可疑有癌变。此药是我临床首选方。用法：将矾石研细粉装胶囊，每次服 1~2g，饭中或饭后半小时内服。病急时可与生鸡蛋 1 枚调匀后随机服用。

3. **雄黄** 适量研极细粉，加水适量灌肠，治疗急性痢疾。此法是受百姓治猪痢和《仲景方药古今应用》第二版书中本药治百虫的经验启发下所悟，具有快、效、简、便、廉、无痛苦之优点。

4. **猪胆汁** 治疗化脓性疮疡，从疮疡顶部开小口，用细软管插入腔内，注入胆汁，8 小时注一次，待软管自然退出，创口愈合。胃炎、胃溃疡、痢疾、泌尿系感染，用鲜汁，每次 10~15ml，日 3 次。若用胆粉每次 1g，装胶囊，日 3 次口服。现药市有售猪胆粉，疗效不及鲜汁。

5. **鸡子白** 外用治疗烧、烫伤，口服治疗咽炎、扁桃腺炎等，笔者常用之。因鸡蛋中含有抗生物素，还能调节免疫。按：抗生物素蛋白是一种抵抗有害微生物的物质，相当于广谱抗生素。

6. **煅牡蛎** 治疗淋巴结核。此药笔者没有单用过，但在治疗结核的其他方中必加此药，此理亦受杂志报道的蒙古一位用钙治疗结核之名医的启发所悟。所以我用中药治疗各种结核病百余例，无一例失败，而且见效快，疗程短，无耐药性。

7. **鲜姜、干姜粉** 外敷治疗肩周炎、各种关节痛。《仲景方药古今应用》第二版中有张锡纯外用治例。另外"原始点疗法"（见《原始点疗法》一书），也很崇尚姜疗。此药鲜用、干用均可，其原理是：姜中含有姜黄素，有很好的止痛效果。鲜姜口服治疗妊娠呕吐，这已是公认的疗效。

8. 生石膏、鲜姜 两药各 50g 水煎热服退大热。此法是张锡纯的经验，只要是壮热就肯定有效。笔者按症用药无一失败。

9. 皂角 泡水外涂治痤疮。《仲景方药古今应用》第二版原方，如法使用有肯定疗效，吾常用。

10. 细辛、露蜂房、荆芥 煎服治疗三叉神经痛，用法用量见《仲景方药古今应用》第二版原方。近期治疗两例牙源性三叉神经痛，效果满意。

程肖芳副主任医师论䗪虫治疗骨伤病之奇效

【简介】程肖芳，1972 年 8 月生，河北省涉县人。1998 年毕业于河北医科大学中医学院。硕士研究生，副主任医师，北京中医药大学和广州中医药大学副教授。北京中医药大学深圳医院（龙岗）推拿科主任。兼任世界中医药学会联合会骨关节疾病专业委员会第二届理事会副会长，中华中医药学会疼痛学分会第三届委员会常务委员，广东省基层医药学会中西医结合肺病康复专业委员会第一届副主任委员，深圳市中医药学会推拿康复医学专委会第三届副主任委员，深圳市第一届按摩师协会副会长。出生于中医世家，师承刘长信教授。发表 20 余篇论文，主持完成 3 项市、区级科研项目。善于运用推拿、针灸、中医微创技术、神经阻滞和理疗等方法，治疗疼痛性疾病。

我于 2020 年底邀请吕志杰教授师来深圳讲学。我介绍说：吕志杰教授是我在河北中医学院上大学的老师。吕志杰教授师给我留下的深刻印象有三点：一是严于育人。他上课时要求学生不能迟到与早退，上课期间必须认真听讲，对讲授的《金匮要略》重点经文必须熟读背诵。二是注重临床。他有临床经历，在河北省中医院内科工作 10 年。因此，在讲课时常常结合临床案例解析条文，在课余时间组织学生们跟他分批随诊见习。以上学以致用的教学方法，激发了同学们的学习兴趣。三是勤于著述。他笔耕不辍，新作不断问世，几部专著赠予我，受益终生。吕志杰教授师对中医事业的情怀，催我奋进！下面，将读吕师专著的点滴心得、临证应用与同道们分享。

一、经典原文与解析

《神农本草经》："䗪虫，一名地鳖。味咸，寒，有毒。治心腹寒热洒洒，血积，癥瘕，破坚，下血闭，生子大良。生川泽及沙中、人家墙壁下土中湿处。"

《神农本草经疏》："䗪虫生于下湿土壤之中，故其味咸，气寒。得幽暗之气，故其性有小毒。以刀断之，中有白汁如浆，凑接即连，复能行走，故今人以之治跌扑损伤，续筋骨有奇效。乃足厥阴经药也。夫血者，身中之真阴也。灌溉百骸，周流经络者也。血若凝滞则经络不通，阴阳之用互乖，而寒热洗洗生焉，咸寒能入血软坚，故主心腹血积，癥瘕血闭诸证，血和而荣卫通畅，寒热自除，经脉调匀，月事时至，而令妇人生子也。又治疟母为必用之药。"

笔者从以上解析领悟到两点：①认识药物的功用必须了解其生活特性，这是中药"取类比象"的根本，实践证明有一定的合理性，䗪虫功用就证明了这一点。②从䗪虫之特性可以推断其功用为和血通络，善入血分"破坚"而不峻，宜于久病瘀血证。

二、古今应用之选录

1. 骨折

（1）治折伤，接骨：①土鳖焙存性，为末，每服二三钱。（《医方摘要》）②蚵蚾六钱（隔纸，砂锅内焙干），自然铜二两（火煅醋淬七次），为末。每服二钱，温酒调下，病在上，食后服；病在下，食前服。（《袖珍方》）

（2）土鳖虫善治骨折损伤，能接续筋骨，促进骨痂生长，已被大量临床资料所证实。1976 年 7 月 28 日河北省唐山、丰南地区发生地震，8 月上旬有部分伤员来南通治疗。我院亦收治了肋骨、骨盆及四肢骨折的病员，除给整复固定外，均配合服用"接骨续筋合剂"。处方：炙土鳖虫 9g，自然铜、骨碎补各 15g，当归、川芎各 4.5g，续断 12g，红花、赤芍各 9g，甘草 4.5g。每日一剂。其效能活血散瘀，消肿止痛，接骨续筋，加速骨痂形成。经治患者，多数在 3~4 周即骨痂增生而愈合。（《虫类药的应用》）

2. 跌打损伤

罗某，在军事演习中不慎腰扭伤，疼痛难忍，活动受限，经局部封闭、理疗、贴膏药及服跌打丸治疗 7 天，疼痛未解，活动仍困难，即用䗪虫研末 1.5g，用红花酒或白酒 15~30g 送服，1 日 1 次，治疗 5 天痊愈。［陈友宏. 䗪虫散治疗腰扭伤［J］.《四川中医》. 1987（03）34］

3. 急、慢性腰伤

（1）急性：将土鳖虫焙黄，以酥为度，研末，开水（黄酒更佳）送服。每晚一次，每次三只。对外伤性及肾虚腰痛，均有显效。孕妇忌服。另，鲜土鳖虫，每取大的七八只，小的约十四五只，用温开水洗净，捣烂、绞汁去渣，以白酒冲服，每日 1~2 次，对急性腰扭伤有显效。（《虫类药的应用》）

（2）慢性：刘某某，男，40 岁。腰部扭伤 1 年，常感腰部酸痛，弯腰和负重加重。诊断：腰肌劳损。予䗪虫适量焙干为末，每次 10g，日服 2 次，黄酒冲服。连服半月愈。

4. 肌腱损伤 赵某某，女，60岁。左膝内侧痛月余。查：局部压痛。诊断：股四头肌腱慢性损伤。䗪虫用量用法同前。1周愈。（刘文汉治验）

三、学之后而知不足

学习了上述䗪虫之生活特性与功用奇效，使笔者认识到自己的几点不足。首先，临床工作中注重现代疗法，忽视了传统经验的传承。第二，对古圣先贤的著作缺乏学习，自然也就不能了解先人们的宝贵心得与临床经验。第三，对中药、方剂学习的不扎实，对单味药的临床应用价值更是缺乏认识，根本没有想到一味䗪虫对骨伤病竟有如此之神奇的疗效！我下定决心，今后要加强学习，以弥补自己之不足。

四、小结

䗪虫，又名土鳖虫、蚵蚾虫等。本文整理了䗪虫治疗骨伤病的神奇疗效，其实不仅于此，还可以治疗许多疑难杂病。

䗪虫味咸、辛而性寒。有小毒。归肝经。现代名医朱良春先生善用虫类药，著有《虫类药的应用》一书。他指出：䗪虫功能活血散瘀，消癥破坚，疗伤定痛。凡血瘀经闭，癥瘕积聚，跌打损伤，瘀血凝痛，用之均有良效。其特点是破而不峻，能行能和，《长沙药解》说它"善化瘀血，最补损伤"，故虚人亦可用之。如经方治内有干血的大黄䗪虫丸、产后腹痛的下瘀血汤与土瓜根散以及疟母痞块的鳖甲煎丸均用之。以其善治跌打损伤，具有接续筋骨的作用，故伤科方多用之。《本草从新》谓其"煎含而木舌冰消，水服而乳浆立至"，可知本品有兼治重舌、木舌及催乳之功。一般治木舌肿强，可用本品6g与食盐3g研末吞服。治经闭腹胀痛，可与大黄、桃仁、红花同用。如治腰部扭伤，经久不愈，其痛如刺者，可与当归、刘寄奴、川续断等同用。黄酒浸炒，可增强其效。一般煎剂用6~12g，丸、散用1~2g。外用则取活者捣如泥，敷患部。凡无瘀滞者及孕妇，均应慎用。

张仲景运用"毒药攻邪"论

导读： 常言道"是药三分毒"。中医毒药之含义有二：一者，药性峻烈，对人体有害之药；二者，中药四气五味之偏性，亦称之为毒性。《黄帝内经》《神农本草经》及仲景书如何论述毒药？如何科学合理地运用毒药？请看本文。

毒药，是泛指有毒的药物。中医学对气味偏盛，可以攻除病邪的中药亦称为毒药。如《素问·脏气法时论》说："毒物攻邪，五谷为养，五果为助，五畜为益，五菜为充，气味和而服之，以补精益气。"关于毒性中药的分类法历来不同。《本经》依据药物有毒无毒，将365种中药分为上品（"无毒，多服、久服不伤人，欲轻身益气，不老延年者，本上经"）、中品（"无毒有毒，斟酌其宜，欲遏病补羸者，本中经"）、下品（"多毒，不可久服，欲除寒热邪气，破积聚，愈疾者，本下经"）三类。《素问·五常政大论》则将药物分为大毒、常毒、小毒、无毒四类。明确指出："大毒治病，十去其六；常毒治病，十去其七；小毒治病，十去其八；无毒治病，十去其九。谷肉果菜，食养尽之，无使过之，伤其正也。不尽，行复如法。"纵览历代本草书籍与现代《中药大辞典》《中华人民共和国药典》等，对于中药毒性的分类法及对某种中药毒性的认识不尽一致。如《本经》归于下品有毒的药物，目前则为常用之品，如连翘；归于上品无毒的药物，目前则为严格限定剂量之品，如细辛。就目前我国对中药毒理学的研究状况来说，要将所有毒药进行精确的分类尚有困难，只能根据中药中毒后中毒症状的严重程度，引起重要脏器的损害程度、中毒潜伏期的长短、有效量与中毒量差别的大小等来分类。此外，中药的毒性大小还与炮制、剂型、产地、贮存以及采集的时间等有一定关系。例如：川乌、草乌、附子未经炮制者为大毒之品，炮制之后则为常毒之品；细辛水煎剂毒性很小，用十几克无中毒之忧，而入丸剂、散剂则毒性大，用二三克便有中毒之险。

上述可知，中药毒性的有无、大小以及应用法则等问题，在《本经》《内经》有原则性提示，但如何恰到好处地用于临床，尚无具体方法。而"勤求古训，博采众方"的医圣张仲景，在长期的临证实践中积累了运用"毒药攻邪"的丰富经验。据统计，在仲景书中，所用的方药大约三分之一属于大毒之药，另有三分之一属于常毒或小毒之药。古人将毒药比喻为"躁悍之将，善用之奏功甚捷，不善用之为害非轻"。仲景是善用毒药的大师，其宝贵的经验为临证之指南。

吴瑞廉氏曾撰文《仲景毒剧中药运用规律浅谈》（《中国中药杂志》）探讨了张仲景对毒性中药的运用规律，总结的比较详细。参考其大意，结合心得，述要如下。

1. 辨证论治，有故无殒 "有故无殒"之说源于《素问·六元正纪大论》，"黄帝问曰：妇人重身，毒之何如？岐伯曰：有故无殒，亦无殒也……"其大意是说，妇人在怀孕期间，只要患有需要攻伐的疾病（大积大聚）存在，就可以运用毒药攻伐之，则母体不会受伤害，胎儿也不会受伤害。张仲景在临证中运用并发展了这种有是病而用是药的法则，在辨证论治思想指导下，将"有故无殒"之毒药攻邪的法则引申治疗各种病证（包括妇人妊娠病用附子、半夏）。

2. 整体着眼，因人而异 在辨证中虽已辨明为某证，确定该用某方药，然而在论治中则应酌情考虑。例如，《伤寒论》中的四逆汤用"生附子一枚"，而"强人可大附子一枚"；三物白散"强人半钱匕，羸者减之"；十枣汤"强人服一钱匕，羸人服半钱"。《金匮要略》中的升麻鳖甲汤"煮取一升，顿服之，老少再服"；小青龙加石膏汤"强人服一升，羸者减之……小儿服四合"。这些都说明了仲景应用毒性药的审慎态度，充分注意到依据病人年龄的老少、体质的强弱等整体状况而灵活调节剂量。

3. 小量试服，渐加求效 药物毒性越大，安全范围越小。再加之人体对药物的敏感度和耐受性有相当差异，故使用大毒药物应慎之又慎，以免造成医疗事故。张仲景在这方面的经验是，采用小量试服、逐渐加大剂量，以中病为宜。如此用法，既能达到治疗目的，又可避免或减轻毒药带来的不良反应。例如，《伤寒论》用瓜蒂散"不吐者少少加，得快吐乃止"；十枣汤"若下少病不除者，明日更服加半钱"；甘草附子汤"恐一升多者，宜服六七合为妙"。《金匮要略》用天雄散为"不知，稍增之"；乌头桂枝汤"初服二合，不知，即服三合，又不知，复加至五合"；三物备急丸"服大豆许三四丸……须臾当差，如未差，更与三丸"；赤丸"不知稍增之，以知为度"；以上皆详细规定渐加剂量，以中病为度的法则。这种法则《本经》早有论述，仲景作了具体运用和发挥。

4. 定时给药，严防蓄积 毒药和其他药物一样，在体内吸收、分布以后，逐渐代谢、排出体外。这种代谢过程需要一定的时间，若给药间隔的时间太短，则药物在体内易导致蓄积中毒。仲景在临证中认识到了这一点，所以在服药时间、剂量上明确提出要求。如大乌头煎的服法为"强人服七合，弱人服五合。不差，明日更服，不可一日再服"。明确规定给药的间隔不得少于一昼夜，以免蓄积中毒。

5. 严格炮制，减毒增效 为了消除或减轻毒药的毒性和副作用，确保用药安全，增强疗效，仲景十分重视药物的炮制，对许多药物的炮制法加上注脚。例如，芫花、半夏、巴豆、乌头、附子等大毒药都注明炮制方法，以消减毒副作用。如张仲景用巴豆采取"去皮心，熬黑，研如脂"的炮制法，这相当于现在的巴豆霜，使巴豆油减少，用之较为安全。

6. 汤丸散剂，毒性有别 《本经》曰："药性有宜丸者，宜散者，宜水煮者，宜酒渍者，宜膏煎者，亦有一物兼宜者，亦有不可入汤酒者，并随药性，不得违越。"仲景在使用毒药时十分重视煎服法和剂型。如《伤寒论》半夏散及汤方后曰："半夏有毒，不当散服。"又如细辛，入丸剂与入汤剂的毒性大不相同，详见本章后文"细辛不过钱论"。

7. 合理配伍，相畏相杀 前人在治疗疾病的经验教训中发现，合理的配伍用药能够消减毒药的毒性和副作用，这种配伍关系，即中药"七情"中的"相畏""相杀"。例如：四逆汤中附子与干姜、甘草配伍；小半夏汤中半夏与生姜配伍；大乌头煎中乌头与蜂蜜配伍等，皆属于相畏相杀的配伍用药。合理的配伍不但可以消减毒性，而且可以提高疗效。

8. 适可而止，勿伤正气　《素问·五常政大论》运用毒药攻邪的原则是"无使过之"，防止"伤其正也"。张仲景把这一原则作为使用毒药攻邪的指导思想。于条文中多次指出："汗出病差，停后服，不必尽剂""得吐止后服""得下止服""差即止"。还要明确，不仅毒药攻邪应适可而止，以免过剂损伤正气，即使谷肉果菜亦不可多用，这正如张景岳《类经》所说："然毒药虽有约制，而饮食亦贵得宜，皆不可使之太过，过则反伤其正也。"

结　语

综上所述，古人在以"毒药攻邪"的同时，尽量避免伤及正气。张仲景运用"毒药攻邪"的丰富经验，对于盲目使用毒药或视毒药如"蛇蝎"者，均可引为借鉴。临床运用毒药攻邪的原则可以归纳为十二字方针，即有是证，用是药，胆要大，心要细。

乌头（附子）减毒论

导读：乌头古称"大辛、大热、大毒"之品。现代药理研究亦证明，乌头中含有乌头碱等毒性成分，用之不当，轻者引起中毒症状，重者危及生命！所以，用之必须注意安全，应慎之又慎。但又不可畏如蛇蝎，弃而不用。医者须知，补药用于扶正，毒药用于攻邪。祛病便是良药，乌头有专功也。《长沙药解》说："乌头，温燥下行，其性疏利迅速，开通关腠，驱逐寒湿之力甚捷，凡历节、脚气、寒疝、冷积、心腹疼痛之类并有良功。"如何发挥乌头的良好功效，减少乌头的毒性，避免中毒的发生呢？答案：用法是关键。《金匮要略》中乌头的减毒方法为何？

仲景之书治伤寒、杂病方中，《伤寒论》113 方没有用及乌头者。在《金匮要略》中，用乌头的方剂有乌头汤、乌头赤石脂丸、赤丸、大乌头煎、乌头桂枝汤等五首。这五首方剂中的乌头用法，蕴含着古人运用乌头的丰富经验。归纳起来，有如下六种用法。

1. 久煎法　如大乌头煎的煎煮法云："以水三升，煮取一升，去滓，内蜜二升，煎令水气尽，取二升。"所谓"煎令水气尽"，意为通过久煎，将水分蒸发完。实验表明，乌头久煎，有毒之乌头碱即可水解，使毒性降到最低限度，而且水解之物具有一定的镇痛作用。

2. 与蜜、甘草、姜同煎法　上述五方之三个汤方与蜜同煎（两个丸方以炼蜜为丸），使之减低毒性。动物实验证明，蜂蜜确实能以多种形式解乌头的毒性，并且以对先用水煎后（如大乌头煎）的解毒效果最佳。此为对仲景煎法的科学验证（《河南中医》1991，2：41）。甘草与姜对乌头也有一定减毒作用。

3. 从小剂量开始逐渐加量法　如乌头汤方后所云煎法是：以蜜二升煎乌头取一升；以水三升煮麻黄、芍药、黄芪、甘草四味，取一升，"去滓，内蜜煎中，更煎之，服七合。不知，尽服之"。乌头赤石脂丸方后云："右五味，末之，蜜丸如桐子大，先食服一丸，日三服；不知，稍加服。"赤丸方后云："不知，稍增之，以知为度。"乌头桂枝汤方后云："令得一升后，初服二合；不知，即服三合；又不知，复加至五合。其知者，如醉状，得吐者为中病。"上述用法是很合理的。因为，乌头的治疗量与中毒量很接近，为了摸索有效治疗量，就必须从小剂量开始，直至以知为度，中病即止。一旦出现瞑眩、唇舌麻木等感觉，应立即减量或停服观察。

4. 根据不同体质服药法　如大乌头煎服法："强人服七合，弱人服五合。"病人体质强弱对药物毒性的耐受性也往往随之不同，故体质虚弱者应适当减量。

5. 先食服药法　如赤丸为"先食酒饮下三丸"；乌头赤石脂丸为"先食服一丸"。《神农本草经·序》曰："病在胸膈以上者，先食后服药。"可知先食服药法为先进食而后服药。

6. 炮制法　如赤丸"乌头二两，炮"；乌头赤石脂丸"乌头一分，炮"。通过动物实验证明，使用制乌头比生乌头毒性低得多。

以上《金匮》对乌头的应用，采取了多种科学的减毒法，既保证了疗效，又避免了中毒危害。经验诚可贵，足供后人法。

在笔者编著的《金匮杂病论治全书·附翼》相关综述中，还论及乌头中毒案例、临床表现以及防治方法，颇有参考价值。

简要说明：附子为乌头的旁生块根（子根），与乌头桐类似，同样有毒（乌头的中毒成分主要是乌头碱，附子中亦含乌头碱，但含量较乌头为低）。因此，附子的减毒方法可参考本文以上六点。

中药"十八反"古今论

导读：笔者于 20 年前为了编著《金匮杂病论治全书》，利用一切可以利用的时间，查阅了关于《金匮要略》文献之几十年、几十种中医杂志。查阅中看到有关中药"十八反"的文献较多，便附带作了索引并复印。将其 30 多篇相关文献综合研究，撰文曰"本草十八反的源流、临床应用与实验研究概述"，载入笔者主编的《仲景方药古今应用·附文》（2000 年第 1 版）。将该文略作修改，转录如下，供读者参考。

《金匮要略·痰饮咳嗽病脉证并治》篇第 18 条曰："病者脉伏，其人欲自利，利反快，虽利，心下续坚满，此为留饮欲去故也，甘遂半夏汤主之。甘遂半夏汤方：甘遂大者三枚，半夏十二枚（以水一升，煮取半升，去滓），芍药五枚，甘草如指大一枚（炙）。上四味，以水二升，煮取半升，去滓，以蜜半升，和药汁煎取八合，顿服之。"方中甘遂与甘草并用，是后世所谓的"十八反"之一。药物是否相反，全在制方之妙。现代动物实验表明：甘遂与甘草配伍，若甘草的用量与甘遂相等或少于甘遂，则无相反作用，还能减轻甘遂的副作用；但若甘草的用量大于甘遂，则有相反作用，且配伍的甘草愈多，毒性越大（转引自江苏新医学院编《中药大辞典》第 574 页）。其中奥妙，可能是甘草的甘缓作用（大量甘草可造成水钠潴留）虽然缓和了甘遂的峻下之性，同时也使甘遂的毒性成分不能及时随泻下排出体外而潴留于体内，故发生中毒反应。原方甘遂与甘草用量之比，显然是甘遂大于甘草。古人经验，诚可贵也！

《金匮要略》中涉及"十八反"的方剂不止甘遂半夏汤一方，还有第十篇第 16 条的赤丸之半夏与乌头；第 10 条的附子粳米汤之半夏与附子（附子为毛茛科植物乌头的块根之旁生子根）等。

汉代前后，本草"十八反"的源流、临床应用如何？现代实验研究如何？现将有关资料综述、分析如下，供同道研究。

一、十八反的由来与历史沿革

关于十八反的由来与历史沿革，凌一揆教授发表过文章，谈"对中药十八反，十九畏的文献考察"（《上海中医药杂志》1982，1：24）。随后，梁茂新氏开展学术争鸣，亦谈"中药十八反原始——兼与凌一揆等同志商榷"（《上海中医药杂志》1983，1：33）。此外，还有一些学者对十八反原始问题提出看法。

考究十八反的由来，离不开中药学的起源。中药学的源头是《神农本草经》。据《本经·序列白文》载："药有阴阳配合……有单行者，有相须者，有相使者，有相畏者，有相恶者，有相反者，有相杀者。凡此七情，合和视之，当用相须、相使者良，勿用相恶、相反者，若有毒宜制，可用相畏、相杀者，不尔，勿合用也。"这大概是最早记载药物配伍宜忌理论之渊薮。但需要反思的是，在神农"尝百草之滋味"（《淮南子》），以单味药治病的时代，不大可能提出药物配伍关系之宜忌，在《本经》上、中、下三品 365 种药物的记述中找不到有关"十八反"的内容。能够提出用药配伍宜忌的时代，很可能是在从使用单味药治病进步到使用方剂治病的过程中。因此可以断定，《本经》的以上论述乃后人所增益。据考证，《本经》的成书年代为战国时期，而其中有的内容为秦汉时人所增益，且《本经》原著早在唐代初年就已失传，现行本为后世从历代本草中所辑出。

东汉医家张仲景所撰集的《伤寒杂病论》为医方之祖，该书诸方皆古人及仲景经验方。这些炉火纯青的经方，都"能使药各全其性"（《医学源流论》）而配合用之，具有相须、相使、相制之妙，用则相宜，不会相反而为害也。

据考证，最早著录具体药物配伍禁忌的是南北朝时期的名医陶弘景。陶氏在《神农本草经集注》中对十八反药物有详细记载。但原书久佚，其中内容梗概通过唐宋时期的《备急千金要方》《新修本草》《太平圣惠方》《证类本草》等流传下来。

首先将相反药物概括为歌诀者为金元时期的张子和。张氏《儒门事亲·卷十四·十八反》歌曰："本草名言十八反，半蒌贝蔹及攻乌，藻戟遂芫俱战草，诸参辛芍叛藜芦。"这与今天盛行的十八反歌完全相同。

明清以来，十八反歌诀有所不同，相反的药物已不限于十八种了。但不论诸家方书列举的相反药物如何增加、变化，却仍旧沿用十八反的名称。由此可见，十八反在不少方书上没有固定的数量含义，乃是中药配伍禁忌的代名词而已。

二、十八反药物数目究竟是多少

前已述及，张子和最早将配伍禁忌的药物编成歌诀，曰"本草明言十八反"。这就明确表明，十八反的确切原始含义就是十八种相反药物。本草学的不断发展，中药品种的不断增加，随之而来的就是配伍禁忌药物的增加，故相反药物的数目已不再是十八种。那么十八反药物数目至目前究竟是多少？下面以张子和歌诀为纲，联系历代本草书中有关记载作一统计。

歌诀曰"半蒌贝蔹及攻乌"。①半夏：由于炮制方法不同，目前分为法半夏、姜半夏、清半夏，三者同为一药。②瓜蒌：包括瓜蒌皮、瓜蒌仁、栝楼根（即天花粉，与瓜蒌同出一物）。③贝母：分川贝母、浙贝母、伊贝母、平贝母（参见1995年版《国家药典》）。④白蔹。⑤白及。⑥乌头：分川乌头、草乌头两种，由于附子、天雄、侧子、射罔、乌喙等均源于乌头一物，药性也基本相似，可见乌头类药有七种之多。以上相反药物总计为17种。

歌诀曰"藻戟遂芫俱战草"。①海藻。②大戟：分京大戟、红芽大戟两种。③甘遂。④芫花。⑤甘草。以上总计6种。

歌诀曰"诸参辛芍叛藜芦"。①诸参：从古至今有四参（人参、沙参、丹参、苦参或玄参）、五参（前述五种）、六参（前述五种加紫参）及十参（前述六种加党参、太子参、西洋参，其中沙参又分为南沙参与北沙参）之说法。②细辛（古人用其根，今人则用带根全草）。③芍药：分赤芍药、白芍药两种。④藜芦。以上总计14种。

综上所述，目前中药书中关于十八反的药物已达37种之多。换句话说，原始十八反药物，目前已分化而增补了19种，超过一倍。但从文献考察不难看出，前人对某种相反药物的增补尚缺乏根据及说服力。更需要明确的是，对原始十八反药物之禁忌问题，历代医家也各抒己见，存在争议，尚无定论。

三、十八反药物的临床应用

对于十八反药物的配伍禁忌，历代医家并非一概尊信，古今持异议者不乏其人，历代有不少敢于实践，具有临床经验的医家对十八反广泛应用。近年来有关于应用中药十八反方面的综述（如林森荣《广西中医药》1982，5：41）及调查分析（刘源《中药通报》1989，8：48）。现将古今文献中临床应用中药十八反的情况概述如下。

1. "半蒌贝蔹及攻乌"的应用

（1）半夏与乌头同用方：①《金匮要略》治疗寒气厥逆的赤丸；②《备急千金要方》治癥瘕积聚的乌头丸、大草乌头丸；③《圣济总录》治中风的天南星丸、独胜黑龙丹，治麻风顽痹的天香散，治癫痫的五生丸、沉香天麻丸、铁粉丸；④《普济本事方》治中风的星附散、定风饼子；⑤《张氏医通》冷哮丸；⑥《串雅外编》开刀麻药方；⑦《医宗金鉴》外敷麻药方、四虎散、乌龙膏；⑧近代名医张乐天治疗骨折的十二秘方之一金刚接骨膏；⑨广东佛山中医院外用消癌散；⑩现代许多医者治咳喘、痹证等病。在以上所处方剂中之乌头（或川乌，或草乌，或二者并用）同用而取效。

（2）瓜蒌与乌头同用方：《普济方》防治中风的大黄芪酒、吴茱萸丸；现代个别医者治胸痹、心悸、偏瘫等疾病。

（3）贝母与乌头同用方：《和剂局方》治癥瘕、反胃的金露丸；现代个别医者治脘腹痛、胸痹等病。

（4）白蔹与乌头同用方：《备急千金要方》治癥瘕积聚的镇心丸；《千金翼方》风痹散；《普济方》防治中风的马灌酒、秦艽散；现代个别医者治痹证、偏瘫、白癜风等病。

（5）白及与乌头同用方：《中国药典》治阴疽疮肿的阳和解凝膏；张乐天先生治骨折的万应膏；现代个别医者治脘腹痛、吐血、痹证等病。

2. "藻戟遂芫俱战草"的应用

（1）海藻与甘草同用方：①《疡医大全》内消瘰疬丸；②《医宗金鉴》治痰核瘰疬、瘿瘤之海藻玉壶汤、通气散结丸、消核散；③《蒲辅周医案》治闭经；④叶橘泉先生治甲亢；⑤凌一揆教授治慢性盆腔炎；⑥马钧镇（《中医杂志》1957，6：306）治甲状腺肿大80例；⑦潘金邦等（《江苏中医》1962，12：39）治乳腺癌；⑧刘柏龄（《中医杂志》1962，4：26）治颈淋巴结核12例；⑨孙洪民（《新中医》

1978，5：48）与崔合亭（《中医通报》1981，3：36）治高血压。

（2）大戟与甘草同用方：《备急千金要方》治痰饮咳喘之厚朴汤，治虚劳风冷之半夏汤、大投杯汤；现代个别医者治肺痈、胃痈、肠痈及鼓胀等病。

（3）甘遂与甘草同用方：《金匮要略》治留饮之甘遂半夏汤；《备急千金要方》治痰饮哮喘之陷胸汤；现代医者治痰饮咳喘，有的在方中以甘遂与甘草同用。刘国庆（《浙江中医杂志》1981，10：420）以甘遂、甘草各 2g，研末敷于脐部治小便不通，立效。此外，《圣惠方》治二便不通者，将甘遂末以生面糊调，敷脐中及丹田，仍艾灸三壮，饮甘草汤，以通为度。

（4）芫花与甘草同用方：《备急千金要方》治痰饮哮喘之泻满汤；现代个别医者治肺病及噎膈等；据报道（《中华外科杂志》1959），用芫花、甘草各 9g，煎水洗浴患处，治不同程度的冻伤患者 76 例，均取得卓效，并无不良反应。

3. "诸参辛芍叛藜芦"的应用

（1）诸参与藜芦同用方：《备急千金要方》治癥瘕积聚之鸡鸣紫丸、太乙神明陷冰丸均以人参与藜芦同用；《奇效良方》治中风不省人事之神照散亦以人参与藜芦同用；《医宗金鉴》治肥疮的肥油膏、治病疮的藜芦膏均以苦参与藜芦同用作为外用之剂；现代个别医者以藜芦与诸参之一同用治疗杂病。

（2）细辛与藜芦同用方：《医方考》治中风之通顶散；《普济本事方》治头风之乌头摩风膏；现代个别医者治顽痰、宿食、误服毒物、癫痫等病。

（3）芍药与藜芦同用方：《普济方》防治中风之二提金箔；现代个别医者治头痛、头晕、心悸等病。

需要说明，在上述诸多以十八反药物配伍应用的处方中，有的处方不仅两种相反药物同用，并且数种相反药物同用，甚至三组相反药物一方兼用。

4. 十八反药一方兼用举例

（1）一组相反药兼用方　如《圣济总录》治水肿之芫花汤（芫花、甘遂、大戟与甘草）、张乐天先生治骨折之消核膏（含海藻、大戟、甘遂、芫花与甘草）皆是。林通国（《吉林中医药》1981，1：49）以甘遂、芫花、大戟与甘草及其他药组成自制方，治疗多种癌瘤及心肺胸部疾病共 55 例，不但未发生毒副作用，而且对大多数患者奏效快，疗效较好。

（2）二组相反药兼用方　如《千金翼方》治水肿之大豆汤（半夏与乌头、甘遂与甘草兼用）、《备急千金要方》治留饮、澼饮、溢饮、流饮之大五饮丸（人参、苦参、细辛、芍药与藜芦；芫花、甘遂、大戟与甘草兼用）皆是。

（3）三组相反药兼用方　如《普济方》防治中风之凝水石酒（含半夏与乌头；甘遂与甘草；玄参、白芍与藜芦等三组相反药），即是例证。

以上所述正如张志聪所说："考《伤寒》《金匮》《千金》诸方，相畏、相反者多并用。"刘俊楠（《江西中医药》1984，3：2）曾查阅了宋代以前的《金匮要略》等八部医书，共计含有十八反药的内服方215首。由此可见，宋代以前的许多医家对所谓的十八反药并非作为绝对的配伍禁忌，而是在临证实践中科学配方，广泛应用。宋代以后，即使张子和等医家将相反药物编成十八反歌诀并广为流传，却仍有许多医家并不顾忌而大胆应用。

中药十八反在历史上提出并流传，又在历代医家方书中应用，这都是史实。历史发展到今天，现代科学技术为澄清十八反之"谜"创造了条件。

四、十八反药物的现代实验研究

古代医家对十八反虽都有配伍应用，但应用的有多与少之分，现代对十八反药物的实验研究也有多与少之分。下面对十八反药物研究较多者作为重点摘要介绍。

1. **甘遂与甘草**　有学者（《天津医药杂志》1969，9：687）对豚鼠单独应用甘遂煎剂约 2g/kg，均无异常反应，但如加服甘草煎剂约 6.5g/kg，则部分动物有烦躁不安、呼吸困难、轻度痉挛或抽搐，个别还有死亡者。因此认为二者不能配伍应用。另有学者（《青岛医学院学报》1959，2：1）对家兔单独应用甘草煎剂 2.2g/kg，呼吸、心跳、体温、瞳孔、大便等均无异常反应，加服甘遂煎剂 6.6g/kg，仍无异常反应，未能证明二者不能配伍应用。还有的学者（《中国生理科学学术会议论文摘要汇编》136 页，1964 年）用大鼠实验认为，甘遂与甘草配伍时，如甘草的用量与甘遂相等或少于甘遂时无相反副作用，如甘草用量大于甘遂则有相反作用。上述实验结果很有意义。其道理就在于，若甘遂（为泻水逐饮之峻药而有毒）用量大于甘草（为补益之品能缓和峻药之性），则甘遂泻水功效起主导作用，甘草只起缓和药性作用；若甘草用量大于甘遂，则甘草补益功效（现代研究其某种成分有抗利尿作用，长期服用可引起水肿）起主导作用，使甘遂不能发挥泻水作用而潴留体内，便产生毒性反应。再考究一下古人的有关配方及炮制法会更加明了。例如：《金匮要略》的甘遂半夏汤，方中甘遂大者三枚（每枚长 3~9cm，直径 0.6~1.5cm），炙甘草如指大一枚，很显然，其甘遂的用量大于甘草。再看炮制法，早在 1500 年之前的《雷公炮炙论》就以甘草水制甘遂；清代王洪绪《外科全生集》及现代广东地区等，均以甘草炮制甘遂，其用量比例均是甘草用量小于甘遂。上述资料表明，甘遂配伍甘草并不是在所有情况下都会产生有毒的相反作用，只是当甘草用量大于甘遂时才有可能增加毒性。

2. **大戟、芫花、甘遂与甘草**　崔珉等（《中医杂志》1966，1：39）对大戟、芫花、甘遂及甘草的实验研究结果证实，三药与甘草配伍后，确能使三药对小白鼠的毒性增加，其毒性增强的程度与甘草配伍的剂量有密切的关系，即甘草配伍剂量越大，毒性越强。实验结果还表明，共浸组（三药分别与甘草用 50% 酒精浸渍）的毒性较分浸组（三药与甘草分别酒浸，仅在给药时混合投药）显著地增高。由此可知，三药与甘草配伍后，其"相反"的程度和配伍甘草的剂量以及药物的分浸、合浸有密切关系。另外，实验结果提示，三药中芫花对小白鼠的毒性较大，甘遂毒性次之，大戟毒性最小。

3. 半夏与乌头 凌一揆等（《上海中医药杂志》1987，8：47）对生川乌配伍法半夏进行动物实验，其急性、亚急性毒性实验，镇痛和镇吐试验等各项指标检测提示：毒性和副作用不因配伍而增加，镇痛和镇吐作用不因配伍降低，两者配伍后未见"相反"的作用。

4. 白及与乌头 罗光宇等（《上海中医药杂志》1989，12：1）以毒理学与药效学的某些指标进行动物实验表明：白及配伍川乌，其毒性和不良反应并未增加，镇痛和止血作用亦未降低，两者配伍未见"相反"的作用。

此外，有的学者发扬神农尝百草的精神，亲自口服十八反诸药切身体验。例如：刘俊楠（《江西中医药》1984，3：2）分别对十八反诸药进行小剂量试服，并逐渐加大其剂量，除藜芦服 3g 外，其他各相反药均服至 9g，未发现毒性及不良反应。刘建德（《河北省中医学会年会论文》1980 年）亦自服十八反初步体会，未见毒性反应。还有，兽医界许多工作者也开展了对十八反药物的研究，经过多种动物、多种指标的多方面实验，结果是均无明显不良反应，认为十八反的配伍禁忌与客观事实不完全相符。

以上动物实验与亲自体验等，揭示了十八反的某些奥秘，提示人们对十八反不可盲从，应认真对待。

结 语

本文收集的古今资料表明，中药十八反在历史上是一个有争议的问题。十八反药物是否属配伍禁忌的两种局面在历代方书中长期并存。对于这个历代相传、悬而未决的问题，应予以历史的、客观的评价。

必须肯定，古人既然提出十八反的配伍禁忌，就必然有其深刻的教训，因此告诫后人，不要重蹈覆辙。但是，在什么情况下发生的"相反"毒性甚至死亡事故，没有留下具体资料，留下的只是一个"知其然而不知其所以然"的十八反警句。

还必须肯定，历代方书中既然对所谓的十八反药物并不一概顾忌而广泛应用，就必然有其宝贵的临床经验，因此留给后人，以利苍生。但这些宝贵的经验道理何在，有待我们去揭示、去研究，赋予理论的说明。

综合古今关于十八反的文献资料，值得反思有如下三点：①十八反所涉及的大戟、芫花、甘遂、乌头、藜芦等药物，皆为大毒之峻烈药品，用之不慎或不当很易发生毒性及不良反应，这与配伍什么药不一定有关。②十八反药物及其他诸药，若配伍不当、用之不慎以及个别过敏体质等，都可以导致不良后果，不能把这些后果带来的教训作为教条以限制正确的应用。③现代实验研究表明，十八反药物有的并不相反，有的是否相反与配伍剂量是否得当密切相关。配伍得当，则"相激而相成"（尤在泾），一战成功；配伍不当，则"草石相反，使之迷乱，力甚刀剑"（孙思邈）。

总而言之，毒药用于攻邪，用之得当则治病，用之不当则害命！因此，对于本草十八反既不能盲目肯定，也不能盲目否定，肯定还是否定，应在深入研究，具体分析的基础上，才能做出正确的判断。

第四章　针药并用思辨录

中医学的创建，主要是两大支柱，即方药与针灸。中医学的奠基之作是秦汉时期的四大经典，其中《神农本草经》是中药学之本源；《黄帝内经》《八十一难经》详于中医理法与针灸理论而略于方药；《伤寒杂病论》审病辨证论治，则是详于方药而略于针灸。

仲景书中针药并用的原文举例如下：《伤寒论》第24条曰："太阳病，初服桂枝汤，反烦不解者，先刺风池、风府，却与桂枝汤则愈。"该条是讲太阳中风证邪气较重者，应采取针药并用法。第304条曰："少阴病，得之一二日，口中和，其背恶寒者，当灸之，附子汤主之。"该条是讲少阴病阳虚证采取灸药并施，则温经扶阳之功效更好。《金匮要略·血痹虚劳病脉证并治》第1条论述血痹病之轻证的治疗，曰"宜针引阳气，令脉和紧去则愈"。接着第2条论述血痹病重证的治疗，曰"黄芪桂枝五物汤主之"。以上两条说血痹病之轻者，治用针法；重者，治用方药。师其大意，血痹病或轻或重，均可采取针药并治法，以提高疗效。举一反三，触类旁通，许多热病与杂病，酌情采取针药并治法，都能提高疗效。

现今全国各省、市、县中医院，多是分为内、妇、儿、外、针灸等各科，或细分为专病门诊。如此分科、专病的布局，则很难发挥针药并用以提高疗效。因此，提醒临床工作者，应创造条件，重视针灸与方药兼治方法，以更好地为患者服务。本章选录路志正老、高玉瑃老、王艳君教授相关论文各1篇，笔者1文列于首。

仲景书针灸方法、针灸与方药并用法求索

针灸理论源自秦汉时期的医学经典，《黄帝内经》《难经》等论述其为详细。仲景《伤寒杂病论》详于方药，对针灸疗法也有简要记述。以下将仲景书中针灸方法、针灸与方药并用法加以概述。

一、张仲景针灸方法求索

仲景书记述针灸疗法虽然简略，但探求其规律，对临床很有指导意义，求索如下。

仲景针灸疗法内容共计22条，其中针法16条，《伤寒论》中有10条：8、24、108、109、142、143、171、216、231、308;《金匮要略》中有6条：一·2、四·1、六·1、十九·1、二十·11、二十二·8。灸法9条，《伤寒论》中有7条：117、292、304、325、343、349、362;《金匮要略》中有2条：一·2、四·1。仲景针灸疗法不多、用穴较少，但有规律可循，对临床思维很有启迪。其针刺与艾灸的规律总结如下：

1. 针刺方法

（1）主治三阳病或者三阴病实证　《伤寒论》针法10条主要治疗三阳病，只有308条曰"少阴病，下利，便脓血者，可刺。"但108条曰"肝乘脾也，名曰纵，刺期门"。109条曰"肝乘肺也，名曰横，刺期门"。这两条虽然在太阳病篇，但实质为杂病三阴实证。

（2）笼统言"针灸"　《金匮要略》第一篇第2条对于早期治疗指出："四肢才觉重滞，即导引、吐纳、针灸、膏摩，勿令九窍闭塞。"第四篇第1条对于疟病治疗曰："弦紧者，可发汗、针灸也。"

（3）其他　如《伤寒论》第8条对太阳病的治疗，"……若欲作再经者，针足阳明"，此为截断病势疗法。《金匮要略》第二十篇论妇人妊娠病脉证并治，其第11条曰："妇人伤胎……此心气实，当刺泻劳宫及关元。"这有待研究。第二十二篇论妇人杂病脉证并治第8条曰"行其针药，治危得安"。

总之，仲景采取针法的目的与作用：发汗解表、截断传经、疏通经络、引动阳气、刺实泻热、舒筋活血、行血解郁等。

2. 艾灸法

仲景艾灸疗法7条（117、292、304、325、343、349、362），皆见于《伤寒论》。其中4条乃灸治少阴虚寒证；3条虽见于厥阴病篇，却未明文是厥阴病，其中2条是伤寒虚寒证，而第349条很可能"乃阳之郁而不通也，灸之所以引阳外出"（尤在泾）;第117条病情特殊，"乃灸其核上各一壮"，为的是救治"烧针令其汗，针处被寒，核起而赤者"，以散其邪。此外，《伤寒论》还有2条（115、116）乃本为热证、实证而误用灸法之"火逆"证候，告诫后人不可对实热证乱施灸法。此外，《金匮要略》之两篇各1条乃"针灸"并称。

综上所述可知，仲景运用针法与灸法的规律，即要点为：针法适宜于三阳病及三阴病之实证或郁证;灸法适宜于三阴病之虚寒证。若虚实寒热错杂证，则应视病情而定，或针，或灸，或针灸并施。

二、张仲景针灸与方药并用法求索

《伤寒论》第24条曰："太阳病，初服桂枝汤，反烦不解者，先刺风池、风府，却与桂枝汤则愈。"第231条为三阳合病,对"耳前后肿,刺之"。以泄少阳经郁闭之热;"刺之小差,外不解",再辨证"与小柴胡汤"或"与麻黄汤"。第304条曰:"少阴病,得之一二日,口中和,其背恶寒者,当灸之,附子汤主之。"

《金匮要略》第六篇之血痹病证治,其第1条论轻证曰"宜针引阳气,令脉和紧去则愈";第2条论重证曰"黄芪桂枝五物汤主之"。仲景书针与药、灸与药并用的条文不多,却示人以大法,即针灸与方药并用,以提高疗效。

路志正主任医师谈针药并行以提高疗效

编者按:路志正老"简介"见前第二章第五节。路老于2009年被授予"国医大师"称号。他"精通中医典籍,对脾胃学说和温病学有较深入的研究。擅于中医内科,兼针灸等,在临床上有较高造诣"(《名老中医之路》"作者简介")。笔者曾有幸多次在全国心病学术会上聆听路老的讲座。并有一次夜访焦老与路老,促膝请教脉学问题,受益匪浅。事后写了"脉学求索——名老中医焦树德、路志正访谈录",发表在《山西中医》1999年第2期。路老在《名老中医之路》撰文"学医在勤奋 临证贵辨析"一文中,回忆自己的治学经历谈了七点,其中之一是强调"提高疗效,针药并行"。言谈中凝结着其多年宝贵的临证经验,节录如下。

医以解除患者疾苦为事。医针虽小,然收效神速,具有简、便、廉、验之特点,故古人有"一针二灸三服药"之说。观《内经》之治,多以针为法,《灵枢》八十一篇,古有《针经》之称。故针灸乃中医学重要内容之一,不可低估。我早年即拜王步举先生为师,深研《灵枢》《甲乙经》《针灸大成》中重要篇章,熟读其中"百症赋""标幽赋""马丹阳十二穴歌"和《医宗金鉴·针灸心法要诀》之"经脉循行歌""穴位分寸歌"。数十年间,常假此以起顽疴,得益甚多。

然针灸之学,易学而难精。首先明其理论,所谓"业医不明脏腑经络,开口动手便错"。有人以为针灸乃一小技,有何理论可言,这是偏见。若其深研《内经》《甲乙经》,则知其高深,不是一蹴可得,非下苦功不可。故针灸之学,不能只以几个穴位着眼,而应从整体观,从脏腑经络学说入手学习,理解脏腑、经络、腧穴之间的密切关系。"腧穴"绝不只是局限的一个点,而有其一定范围。针刺之感应是由点到面,由面到线,方能收到较好效果。除熟记十四经腧穴外,应重点掌握好四肢肘膝以下之五输穴等特定穴,同时对经外奇穴亦不可忽视。我从多年实践中曾发现个别奇穴,如"遗精"穴,位于男腹部脐下正中三寸,旁开一寸处,左右各一。主治遗精、早泄、阳痿、阴囊冷湿,已收载入郝金凯著《针灸经外奇穴图谱》一书之中。

针刺时，不仅要重视刺手（右手）的作用，而更不可忽视左手（押手）的作用。《难经》谓"知为针者，信其左，不知为针者，信其右"，即是强调了押手的重要性。得气感应，多先从穴下反射到押手上的一瞬间，刺手针下的沉、紧、酸、麻、胀感随之而至。对补泻手法，前人有许多宝贵经验，我常将"迎随""呼吸""提插""捻转"等手法融合一起，喜用"烧山火""透天凉"两法，分别治疗虚寒性和热性病证。对发热、咽喉肿痛等症，则配合少商等井穴放血一珠，收效更捷。即是类中风初起，面红升火，舌强语謇，神志欠清之际，急使人拦腰抱定，并固定其头部，以圆利针点刺手足井、宣穴出血，有减缓头部充血之利，而无加重中风之势。他如面瘫、头痛、脘痛、腹泻等症，内服药物固亦有效，但配方煎药费时，而针灸随时可用，立竿见影。若内科医生兼会针灸，则如虎添翼，不仅见效快、疗程短，且易巩固。一九三八年夏，一妇傍晚来诊，适师外出，余见其面色淡黄，目合口噤，龂齿寒战，四肢搐搦，脉弦而紧。询其夫，始知数日前避暑热，院外就寝，夜半暴雨骤至，突然惊醒，急忙回屋，不慎左额部碰于门框之上，致局部紫黑血肿，时而隐痛，未予重视，不意今日上午全身恶寒拘急不适，午后病势加重云云。详为辨析，显系"破伤风"之候（编者按:《实用内科学》破伤风"潜伏期因伤口部位、感染情况和免疫状态而异，一般为 1~2 周，可短至 1~2 日，或长达 2 个月余"载），伤势不重，病尚轻浅。根据老师治法，先针风池、风府、百会、合谷、阳陵以祛风止痉，开关通窍；后以华佗愈风散合玉真散加减投之，嘱以黄酒一两为引，取微汗为度。药后竟至霍然。对老师经验不仅大为叹服，且更体会到针药并投之神效。

应该注意的是，用针同用药一样，须根据辨证论治原则，先辨证，次立法，处方后再为下针，而且要详记医案，不可孟浪从事，否则不仅疗效不高，且易发生事故。1952 年我曾遇一起因记载医案不详而发生折针的医疗事故。为此，在《北京中医》发表过一篇"谈谈针灸处方，避免医疗事故"的短文。希望引起针灸同道的重视。（《名老中医之路·第二辑》第 396~398 页）

高玉瑃主任医师以灵龟八法针药结合治病经验

【简介】高玉瑃（1930~　　）教授是燕赵高氏针灸学术流派的主要继承人，16 岁起跟随父亲学习中医。其父亲高季培（1908~1987 年）先生，早年师从京津名医肖龙友、郭眉臣、王春园，尽得其传，擅长采用针灸治疗中风等内科病及各科常见病多发病，疗效显著，在长期的临床实践中逐渐形成"燕赵高氏针法"。

高玉瑃教授，继承父业，1953 年考取卫生部中医师资格证书，独立应诊。她在继承高季培师、父多年针灸临床经验的基础上，勤求古训，研读《内经》《难经》《伤寒论》《金匮要略》等，汲取历代学术思想精华，博采众长，深入思考，勤于临床。1960年起从事针灸教学及临床工作。1979年，河北新医大学在6.26门诊部基础上成立河北省中医院，高玉瑃教授任针灸科主任，1983年任河北中医学院针灸系主任，并曾任河北省针灸学会副会长。高老从事临床与教学工作60多年，临床经验丰富。对于"针灸时间医学"造诣滋深，擅长以针灸与方药结合治疗内、妇、儿、外各科多种病症，是一位德高望重的老教授。

高玉瑃教授今年已经91岁，仍然坚持针灸门诊工作。现将高老在张仲景针药并用之学术思想指导的治病经验总结如下。

编者按： 高玉瑃教授是我上大学时的针灸教师。高老师体姣心秀，和蔼可亲，讲课动人，学生爱戴。四十年后拜读高老针药并用经验，格外亲切。高老九十多岁高龄，精神矍铄，仍在为病人服务，令人敬重。但愿高老保重贵体，学生之幸、病人之福也。下面共同学习高老宝贵经验。

一、仲景针药并用学术思想探析

医圣张仲景所著的《伤寒杂病论》（包括《伤寒论》和《金匮要略》）开创了中医辨证施治的先河。仲景既精于汤药，又善用针灸。在仲景书中，涉及针灸疗法的条文共计22条（详见吕志杰著《经方新论·第一章》附：针灸疗法），论中明确提出的穴位有风池、风府、期门、肝俞、肺俞、大椎、关元、劳宫、巨阙等。这都说明医圣不仅长于方药，而且常常针药并施。如《伤寒论》第24条："太阳病，初服桂枝汤，反烦不解者，先刺风池、风府，却与桂枝汤则愈。"此为太阳中风证，邪气阻滞经络，药不胜病，反增闷乱烦躁，因此调整治疗方案，先刺风池、风府以疏泄邪气，再趁势服桂枝汤以解肌祛邪，针药并用，则病可愈。再如231条："……刺之小瘥，外不解，病过十日，脉续浮者，与小柴胡汤。"本条属三阳合病，邪热郁闭证，因病情复杂，解表攻里均非所宜，药治诚为棘手，故先用刺法宣泄阳热，"刺之小瘥"说明病已减轻，"病过十日，脉续浮者"提示病有向外之机，故与小柴胡汤疏利而和解之。又如妇人中风，热入血室证，可视病情之需要，"当刺期门，随其实而取之"（143），或以扶正祛邪的"小柴胡汤主之"（144）。这是针、药并用之例文。而伤寒论第304条："少阴病，得之一二日，口中和，其背恶寒者，当灸之，附子汤主之。"此乃阳虚阴盛之证候，若仅用方药难以胜病，独用灸法亦难奏效，故内服附子汤温阳散寒，外用灸法助阳消阴，温灸与热药并用，救治沉疴。此灸与药并施之例文。

《金匮要略·妇人杂病脉证并治》篇第8条明确指出："妇人之病……审脉阴阳，虚实紧弦；行其针药，治危得安"。强调了针灸药合用的重要性。仲景书针灸与方药并用的例文，提示了"针药"合用的重要性。临床上应谨守仲景针药并用之法则，根据具体病情，灵活运用如下：有的病应该针灸药物并用，或以针灸治疗为主，药物治疗为辅；或以药物治疗为主，针灸治疗为辅。而有的病也可单用针灸或者只用汤药。总之以辨证论治为总则，以发挥综合疗效而治好病为目的。

二、高玉瑃主任医师用针特色

1. 重视调和脾胃　高玉瑃老师重视调和脾胃，认为人体以脾胃为根本，脾胃居于中土，为后天之本和气血生化之源，疾病的发生多责于脾胃，脾胃不和则百病始生。故高玉瑃老师临床治疗疾病时注重调和脾胃，选穴组方多配以中脘、足三里，合募同用，以达补益气血，扶正祛邪，增强治病之效。如高老师认为眩晕多因痰湿诱发，责之于脾。脾主运化，可升清降浊，若脾失健运，则易化生痰浊，阻遏脉络，发为眩晕。因此临床治疗眩晕时常用中脘、足三里等，补益脾胃以固本，运化痰湿以通络，共奏健脾化痰止眩之功。

2. 善用灵龟八法　据《尔雅·释虫》所载"灵龟"为十龟之一。因古人将干支刻于龟甲用来占卜，推算八法开穴之用，而有"灵龟八法"之名。灵龟八法别名"奇经纳甲法"和"奇经纳卦法"，运用奇经八脉气血会合理论与九宫八卦学说，取其与奇经相通的奇经八穴，按照日时干支的推演数字变化，确定按时取穴的一种针刺法。高玉瑃老师认为灵龟八法基于中医学整体观念，结合气血盛衰和穴位开阖的规律，提高和扩大了穴位的主治作用。常应用治疗呃逆、腹泻、眩晕、头痛、咳嗽等病症，如呃逆患者 2019 年 9 月 25 日上午 10:00 就诊，乙丑日辛巳时，日干支为乙丑，代数乙为 9，丑为 10；时干支是辛巳，代数辛为 7，巳为 4，四数相加为 30。因乙丑是阴日，当除 6 余数是 0，故开乾卦之公孙穴，配内关穴。选取灵龟八法之主穴公孙穴及相应的内关穴，治疗呃逆效如桴鼓。

3. 注重下针顺序　高玉瑃老师认为治疗时要以针领气，气随针动。针刺治疗的作用主要是通过影响气血运行来达到治疗疾病的目的，用针顺序可通过对经脉气血运行的引导，直接影响患者气机的升降出入而实现针刺效应，故针刺治疗时注重下针顺序。高老师认为男主气，女主血，时间取穴遵循男左女右，男性患者先针其左，再针其右，女性患者相反。如高玉瑃老师认为眩晕多因痰湿上蒙清窍而致，在治疗该病时常采用先上后下的针刺顺序，调整气机，引浊下行，化痰利窍而止眩晕。

三、高玉瑃教授针药并施验案举例

例 1. 择时针药结合治疗老年咳嗽

李某某，女，66 岁，于 2015 年 6 月 11 日上午因反复咳嗽半年，加重 1 个月就诊。干咳、无痰，咽部刺痒难忍，夜间较重。查：患者面红，舌红无苔有裂纹，脉细数。胸部 X 线片正常。

诊断：咳嗽。

辨证：肺肾阴虚。

处方：大椎、定喘、肺俞、天突、尺泽、太溪。坐取大椎、定喘、肺俞速刺不留针；天突、尺泽、太溪采取仰卧位针刺，隔日 1 次，留针 20 分钟。并给予百合固金汤加减。

5 天后复诊，6 月 15 日 10 点，患者自述咽部刺痒难忍缓解，咳嗽稍轻，针刺取穴同上，但按照灵龟八法择时选用列缺、照海穴。继服中药。共治疗 12 次后，患者咳嗽等诸证尽除。

随师心得：咳嗽病位在肺，与肝、脾有关，久则及肾。高玉瑃教授治疗内伤咳嗽，区分本虚标实的主次，同时结合灵龟八法，择时治疗。总以祛邪或扶正补虚为度。本案辨证为肺肾阴虚证咳嗽，首诊针刺大椎、定喘、肺俞、天突、尺泽、太溪，留针期间，患者出现咽部刺痒难忍，在天突穴施以捻转泻法，旨在止咳利咽，以治标。复诊，患者咳嗽减轻，咽部刺痒症状消失后，此时重在补虚以治本。高老根据患者来诊时间，采用灵龟八法取穴针刺，按时开穴，根据患者病情需要，选择使用针刺气血旺盛之穴，列缺穴，乃手太阴肺经络穴，此时用补法以补肺本；照海穴，既属足少阴肾经，又为阴跷脉所生，为阴气汇聚之所，针刺照海穴用补法，可滋肾阴，降虚火。二者相配，金水相生。配合服用百合固金汤滋养肺肾，止咳。正如《素问·五常政大论》中所言："故治病者，必明天道地理，阴阳更胜，气之先后，人之寿夭，生化之期，乃可知人之形气矣。"高老因时制宜，择时而治，在辨证论治的基础上结合运用时间医学，使针刺效果达到最佳，疾病痊愈。

例 2. 择时针药结合治疗眩晕

徐某，女，65 岁，2017 年 5 月 24 日 10 时来诊。主诉：间断性头晕 3 个月，加重 1 周。现病史：3 个月前无明显诱因出现间断性头晕，视物旋转，不能站立，与体位变化无关。伴有恶心欲吐，纳呆，微有心慌胸闷，患者形体肥胖，平素喜冷食，舌质淡，苔白腻，脉沉紧。查体：血压 148/99mmHg，发育正常，营养良好，神志清楚，查体合作。中医诊断：眩晕，西医诊断：高血压 1 级，辨证：饮停中焦，清阳不升。针刺处方：双侧风池、中脘、足三里、丰隆，配合灵龟八法择时选穴照海、列缺。针刺顺序：风池（双）、中脘、列缺（先右后左）、足三里（双）、丰隆（双）、照海（先右后左），隔日 1 次，留针 20 分钟。并给予苓桂术甘汤加减，每天 1 剂，分 2 次服用。3 日后，眩晕减轻，继服中药。共治疗 8 次后，眩晕诸证尽除，2 个月后随访血压平稳。

随师心得:《伤寒论》云："伤寒若吐、若下后，心下逆满，气上冲胸，起则头眩，脉沉紧，发汗则动经，身为振振摇者，茯苓桂枝白术甘草汤主之。"高老师指出，患者年过半百，形体肥胖，平素嗜食肥甘厚味，导致脾阳不振，运化失司，水饮内生，饮停心下，阻碍胃气下降，则恶心欲呕，阳虚不能升清于上，被水气所蒙蔽，故发为眩晕，舌质淡，苔白腻，脉沉紧，均为脾虚水停中焦之证。《金匮要略》云"病痰饮者，当以温药和之"，故予苓桂术甘汤加减以温阳利水，化湿和中。风池虽为局部之穴，但具有疏肝利胆，疏调头部气机的作用；中脘、足三里补益脾胃以固本，运化痰湿以通络；丰隆健脾祛痰；照海、列缺为灵龟八法之时穴。2017年5月24日上午10时（辛亥日，癸巳时），日干支为辛亥，代数辛为7，亥为7；时干支是癸巳，时干支代数癸为5，巳为4，四数相加为23。因辛亥是阴日，当除6余数是5，故开坤卦任脉之列缺穴，配照海穴。列缺通任脉，属手太阴肺经，络于手阳明大肠经，循经其效可达头部通畅气机、疏通经络。照海与阴跷脉相沟通，属于足少阴，主一身左右之阴，可益阴补肾填精。列缺配照海滋肾阴，金水相生，补益精髓海不足，能滋生肝阴以潜阳，可针对"无风不作眩"，治眩晕之虚，又列缺属金，金能平木，能制约肝之风阳太过，治眩晕之实。高老师认为对于痰饮所致的眩晕，应遵循先上后下的针刺顺序，即先取远端腧穴进行针刺，故先针风池、中脘、列缺，引导头部壅滞的气血迅速下降从而使眩晕症状迅速缓解后，再针足三里、丰隆、照海，使用平补平泻手法以调顺局部气机。针药联合可达温阳化饮，健脾利水，祛痰定眩之效。

（孙彬、王艳君整理）

王艳君教授针刺结合酸枣仁汤加减治疗失眠的经验撷要

【简介】王艳君，1962年5月生，河北省邢台市人。1985年7月，毕业于河北中医学院后留校任教。1998年7月毕业于上海中医药大学，获针灸学博士学位。现为主任医师、二级教授、博士生导师、河北省中医院副院长。被评为"全国首届杰出女中医师""河北省优秀科技工作者""河北省首届好中医"。为河北省省管优秀专家、河北省有突出贡献中青年专家。为"十二五"国家中医药管理局中西医结合重点学科后备学科带头人，"十三五"国家中医药管理局康复能力建设项目学科带头人。兼任中国针灸学会理事，中华中医药学会慢病管理分会第一届委员会副主任委员，河北省针灸学会副会长等。毕业35年一直从事中医教学、科研、临床工作。主要擅长针药结合治疗顽固性面瘫、中风与中风后遗症、失眠、慢性荨麻疹、痤疮、带状疱疹后神经痛、痛经、痹症等病症。近年来各级科研立项20项，以第一作者和通讯作者发表的学术论文109篇，出版著作10部，教材5部。获省部级奖励4项，厅局级奖励十余项。

失眠属于临床常见的睡眠疾病，长期失眠不仅会损害患者精神、神经系统，还会诱发其他心脑血管疾病的发生，严重影响生活和工作质量。中国卫生部一项统计资料显示，目前我国失眠率高达 10%~20%。西医学治疗失眠，常使用右佐匹克隆片、艾司唑仑片等镇静催眠类药物，但此类药物易出现耐药性、依赖性等不良反应。中医药治疗失眠历史悠久，疗效确切。孙思邈《千金翼方》言："若针而不灸，非良医也，针灸而不药，药而不灸，亦非良医也，知针知药，固是良医。"故笔者临床常以针药结合治疗失眠，常获良效。

一、病因病机

由于现代生活节奏加快以及作息时间不规律，人体正常的昼夜节律状态改变，常会引起机体多种生理功能障碍。正常的昼夜节律状态是"阴平阳秘"，若这一平衡被打破，则可能会导致失眠等疾病的发生。失眠，中医称为不寐，病名最早见于《难经》，古代文献亦称"目不瞑""不得卧""不得眠"等。不寐的病因虽多，但其病机变化，总属气血阴阳失调。故调整脏腑，平衡气血阴阳是治疗失眠的重点。督脉为全身经络、脏腑气血转输的枢纽，循经联系心、脑、肾等诸多脏腑器官，既能通调阴阳，又可调整气血，是人体精、神、气、血的汇聚之处。不寐病位在脑，与心、肝、肾、胃关系密切。心藏神，阴阳失调，阳不入阴，心神不宁，则神不守舍。《素问·六节藏象论》曰："心神不安则生不寐"。肝藏魂，肝血不足，魂不安藏，则神明扰乱。精神紧张、压力过大等不良刺激，导致肝失疏泄，肝郁气滞，气血紊乱，内扰心神，起卧失常。肾藏精，肾虚则精血不足，神失所养，志无所定。肾阴耗伤，不能上奉于心，心肾不交，心火独亢，扰动心神而致神无安宁。此外现代人群饮食结构改变，嗜食肥甘厚味，过食生冷，日久则损伤脾胃。胃为"水谷之海"，主受纳，纳运失度，阳明逆，其气不得道，致使脾胃失和，气血生化之源不足，胃不和则卧不安。

二、针药并用

笔者临床上针药并用治疗不寐，确能提高疗效。中药内治，常以酸枣仁汤辨证加减；针刺外治，凝练提出"调督安神针法"的特色针法。内外兼治，可发挥协同增效作用。

（一）中药治疗

《金匮要略》云："虚烦虚劳不得眠，酸枣仁汤主之。"东汉张仲景在《黄帝内经》和《难经》的基础上有所发挥，将"虚"与"劳"合称，创立"虚劳"病名，且在《金匮要略·血痹虚劳病》篇首次立名为虚劳病，是最早有系统论述此病的专篇。酸枣仁汤证主要病机为肝血不足，虚热内扰。其辨证要点为：虚烦失眠，伴心悸不安，头目眩晕，咽干口燥，舌红，脉弦细。若肝血不足，心失所养，魂不守舍，加之虚热内扰，则虚烦不眠，惊悸不安；头目眩晕，咽干口燥，舌红，脉弦细，均为血虚肝旺之象。方中酸枣仁性平味甘，能补血养肝，益心安神，敛汗；川芎，性温味辛，既能活血又能行气，疏肝调血；知母，性寒味苦，质润，能清热降火，滋阴除烦；茯苓，性平甘淡无味，可宁心安神；甘草清热，调和诸药。诸药相配，滋阴养血，清热降火，调血疏肝，安神除烦，以治疗肝血不足，虚热内扰，肝阳上旋而致"虚烦不得眠"等症。酸枣仁汤虽为治疗失眠常用经方，然需抓准辨证要点，紧扣虚劳"虚烦不得眠"，才能切中病机，取得良效。

吕志杰老师长期致力于仲景方药古今应用研究，对酸枣仁的性味有其独到见解，在拜读吕志杰教授关于酸枣仁汤的临证经验后，非常认同吕志杰教授提出枣仁补脾的学术观点。吕志杰教授认为方中酸枣分为表皮内之"肉"与核中之"仁"。酸枣之果肉味酸而仁味甘，酸补肝，甘益脾，而酸枣仁汤用的是"枣仁"。《灵枢·决气》篇曰："中焦受气取汁，变化而赤，是谓血。"中焦脾胃为气血生化之源，脾虚得补，化生气血，上济于心，滋养于肝，枣仁味甘，故补脾以益肝养心矣。治疗失眠，我以调和脾胃思想指导临床应用，常常针药并施，这与吕志杰教授对酸枣仁治疗失眠的认识观点一致，即补脾以益肝养心而治失眠。

（二）针刺治疗

1. **选穴组方** 采用"调督安神针法"，选用百会、神庭、神门、太冲、太溪、中脘、天枢、足三里等穴。百会为督脉穴，是太阳经与督脉之交会穴，具有安神定志的作用。神庭也为督脉经穴，据《针灸大成》记载"神庭主惊悸不得安寐"。中脘为任脉穴，胃之募穴，腑之会，可理气和胃。百会、神庭、中脘三穴合用，调督兼调任脉，体现调阴阳、和营卫的基本思想。因不寐证病位在脑，与心、肝、肾关系密切，遵循"五脏六腑之有疾者，皆取其原"的原则，取手少阴心经原穴神门、足厥阴肝经原穴太冲、足少阴肾经原穴太溪，养心柔肝益肾，宁心安神。同时注重对脾胃功能的调节，常选用中脘、天枢、足三里等，调理脏腑，补益脾胃，发挥"胃和神安"的功效。

2. **针法特色** 重视进针顺序及出针顺序，强调进针出针的先后顺序应与患者的气机升降出入相结合，这对调节患者的气机有至关重要的作用，是取得疗效的关键要素之一。首先针刺阳明经穴天枢、胃募中脘，意在激发阳明经气，行血气而营阴阳，胃和神安；继而针刺督脉穴位，以调整督脉，镇静安神；最后针刺相关原穴，调整心、肝、肾脏腑功能，滋水涵木、调和心神，共同起到调督安神治疗不寐的作用。同时注重补泻手法，运用捻转结合提插和呼吸补泻调理气血脏腑功能，达到补虚泻实的治疗目的。另外出针手法也不可忽视，根据不寐虚实不同，采用相应的出针手法。

三、典型病例

患者，女，42岁，因"失眠9个月，加重1个月"前来就诊，患者诉9个月前因工作压力大、经常熬夜等原因出现失眠，多次于多家医院就诊，以中药调理及口服安眠药为主，未效。症见入睡困难，多梦易醒，醒后难以再眠。伴心烦，纳差，腰膝酸软，潮热盗汗，面色晦暗，舌红，脉弦细。西医诊断失眠，中医诊断不寐。采用针刺结合中药治疗。针刺选穴组方：百会、神庭、神门、太冲、太溪、中脘、天枢、足三里。针刺时，先以押手轻揉穴位，刺手缓慢进针，先针中脘、天枢、足三里，行平补平泻；次针百会、神庭，行平补平泻；最后针刺神门、太冲、太溪，其中太冲行呼吸泻法，太溪行捻转提插补法，神门行平补平泻。10分钟行针1次，留针30分钟，以清泻出针法出针。药物处方：炒酸枣仁12g，知母10g，麦冬15g，白芍12g，茯苓10g，川芎9g，首乌藤30g，龙骨30g，牡蛎30g，柏子仁15g，合欢花9g，制远志12g，山萸肉12g，五味子10g。2周后复诊，患者诉睡眠较前安稳，睡眠时间延长，治疗同前，4周后患者睡眠恢复如常。

原按：根据患者病史，由于工作压力过大经常熬夜，用脑过度，从而出现心神失养、劳心过度，久则损伤脾胃，引起食少纳呆、脾胃失和，进一步导致气血生化之源不足，无以滋养心脑，致使心脑神志不宁而不寐。心藏神，主血脉；肝藏血，血舍魂，肝血不足，则魂魄失其舍；肝喜调达而恶抑郁，主升，主动，故为刚脏，内寄相火，阴虚则阳亢，阳亢则生热。同时肾阴耗伤，不能上奉于心，水火不济，心火独亢，扰动心神而致神无安宁，心肾不交，则可见腰膝酸软，潮热盗汗等。心烦不寐，则见舌红，脉弦细。治疗采用调督安神针法，首先针刺阳明经穴天枢、胃募中脘及足三里等穴，意在激发阳明经气，行血气而营阴阳，胃和神安；继而针刺督脉穴位，以调整督脉，镇静安神；最后针刺相关原穴，调整心、肝、肾脏腑功能，滋水涵木、调和心神，共同起到调督安神治疗不寐的作用。另配合酸枣仁汤加味治之，针药并用，协同增效，以提高疗效。

（李宏坤、刘文珊整理）